改訂2版

「診療画像検査法」

# 放射線治療科学概論

──［監編集］──

渡部　洋一　　　金森　勇雄

──［編　集］──

| 青山　裕一 | 稲村　圭司 | 上前　峰子 |
| 大野　晶子 | 大野　和子 | 小野木満照 |
| 勝田　稔三 | 近藤　悟 | 小島　勝 |
| 田伏　勝義 | 田中　良巳 | 中村　譲 |
| 宮地　利明 | | |

医療科学社

# 改訂2版の発刊にあたり

『放射線治療技術学概論』は放射線治療に従事する診療放射線技師，大学やその他の教育機関で放射線治療技術学を学ぶ学生に対し，直接役立つ教科書，参考書として2001年9月に刊行いたしました。

その後，放射線治療分野で照射業務に従事している人たち，教室で講義を受けている人たちにとって，技術的な内容だけでなく，悪性腫瘍に関する臨床的知識を持っていることの必要性にかんがみ，放射線治療が行われる各臓器別の悪性腫瘍について，その臨床的症状や治療成績，照射目的に沿った照射方法，健常組織の放射線による有害事象などを加筆して，2008年に改訂いたしました。

その後，今日に至る10年間に放射線を用いた悪性腫瘍治療はさらに大きく飛躍してきています。第1段はガンマナイフによる頭部定位放射線治療に続いて直線加速装置による頭部定位放射線治療が行われ，続いて，体幹部定位放射線治療まで発展し，照射方法や直線加速装置の照射精度が大きく上昇したこと。第2段は陽子線や炭素線の粒子線治療が，小児癌以外は保険診療でない問題点があるが，X線治療と比べて線量分布，生物学的効果比や酸素増感比といった生物学的利点を生かし，今後さらに多くの施設で導入されてゆく傾向にあり，粒子線治療の物理的・生物学作用等の基礎的知識が必要になったこと。第3段はX線や電子線治療で，化学放射線療法が通常の治療の選択肢となり，抗癌剤や分子標的薬の基礎知識の必要性などから本書の改訂に踏み切りました。

第2章の放射線治療装置では画像誘導放射線治療装置，画像誘導放射線治療専用装置であるサイバーナイフ装置，トモセラピー装置について新しく加筆。粒子線治療には第6章を新設して粒子線(中性子線，陽子線，炭素線)の加速装置，物理的・生物学的作用，線量分布などの基礎的事項を，さらにホウ素中性子捕捉療法を取り上げました。第10章の各臓器癌に対する放射線治療では抗癌剤，分子標的薬，内分泌治療薬，緩和的放射線療法，内用療法について加筆。その他，各章ごとには放射線治療領域の診療放射線技師国家試験過去問題や計算問題などを計200題掲載し，各章で記述した内容がこれらの練習問題を通じて一層理解を深めることができるテキストと確信する次第です。

最後に，本書の出版にご尽力いただきました(株)医療科学社に対し深謝いたします。

2018年2月　吉日

渡部　洋一

金森　勇雄

# 改訂版の発刊にあたり

『放射線治療科学概論』は，放射線治療に従事する診療放射線技師，大学やその他の教育機関で放射線治療技術学を学ぶ学生に対し直接役立つ参考書として，2001年9月に刊行された。

この間，重粒子線治療をはじめ定位放射線治療，強度変調放射線治療，密封小線源治療など，さらに高い精度の放射線照射技術が要求される放射線治療が出現している。これに対応して放射線計測に関係する物理分野では$W_{air}$値が33.85から33.97に変わり，2002年9月に日本医学物理学会から発刊された『外部放射線治療領域における吸収線量測定法』では，校正点や基準点における吸収線量測定精度をさらに向上させるために，各治療施設で使用している市販の電離箱線量計に対して校正定数比や線質変換係数を定め，加速器から放出されるX線や電子線に対しては線質指標を導入している。これらは，第3章の「放射線計測」で加筆訂正をした。

放射線治療で照射業務に従事するものも，癌治療に関する基礎的な臨床知識を持っていることが大切で，各部位の癌について，その症状や治療成績などの臨床，照射目的に沿った照射範囲や照射方法，健常組織の放射線による有害事象を第9章の「部位別による癌の照射法」で新しく加えた。

そのほか，末期癌患者のオピオイドによる緩和ケアも第11章の「ペイシェント・ケア」で加筆した。

特に今回，この改訂で第9章に放射線治療に関する臨床編が加わることにより，治療装置，放射線生物，放射線計測，治療計画装置，X線・電子線・密封小線源の病巣線量計算，装置のQC・QA，ペイシェント・ケアと放射線治療技術に必要な基礎的事項が網羅され，このように一冊にまとめられたことは，私どもにとって大きな喜びとするところであり，各著者に対し敬意を表する次第です。

癌治療は外科的療法，化学療法に次いで放射線療法が位置づけされており，QOLに優れた特徴を持つ放射線療法は今後ますます発展していくものと思っています。これから放射線治療業務に従事される診療放射線技師や他の医療従事者，診療放射線技師養成機関の学生に対し一助になれば幸いであります。

最後に，本書の出版にご尽力をいただきました（株）医療科学社に対し深謝いたします。

2008年3月　吉日

渡部　洋一

金森　勇雄

# 初版　序

　悪性腫瘍の治療において，放射線治療は手術や化学療法に比べ肉体的に最も侵襲性の少ない治療法とされ，加えて形態と機能の温存，さらには QOL にも優れた治療法である。例えば喉頭癌や舌癌，子宮頸部癌などの限局性腫瘍，さらに放射線感受性の高い悪性腫瘍ではこの治療にて希望が持てる完全治癒が可能で，放射線治療法は将来にわたって悪性腫瘍治療の一翼であり続け得るものと思われる。

　さらにまた，本治療法はここ 20 年間ほどで体外照射法の主流であった $^{60}$Co $\gamma$ 線による治療から，リニアックによる X 線・電子線治療に変遷し，それによって健常組織の副作用をより少なくし，深部病巣への根治線量の照射を可能としてきた。また，$^{192}$Ir 高線量率腔内照射法，陽子線などの高 LET 放射線治療法も活用される時代に至っている。

　放射線生物学を応用した治療法の一端とされるハイパーサーミアも，加温方法の改善進歩に加え放射線治療との併用により治療成績は一層向上してきている。

　放射線治療法の基本となる治療計画システムは，コンピュータの発展に伴い放射線照射精度を飛躍的に向上させ，X 線 CT や MRI などの各種医用画像上に目的とする照射法の等線量分布図を重ね，三次元的手法で観察確認を容易にすることで治療精度の向上に大きく寄与し，いまでは体外照射や密封小線源治療でも，この治療計画システムなしでは治療完遂が困難になるほどに発展を遂げている。

　一方，治療有効線量を体外より深部病巣に集中（束）的に照射するガンマナイフやライナックによる定位照射法，マルチリーフコリメータを用いた 3D 原体照射法も実施され，レファレンス線量計校正や幅広い QC・QA の徹底により，放射線治療精度の一層の向上をみている。

　このように放射線治療科学は著しい進展をみせており，かつて私達が執筆した『放射線治療技術の基礎』（1996 年医療科学社刊）は出版よりすでに 5 年以上が経過し，如上の変遷から加筆訂正の必要に迫られることとなった。そこで本書では，特に治療計画システム，ハイパーサーミア，QC・QA，さらに放射線治療を受けられる患者さんへの接遇心得なども踏まえ執筆準備が進められてきた。そして可能なかぎり図表，例題などを設け，内容理解の助けになればと努め，前著の大幅な改訂によって装いも新たに『診療放射線検査法　放射線治療科学概論』として本書の上梓に至ったものである。

　放射線治療業務に従事されている診療放射線技師，診療放射線技師養成機関の学生，さらに放射線科医をはじめ関係医療職種の皆々様の一助なれば幸いである。

　最後に，執筆に際し叱咤激励を賜りました（社）日本放射線技師会会長・中村　實先生，ご指導・ご協力いただいた先輩諸氏，本書の出版にご尽力いただいた（株）医療科学社に深謝いたします。

平成 13 年　中秋<br>
著者代表　　渡部　洋一<br>
　　　　　　金森　勇雄

# 改訂2版　放射線治療科学概論　目　次

改訂2版の発刊にあたり
改訂版の発刊にあたり
初版　序

## 第1章　腫瘍生物学　1

- 1・1　細胞 …… 1
  - 1・1・1　細胞の構造
  - 1・1・2　細胞の増殖と分化とアポトーシス
  - 1・1・3　細胞周期
- 1・2　悪性腫瘍の基礎知識 …… 2
  - 1・2・1　癌化
  - 1・2・2　悪性腫瘍の増殖
  - 1・2・3　悪性腫瘍の分化度
  - 1・2・4　悪性腫瘍の分類
  - 1・2・5　悪性腫瘍の転移と再発
  - 1・2・6　細胞分裂
- 1・3　腫瘍細胞の放射線効果 …… 6
  - 1・3・1　直接作用と間接作用
  - 1・3・2　標的理論とヒット理論
    1. 1標的1ヒットモデル
    2. 多重標的1ヒットモデル
  - 1・3・3　直線―二次曲線モデル（LQモデル）
  - 1・3・4　放射線効果を左右する因子
    1. 細胞周期
    2. 酸素効果
    3. 再酸素化
    4. 温熱効果
    5. 化学物質
  - 1・3・5　放射線損傷からの回復
    1. 回復
    2. 再酸素化
    3. 再増殖
    4. 再分布
    5. 線量率効果
  - 1・3・6　分割照射法
    1. 通常分割照射法
    2. 多分割照射法
    3. 加速分割照射法
    4. 加速多分割照射法
    5. 寡分割照射法
    6. CHART
  - 1・3・7　腫瘍に対する放射線効果を示す指標
    1. 腫瘍致死線量
    2. 生物学的効果比
    3. 治療利得係数
    4. 酸素増感比
    5. 温熱増感比
    6. 治療可能比
- 1・4　腫瘍と正常組織への放射線効果 …… 16
  - 1・4・1　悪性腫瘍の放射線感受性
  - 1・4・2　線量効果
  - 1・4・3　正常組織に対する放射線障害の時間的経過
  - 1・4・4　正常組織の耐容線量と臨床的応用
  - 1・4・5　生物等効果線量
    1. 名目標準線量
    2. 部分耐容量
    3. 時間線量分割因子

## 第2章　放射線治療装置　25

- 2・1　コバルト遠隔治療装置 …… 26
  - 2・1・1　$^{60}$Co線源
  - 2・1・2　線源容器
  - 2・1・3　機器の構成
    1. 照射ヘッド部
    2. シャッタ
    3. 絞り
    4. 対向遮蔽板
- 2・2　直線加速器 …… 27
  - 2・2・1　加速原理
    1. 電子の加速
    2. 相対速度，相対論的質量
  - 2・2・2　線形加速法
    1. 静電加速器
    2. 高電圧発生器
    3. イオン加速のRF線形構造
  - 2・2・3　電子加速のRF線形構造
    1. マイクロ波
    2. 進行波
    3. 定在波

- 2・2・4　RF電子加速器の構成
  1. 電子銃
  2. 加速管
  3. マイクロ波管
  4. パルス変調器
  5. 焦点用コイル
  6. 偏向電磁石
  7. 加速器の真空系
- 2・2・5　照射ヘッド
  1. X線焦点
  2. 平坦化フィルタ
  3. 電子散乱箔
  4. 透過形電離箱
  5. 絞り
  6. 多分割絞り
  7. ウエッジフィルタ
  8. シャドウトレイ
  9. 電子線アプリケータ
- 2・2・6　治療寝台と補助装置
  1. 治療寝台
  2. サイドポインタ, フロントポインタ
  3. 光照射野および光学距離計
- 2・3　円形加速装置 …………………… 41
  - 2・3・1　マイクロトロン
  - 2・3・2　ベータトロン
- 2・4　定位放射線照射装置 …………… 42
  - 2・4・1　ガンマナイフ
    1. 照射ユニット
    2. コリメータヘルメット
  - 2・4・2　サイバーナイフ
- 2・5　動体追跡治療装置
  （画像誘導放射線治療装置）……… 44
- 2・6　トモセラピー …………………… 44
- 2・7　遠隔操作式充填治療装置 ……… 45

# 第3章　放射線計測　47

- 3・1　電離放射線と物質の相互作用 ……… 47
  - 3・1・1　X線・γ線と物質の相互作用
    1. 干渉性散乱
    2. 光電効果
    3. コンプトン効果
    4. 電子対生成
    5. 光核反応
  - 3・1・2　物質内における光子の減弱
    1. 線減弱係数
    2. 半価層
    3. 質量減弱係数
    4. 質量エネルギー転移係数
    5. 質量エネルギー吸収係数
  - 3・1・3　電子線と物質の相互作用
    1. 後方散乱
    2. 二次電子平衡
  - 3・1・4　物質内における電子の減弱
    1. 質量阻止能
    2. 線エネルギー付与
    3. ガス中で1イオン対生成に費やされる平均エネルギー
    4. 外挿飛程
- 3・2　放射線量と単位 ……………………… 59
  - 3・2・1　放射線場の量に関する単位
    1. 粒子数
    2. 放射エネルギー
    3. フルエンス
    4. エネルギーフルエンス
  - 3・2・2　放射線量に関する単位
    1. 照射線量
    2. カーマ
    3. シーマ
    4. 付与エネルギー
    5. 比エネルギー
    6. 吸収線量
  - 3・2・3　放射能に関する単位
    1. 放射能
    2. 壊変定数
    3. 空気カーマ率定数
- 3・3　吸収線量測定法 …………………… 68
  - 3・3・1　照射線量
    1. 自由空気電離箱による測定
    2. ファーマ形電離箱による測定
  - 3・3・2　吸収線量
    1. 3MeV以下の光子線の空中吸収線量
    2. 3MeV以下の光子線の物質中の吸収線量
    3. 3MeV以上の光子線の物質中の吸収線量
- 3・4　放射線測定器 ……………………… 80
  - 3・4・1　電離箱
    1. 自由空気電離箱
    2. ファーマ形電離箱
    3. 平行平板形電離箱
    4. 外挿形電離箱
  - 3・4・2　半導体線量計
  - 3・4・3　熱蛍光線量計
  - 3・4・4　蛍光ガラス線量計
  - 3・4・5　写真フィルム
  - 3・4・6　化学線量計

# 第4章　光子線束　87

- 4・1　深部線量の定義 …………………… 87
  - 4・1・1　後方散乱係数

1. 定義
2. 線源皮膚間距離，照射野，光子エネルギーとの関係
3. ファントム厚の影響

4・1・2 最大深散乱係数
4・1・3 深部量百分率
1. 定義
2. 光子エネルギーの影響
3. 照射野の影響
4. 線源表面間距離の影響
5. 後方散乱の影響

4・1・4 散乱関数
4・1・5 組織空中線量比
1. 定義
2. 深部量百分率と組織空中線量比との関係
3. 線源表面間距離による影響
4. 光子エネルギー，照射野，測定深による影響
5. 線源表面間距離と深部量百分率の関係

4・1・6 組織最大線量比
1. 定義
2. 線源表面間距離，光子エネルギー，照射野，測定深が及ぼす影響
3. 組織最大線量比と組織空中線量比との関係
4. 組織ファントム線量比

4・1・7 散乱空中線量比と散乱最大線量比

4・2 深部線量計算法 …………………… 95
4・2・1 軸外線量比
4・2・2 照射野
1. 長方形照射野
2. 円形照射野
3. 不整形照射野
4. マントルと逆Y字照射野
5. クラークソン法
6. デイ法

4・2・3 不均一組織補正
1. 不均一組織
2. 肺組織の補正計算法
3. 等線量移動法
4. べきTAR法

4・2・4 患者の外周補正
1. TAR比法およびTMR比法
2. 実効SSD法
3. 等線量移動法

4・3 出力測定法 …………………… 104
4・3・1 線量計
4・3・2 ファントム
4・3・3 校正深
4・3・4 測定方法
1. 低エネルギーX線束
2. $^{60}Co\gamma$線の出力測定
3. 高エネルギーX線束の出力測定

4・3・5 出力係数
4・3・6 測定の実効中心

4・4 吸収線量表示法 …………………… 111

4・4・1 治療体積の定義
1. 肉眼的腫瘍体積
2. 臨床標的体積
3. 内的標的体積
4. 計画標的体積
5. 治療体積
6. 照射体積
7. リスク臓器

4・4・2 体積内の吸収線量
1. 標的基準線量
2. 最大線量
3. 最小線量
4. 平均線量
5. 中央線量
6. 最頻線量
7. ホットスポット

4・4・3 標的基準点

4・5 照射方法と等線量曲線 …………………… 115
4・5・1 等線量曲線の作成
1. ファーマ形電離箱または半導体線量計による方法
2. フィルム法

4・5・2 治療装置が等線量曲線に及ぼす影響
1. 線源
2. ビーム平坦用フィルタ
3. 絞り機構

4・5・3 固定一門照射法
1. 光子線束エネルギー
2. ウエッジフィルタ
3. ボーラス
4. 補償フィルタ

4・5・4 固定二門照射法
1. 対向二門照射法
2. 全身照射法
3. 直交二門照射法

4・5・5 固定多門照射法
1. 三門照射法
2. 四門照射法

4・5・6 回転照射法
4・5・7 振子照射法
4・5・8 打ち抜き照射法
4・5・9 原体照射法
1. 三次元原体照射法
2. 三次元原体打ち抜き照射法

4・5・10 強度変調放射線照射法
1. 分節的多段絞りIMRT
2. 動的多段絞りIMRT
3. フィルタ法
4. インバース計画装置
5. フォワード計画装置

4・5・11 定位放射線照射法
1. ガンマナイフ装置
2. 直線加速器
3. サイバーナイフ

# 第5章　電子線　131

## 5・1　電子線エネルギー　132
### 5・1・1　電子線エネルギーの定義
### 5・1・2　電子線エネルギーの測定
1. 深部電離量半価深の測定
2. 深部吸収線量半価深の計算
3. 平均入射エネルギーの計算

## 5・2　深部線量の測定　133
### 5・2・1　校正点吸収線量の測定
### 5・2・2　校正点吸収線量の計算
### 5・2・3　基準点吸収線量の計算
### 5・2・4　単位モニタ値当たりの基準点吸収線量

## 5・3　深部量百分率の測定　135
### 5・3・1　測定の手順と深部量百分率の表示
### 5・3・2　水等価固体ファントムの水等価深
1. 深さスケーリング係数
2. フルエンス・スケーリング係数
### 5・3・3　水等価固体ファントムによる深部量半価深の計算
### 5・3・4　吸収線量計算
### 5・3・5　深部電離量百分率
### 5・3・6　深部量百分率

## 5・4　等線量曲線　137
### 5・4・1　等線量曲線の特徴
### 5・4・2　等線量曲線の作成
### 5・4・3　等線量曲線の補正
1. エアーギャップの補正
2. 小さい不均一物質
3. 不均一物質の端効果
4. 大きい不均一物質

## 5・5　治療計画　140
### 5・5・1　遮蔽
1. 外遮蔽
2. 内遮蔽

## 5・6　特殊な照射法　141
### 5・6・1　全身照射法
### 5・6・2　術中照射法

# 第6章　粒子線　143

## 6・1　中性子線　143
### 6・1・1　中性子の性質
### 6・1・2　中性子の発生
### 6・1・3　中性子と物質との相互作用
### 6・1・4　中性子の生物効果比と酸素増感比
### 6・1・5　ホウ素中性子捕捉療法

## 6・2　陽子線　146
### 6・2・1　陽子線の特性
### 6・2・2　加速装置
### 6・2・3　照射装置
### 6・2・4　臨床

## 6・3　炭素線　149
### 6・3・1　炭素線の特性
### 6・3・2　加速装置
### 6・3・3　照射装置
### 6・3・4　臨床

# 第7章　密封小線源による照射法　153

## 7・1　線源の種類　153
1. $^{226}Ra$
2. $^{137}Cs$
3. $^{60}Co$
4. $^{192}Ir$
5. $^{198}Au$
6. $^{103}Pd$
7. $^{125}I$
8. $^{90}Sr$
9. $^{252}Cf$

## 7・2　出力線量測定　157
### 7・2・1　ウエル形電離箱による方法
1. 測定手順
### 7・2・2　ファーマ形電離箱による方法
1. 測定手順
2. サンドイッチ法

## 7・3　線量分布計算　159
### 7・3・1　点線源による照射線量率と空気カーマ率
### 7・3・2　線源形状を考慮した計算方法
### 7・3・3　物理的形状を反映した測定値を用いる方法

## 7・4　コンピュータによる計算方法　161
### 7・4・1　通常の計算法
### 7・4・2　最適化手法を用いた計算法
1. 視覚的な最適化法
2. 即時最適化法
3. 逐次近似法
4. 論理的最適化法
### 7・4・3　最適線量分布
### 7・4・4　市販の治療計画装置
1. FOCUS
2. PLATO-BPS

## 7・5　照射法　168
### 7・5・1　腔内照射法
### 7・5・2　組織内照射法

1. 一時刺入法
2. 永久刺入法

7・5・3　表面照射法
7・6　遠隔操作式後充填治療装置 …………… 170

# 第8章　温熱療法　173

## 8・1　生物学的効果 …………… 173
- 8・1・1　細胞生存率曲線
- 8・1・2　細胞周期位相による感受性
- 8・1・3　pH効果
- 8・1・4　血流による効果
- 8・1・5　放射線増感効果
- 8・1・6　抗癌剤の併用
- 8・1・7　治療可能比
- 8・1・8　温熱耐性

## 8・2　加温方法 …………… 175
- 8・2・1　全身温熱療法
- 8・2・2　RF加温
  1. 誘電型加温
  2. 誘導加温
  3. 加温針
- 8・2・3　マイクロ波加温
- 8・2・4　超音波加温

## 8・3　温度測定 …………… 178

# 第9章　放射線治療計画システム　181

## 9・1　放射線治療計画システムの構成 …… 181
## 9・2　放射線治療計画の必要性 ………… 181
## 9・3　外部放射線治療における治療手順 …… 182
- 9・3・1　患者情報の確認
- 9・3・2　解剖学的データの取得
- 9・3・3　X線シミュレータ
- 9・3・4　X線CTシミュレータ
- 9・3・5　螺旋方式CT装置の原理と特徴
- 9・3・6　ディジタル再構成画像
- 9・3・7　CTデータの利用と電子密度への変換
- 9・3・8　MR画像の利用
  1. 画像歪みの問題
  2. 座標軸を持たない問題
  3. 治療体位を再現できない問題
  4. 電子密度を直接得られない問題
  5. 呼吸による画質低下の問題

## 9・4　放射線治療計画装置 …………… 190
- 9・4・1　線量分布の計算方法と表示方法（二次元か三次元か）
- 9・4・2　基本データの入力と検証
- 9・4・3　各種ビームデータの測定
  1. ビームデータ取得の準備
  2. 中心軸深部線量の測定
  3. ビーム・プロファイル（線量平坦度）の測定
  4. ウエッジフィルタやブロックトレイを使用した場合のビームデータ
  5. 全散乱係数（照射野係数・出力係数），コリメータ散乱係数（ヘッド散乱係数），ファントム散乱係数
- 9・4・4　放射線治療計画システムへのビームデータ登録
  1. 中心軸線量の放射線治療計画システムへの登録
  2. ビーム・プロファイル（線量平坦度）の放射線治療計画システムへの登録
  3. 半影係数，透過係数の設定

## 9・5　深部線量計算アルゴリズム（光子線） …… 194
## 9・6　各種照射法 …………… 196
- 9・6・1　フォワード・プランニングとインバース・プランニング
- 9・6・2　強度変調放射線治療

## 9・7　線量分布の評価法 …………… 199
- 9・7・1　体積線量ヒストグラム
- 9・7・2　正常組織障害発生率と腫瘍制御率

# 第10章　各臓器癌に対する放射線治療　205

## 10・1　脳腫瘍 …………… 205
- 10・1・1　臨床
  1. 神経膠腫
  2. 髄芽腫
  3. 髄膜腫
  4. 松果体部腫瘍
  5. 上衣腫
  6. 下垂体腺腫
  7. 聴神経腫瘍
  8. 転移性脳腫瘍
- 10・1・2　照射方法
  1. 局所照射法
  2. 全脳照射法
  3. 全脳全中枢神経系照射法
  4. 定位放射線照射法
  5. 予防的全脳照射法
- 10・1・3　有害事象
  1. 早期有害事象

2. 晩期有害事象
## 10・2　舌癌 ……………………………… 212
　10・2・1　臨床
　10・2・2　照射方法
　　1. 組織内照射法
　　2. 外部照射法
　10・2・3　有害事象
　　1. 早期有害事象
　　2. 晩期有害事象
## 10・3　咽頭癌 ……………………………… 214
　10・3・1　上咽頭癌
　　1. 臨床
　　2. 照射方法
　　3. 有害事象
　10・3・2　中咽頭癌
　　1. 臨床
　　2. 照射方法
　　3. 有害事象
　10・3・3　下咽頭癌
　　1. 臨床
　　2. 照射方法
　　3. 有害事象
## 10・4　上顎癌 ……………………………… 218
　10・4・1　臨床
　10・4・2　照射方法
　10・4・3　有害事象
　　1. 早期有害事象
　　2. 晩期有害事象
## 10・5　喉頭癌 ……………………………… 220
　10・5・1　臨床
　10・5・2　照射方法
　10・5・3　有害事象
　　1. 早期有害事象
　　2. 晩期有害事象
## 10・6　肺癌 ………………………………… 222
　10・6・1　臨床
　　1. 診断検査
　　2. 組織型
　　3. 病期分類
　　4. 治療方針
　10・6・2　照射方法
　10・6・3　有害事象
　　1. 早期有害事象
　　2. 晩期有害事象
## 10・7　乳癌 ………………………………… 226
　10・7・1　臨床
　10・7・2　治療
　　1. 外科療法
　　2. 化学療法
　　3. 内分泌療法（ホルモン療法）
　10・7・3　照射方法
　　1. 乳房温存療法後の術後放射線療法
　　2. 進行術後の放射線療法
　10・7・4　有害事象
　　1. 早期有害事象
　　2. 晩期有害事象
## 10・8　食道癌 ……………………………… 230
　10・8・1　臨床
　10・8・2　照射方法
　10・8・3　有害事象
　　1. 早期有害事象
　　2. 晩期有害事象
## 10・9　子宮頸癌 …………………………… 232
　10・9・1　臨床
　10・9・2　照射方法
　　1. 外部照射法
　　2. 腔内照射法
　　3. 術後照射法
　　4. 傍大動脈リンパ節に対する照射
　10・9・3　有害事象
　　1. 早期有害事象
　　2. 晩期有害事象
## 10・10　前立腺癌 ………………………… 235
　10・10・1　臨床
　10・10・2　照射方法
　　1. 外部照射法
　　2. 組織内照射法
　10・10・3　有害事象
　　1. 早期有害事象
　　2. 晩期有害事象
## 10・11　精巣（睾丸）腫瘍 ……………… 237
　10・11・1　臨床
　10・11・2　照射方法
　10・11・3　有害事象
　　1. 早期有害事象
　　2. 晩期有害事象
## 10・12　悪性リンパ腫 …………………… 239
　10・12・1　臨床
　10・12・2　照射方法
　　1. ホジキン病
　　2. 非ホジキンリンパ腫
　　3. 菌状息肉腫
　10・12・3　有害事象
　　1. 早期有害事象
　　2. 晩期有害事象
## 10・13　白血病 …………………………… 242
　10・13・1　臨床
　10・13・2　照射方法
　10・13・3　有害事象
　　1. 早期有害事象
　　2. 晩期有害事象
## 10・14　緩和的放射線療法 ……………… 244
　10・14・1　骨転移に対する放射線療法
　10・14・2　脳転移に対する放射線療法
　10・14・3　上大静脈症候群に対する放射線療法
## 10・15　内用療法 ………………………… 245
　10・15・1　甲状腺癌に対する $^{131}$I

10・15・2　有痛性多発性骨転移に対する $^{89}SrCl_2$
10・15・3　CD20陽性悪性リンパ腫に対する $^{90}Y$
10・15・4　神経内分泌腫瘍に対する $^{131}I$-MIBG

## 10・16　化学療法 …………………… 247
10・16・1　抗癌剤
  1. アルキル化薬
  2. 白金製剤
  3. 代謝拮抗剤
  4. 抗癌性抗生物質
  5. 微小管阻害薬
  6. トポイソメラーゼ阻害薬

10・16・2　分子標的治療薬
  1. シグナル伝達阻害薬
  2. 転写調節薬
  3. 血管新生・転移阻害薬
  4. その他

10・16・3　内分泌療法薬
  1. 乳癌内分泌療法薬
  2. 前立腺癌内分泌療法薬

## 10・17　腫瘍マーカ ………………… 251

# 第11章　装置の保守管理　255

## 11・1　線量計，温度計，気圧計 ……… 256
11・1・1　リファレンス線量計の校正
  1. 点検方法
  2. 許容範囲
11・1・2　温度計の校正
  1. 点検方法
  2. 許容範囲
11・1・3　気圧計の校正
  1. 点検方法
  2. 許容範囲

## 11・2　コバルト線遠隔治療装置および直線加速器 ……… 258
11・2・1　線量モニタシステム（直線加速器）
  1. 校正
  2. 再現性
  3. 直線性
  4. 1日の安定性
  5. 架台角度依存性
  6. 運動照射中の安定性
  7. 運動照射の終了位置
11・2・2　タイマシステム（コバルト遠隔治療装置）
  1. タイマの校正
  2. 線量率およびタイマの端効果
  3. 架台角度依存性
  4. 運動照射の終了位置
11・2・3　深部線量・線量分布特性（コバルト遠隔治療装置，直線加速器）
  1. X線の深部線量または校正深との線量比
  2. 電子線の深部線量または校正深との線量比
  3. X線，電子線の線量プロファイルの対称性および平坦度（簡便測定）
  4. X線，電子線の線量プロファイルの対称性および平坦度（精密測定）
  5. X線，電子線の架台角度による深部線量の安定性
  6. X線，γ線，電子線の深部電離量百分率曲線（中心軸）
  7. X線，γ線の出力係数
11・2・4　照射野
  1. 放射線照射野（X線，γ線）
  2. 光照射野表示（X線，γ線）
  3. 照射野限定システムの平行性と直角性（X線，γ線）
  4. 電子線の光照射野表示
11・2・5　多分割絞り
  1. 多葉コリメータのリーフ開度の位置精度
  2. 多葉コリメータの可動速度
11・2・6　アイソセンタからの放射線ビーム中心軸の変位
11・2・7　ビーム軸の指示
  1. 入射点指示の変位（X線，γ線）
  2. 射出点指示の変位（X線，γ線）
11・2・8　患者位置決め用機器
  1. アイソセンタと指示点の変位
  2. 距離計の精度
  3. アイソセンタの求め方
11・2・9　装置の回転精度
  1. 架台回転および照射ヘッドの縦揺れ
  2. 照射ヘッドの横揺れ
  3. 照射野限定システムの回転
  4. 治療台のアイソセントリック回転と治療台天板の回転
  5. 治療台天板の縦揺れと横揺れ
11・2・10　治療台天板の動き
  1. 治療台天板の垂直上下動
  2. 治療台のアイソセントリック回転軸
  3. 治療台天板の縦方向の剛性
11・2・11　安全点検
  1. 機械的安全性
  2. 電気的安全性

## 11・3　X線シミュレータ ……………… 273
11・3・1　絞り機構の回転中心精度
  1. クロスワイヤの回転中心精度
  2. X線照射野とクロスワイヤの回転中心の一致
  3. 光照射野とクロスワイヤの回転中心の一致
  4. 絞り機構回転軸のずれ
11・3・2　X線中心軸と光照射野中心軸の整合性
11・3・3　X線中心軸と架台回転中心軸の整合性
11・3・4　アイソセンタと投光器の整合性
11・3・5　スケール板とワイヤコリメータの整合性
  1. スケール板の整合性
  2. ワイヤコリメータの整合性
11・3・6　寝台の精度

1. 天板回転精度（アイソセントリック回転）
2. 天板の上下，左右移動精度
3. 天板のたわみ
- 11・3・7 その他
  1. I.I. の水平度
  2. 光学距離計の精度
  3. 表示系の整合性
  4. 装置の安全性
- 11・4 X線CTシミュレータ ……………… 277
  - 11・4・1 投光器と画像中心の整合性
    1. 画像中心の精度
    2. 投光器の垂直性
    3. 投光器の平行性
  - 11・4・2 任意アイソセンタと投光器の整合性
  - 11・4・3 照射野の整合性
  - 11・4・4 CT値の変動性
- 11・5 密封小線源 ……………………………… 278
  - 11・5・1 低線量率密封小線源
    1. 線源の校正
    2. 線源の均等性
    3. 線源の形状
  - 11・5・2 高線量率密封小線源治療装置
    1. 線源の校正
    2. 線源位置の精度
    3. タイマの精度
    4. 装置の安全性
    5. その他

# 第12章 ペイシェント・ケア（患者接遇） 283

- 12・1 はじめに ……………………………… 283
  - 12・1・1 倫理
  - 12・1・2 生命倫理
- 12・2 インフォームド・コンセント ……… 284
  - 12・2・1 ヒポクラテスの誓い
- 12・3 チーム医療の倫理 ………………… 285
  - 12・3・1 患者さんと医療者のコミュニケーション
  - 12・3・2 チーム医療
- 12・4 病人（者） ……………………………… 286
  - 12・4・1 受診の遅れ
  - 12・4・2 過度の医療依存
  - 12・4・3 外来診察時の患者さん
  - 12・4・4 治療・検査時の患者さん
  - 12・4・5 診断・予後を告げられる時
  - 12・4・6 患者さんの適応課題
  - 12・4・7 患者さんのストレス
- 12・5 コミュニケーション ……………… 289
  - 12・5・1 優しさ
  - 12・5・2 自己決定権
  - 12・5・3 コミュニケーションの定義
  - 12・5・4 コミュニケーションのプロセス
  - 12・5・5 治療コミュニケーション
- 12・6 放射線治療におけるコミュニケーション ……… 291
- 12・7 放射線治療棟におけるアメニティ … 292
- 12・8 癌患者の緩和ケア ………………… 293
  - 12・8・1 定義と目的
  - 12・8・2 癌患者の疼痛と苦痛
  - 12・8・3 癌性疼痛の鎮痛法
- 12・9 院内感染 …………………………… 294
  - 12・9・1 院内感染症（病院内感染症）
  - 12・9・2 感染経路と感染
  - 12・9・3 感染症新法について
  - 12・9・4 感染防止策の実際
    1. 共通する院内感染防止策
    2. 感染防護グレードについて
    3. 手洗い
    4. マスク・ゴーグルの使用
    5. 手袋の着用
    6. ガウンの着用
    7. 物品の取り扱い
    8. 血液，体液，排泄物，分泌物などの廃棄について
    9. 針刺し事故防止
    10. リネン・寝具類
  - 12・9・5 感染経路別予防策
    1. 血液感染
    2. 接触感染
    3. 飛沫感染
    4. 空気感染
    5. 経口感染
    6. 動物媒介感染
- 12・10 リスクマネジメント ……………… 302
  - 12・10・1 リスクマネジメントの目的
  - 12・10・2 医療事故防止の基本的な考え方
  - 12・10・3 事故防止のための院内体制
  - 12・10・4 安全管理体制の基本的な構成要素
    1. 事故やニアミスに関する情報収集
    2. 事故・ニアミス報告を推進する環境整備
    3. 事故発生時の対応
  - 12・10・5 放射線治療におけるリスク

付表 …………………………………………… 307

索引 …………………………………………… 327

# 第1章
# 腫瘍生物学

　放射線治療を担当する者にとって，人体に放射線を照射した時，放射線生物学的な観点から処方線量（prescribed dose）に対する悪性腫瘍の縮小と悪性腫瘍周辺の正常組織に対する有害事象（adverse event）の程度を知り，これら両者のバランスをとりながら放射線治療が効果的に行われるための基礎的知識を持つことは非常に大切なことである。本章では，放射線に対する悪性腫瘍と正常組織の生物学的な効果を中心に，放射線治療に必要な放射線生物学の概論について述べる。

## 1・1　細胞

　**細胞**（cell）は生物の最小単位で，その大きさはおよそ 10～100 μm の範囲にある。細胞は細胞小器官という構造体が細胞質基質という水溶液に浮かんだ構造をしている。細胞の外側は細胞膜（cell membrane）という脂質の二重膜で囲まれていて，物質の取り込み・分泌に重要な役割を果たしている。

### 1・1・1　細胞の構造

　細胞は細菌のように核を持たない前核細胞と細胞内に核を持つ真核細胞に分類される。ヒトを含む多細胞生物はすべて核を持った真核細胞からできていて，核は核膜（nuclear envelope）で囲まれている。
　細胞には**核**（nucleus）と**細胞質**（cytoplasm）が存在する（図1-1）。細胞を取り囲んでいる細胞膜は 5～10 nm の厚さで，リン脂質と蛋白質からできている。細胞膜はイオンや分子の通過を制御していて，細胞内にKを多く，Naを少なくするナトリウムポンプ（sodium pump）の働きをしている。細胞質には**細胞小器官**（organelle）があり，生命に必要なものの合成と分解を行っている。細胞小器官の名称とその作用を次に示す。

　　ミトコンドリア：細胞内の活動に必要なエネルギーを供給するパワープラントである。酸素吸入によりアデノシン三リン酸（ATP）合成を行う。
　　小胞体　　　　：種々の物質の移動や解毒を行う。
　　リソソーム　　：約 0.5 μm の小球状の袋で，加水分解酵素を含む。あらゆる種類の高分子を消化する廃棄物処理工場。
　　リボソーム　　：**リボ核酸**（ribonucleic acid：RNA）を含む核蛋白質の顆粒。蛋白質を合成し，ゴルジ装置（体）へ送りだす。
　　ゴルジ装置　　：分泌性蛋白質をまとめて小胞体に送り出す。
　　中心体　　　　：細胞分裂時に紡錘体を形成し，染色体の移動に関与する。
　細胞核は染色体が主な構造物質であり，次のものがある。
　　核小体：リボソームの素材を合成。
　　核　質：顆粒状にみられるものを染色質（クロマチン）という。これは細胞分裂が始まると**染色体**（chromosome）になる。太さ 2 nm

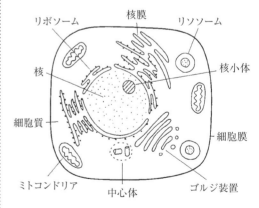

図1-1　細胞と核

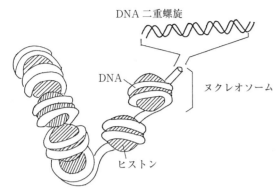

図 1-2 DNA とヒストン

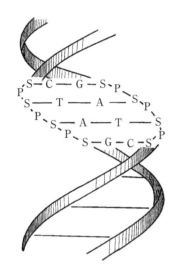

S：デオキシリボース　A：アデニン
T：チミン　　　　　　G：グアニン
C：シトシン

図 1-3 DNA

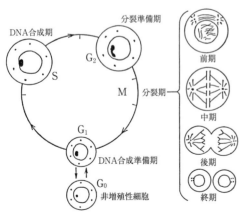

図 1-4 細胞周期

の二本鎖 DNA とヒストンが結合して，からみあい，たたみ込まれて長さ 10 nm の染色体になる（図 1-2）。染色体の中の DNA には遺伝子が並んでいる（図 1-3）。

染色体はデオキシリボ核酸（deoxyribonucleic acid：DNA）でできた遺伝物質で，放射線感受性が周囲の蛋白質より高く，細胞が放射線に照射された時，放射線の標的と考えられている。

### 1・1・2　細胞の増殖と分化とアポトーシス

生物の体は1個の細胞である受精卵が細胞分裂で増え続けてできたものである。そして細胞が増え続けていく中で，それらの細胞が形を変えて血液，骨，筋肉など特殊な機能を持つように変化することを**分化**（differentiation）という。そして成人となり成長がとまっても，人体の細胞は休むひまなく増殖と分化を続けている。成人の体細胞が絶えず増殖していても，恐竜のように体が大きくならないのは，細胞が増殖する一方で，絶えず細胞が死んでいるからである。このように正常な細胞が，正常な過程として生じる細胞死を**プログラム細胞死**（programmed cell death）または**アポトーシス**（apoptosis）という。アポトーシスを起こした細胞や核は縮んで凝縮し，細胞は壊れ分解される。このアポトーシスを起こさない例として癌細胞（cancer cell）があり，癌細胞は周囲の正常組織に対してどんどん増殖し浸潤してゆく。

### 1・1・3　細胞周期

細胞はある分裂期からその次の分裂期までの**細胞周期**（cell cycle）を繰り返すことにより増殖する。図 1-4 に示すように，細胞周期は**分裂期**（mitosis phase：M），**DNA 合成準備期**（first gap phase：$G_1$），**DNA 合成期**（synthesis phase：S），**分裂準備期**（second gap phase：$G_2$）の4期に大きく分けられ，分裂期はさらに前期，中期，後期，終期に分けられる。DNA 合成準備期は DNA のコピーをするのに必要な低分子を取り込んだ仕掛けを整備する。DNA 合成期では分裂により娘細胞の持つ遺伝情報が親の遺伝情報の半分にならないために DNA 量を2倍に増している。分裂準備期では DNA は複雑なコイル化を行い，太くて短い染色体を形成している。増殖している細胞は細胞周期が回転しているが，細胞分裂していない細胞や増殖を一時的に休止している細胞は $G_1$ 期に相当する段階で滞っており，これを特に**休止期**（interphase：$G_0$）と呼ぶ。

## 1・2　悪性腫瘍の基礎知識

人体は無数の細胞から成り立ち，その各々の細胞が秩序ある活動を行うことで毎日の健康な生活が営まれている。細胞を構成する物質のミトコンドリア（mitochondria）は，細胞の活動に必要なエネルギーを供給するパワープラントとしての作用をしている。**リソソーム**（lysosome）はあらゆる種類の高分子を消化する廃棄物処理工場としての働きを，**リボソーム**（ribosome）は蛋白質合成の場所として，**核**（nucleus）は細胞分裂時にこの中の染色体が遺伝情報を親から子へ伝達する役割をしている。ところが，発癌物質が染色体に突然変異を誘発することにより，これまで正常に働いていた細胞が周囲組織の構造や働きにおかまいなく無制限に増殖を続けることがある。このように細胞の数がむやみに増えてできた「はれもの」が**腫瘍**（tumor）であり，腫瘍が他の臓器に転移せず宿主を死に至らしめな

いものを**良性腫瘍**（benign tumor），腫瘍が転移し，全身にひろがり宿主を死に至らしめるものを**悪性腫瘍**（malignant tumor）といい，「癌」または「肉腫」とも呼ばれている。まず，悪性腫瘍の基礎知識について述べる。

## 1・2・1　癌化

人体の細胞のほとんどが常に新しく生まれ，時間の経過に伴い老化・脱落している。そのため，その組織の「もと」となる**幹細胞**（stem cell）の細胞分裂（cell division）により分化・増殖が行われ組織を再生している。そしてこの過程をコントロールしているのが細胞の核の中に存在するデオキシリボ核酸（DNA）の遺伝子である（図1-3）。

細胞分裂において親細胞の遺伝情報が娘細胞にコピーされる時，コピーエラーが生じると**突然変異**（mutation）といわれている現象が生じ，癌化も複数の遺伝子変異が積み重なった結果であるといわれている。

私たちの周りには色々な発癌要因がある。それはタールやタバコの主流煙中のジベンゾアントラセンやN-ニトロソ化合物などの化学的因子，放射線や紫外線，機械的刺激などの物理的因子，ヒトパピローマウイルス，B型・C型肝炎ウイルスなどの生物学的因子，癌抑制遺伝子の変異などの遺伝的内因があげられる。これらの物質が直接的・間接的に遺伝子に作用し傷害を与えると，遺伝子変異がアポトーシスを制御できない状態になり，その結果，その細胞が無限に増殖し，癌が発生するといわれている。**癌遺伝子**（oncogene）は「増殖せよ」などという情報を伝達する蛋白質を制御している。しかし，この癌遺伝子に異常があるとこの蛋白質を活性化させ，常に増殖のアクセルが踏み続けられた状態になり，癌の増殖が始まることになる。また，**癌抑制遺伝子**（antioncogene）の変異があると細胞周期をDNA合成準備期（$G_1$）で停止させる機能が障害されて制御不能な増殖を来たすと考えられている。

しかし，DNAは傷ついた遺伝子を自ら修復する機能を持っていて，DNAの中でこの働きを持つ遺伝子を，**ミスマッチ修復遺伝子**（mismatch repair gene）という。その他，免疫機構の**ヘルパーT細胞**（helper T cell：Th）が，癌化した細胞を体内の細胞分裂により生じた「自己」ではなく，細菌やウイルスのように外から体内に入ってきた「異物」として認識できれば，免疫機構によって癌細胞が排除されることになる。しかし，癌細胞はそもそも自己の細胞から発生したために，「異物」と認識されづらい性格を持っている。

発癌はまず，体細胞が発癌物質（carcinogen）や放射線などにより遺伝子に損傷を受け，DNA修復に誤りが生じる突然変異により変異細胞となる。この過程を**イニシエーション**（initiation）という。この細胞は日常の臨床において臨床病理学的に癌ではないが，発癌頻度の高い病変で，これを前癌性病変という。その後，前癌状態の細胞は癌遺伝子の活性化，癌抑制遺伝子の不活性化により増殖し，潜在癌となる。この過程を**プロモーション**（promotion）という。さらに癌遺伝子の活性化，癌抑制遺伝子の不活性化により潜在癌が成長すると通常の臨床癌として肉眼的に見られる大きさとなる（図1-5）。この過程を**プログレッション**（progression）という。このようにして，10 μmの大きさの1個の癌細胞が臨床的に観察される大きさ（5mm以上；すなわち約$10^8$個）になるまでに，5〜10年位かかるとされている。

## 1・2・2　悪性腫瘍の増殖

癌細胞の増殖は正常細胞とは異なっている。正常細胞では増殖の調節機

[問題1-1]　次のうち誤りはどれか。2つあげよ。
1. 癌の転移は血行性とリンパ行性に分けられる。
2. 癌細胞は未分化な細胞ほど癌組織から遊離しやすく，遠隔転移の原因となる。
3. 癌細胞の各臓器への定着性は脈管の細いところで大きい。
4. 未分化な細胞ほどDNA合成準備期や細胞分裂周期時間が短い。
5. 細胞周期分裂期が最も放射線感受性が低い。

（答え：1，5）

[問題1-2]　TNM分類で正しいのはどれか。
1. 組織型分類
2. 放射線感受性分類
3. 分化度分類
4. 悪性度分類
5. 進行度分類

（答え：5）

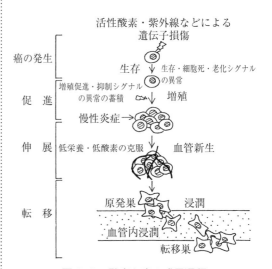

図1-5　発癌と癌の成長過程

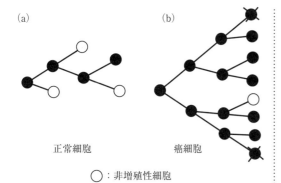

図 1-6 正常組織と悪性腫瘍の細胞分裂

○：非増殖性細胞
●：増殖性細胞

表 1-1 人癌の倍加時間

| 癌の種類 | 倍加時間 |
|---|---|
| 骨肉腫 | 14～ 366 |
| 気管支癌 | 17～ 480 |
| 肺転移癌 | 7～ 465 |
| 大腸早期癌 | 636.5 |
| 胃癌 | |
| 　早期胃癌 | 769～2,309 |
| 　進行胃癌 | 105～ 305 |
| 　胃癌転移 | 16～ 60 |
| 人癌一般 | 1～3か月 |
| | 7～数年 |

構が働いているので，1個の細胞が分裂を行い2個になる時，その内の1個は非増殖性の細胞となって分化し，やがてこの細胞は死滅する。その結果，全体としてはいつも一定の細胞数に留まっている（図1-6a）。ところが癌細胞では1個の細胞が2個に分裂し，それがまた分裂して4個にと，癌組織が小さい時はほぼネズミ算式に増殖し（図1-6b），その結果，一定の時間後にはかなりの細胞数となり，やがてその周辺臓器の機能に支障をもたらすような大きさになる。

癌組織の体積が初めの2倍になるまでに要する時間を**倍加時間**（doubling time）といい，**表1-1**に示すように癌の種類により倍加時間は1週間～数年に及ぶ。このことは，1個の癌細胞が臨床的に癌病巣として発見されるまでの大きさ，すなわち直径1cm程度の**早期癌**（early carcinoma）までに発育するには約30回の倍加を繰り返すことが必要で，このことは1個の細胞の突然変異から2.5～7.5年の時間をかけて体内で増殖して来たことを意味する。また，直径1cmの癌がその後，さらに10cmの大きさに成長するには約10回の倍加を繰り返すことが必要で，それには10か月～2.5年の期間がかかるといわれている。

このように，正常細胞が何等かの**発癌因子**（carcinogenic factor）を受けて発癌し，癌であると臨床的に確認されるまでの時期を癌の潜伏期（incubation period）という。この例として代表的なのが広島・長崎における原爆による白血病（leukemia）の発症で，6～12年の潜伏期といわれている。

初期の固形癌（solid carcinoma）は周辺組織への増殖進展は少なく，癌化した細胞が上皮内に局在する時期を上皮内癌（carcinoma in situ）と称し，子宮頸癌などで見られる。また，癌細胞が周囲に増殖し，粘膜に拡がったものを粘膜内癌（intramucosal carcinoma）という。その後，これらの癌組織は発症した臓器の筋層へ拡がって行く。

癌の進行度には癌の解剖学的拡がりを示す1つの指標として，**TNM分類**（tumor-nodes-metastasis classification）が用いられている。これはジュネーブに本部を置くUICC（Union for International Cancer Control）から出されている分類法で，癌の進行度をグループ化にして分析するために作成された。Tは**原発巣**（primary tumor）の進展度を表しT1～T4に分類され，各臓器別の癌で異なっている。Nは**所属リンパ節**（regional lymph node）への癌転移の状態を表しN0, N1, N2に分類され，Mは**遠隔性転移**（distant metastasis）の有無を表しM0, M1に分類される。これらTNM分類の組み合わせでそれぞれの癌病巣の**病期分類**（staging）としてⅠ～Ⅳ期の4段階に分けられ，癌の進展度に応じて癌の治療法がこの病期分類で決定され，予後の示唆，治療結果の評価，施設間の情報交換が容易となっている。

### 1・2・3 悪性腫瘍の分化度

多細胞生物個体が形づくられる時，初めは1個の受精卵であった細胞が分裂を繰り返し，その過程で遺伝子が変化して多様な細胞が生まれ，特異的な形態と機能を持つ組織が作られて行く。これを**分化**（differentiation）という。癌は元々未熟な細胞から成っているが，成熟細胞と比較した癌細胞の成熟度を，**分化度**（differential grade）として表し，分類している。

分化度は病理学的検査で，細胞や細胞の核の並び方，大きさ，形などで分類される。**高分化癌**（well differentiated carcinoma）は一般的に正常組織細胞の構造により近く，増殖速度も遅いとされている。従って高分化癌は発生した場所（発生母地）の組織像に似ている。一方，**低分化癌**（poorly differentiated carcinoma）は細胞や核の形や大きさが不ぞろいで，増殖速

[問題1-3] TNM分類で誤っているのはどれか。
1. 病期を決定するために必要である。
2. Tは原発巣の進行度を表している。
3. Nは所属リンパ節転移の進行度を表している。
4. Mは腫瘍細胞の分化度を表している。
5. T1 N1 M0 は T1 N0 M1 より予後が良い。

（答え：4）

度が速い上，浸潤性も強く，脈管侵襲が高度であることから，悪性度がより高く，予後不良とされている。一般的に同じ組織型の癌（例えば同じ管状腺癌）でも，より分化度が低いと予後が不良（臨床的悪性度が高い）とされ，分化度が高い癌と治療法が異なる。すなわち，分化度が高いものは予後が比較的良好であるといわれている。

組織学的悪性度はⅠ～Ⅳ段階のグレード（grade）分類が行われていて，ⅠよりもⅢのほうが，悪性度が高いことになる。脳腫瘍の神経膠腫はⅠ，Ⅱは分化度の高い比較的良性の腫瘍で，Ⅲ，Ⅳは分化度の低い悪性腫瘍と分類され，後者は放射線感受性が少し高いことから，術後放射線治療が行われる（10・1章参照）。

表 1-2 各臓器別にみた主な腫瘍の組織型[1]

| 臓器 | 癌腫 | 肉腫 | そのほかの型 |
|---|---|---|---|
| 皮膚 | 扁平上皮癌 | | 黒色腫 |
| 喉頭 | 扁平上皮癌 | | 乳頭腫 |
| 肺 | 腺癌，扁平上皮癌 未分化癌 | | 気管支カルチノイド |
| 唾液腺 | 扁平上皮癌，腺癌 | | 混合腫瘍 |
| 食道 | 扁平上皮癌 | | |
| 胃 | 腺癌，未分化腺癌 | | ポリープ |
| 腸 | 腺癌 | リンパ肉腫 | ポリープ，カルチノイド |
| 肝 | 腺癌（肝細胞癌） | | 血管腫，腺腫 |
| 胆嚢，胆管 | 腺癌 | | |
| 膵 | 腺癌，扁平上皮癌 | | |
| 甲状腺 | 腺癌，Hürthel細胞癌 多形細胞癌 | | 腺腫 |
| 前立腺 | 腺癌，単純癌 | | |
| 卵巣 | 腺癌 | 線維肉腫 未分化胚細胞腫 | 線維腫，嚢腺腫，奇形腫 顆粒膜細胞腫 男性化胚細胞腫 Brenner腫瘍 |
| 子宮　腟部 | 扁平上皮癌，腺癌 | | |
| 　　　体部 | 腺癌，絨毛癌 | 筋肉腫 | 筋腫 |
| 乳腺 | 腺癌 | 肉腫 | 腺腫，線維腺腫 |
| 腎 | 腺癌（Grawitz腫瘍） | Wilms腫瘍 | |
| 腎盂，尿管 | 移行上皮細胞癌 | | 乳頭腫 |
| 膀胱 | 移行上皮細胞癌 | | 乳頭腫 |
| 筋 | | 横紋筋肉腫 | |
| 骨 | | 骨肉腫　Ewing腫瘍 | 巨細胞腫 |
| 髄膜 | | | 髄膜腫 |
| 脳髄 | | 髄芽腫 | 神経膠腫 髄芽細胞腫 膠芽細胞腫 星細胞腫 |
| 末梢神経 | | 神経線維肉腫 | 神経鞘腫 |
| 骨髄 | | 白血病，骨髄腫 Ewing腫瘍 | |
| リンパ節 | | 悪性リンパ腫，Hodgkin病，白血病 | |
| 脾 | | 白血病，悪性リンパ腫 | |

## 1・2・4　悪性腫瘍の分類

悪性腫瘍は腫瘍が発生した臓器別に分類される（表 1-2）。胃癌，肺癌や乳癌と呼ばれるのは，胃，肺，乳房の各臓器に発生した悪性腫瘍のことを指し，臓器別分類である。次に悪性腫瘍を組織学的に分類すると，上皮性組織（epithelial tissue）から発生した悪性腫瘍を**癌腫**（carcinoma）といい，扁平上皮癌，腺癌，未分化癌などに分類される。胃癌や肺癌など臓器別に分類された悪性腫瘍が放射線治療の適応例かどうかの判断は，その悪性腫瘍の**組織型分類**（histological type）においてその組織が放射線感受性が高いかどうかが大きな指標となる。例えば，胃癌や直腸癌が放射線治療に積極的に適応されないのは，これらの癌は組織学的に腺癌である場合が多く，この腺癌が放射線感受性の低いことにある。

一方，非上皮性組織から発生した悪性腫瘍を**肉腫**（sarcoma）といい，骨肉腫，横紋筋肉腫，悪性リンパ腫，白血病などがこれに属する。また，肉腫の中で非常に悪性度の高い腫瘍に**芽腫**（blastoma）が分類され，副腎髄質の神経芽細胞に由来する神経芽腫，眼の網膜由来の網膜芽細胞腫などがこれに属する。その他，悪性腫瘍の中に例外的な名前を付けられているものがあり，悪性黒色腫は皮膚の色素細胞に由来する癌である。

## 1・2・5　悪性腫瘍の転移と再発

今日，癌が恐れられている原因の1つは，**遠隔転移**（distant metastasis）により癌が全身に拡がり，体重減少，貧血，低蛋白血症，全身のむくみなどの悪液質（cachexia）といわれる全身衰弱状態に陥り，ついには死に至るからである。

癌の**転移**（metastasis）は**血行性転移**（hematogenous metastasis）と**リンパ行性転移**（lymphogenous metastasis），**播種性転移**（dissemination metastasis）とに分けられ，血行性転移は原発巣で静脈内に浸潤し，静脈内を血流に乗り移動して標的臓器に着床し増殖する癌で，原発巣が肺にある癌が肝臓や脳，骨など，遠隔臓器への転移する例があげられる。

リンパ行性転移は原発巣の癌細胞がリンパ管に浸潤し，リンパ流に乗り近傍または遠方のリンパ節まで移動してそこで定着し増殖を始める癌で，右乳癌が右腋窩リンパ節へ転移する例があげられる。癌細胞は未分化な細胞ほど癌組織から遊離しやすく，癌組織から遊離した細胞は血液中またはリンパ流中に放出され，遠隔の臓器に移動し，その脈管内皮細胞に定着する。この定着性に影響する因子は管内における細胞の通過性といわれ，通過性の悪い所，すなわち脈管の細い所で定着しやすい。そして細い脈管に定着した癌細胞は局所の毛細管内皮細胞を変性させ，管外に脱出し，管外で増殖しやがて転移病巣になる。乳癌や前立腺癌の骨転移はこの例である。

腹部のある臓器癌がその臓器の最外層の漿膜まで浸潤して腹膜面に出ると，癌細胞が腹腔内に種を播くように散布されて腹膜内で増殖する。これを播種性転移という。このような場合，癌細胞が浮遊している腹水が溜まり，**癌性腹膜炎**（cancerous peritonitis）となる。同様に肺癌が胸膜を越えて浸潤すると胸腔内に癌細胞が浮遊した状態の**癌性胸膜炎**（carcinomatous pleurisy）を引き起こす（図1-7）。

癌が恐れられているもう1つの原因は，再発（recurrence）である。手術や放射線治療などによる癌治療が終わり早くて半年後，または2～3年経過した頃に，癌の原発局所またはその周辺の臓器や器官から癌が再発する。これは手術などによる治療後，顕微鏡的レベルの大きさの癌細胞の残存があったとしか考えられず，この癌細胞が前節で述べたように長期間かけて増殖し続け，大きな病巣へと成長した結果といえる。

### 1・2・6　細胞分裂

細胞はある分裂期からその次の分裂期までの細胞周期を繰り返すことにより増殖することは1・1・3章で述べた。

この細胞周期において未分化な細胞ほどDNA合成準備期（$G_1$）や分裂準備期（$G_2$）が短く，その結果，細胞分裂周期時間が短い。また反対に分化した細胞ほど休止期が長くなり，細胞分裂周期時間が長くなる。このように，休止期の時間は細胞の分化度に相関しているといわれている。

**細胞周期時間**（cell cycle time）は正常な腸上皮では1日前後であるが，大腸癌では4日～7日とされている。この他の癌細胞の細胞周期時間を表1-3に示す。ここで細胞周期時間と**倍加時間**（doubling time）が異なり倍加時間が長いのは，体内で癌細胞が分裂しある大きさに成長した時，癌組織の中央部が血管に富んでいないために，ここに存在する多くの癌細胞が壊死状態であるため，分裂が盛んでないからであるといわれている。

また，世代時間（generation time）や倍加時間が短く分裂が盛んな細胞は，**ベルゴニー・トリボンドの法則**（Bergonié-Tribondeau law）により放射線感受性（radiation sensitivity）が高い。

## 1・3　腫瘍細胞の放射線効果

### 1・3・1　直接作用と間接作用

放射線生物学において，細胞の生命を司るどの構造が放射線により障害を受ければ，その細胞が死に至るかということについて数多くの研究がな

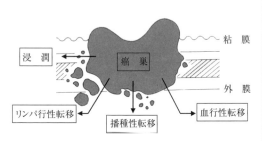

図1-7　悪性腫瘍の拡がり方

表1-3　各癌細胞の細胞周期時間

| 癌の種類 | 細胞周期時間（日） |
| --- | --- |
| 骨肉腫 | 7 |
| 胃癌 | 5.4～12.3 |
| 早期癌 | 7 |
| 印環細胞 | 3～4.6 |
| 大腸癌 | 4.2～7.0 |
| 扁平上皮癌 | 1～10 |
| 白血病 | 2～6 |
| 正常胃粘膜 | 1 |
| 正常大腸粘膜 | 1 |
| 正常表皮 | 4 |
| 性状幼若白血球 | 0.75 |

**ベルゴニー・トリボンドの法則：**
　ラットの精巣に放射線を照射し，組織の放射線感受性について以下のように導いている。
1）細胞は分裂頻度が高い（細胞周期時間が短い）程，放射線感受性が高い。
2）長期にわたって分裂する細胞（分裂をしている期間の長い細胞）は放射線感受性が高い。
3）形態的あるいは機能的に未分化である細胞（癌など）は放射線感受性が高い。

されてきた。その構造については，染色体内のデオキシリボ核酸（DNA）であろうということが明確になってきている。また，核膜も標的であるという報告がなされている。電離放射線が電離作用により組織内で吸収される時，組織を構成する多くの原子の軌道電子と相互作用の結果，多くの二次電子が放出される。この二次電子が細胞の核内に存在する染色体に作用し，DNAの鎖を切る。これが生物学的変化を導く一連の反応の始まりで，この反応が**直接作用**（direct action）である（図1-8）。この直接作用は，α線や炭素線など線エネルギー付与（linear energy transfer：LET）が大きい高LET放射線（high LET radiation）が主な役割を果たす。

これに対し，**間接作用**（indirect action）は組織内で吸収された電離放射線が，組織を構成する多くの原子の軌道電子と相互作用の結果，二次電子を放出し，この二次電子が細胞内の水と作用し次式に示すような遊離基を発生する。

$$H_2O \rightarrow \cdot H_2O^+ + e^- \tag{1・1}$$

$H_2O^+$の遊離基はさらに水と反応をする。

$$\cdot H_2O^+ \rightarrow H^+ + \cdot OH \tag{1・2}$$

上式の［・OH］（OHラジカル）は化学反応力が非常に強く，これが染色体内のDNAの鎖を切るといわれている。これが間接作用である（図1-8）。この間接作用はX線やγ線のような低LET放射線（low LET radiation）で生じる主な反応である。

### 1・3・2 標的理論とヒット理論

放射線生物学において細胞死とは，放射線を照射された細胞が増殖能力を失うこと（不活化）を意味し，このような死を**増殖死**（reproductive death）という。そして増殖死に必要な平均致死線量（mean lethal dose）は2Gy以下である。

放射線量と細胞死の関係について，PuckとMarcus（1956）[3]のレポートで説明される。彼らは個々の人体細胞について，**クローン**（clone）をつくる培養方法を発表し，9日間の培養で50個の細胞より大きい子孫をつくる増殖能力をクローンとして計測した。また人体の子宮頸癌から採取したHeLa細胞について，照射線量と細胞生存率の関係を求めた。このように放射線の生体への作用が量的に議論されるようになった。

#### 1．1標的1ヒットモデル

標的数が1個で，その**標的**（target）は1ヒットで細胞が不活化するとする。この時の**細胞生存率**（cell survival rate：S）は放射線が標的にヒットしない確率と考えられる。この時，細胞に照射した放射線量Dを横軸に，照射後の細胞生存率Sを縦軸に対数でとって，グラフに示すと図1-9のようになる。

ここで，$N_0$は照射を開始する時の細胞数，$N$は線量$D$を照射された時，生き残っている細胞数とすると，細胞生存率$S$との関係を次式に示す。

$$S = N/N_0 = e^{-kD} = e^{-D/D_0} \tag{1・3}$$

$$\ln S = \ln N/N_0 = -kD = -D/D_0 \tag{1・4}$$

上式で$k$は直線の勾配から決まる比例定数で，**不活性化係数**（inactivation factor）と呼ばれる。また上式で$D=D_0$の時，$N/N_0 = e^{-1} = 0.37$となり，$D_0$を**平均致死線量**（mean lethal dose）または**37％生存率線量**（37% survival

**線エネルギー付与：**

限定線衝突阻止能とも呼ばれ，荷電粒子が物質中でdxの距離を透過した時，荷電粒子との相互作用で放出された二次電子のエネルギーがある特定のエネルギー（Δ）より小さい荷電粒子エネルギーによる全エネルギー損失と定義され，単位は$[Jm^{-1}]$である。またΔが無限大に大きくなるとこの線エネルギー付与は線衝突阻止能に等しくなる。光や電子線は低LET放射線，α線や重粒子線は高LET放射線と呼ばれる。

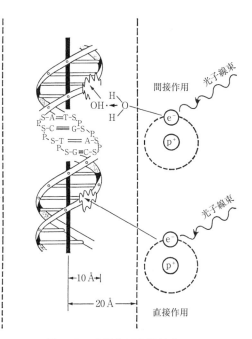

図1-8　直接作用と間接作用

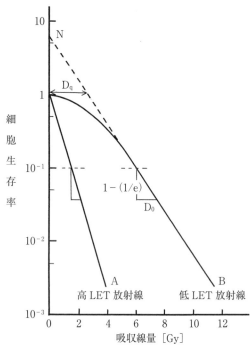

図1-9 高LET放射線と低LET放射線による細胞生存率曲線

[問題1-4] 放射線のLETとRBEで誤っているのはどれか。
1. 陽子線は高LET放射線でない。
2. α線は高LET放射線である。
3. LETが高い放射線ほど，RBEは高くなる。
4. 高LET放射線では酸素効果比が小さい。
5. 高LET放射線では細胞周期依存性が高い。

（答え：5）

[問題1-5] $\alpha/\beta$が小さいのはどれか。2つ選べ。
1. 筋肉萎縮
2. 骨髄抑制
3. 皮膚炎
4. 神経障害
5. 粘膜炎

（答え：1, 4）

dose：$D_{37}$）と呼んでいる。

高LET放射線を照射すると多くの細胞のDNAの鎖が2本切れ，この細胞は再増殖能を失い死に至ることになる。この時の障害を**致死損傷**（lethal damage）といい，生存率曲線で肩の部分がなく，図1-9 Aの生存率曲線に示すように，$D_q=0$となる。

#### 2. 多重標的1ヒットモデル

細胞にn個の標的があると考える。この時の標的は1ヒットで不活化されるとする。ある量の線量を照射した時，この標的が不活化されない確率は$S=e^{-D/D_0}$であるから，不活化される確率は$1-S=1-e^{-D/D_0}$となる。

それぞれの標的の不活化は，それぞれ独立して起こるので，細胞内のn個の標的全てが不活化される確率は$\left(1-e^{-D/D_0}\right)^n$であり，これらが生存する確率は$S=1-\left(1-e^{-D/D_0}\right)^n$となる。

**平均致死線量**（mean lethal dose：$D_0$）は細胞の感受性を示す指標として用いられ，DNAの標的全てに平均1個の放射線損傷を生じる線量である。図1-9において，$D_0$は生存率曲線の直線部分の傾きの逆数を示し，$D_0$値が大きいと直線部分の傾斜は緩やかになり放射線感受性（radiationsensitivity）が低いことになる。$D_0$値は細胞により異なり，一般に1〜2Gyである。$D_0$における生存率は37%であることから，$D_0$を37%線量と呼ぶことがある。Nを**外挿値**（extrapolation number）といい，標的数を表し，はとんどの細胞において2〜10の範囲である。

このように，線量と細胞生存率の間には指数関数の関係が成り立つが，しかし低線量領域では指数関係が成り立たない肩の部分が生ずる。これは細胞の**亜致死損傷**（sublethal damage）に対する増殖能を示し，放射線による二次電子とDNAの相互作用により1本しか切れなかったDNAの鎖が，照射後DNAの修復作用により増殖死から回復するためといわれている。それは低LET放射線に対する**生存率曲線**（survival curve）（図1-9，曲線B）に示されるように，100%生存率を通る横軸に対する平行線と，生存曲線の直線部分の外挿との交点の線量を**類閾値線量**（quasi threshold dose：$D_q$）あるいは準閾値線量と定義している。

### 1・3・3 直線—二次曲線モデル（LQモデル）

哺乳類の細胞では前節の標的理論があてはまらず，特に照射線量が0〜5Gyの領域では別の理論が考えられた。それは放射線照射による細胞死の原因がDNAの2本鎖切断であることが明らかにされ，この**直線-二次曲線モデル**（linear-quadratic model）が提唱された。

DNA 2本鎖切断は1個の二次電子によるものと2個の二次電子により生じるものがあり，1個の二次電子によって生じるDNA 2本鎖切断の発生頻度は線量Dに比例する（$\alpha D$）。2個の二次電子により生じるDNA 2本鎖切断は2個の二次電子がそれぞれ1本鎖切断を生じ，2個の二次電子による1本鎖切断が近距離にあって，その結果として2本鎖切断となる。この時の2本鎖切断の発生頻度は線量Dの2乗に比例する（$\beta D^2$）。

線量$D$を照射した時のDNA 2本鎖切断数を$N$とすると，線量$D$との間に次式が生じる。

$$N = \alpha D + \beta D^2 \qquad (1・5)$$

細胞生存率$S$は，DNA 2本鎖切断数$N$に対して指数関数的に減少することから次式が得られる。

$$S = e^{-N} = e^{-(\alpha D + \beta D^2)} \quad (1\cdot 6)$$

$$\ln S = -(\alpha D + \beta D^2) \quad (1\cdot 7)$$

このことから放射線を照射した時の細胞死は線量$D$に比例し，$\alpha$コンポーネントによる細胞死と，線量$D$の2乗に比例する$\beta$コンポーネントを加えたものである（図1-10）。$\alpha D = \beta D^2$の時，$D = \alpha/\beta$となり，この関係が成り立つ時，放射線量$D$に比例して生じる細胞死と放射線量$D$の2乗に比例して生じる細胞死が等しくなる。

$\alpha/\beta$の値が大きいと，細胞生存率曲線の肩の部分が小さく，線量が大きくなるまで直線的で，骨髄，皮膚，消化管上皮，腫瘍などの早期反応型組織，放射線に対して感受性の高い腫瘍組織で見られる。一方，$\alpha/\beta$の値が小さいと，細胞生存率曲線の肩の部分が大きく，生存率曲線は低線量で曲線的で，神経，肝臓，腎臓，肺などの晩期反応型組織で見られる。

このLQモデルは定位放射線照射や1回に大線量を照射する場合に適していないが，通常分割照射（conventional fractionation）や治療終了後に生じる晩期有害事象（late damage）とよく一致している。

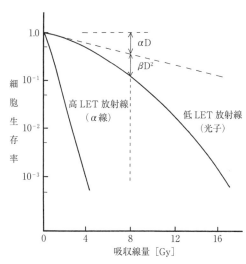

図1-10　細胞生存率曲線の直線・二次式モデル

## 1・3・4　放射線効果を左右する因子

### 1. 細胞周期

細胞は図1-4に示すようにDNA合成準備期（$G_1$）から，DNA合成期（S），分裂準備期（$G_2$），分裂期（M）まで分裂周期を繰り返しながら増殖していく。腫瘍組織にはこれら各期の細胞が混在しているが，細胞分裂の各期において放射線感受性が異なる。

図1-11はChinese hamster V-79細胞を用いて細胞が分裂する各期における生存率曲線を示したもので，分裂期（M）が最も放射線感受性が高く，DNA分裂準備期（$G_2$）が最も感受性が低い。このように，細胞分裂の各周期により放射線感受性が異なることを**細胞周期依存性**（cell cycle dependence）という。

一方，高LET放射線では細胞周期間における放射線感受性の差が非常に小さいことが知られている。

### 2. 酸素効果

図1-12は無酸素状態の細胞に放射線を照射した時の放射線感受性を1.0とし，各酸素圧の状態における細胞に放射線を照射した時の放射線感受性を示している。細胞の放射線感受性は酸素の分圧の上昇に従って増加して行くが，10～20 mmHgに達すると，これ以上に酸素分圧を増加しても放射線感受性に変化がなくなり一定となる。また，高酸素状態の細胞は，低酸素状態の細胞よりも3倍ほど放射線感受性が高くなる。これを**酸素効果**（oxygen effect）という。

この酸素効果を放射線治療に利用するために，放射線治療を行う前に高気圧酸素治療室にて患者に酸素を十分に吸入させ，その後放射線治療を行った。しかし，酸素効果による腫瘍の縮小以上に正常組織の放射線による有害事象（adverse event）が非常に顕著に発症したことから，現在は行われていない。

**酸素増感比**（oxygen enhancement ratio：OER）は酸素効果比とも呼ばれ，無酸素状態で，ある生物効果を得るのに必要な吸収線量と，有酸素下で同じ生物効果得るために必要な吸収線量のの比として定義される。この酸素増感比は放射線量に依存しない。

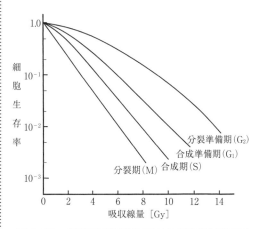

図1-11　細胞の各周期における放射線感受性[4]

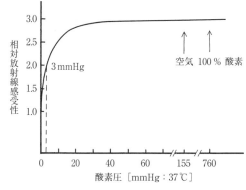

図1-12　細胞の酸素圧と放射線感受性[2]

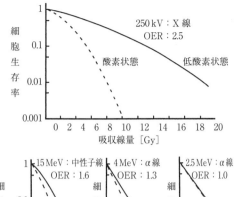

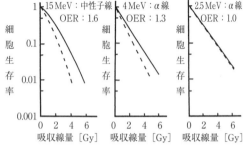

図1-13 LETを因子とした酸素状態と低酸素状態の細胞の生存率曲線[5]

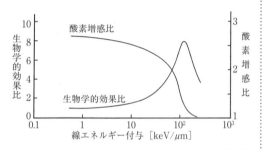

図1-14 LETを因子としたOERとRBEの関係[6]

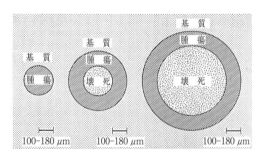

図1-15 腫瘍の大きさに伴う低酸素細胞の割合[7]

この酸素増感比と線エネルギー付与（LET）とは密接な関係があり，人間の腎由来のT-1細胞に対して，低酸素状態と酸素状態において，LETの異なった放射線を照射した時の生物効果を図1-13に示している。250KVX線では低酸素細胞は酸素細胞より生物効果が小さく，酸素増感比（OER）は2.5であった。これに対し，高LET放射線である2.5MeVα線の場合，低酸素細胞も酸素細胞も生物効果が同じになり，酸素増感比は1になる。このことは固形癌（solid cancer）の中心部にある低酸素細胞も，固形癌表層部の酸素細胞も同じ生物学的効果比を示すことを意味している。この他，α線や炭素線などの高LET放射線は細胞生存率曲線において肩の部分がないため亜致死損傷（sublethal damage）がなく，放射線により生成された損傷が修復しにくいことを示している。このことは高LET放射線による分割照射法では日々の照射線量に対する生物効果を単純に積算することができる。

Barendsen[6]は線エネルギー付与がいろいろと異なった放射線を用いて，人体細胞における酸素増感比（OER）と生物学的効果比（RBE）の関係を求めた（図1-14）。その結果，線エネルギー付与の増大に伴い生物学的効果比が大きくなり，10[keV/μm]を越えると急速に上昇し，100[keV/μm]付近で最大値を示す。このピーク値を境にいくら高LETの放射線を照射しても，細胞の生命を司る染色体である標的において細胞死を発生する確率は同じになり，その後，線エネルギー付与（LET）がさらに大きい放射線を照射しても，生物効果比（RBE）がかえって小さくなるといった**オーバキル**（overkill）という現象が生じる。この領域では電離密度が極めて高く，細胞死に必要な量以上の電離を細胞が受けることにより，エネルギーの無駄が生じることが原因である。一方，酸素増感比は線エネルギー付与が60[keV/μm]まではゆっくりと低下し，その後，線エネルギー付与が200[keV/μm]前後で1.0になる。このことは腫瘍の中心部に存在する低酸素細胞と腫瘍の表面に存在する酸素細胞とが同じ生物学的効果比となることを示す。

## 3. 再酸素化

固形癌において，**酸素細胞**（oxic cell）と**低酸素細胞**（hypoxic cell）が存在する。人体の固形癌の場合，腫瘍組織の30～40％が低酸素細胞で占められているといわれている。また，この低酸素細胞は，前節で述べたように光子のような低LET放射線に対し放射線感受性が低い。

Thomlinsonら[7]は1955年に人体癌について，低酸素細胞と酸素細胞の関係を求めるため，腫瘍内の毛細血管から壊死に陥っている所までの距離を測定し，その結果150～170μmであることを報告した（図1-15）。すなわち，腫瘍が半径150～170μm以上の大きさになると，腫瘍の中心部は壊死状態の低酸素細胞が存在し，このために腫瘍全体に対する放射線効果が小さくなることを意味する。そして低酸素細胞が含まれた腫瘍に低LET放射線を照射すると，腫瘍の外周辺に存在し放射線感受性の高い酸素細胞が多く死ぬ結果，腫瘍の内側に存在している低酸素細胞と外周辺の毛細血管との距離が短くなり，その結果，腫瘍の内側の低酸素細胞にも酸素が入ることになり，今まで低酸素細胞であった細胞が酸素細胞となる。この現象を腫瘍の**再酸素化**（reoxygenation）という。

Thomlinson[8]による再酸素化の実験結果を図1-16に示す。この図において縦軸に低酸素細胞の占める割合を，横軸に時間をとる。時間の経過と共に腫瘍が大きくなり，その結果，低酸素細胞の割合が増え（B），腫瘍がある大きさに達すると腫瘍中に低酸素細胞が存在する割合は一定となる（C）。この時に放射線を照射すると（$R_1$），酸素細胞は低酸素細胞より多く死に至ることから，放射線に抵抗性である低酸素細胞が占める割合は大きくなる（E）。しばらくすると低酸素細胞に再酸素化が起こり，腫瘍中に存

在する低酸素細胞が減少し最低になる（H）。そして時間の経過に伴い再び腫瘍が増殖すると低酸素細胞の割合が増え、やがて腫瘍中に占める低酸素細胞の割合は一定となる（I）。

このように、腫瘍内の低酸素性細胞を再酸素化し、腫瘍中の低酸素細胞を効率良く死滅させる方法として、臨床では分割照射法（fractionated irradiation）が用いられている。

### 4. 温熱効果

癌細胞が熱に弱いことは臨床経験からよく知られていた。その代表的な例として、Bruns（1884）は黒色腫の患者に丹毒で数日間40℃以上に発熱させたところ、腫瘍が消失したことを報告している。そして今日では癌組織の温熱耐性の問題と加温方法の問題から、温熱療法が行詰まっているのが現状である。

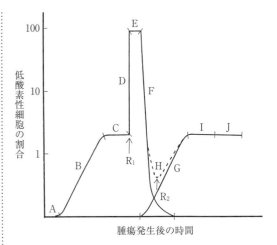

図1-16　腫瘍の再酸素化[8]

この癌細胞生存率と加温温度との関係を図1-17に示す。癌細胞を42.5℃以上に加温すると、癌細胞の生存率は加温時間と共に指数関数的に減少する。これを**温熱効果**（thermal effect）といい、温熱効果による癌細胞の生存率曲線は、放射線による線量-生存率曲線とよく似た曲線を示す。さらにこの生存率曲線において肩の部分がないことから、加温は亜致死損傷の回復を阻止しているといえる。

図1-18にHeLa細胞の細胞周期を同調した後、43℃の加温と4GyのX線照射を組み合わせた時、細胞の各周期における生存率（survival rate）を示す。この図で、特に放射線のみの照射に対し抵抗性を示すDNA合成期（S）の細胞が、他の周期の細胞より熱に弱いことがわかる。さらに大切なことは、細胞生存率が加温と放射線の併用による相乗効果が得られることである。その他、低酸素細胞が酸素細胞より熱に弱く、また癌細胞のほうが正常細胞より熱に弱いことなどがあげられる。

加温により次回の加温時に細胞が温熱に対し抵抗性を示す現象を**温熱耐性**（thermo tolerance）という。この耐性はヒトでは数時間から1日で最高となり、1〜2週間で消失する。このため、臨床では週1回の加温療法が行われる。

温熱療法に関してさらに詳しいことは第8章を参照されたい。

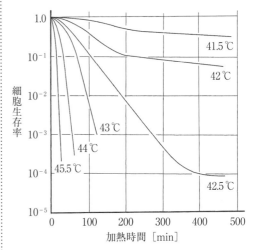

図1-17　腫瘍の温度効果[9]

### 5. 化学物質

DNAを構成している4つの塩基（チミン、シトシン、アデニン、グアニン）の同類体をDNA（染色体）に取り込ませると放射線感受性が増す。5-ブロモデオキシウリジン（BUdR）の放射線増感剤（radiosensitizer）はチミン同類体で、これを取り込んだ細胞はDNA合成時に誤ってDNAに取り込む。チミン同類体を取り込んだDNAは放射線の照射によりDNAの鎖が容易に切れやすくなり、そのために2〜3倍放射線感受性が高くなる。

一方、硫黄と水素から成るSH基を有する化合物（システイン、システアミン）は、放射線照射によりDNAに生じたラジカル（radical）に、SH化合物の持つ水素原子を与えることにより、OHラジカルの働きを封じ、放射線の生物効果を弱める働きがあるとされ、放射線効果を減じる放射線防護剤（radioprotective agent）として知られている。

### 1・3・5　放射線損傷からの回復

放射線治療において、正常組織には放射線による有害事象をなるべく発症させず、腫瘍にはできるだけ多くの損傷を与えるように、照射方法などいろいろな工夫がされているが、ここでは放射線治療の際に考慮すべき4つの放射線生物学的因子（回復、再酸素化、再増殖、再分布：4R）と線量

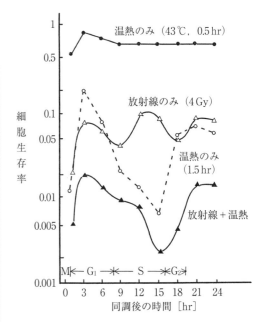

図1-18　腫瘍の各周期に対する放射線と温熱効果[10]

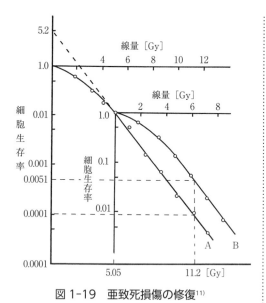

図1-19 亜致死損傷の修復[11]

[問題1-6] 温熱療法について誤っているのはどれか。
1. 血流が良いほど腫瘍を暖めやすい。
2. pHが低い細胞ほど効果が大きい。
3. 栄養状態が悪い細胞ほど効果が大きい。
4. 43℃以上に加熱すると温熱耐性を生じる。
5. 40℃加温では抵抗性を生じる。
（答え：1）

率効果について述べる。

### 1. 回復

放射線による細胞への障害として致死損傷，亜致死損傷，潜在的致死損傷があり，多くの系で認められている**回復**（recovery）として後二者の損傷が良く知られている。

#### 1）亜致死損傷の回復

放射線の照射を受けて損傷を受けた細胞の内，あるものは無限増殖能を失って死に至るが，あるものはその損傷から回復して無限増殖能を維持して行くものもある。Elkindら（1960）[11]は，**亜致死損傷**（sublethal damage）を受けた細胞はその損傷から回復することを示した。図1-19はChinese hamster培養細胞を用い，1回目に5.05 Gyの照射を行い，その18.1時間後に6.15 Gyによる2回目の照射を行った。この時の細胞生存率を図1-19の曲線Bに示す。それに対し1回目と2回目との照射の間に時間を置かずに照射した時の細胞生存率を曲線Aに示す。その結果，11.2 Gyの照射を1回で行った時，0.0001の細胞生存率を示すが，5.05 Gyの照射後，18.1時間を経過してから6.15 Gyの照射を追加した時0.0051の細胞生存率を示し，このことから途中に時間の間隔を置いた分割照射を行うことにより，5倍以上の細胞生存率が上昇したこととなる。このことは，亜致死損傷を受けた細胞が18.1時間の間に回復することを示している。これを**亜致死損傷の回復**（sublethal damage recovery：SLDR）という。このように，分割照射法は腫瘍細胞に対しては回復を与え放射線治療効果を悪くするが，健常組織に対しては回復が生じ耐容線量（tolerance dose）が大きくなることを意味する。

#### 2）潜在的致死損傷の回復

ある放射線量を細胞に照射した後，その細胞は正常な状態では死に至るが，照射後その細胞をある適当な条件に保つと，死に至るはずの細胞が放射線による損傷を回復して生き返ることがある。これを**潜在的致死損傷の回復**（potentially lethal damage recovery：PLDR）という。

その条件とは栄養状態の悪い培養液，低温，シャーレ上に細胞がいっぱいに増えた状態などがあげられ，この例として，WhitmoreはマウスL細胞を照射後，少しの時間だけ5℃に保つことにより細胞生存率が増すことを報告している。

栄養欠乏状態や細胞増殖に不適な状態におかれ照射された場合，6時間程度で修復が完了し，これを遅い潜在的致死障害への修復という。一方，照射後不等張溶液（高張の食塩水）処理が行われた場合，1時間以内に回復が完了し，これを速い潜在的致死損傷の回復という。

### 2. 再酸素化

正常組織には低酸素細胞はほとんど存在しない。固形癌の細胞の多くは酸素分圧3～4mmHgで低酸素細胞として存在している。低酸素状態の細胞は酸素化細胞と比べて2.5～3倍の放射線耐性を示す（酸素効果参照）。腫瘍組織には酸素飽和細胞と低酸素細胞が混在していて，この腫瘍組織にある量の放射線を照射すると腫瘍組織の表面近くの酸素飽和細胞は死に至るが，酸素細胞の内側に存在する低酸素細胞は生き残る。そして照射後，時間の経過と共にこの低酸素細胞は血管の多い表面に近くなり，酸素飽和細胞となる。これを**再酸素化**（reoxygenation）という。

### 3. 再増殖

分裂の速い組織では放射線によって細胞集団の喪失が生じるため，それを補う反応として生存細胞の再増殖（repopulation）が生じる。これは正常

組織でも腫瘍組織でも生じる。腫瘍組織の再生は健常組織の再生より遅れて始まり、その再生速度も遅い。この現象は正常組織の温存や障害の低減を考える上で重要な因子で、分割の間隔が長くなると、同じ生物効果を与えるのに必要な線量が多くなる。

### 4. 再分布

1・3・4章において各細胞周期（$G_1$～M）において放射線感受性が異なることを述べた。腫瘍組織には$G_1$～M期までの各期の細胞が混在しているので、腫瘍組織に放射線を照射すると、放射線感受性の高い分裂期（M）の細胞が多く死滅し、感受性の低いDNA合成期（$G_1$）、分裂準備期（$G_2$）期の多くの細胞が生き残る。照射直後、生き残った感受性の低い細胞は時間の経過と共にM期の高感受性の細胞周期に移り、この時、2回目の照射が行われれば細胞の致死効果が増す。これを**再分布**（redistribution）といい、分裂周期（division cycle）の長い正常組織では再分布は少ししか生じない。

### 5. 線量率効果

光子のような低LET放射線では、低線量率で長時間の照射を行うと、総線量が同じでも生物学的効果は小さくなる。それは下記の理由による。
①亜致死損傷が照射中に回復する。
②照射中に細胞分裂による再増殖が生じる。

1回線量Dで分割照射を行った時、図1-20の曲線Bに示すように、各Dの線量に対する細胞生存率曲線は肩の部分が分割照射ごとに現れるので、それらの点を結んでゆくと全体の生存曲線は肩のない生存率曲線となる。低線量率で長時間照射することは小線量を分割で多数回照射することと同じ結果となり、生存曲線の肩の部分がなくなり、高線量率1回照射より曲線の勾配が緩やかになる。一般に、**線量率効果**（dose rate effect）は0.01～1 Gyの間で起こり、それ以上や以下の線量率では顕著な効果は生じないといわれている。

## 1・3・6 分割照射法

同じ生物効果を得る線量を照射した時、通常分割照射をした場合と分割回数を少なくした**小分割照射**（hypofractionated irradiation）をした場合において、後者の方が正常組織に対し晩期有害事象（late damage）が増加することがわかっている。

図1-21に示すように、Withers HRは横軸に分割線量［Gy］を、縦軸に同じ生物反応を示すのに必要な総線量（等効果総線量）をとると、分割線量が小さくなると腎臓、皮膚、脊髄などの晩発性反応（実線）が著しく増加するが、皮膚、腸上皮、骨髄などの早期性反応はあまり増加していない。

その理由として、図1-22に示す細胞生存率曲線（cell survival curve）において、太い実線は腫瘍及び早期反応組織の1回照射の場合で、太い破線は晩発性反応組織の1回照射の場合で、分割線量（$D_1$, $D_2$）が大きいか小さいかにより、正常組織の晩発性反応（細い破線の勾配）が大きく変わる。一方、腫瘍及び正常組織の早期性反応（細い実線の勾配）は少ししか変わっていない。放射線治療では正常組織の晩発性反応を増強せず、腫瘍に対する効果を増強することが必要である。腫瘍細胞の致死効果を増強するために1回の分割線量を通常分割線量（2 Gy）より大きくすることが考えられるが、この場合、晩発性反応は増強されるが、腫瘍と正常組織の早期反応はそれほど増強しない。このことにより、1回の分割線量を通常分割線量の2 Gyより小さくして分割回数と総線量を増やすことにより、晩発性有害事象を同じレベルに保ち、線量の増加分に応じた分だけ腫瘍に対する効果

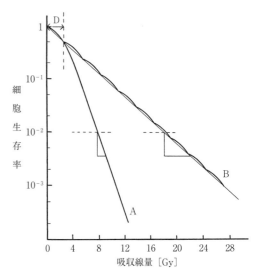

図1-20 分割照射法による細胞生存率曲線

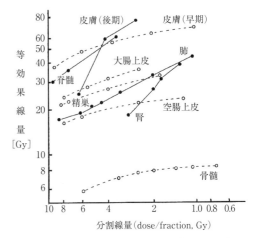

図1-21 分割線量-等効果総線量の関係

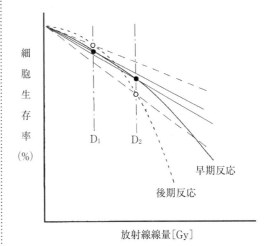

図1-22 早期・晩発性反応と分割効果の相違

[問題 1-7] 分割照射に伴う4つのRの再増殖と関係が深いのはどれか。
1. 加速分割照射法
2. 永久刺入小線源治療
3. 多分割照射法
4. 温熱療法
5. 中性子捕獲療法

（答え：1）

[問題 1-8] 誤っているのはどれか。
1. 多分割照射法は1回線量を減らして1日2回以上照射し，治療期間を変えずに総線量を増加させる治療法である。
2. 多分割照射法は通常分割照射法より後期反応組織の有害事象が軽減する。
3. 加速多分割照射法は加速分割照射法よりも遅発性反応を増強する危険性がある。
4. 加速分割照射は腫瘍細胞が加速増殖の可能性のある腫瘍に対して行う。
5. 腫瘍は全治療期間が延長すると照射中にもかかわらず加速再増殖を起こす。

（答え：3）

[問題 1-9] 放射線感受性が最も高いのはどれか。
1. 下垂体腺腫
2. 舌癌
3. 咽頭癌
4. 肝細胞癌
5. ホジキン病

（答え：5）

[問題 1-10] 放射線感受性が最も低いものはどれか。
1. 食道癌
2. 乳癌
3. 白血病
4. 骨肉腫
5. 悪性リンパ腫

（答え：4）

を増強する多分割照射法が考案された。次に各分割照射法とその特徴について述べる。

### 1．通常分割照射法

通常分割照射法（conventional fractionation）は現在，放射線治療に使われている標準分割照射法で，根治的治療では1日1回，1.8〜2.0 Gyを週5回照射し，腫瘍の種類や病期の進行度によっても異なるが，処方線量（prescribed dose）50〜70 Gyを照射する方法である。

これはRöentgenがX線を発見した翌年からX線を用いた外照射法が試み始められた。当時は総線量を1回の照射で行ったため，正常組織への障害も多く，その後，長い年月をかけ腫瘍に対する致死効果をあげ，なおかつ正常組織に対する障害を少なくする照射法として，通常分割照射法が多くの放射線治療医の臨床経験から導かれた照射法である。

### 2．多分割照射法

多分割照射法（hyperfractionation：HF）は超多分割照射法とも呼ばれ，1日に2〜3回の照射を4〜6時間隔の間をあけて照射する方法で，1回の処方線量は1 Gy前後と少なくする。総治療期間は単純分割照射法と同じであるが，1回の照射線量が少なくなることで正常組織の晩発性有害事象の減少が図られ，腫瘍反応や正常組織の早期性有害事象も少し減少するので，総線量を1〜2割増すことができ，総線量増加に応じた分だけ腫瘍に対する効果を増強しようとする方法である。その一方では，腫瘍効果のために総線量が増える分だけ，正常組織の早期有害事象が増強する。

### 3．加速分割照射法

加速分割照射法（accelerated fractionation：AF）は治療期間を可能な限り短縮することで，治療中の腫瘍再生を最小限にすることをねらいとして，1回投与線量2 Gyを1日2回照射し，総線量を標準分割照射法と同じにする方法である。

再増殖の速い腫瘍に対し，治療期間を短縮することにより増殖に伴う線量損失を少なくするために提唱された方法である。

しかし，正常組織の晩期有害事象は増加しないが，早期有害事象が腫瘍効果と同じように強く発生する。従って，治療途中で照射休止期間を入れたりすることが必要となるが，それでも治療期間は2〜3週間短縮される。

### 4．加速多分割照射法

加速多分割照射法（accelerated hyperfractionation：AHF）は正常組織の激しい早期有害事象を軽減するために照射期間の途中に1〜2週間の休止期間をおき，1回投与線量を1.5〜1.6 Gyに減らし，2回/日で総線量を標準分割照射法と同じにする方法である。

小細胞肺癌（small cell lung carcinoma）において，1回投与線量1.5 Gy，1日2回照射，照射間隔6時間，総線量45 Gy，治療期間3週間のスケジュールで，シスプラチンとエトポシドを用いた放射線化学療法（radiation chemical therapy）が行われる。

### 5．寡分割照射法

寡分割照射法（hypofractionation）は比較的大きな1回線量あるいは大線量の1〜少数回照射による分割照射法である。骨転移巣に対し30 Gy/10回などで，除痛効果を目的として行われている。その他，転移性脳腫瘍に対する定位放射線照射，転移性肺腫瘍や肝腫瘍に対する体幹部定位放射線照射にも用いられている。その多くは姑息的，対症的治療である。

## 6. CHART

CHART (continuous hyperfractionated accelerated radiation therapy) は加速分割照射法をさらに推し進めた照射方式で，分割線量1.5 Gyを1日3回の照射，土・日曜日の休止を入れず，54 Gy/12日で治療を終了する方式である。

### 1・3・7 腫瘍に対する放射線効果を示す指標

#### 1. 腫瘍致死線量

腫瘍致死線量（tumor lethal dose：TLD）は腫瘍に放射線を照射した時，その腫瘍細胞の80～90％を死滅させるのに必要な線量をいう。この腫瘍致死線量に影響する因子として，腫瘍の分化度，腫瘍の大きさ，低酸素細胞含有率などがあげられる。表1-4にRubinらの臨床に基づいた腫瘍致死線量を示す。

#### 2. 生物学的効果比

生物学的効果比（relative biological effectiveness：RBE）は，ある生物効果を得るのに必要な基準放射線の吸収線量と，同じ生物効果を得るのに必要な着目放射線の吸収線量の比で，基準放射線として管電圧250 KVのX線や$^{60}$Co$\gamma$線が用いられる。

例えば，白内障の閾線量はX線でおよそ1.5 Gyであるが，速中性子線では0.15 Gyで白内障が発症した場合，速中性子線の生物学的効果比は10となる。

このようにある放射線の生物効果比が1より大きい場合，250 kV X線に比べて少ない線量で同じ生物効果が得られることを意味する。$\alpha$線や炭素線などの高LET放射線は生物効果比が1より大きいので，250 kV X線に比べ少ない線量で大きい生物効果が得られる。

#### 3. 治療利得係数

治療利得係数（therapeutic gain factor：TGF）は，腫瘍組織の生物学的効果比（RBE）と腫瘍をとりまく正常組織の生物学的効果比の比で，治療効果比が1より大きいことは，放射線治療において正常組織の放射線損傷（radiation damage）が少なく，腫瘍に大きく放射線障害（radiation injury）を与え，放射線治療が成り立つことを示す。表1-5に各腫瘍の放射線感受性分類を示す。

#### 4. 酸素増感比

酸素増感比（oxygen enhancement ratio：OER）は酸素効果比とも呼ばれ，同じ生物学的効果（RBE）を指標とした場合，無酸素状態の細胞に照射した吸収線量（$D_{hypo}$）と酸素状態の細胞に照射した吸収線量（$D_{air}$）の比として定義される。腫瘍には低酸素状態の細胞が存在し，この細胞はX線や$\gamma$

表1-4 腫瘍致死線量[12]

| 線量 [Gy] | 腫瘍 | 病期 |
|---|---|---|
| 35 | 精上皮腫 | N0 |
| | ウィルムス腫瘍 | T0（手術後） |
| | 神経芽細胞腫 | T1～T3 |
| 40 | ホジキン病 | N0 |
| | リンパ肉腫 | N0 |
| | 精上皮腫 | N+ |
| 45 | ホジキン病 | N+ |
| | 組織球細胞肉腫 | N0, N1 |
| | 皮膚癌（基底細胞癌，扁平上皮癌） | T1 |
| 50 | 転移性リンパ節 | N0（?） |
| | 扁平上皮癌（子宮，頭頸部など） | N0 |
| | 胎児性癌 | N0 |
| | 乳癌，卵巣癌 | T0（手術後） |
| | 組織球細胞肉腫 | T3 |
| | 髄芽細胞腫 | T1～T3 |
| | 網膜芽細胞腫 | T1～T3 |
| | ユーイング肉腫 | — |
| | 未分化胚細胞腫 | T3～T4 |
| 60～65 | 喉頭癌＜1 cm | T1 |
| | 乳癌（腫瘍摘出） | T0 |
| | 皮膚癌（扁平上皮癌） | T2～T3 |
| 70～75 | 口腔癌 | T1 |
| | 中咽頭—上頭—下咽頭癌 | T2 |
| | 膀胱癌 | T3 |
| | 子宮頸癌 | T1～T2 |
| | 子宮体癌 | T2 |
| | 卵巣癌 | T2 |
| | 転移性リンパ節 | T1～T3 |
| | 肺癌 | T1 |

表1-5 各癌腫に対する放射線感受性

| | |
|---|---|
| 高感受性 | 低分化扁平上皮癌（各種臓器） |
| | 胚細胞癌（卵巣），精上皮腫（睾丸） |
| | 悪性リンパ腫（ホジキン・非ホジキン） |
| | 白血病，リンパ上皮腫（上咽頭） |
| | 小細胞癌（肺），松果体腫（脳） |
| | 髄芽細胞腫（小脳），神経芽細胞腫（副腎） |
| | ウィルムス腫瘍（腎臓） |
| 中間感受性 | 中分化扁平上皮癌（各種臓器） |
| | 基底細胞癌（皮膚） |
| | 乳癌，子宮体癌，膀胱癌 |
| | 腎細胞癌，肝癌，唾液腺癌 |
| 低感受性 | 高分化扁平上皮癌（各種臓器） |
| | 高分化腺癌（各種臓器） |
| | 未分化症（甲状腺） |
| | 神経膠腫（脳），悪性黒色腫 |
| | 平滑筋肉腫，横紋筋肉腫，骨肉腫 |

線など低LET放射線に抵抗性を示し、X線やγ線に対しては3に近い酸素増感比を示す（図1-13）。

この時、酸素増感比が小さい炭素線など高LET放射線を照射すると、腫瘍中に存在する低酸素状態の細胞も高酸素状態の細胞と同じような割合で死滅させることができる。

### 5．温熱増感比

**温熱増感比**（thermal enhancement ratio：TER）は細胞をある温度の加温状態で温めその後X線を照射した時と（X線照射が先でも良い）、放射線のみによる生物学的効果を示すもので、ある一定の生物効果を生ずるのに、加温＋X線の時の吸収線量とX線単独照射時の吸収線量比で表わす。

### 6．治療可能比

放射線治療後5年以内に正常組織に放射線による有害事象が5〜10％の割合で生じる線量を、**正常組織耐容線量**（tissue tolerance dose：TTD）という。また腫瘍治死線量（TLD）を90％致死線量といい、**治療可能比**（therapeutic ratio：TR）は正常組織耐容線量と腫瘍治死線量の比で、治療可能比が1より大きいと、放射線による正常組織に与える有害事象が少なく、腫瘍を治癒する効果の大きいことを示し、放射線治療が成り立つ。この場合の腫瘍として悪性リンパ腫、精上皮腫、神経芽細胞腫などがあげられる。しかし、治療可能比が1より小さいと、腫瘍治死線量よりも少ない線量で正常組織の有害事象が発症することになり、根治的治療が困難となる。この場合の腫瘍として骨肉腫や悪性黒色腫などがあげられる。

治療可能比を上げる方法として、
①炭素線による治療。
②定位放射線照射や強度変調放射線治療。
③増感剤の使用。

などがあげられ、放射線治療では腫瘍に線量をより集中する照射方式がとられる。

## 1・4　腫瘍と正常組織への放射線効果

放射線治療が始まった当初においては、1回照射による治療が行われた。そしてCoutrard（1932）[14]やBaclesse（1958）[15]の提案で分割照射が始まり、それ以後多くの臨床経験に基づき、現在行われているような全治療日数が3〜8週間、5回/週、2〜3［Gy/日］の分割照射法に改善され、正常組織に対する耐容線量の増加がこの分割照射法という技術でもたらされた。

一方、1950年頃より$^{60}$Co遠隔治療装置に始まり、直線加速器やベータトロンによる超高エネルギーX線や電子線が放射線治療に使用されるようになってから、患者の皮膚吸収線量（skin dose）が少なくなると共に深部の腫瘍に対し多くの線量を投与することができるようになり、その結果、放射線治療成績が大きく改善された（表1-6）。

一方、これら超高エネルギー放射線が放射線治療に用いられるようになってから、深部の正常組織の耐容線量が問題となっていて、今日の放射線治療における処方線量はこの正常組織の耐容線量に依存している。例えば、子宮頸部の進行癌に対する放射線治療の場合、60 Gy程度の処方線量を投与した時、たとえまだ腫瘍が残っていても、これ以上の照射は膀胱や直腸などの正常組織に重篤な放射線による有害事象が生じることが考えられるので、放射線治療が打ち切られることを意味する。これから正常組織における放射線効果について述べる。

表1-6　各腫瘍の5年生存率

| 癌の種類 | 5年生存率（％） | |
|---|---|---|
| | 1950〜1955年 | 1970〜1975年 |
| ホジキン氏病　（全病期） | 35 | 60 |
| 　　早　期 | | 80 |
| 　　末　期 | | 50 |
| 子宮癌　（全病期） | 50 | 60 |
| 　　1　期 | | 90 |
| 　　2　期 | | 65 |
| 　　3　期 | | 40 |
| 　　4　期 | | 10 |
| 鼻咽腔腫瘍　（全病期） | 50 | 60 |
| 　　1　期 | | 85 |
| 　　2　期 | | 70 |
| 　　3　期 | | 50 |
| 　　4　期 | | 30 |
| 乳　癌　（全病期） | 50 | 50 |
| 　　早　期 | | 80 |
| 　　末　期 | | 20 |
| 膀胱癌　（全病期） | 20 | 30 |
| 　　1, 2期 | | 40 |
| 　　3　期 | | 25 |
| 　　4　期 | | 6 |
| 前立腺癌 | 10 | 60 |
| 脳腫瘍 | 20 | 30 |
| 睾丸腫瘍 | | |
| 　　精上皮腫 | | 90 |
| 　　奇形腫 | | 25 |

## 1・4・1　悪性腫瘍の放射線感受性

　癌の病理組織名を知ることは，治療方針を立てる上でも，予後を予測する上でも非常に重要なことである。放射線感受性が高い癌は少ない照射線量で腫瘍縮小の効果があるが，その反面増殖能が高く，転移が早い。一方，放射線感受性が低い癌の治療は，放射線による治療効果が期待できないので手術療法に頼らざるを得ない。

　放射線感受性が高い腫瘍として，まず悪性リンパ腫，白血病などがあげられる。その他，肺に発症する小細胞癌，睾丸に発症する精上皮腫，脳に発症する松果体腫，小児の小脳に発症する髄芽細胞腫，小児の副腎に発症する神経芽（細胞）腫，小児の腎臓に発症するウイルムス腫瘍，小児の網膜に発症する網膜芽細胞腫などがあげられる。

　一方，放射線感受性が低い腫瘍として，胃癌や大腸癌などの消化器系の癌，皮膚癌の一種である悪性黒色腫，骨に発症する骨肉腫などがあげられる。その他，これら中間に位置する感受性の腫瘍については**表1-5**を参照されたい。

## 1・4・2　線量効果

　腫瘍ならびに健常組織に対し，照射線量と放射線による有害事象の関係について，in vivo の研究では線量 - 効果関係に基づいてクローンまたはコロニーの細胞の生存能力により判定される。しかし，この方法で得られた腫瘍に対する放射線の感度は組織中におかれた腫瘍と同じ感度ではないといわれている。

　動物は決定器官（critical organ）に耐容線量（tolerance dose）を越えて照射される時に死亡する。決定器官はその臓器に放射線を照射した時，その臓器の損傷が最大の身体障害を引き起こすような臓器で，死に至る場合もあり得る。全身照射における死は器官の新陳代謝のダメージのために生じる。ハツカネズミの全身に7〜9 Gy照射すると2〜3週間生存するが，骨髄の障害により30日後に死亡する。これは放射線による出血や白血球の減少が原因である。10〜15 Gyの高線量では，腸の上皮の脱落で3〜5日後に死亡する（**図1-23**）。また，同じ線量効果の関係が食道や肺の器官に対しても生じる（**図1-24**）。しかし，一般に動物の致死を中心にした線量 - 効果の関係は，人体への放射線治療における障害レベルと異なるので，臨床上応用できない。

　臨床的には放射線治療医の経験に基づく報告が重視される。一般的には放射線治療における正常組織の有害事象について，全治療患者の5〜10％以内に抑えるべきといわれているが，**図1-25**に示すように，処方線量をより多く照射して腫瘍の治癒率が50〜85％に上昇すれば，正常組織への有害事象も5〜20％に増大する。この腫瘍に対する効果と正常組織の有害事象の関係について，Morrison（1975）[17]により膀胱癌，ShukovskyとFletcher（1973）[18]により扁桃部腫瘍について報告されている。

　この中でMorrisonは，処方線量を55〜65 Gyに10％増大すると腫瘍の治癒率が59〜69％に増大するが，正常組織の放射線による有害事象は7〜20％に増大すると報告している（**図1-26**）。これら正常組織の放射線による有害事象には出血，膀胱収縮，瘻孔の形成，腸閉塞があげられる。また，乳癌の治療において分割回数を5回/週から3回/週に変えると，生物実効線量が約13％増大し，そのために腫瘍治癒率が75〜88％に上昇したが，一方では，5〜18％に胸壁への潰瘍などの正常組織への放射線による有害事象が増加したと報告されている[19]。

　このように，腫瘍に対する放射線効果と正常組織の放射線による有害事

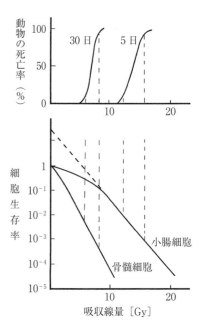

図1-23　ハツカネズミの線量効果[16]

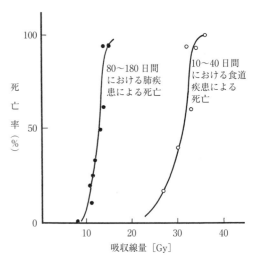

図1-24　ハツカネズミの線量効果[13]

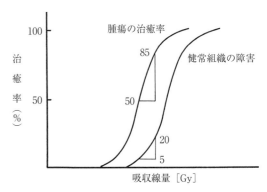

図1-25　腫瘍の治癒率と健常組織の障害との関係[13]

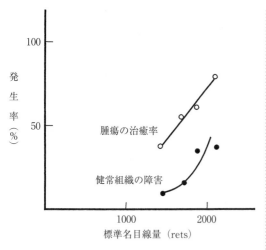

図 1-26 照射線量に対する腫瘍の治癒と放射線障害発生の関係[17]

[問題 1-11] 正常組織の耐容線量を腫瘍の治癒線量で除したものはどれか。
1. 治療可能比
2. 障害発生予測率
3. 組織腫瘍線量比
4. 生物学的等価比
5. 腫瘍制御期待率

（答え：1）

象との関係は相対的に比例するもので、正常組織の放射線による有害事象は放射線治療における投与線量の限界を示唆するものとなる。

### 1・4・3　正常組織に対する放射線障害の時間的経過

人体のいろいろな臓器における放射線効果は、放射線治療中に生ずる一時的な反応、早期反応、晩期に遅延または慢性的な症状として現れる。そしてこれらの放射線効果は、時間的な経過を伴い変化する（表1-7）[15]。

照射中に生じる一時的な反応は炎症性の反応であり、照射後1か月前後で消退する。放射線効果の**早期有害事象**（early damage）として、浮腫（edema）があげられる。これは毛細血管の浸透性の増大により生じ、さらに組織内の増殖細胞死のためとされている。脳では脳浮腫を呈し、口腔や咽頭の粘膜では粘膜炎を生じ、その他の臓器では肺炎、腸炎、膀胱炎などを呈する。また、これら増殖細胞の損失は、治療後で組織機能低下につながり、実質細胞の損失が1～2か月以内に生じる。特に皮膚、口腔筋、腸上皮において顕著である。**晩期有害事象**（late damage）は、治療後半年から2～3年後に生じ、血管や線維組織に変化を来たし、そして最後に線維化や結合組織の造生と血管の狭小化や閉塞により組織の血流が悪くなり、そのために種々の組織の損傷が生じる。照射後、これらの組織は回復が乏しいことから、回復が困難となることが多い。ネズミの上皮は5日間の周期で作られ、2層または3層の上皮層がある。放射線照射による剥離は照射後10～15日で始まり、生存した基底細胞の増殖により回復する。高線量を照射すると、ネズミにおいて障害の生じていない上皮からの細胞の移動により回復するが、ほかの動物では4～6か月で障害の波が生じる。これは基底細胞へ二次障害として栄養失調を導く血管障害のためである。

腸障害による全身死は、ハツカネズミで3～5日で生じる。これは腸の絨毛の障害によるもので、上皮の脱落となり電解質のバランスを欠き死に至る。これは分化細胞の移行時間が2日であるために急に生じる。

骨髄は腸より低線量で放射線障害が生じる。この障害は血小板、顆粒球、リンパ球の減少という形で生じ、腸障害より遅く現れる。ハツカネズミの場合、白血球数はゆっくりと減少し、いろいろな合併症を伴い死に至る。照射後30日ぐらいでネズミは全て死亡するが、人間は50～60日で死亡する。

表 1-7　いろいろな臓器における放射線障害[13]

| 臓　器 | 治療中の一過性障害 | 早期障害 | 晩発障害 |
|---|---|---|---|
| 小　腸 | 下痢，腹痛 消化不良 | 閉塞：0.5～1年 | 閉塞：1～11年 |
| 大腸・小腸 | 下痢，腹痛 | 下痢，壊死 | 狭窄，線維化，硬結：2～3年 |
| 胃 | 食欲不振，吐き気 胃酸度減少 | 表在性潰瘍 | 慢性萎縮性胃炎 |
| 食　道 | 嚥下時の疼痛 | — | 狭窄：1～5年 |
| 口腔粘膜 | 粘性，湿性剥離 | 萎縮：2～3か月 | 線維化：0.5～1年 潰瘍，壊死，萎縮：1～5年 |
| 皮　膚 | 紅斑，剥離 | 剥離＋色素沈着：6～8か月 | 萎縮，潰瘍，線維化：6か月～5年 |
| 肺 | 肺炎 | 肺炎：0～3か月 | 線維化：3か月～2年 |
| 腎 | — | 腎硬化症：6～12か月 | 慢性放射線腎炎：1.5～3年 |
| 肝 | 肝機能変化 | | 肝機能変化：7か月～1年 |
| 尿　管 | | | 線維化，閉塞：1～2年 |
| 膀　胱 | 膀胱炎 | | 収縮，膀胱萎縮：7～8か月 |
| 脳 | 浮腫 | | 壊死：1～2年 |
| 心　臓 | — | — | 心膜炎 |

## 1・4・4 正常組織の耐容線量と臨床的応用

1972年,RubinとCasaret[20]は2 Gy/日,5回/週の照射法にて,人体正常組織における耐容線量についてTD$_{5/5}$(最小障害線量:照射後5年間に5%の確率で障害を生じる線量)とTD$_{50/5}$(最大障害線量:照射後5年間に50%の確率で障害を生じる線量)を報告している。

しかし,これは臨床データの判断に多くの不正確さを伴うので「1〜5%範囲」,「25〜50%範囲」とした方が適当だともいわれている。

超高エネルギー放射線(1〜6 MV X線)を用いて,5回/週,2 Gy/日,10 Gy/週,2〜8週間の照射方法で治療した時,表1-8から正常組織の耐容線量について下記のことが説明される。

(1) 10〜20 Gy/1〜2週で照射すると,骨髄は5 Gy以下,卵巣は10 Gy以下,睾丸は20 Gy以下で枯渇する。発育中の乳房,成長骨,成長軟骨は非常に大きな有害事象を生じる。そして20 Gy以上の部分照射により,骨や軟骨の成長が止まる。水晶体は5〜14 Gyで進行性白内障が生じる。妊婦に10 Gy/週以下の照射で,胎児(fetus)の死亡を招く。

(2) 20〜45 Gy/2〜4週の照射により,肺,肝,腎臓に大きな有害事象をもたらす。肺は25 Gy/2.5週以上の線量で両肺が照射されると放射線肺炎,腎臓では腎硬化症の発症となる。心臓は臓器全体が照射されると有害事

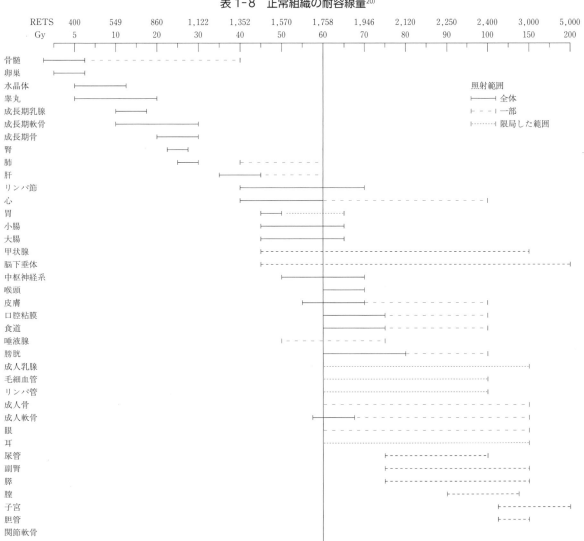

表1-8 正常組織の耐容線量[20]

最小障害量(耐容量) TD$_{5/5}$ 照射後5年で5%の症例に障害を生ずる線量
最大障害量(耐容量) TD$_{50/5}$ 照射後5年で50%の症例に障害を生ずる線量

表 1-9 喉頭，咽頭癌の治療における分割照射法[24]

| | |
|---|---|
| 10 分割／3 週間 | 45 [Gy] |
| 15 分割／3 週間 | 50 [Gy] |
| 20 分割／4 週間 | 55 [Gy] |
| 18 分割／6 週間 | 57.5 [Gy] |
| 30 分割／6 週間 | 65 [Gy] |

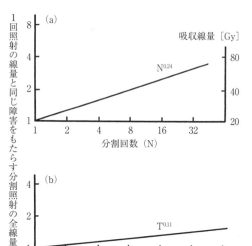

図 1-27 分割照射法[21]

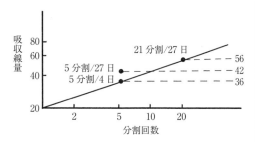

図 1-28 豚の皮部に対する分割照射[25]

[問題 1-12] 放射線治療による正常組織の遅発有害反応で誤っているのはどれか
1. 照射後数か月～数年で発生する。
2. 発生しても変化は可逆的である。
3. 1 回線量が大きいと発生しやすい。
4. 照射体積が大きいと発生しやすい。
5. 抗癌薬の併用で増強する。

（答え：2）

象が生じやすいが，部分的に遮蔽されると抵抗性を示す。
(3) 45～70 Gy/4.5～7 週で胃，小腸，大腸，皮膚，口腔筋，食道，耳下腺，膀胱の上皮層に変化が生じ，この他，甲状腺，下垂体，声帯，脳，咽頭にも有害事象が出始める。
(4) 75 Gy/7 週でも多くの放射線抵抗性の臓器が多く存在する。それは尿管，子宮腔，成人乳房，成人筋肉，胆管，関節軟骨などで，中でも軟骨は血管が富んでいなく，低酸素状態なために最も抵抗性を示す臓器である。

### 1・4・5 生物等効果線量

放射線治療において，正常組織に最も影響を及ぼす因子として，分割照射法（fractionated irradiation）があげられる。治療中に装置の故障や患者が治療に耐えられない容態などにより照射が中止となった時，腫瘍や正常組織に回復が生じることが，標準とする分割照射法でなくなる。この時，全照射線量を選ぶ問題として**生物等効果線量**（biological isoeffect dose）の計算が行われる。

この計算法について Ellis（1969）の名目標準線量（NSD）[21]，Orton ら（1973）の時間線量分割因子（TDF）[22]がよく知られている。この他，この計算は多くの施設で全照射日数と分割回数が異なっている時，照射線量を指標化する時に用いられる。

#### 1. 名目標準線量

いろいろな分割照射法において，正常組織の耐容線量を見積もる方法は Cohen と Kerrick ら（1951）[23]により提案された。臨床的データに基づき，多分割照射法において分割回数を多くすると，回復が大きくなるので同じレベルの障害に達するにはより多くの線量が必要である（表 1-9）。

図 1-27a は晩発性皮膚反応を生じる耐容線量について，同一効果を生じるには分割回数の増大と共に照射線量の増加が必要であることを示し，その勾配は 0.24 である。図 1-27b は一定の分割回数に対し全照射日数を変化させた時，線量の増大が必要であることを示し，その勾配は 0.11 である。

Fowler と Stern（1963）[24]は図 1-28 に示すように，豚の皮膚を用いて同じ生物効果を得るための全照射日数と分割回数を変えた時の線量変化を求め，これから次式を導いた。

$$\text{全線量} = C（\text{定数}）\times（\text{全照射日数}）^{0.33}$$

Strandqvist（1944）は，扁平上皮癌の治療と皮膚反応の両方について 0.22 の勾配を発表した。これらの報告に基づき，Ellis は皮膚に対する分割照射による耐容線量を次式にて提案した。

$$D = NSD \cdot N^{0.24} \cdot T^{0.11} \qquad (1・8)$$

$D$：耐容線量 [cGy]
$NSD$：名目標準線量 [ret]
　（ここで ret は名目標準線量（nominal standard dose：NSD）の単位として定められ，rad 等価線量という）
$N$：分割回数
$T$：照射期間 [day]

1・8 式において正常皮膚の NSD は 1800 [ret] である。すなわち名目標準線量で 1800 [ret] 以上の治療スケジュールで照射を行うと，正常な皮膚に何等かの放射線による有害事象が生じることを意味する。そこで 1 回の治療に 2 Gy を照射し，これを 5 回/週，分割回数 30 回，全治療期間が 40 日であったとすると，

$D = 6,000$, $N = 30$, $T = 40$ を 1・8 式に代入する。

$$NSD = 6000/(40^{0.11} \times 30^{0.24}) = 1768 [ret]$$

この値は正常皮膚耐容線量以下なので、上記の照射法は皮膚に障害を残さずに癌の治療を終えることを意味する。

次に、1・8 式において $D$ を [Gy] の単位に、$d$ を 1 回線量（$= D/N$）[Gy]、照射期間 $x$（$= T/N$）に置き換えると、下式のようになる。

$$d = (NSD/100) N^{-0.65} \cdot x^{0.11} \quad (1 \cdot 9)$$

生物等効果線量を計算するにあたり、Ellis の式は腫瘍に対する効果については言及しておらず、正常な血管―結合組織の耐性についてのみ述べていて、体の生命器官を含んでいないことに留意すべきである。この他、正常組織の放射線に対する耐性について、照射野が大きいほど減少するので、この点についても考慮しておく必要がある。その他、名目標準線量は下記の欠点を有する。

①晩期有害事象を十分に反映しない。
②腫瘍組織にも通用しうることの正当性が得られない。
③2 つ以上の異なる照射計画の加算ができない。
④ラジオサージェリーなどの 1 回照射には適応出来ない。

## 2. 部分耐容量

放射線治療において、患者の容態によりやむなく照射を中止しなければならない時が多くある。この時、耐容線量を計算す場合、名目標準線量では単純に加算ができず、そのために Winston[25] は名目標準線量 NSD の概念を発展させ**部分耐容量**（partial tolerance：PT）を導入し、耐容線量の加算計算ができるようにした。1・8 式または 1・9 式に示される治療スケジュールで、$N$ 回の分割照射をすると耐容線量（NSD）となる時、途中の $n$ 回の照射で治療を中止した時の生物効果を PT とすると、1・8 式と 1・9 式より次式が得られる。

$$PT = (NSD)^{-0.538} \cdot n (100d)^{1.538} \cdot x^{-0.169} [ret] \quad (1 \cdot 10)$$

そこで、$m$ 回の異なった治療スケジュールにおける全 $PT$ を次式に示す。

$$PT = \sum_{i=1}^{m} (PT)_i$$
$$= (NSD)^{-0.538} \sum_{i=1}^{m} n_i (100 d_i)^{1.538} \cdot x^{-0.169} \quad (1 \cdot 11)$$

## 3. 時間線量分割因子

Orton ら[22] は、1・10 式で名目標準線量（NSD）以外の項をまとめて**時間線量分割因子**（time dose fractionation factor：TDF）として次式に示した。

$$PT = (NSD)^{-0.538} \cdot (TDF) 10^3 \quad (1 \cdot 12)$$

ここで、週 1 回照射から 5 回照射までの 1 回線量と、照射回数に対する計算された時間線量分割因子（TDF）を**付表 1-1 〜 1-5** に示す。この時、皮膚の耐容線量は名目標準線量（NSD）で 1800 ret、時間線量分割因子 TDF で 100 である。名目標準線量 NSD において述べたように、1 回の治療に 2 Gy を照射し、これを 5 回/週、分割回数 30 回、全治療期間を 40 日とした時の時間線量分割因子 TDF は**付表 1-5** より 96.7 となり、障害を残さずに放射線治療を終えることを意味する。また上記の照射法に対し、1 回の放射線治療に 5 Gy を照射し、これを 2 回/週、分割回数 12 回、全治療期間を 40 時間とした場合の時間線量分割因子 TDF は**付表 1-2** より 137.

---

[問題 1-13] 照射開始 3 か月後に出現する可能性があるのはどれか。
1. 脳壊死
2. 関節拘縮
3. 萎縮膀胱
4. 腎硬化症
5. 放射線肺炎

（答え：5）

[問題 1-14] 成人で放射線耐容線量が最も高いのはどれか。ただし、臓器全体が照射されるものとする。
1. 肺
2. 脊髄
3. 食道
4. 鎖骨
5. 大胸筋

（答え：4）

[問題 1-15] 週 3 回の照射で、6 週間照射した時、NSD = 1800 [ret] で皮膚の耐容線量にしたい。1 回線量をいくらにしたらよいか。
（答え）NSD = 1800、N = 18、T = 42 を 1・8 式に代入。
D [Gy] = （1800/100）・(18)$^{0.24}$・(42)$^{0.11}$
     = 54.34
1 回線量：54.34/18 = 3.02 [Gy]

[問題 1-16] 時間線量分割因子（TDF）に関係のあるのはどれか。
1. 照射回数
2. 照射体積
3. 線量率
4. 照射日数
5. 1 回線量

（答え：1, 4, 5）

[問題 1-17] 放射線感受性が最も高いのはどれか。
1. 下垂体腺腫
2. 舌癌
3. 喉頭癌
4. 肝細胞癌
5. 悪性リンパ腫

（答え：5）

[問題1-18] 放射線感受性が最も低い癌腫はどれか。
1. ウイルムス腫瘍
2. 腺癌（大腸）
3. 網膜芽細胞腫
4. 扁平上皮癌
5. ホジキン病

（答え：2）

[問題1-19] 放射線照射による早期影響はどれか。2つ選べ。
1. 脳壊死
2. 下痢
3. 萎縮膀胱
4. 皮膚の発赤
5. 白内障

（答え：2，4）

[問題1-20] 線エネルギー付与（LET）について正しいのはどれか。
1. 単位はKeV/$\mu$m$^2$で表す。
2. LETが高くなると酸素増感比は低下する。
3. LETが高くなると生物学的効果比は低下する。
4. 高LET線ではDNA修復が起きやすい。
5. 高LET放射線は線量率効果が大きい。

（答え：2）

2となり，後者の照射法が治療効果の大きいことがわかる。

次に治療を途中で中止した時，休止するまでを（TDF）$_A$とし，休止後を（TDF）$_B$とした時，単純に両者を加算することはできない。それは，これまで照射したことによる耐容線量（PT）は減衰するので，休止前に照射した時の時間線量分割因子（TDF）に減衰係数（$\delta_{TDF}$）を乗じた時間線量分割因子（TDF）としなければならない。この減衰係数を次式に示す。

$$\delta_{\mathrm{TDF}} = \left[ t/(t+R)^{0.11} \right] \tag{1·13}$$

　　$t$：前の治療スケジュールの照射日数
　　$R$：照射休止期の日数

治療を途中で休止した時の時間線量分割因子（TDF）は次式より得られる。

$$(TDF)_{\mathrm{total}} = (TDF)_A \cdot \left( \frac{t}{t+R} \right) + (TDF)_B \tag{1·14}$$

### 参考文献

1) 小林　博. 腫瘍学. 南山堂；1984.
2) Eric JH・著, 浦野宗保・訳. 放射線科医のための放射線生物学. 篠原出版；1980.
3) Puck TT, Marcus PI. Action of X-rays on mammalian cells. J. Exp. Med. 1956; 103: 653.
4) Sinclair WK. Cyclic X-ray responses in mammalian cells invitro. Radiat. Res. 1968; 33: 620-643.
5) Barendsen GW, et al. The effect of oxygen on inpairment of the proliferative capacity of human cells in culture by ionizing radiations of different LET. Int. J. Radiat. Biol. 1966; 10: 317.
6) Barendsen GW. Radiobiological dose effect relations for radiation characterized by a wide spectrum of LET, Proceedings of the conference on particle accelerators in radiation therapy. US Atomic Energy Commission, Technical Information Center. 1972; 120-125.
7) Thomlinson RH, Gray LH. The histological structure of some human lung cancers and the possible implications for radiotherapy. Brit. J. Ca. 1955; 9: 539.
8) Thomlinson RH. Changes of oxygenation in tumors in relation to irradiation, Front. Radiation Ther. Onc (Karger Basel/New York). 1968; 3: 109.
9) Gerner EW, et al. The potential of localized heating as an adjunct to radiation therapy. Radiology. 1975; 116: 433-439.
10) Kim SH, et al. The enhanced kill in of irradiated HeLa cell in synchronous culture by hyperthermia. Radiat. Res. 1976; 66: 337-345.
11) Elkind MM, Sutton H. Radiation response of mammalian cells grown in culture. 1; Repair of X-ray damage in surviving Chinese hamster cells. Radiat. Res. 1960; 13: 556-593.
12) 津屋　旭. 放射線治療の特徴とその適応. 太田邦夫・他編. 痛の制圧. 南江堂；1979：109.
13) Fowler JF, Denekamp J. Radiation effects on normal tissue. Cancer. Plenum press, New York. 1977; 6: 142.
14) Coutrard H. Rontgen therapy of epithelium as of tonsillar regions, hypo pharynx and larynx from 1920 to 1926. Am. J. Roentgenol. 1932; 28: 313.
15) Baclesse F. Clinical experience with ultra fractionated radiotherapy, in Progress in Radiation Therapy (Grune and Stratton, New York). 1958; 128.
16) Alper T. Relevance of experimental radiobiology to radiotherapy. Br. Med. Biol. 1973; 29: 3.
17) Morrison R. The results of treatment of the cancer of the bladder; a clinical contribution to radiobiology. Clin. Radiol. 1975; 26: 67.
18) Shukovsky LJ, Fletcher GH. Time-dose and tumor volume relation ship in squamous cell carcinoma of the tonsillar fossa. Radiology. 1973; 107: 621.
19) Montague ED. Experience with altered fractionation in radiation therapy of breast cancer. Radiology. 1968; 90: 962.
20) Rubin P, Casaret GW. A direction for clinical radiation pathology; The tolerance dose. Frontiers of Radiation Therapy and Oncology. 1972; 6.
21) Ellis F. Dose time and fractionation; a Clinical hypothesis. Clin. Radiol. 1969; 20: 1-7.
22) Orton CG, Ellis F. A simplification in the use of the NSD concept in practical radiotherapy. Brit. J. Radiol. 1973; 46: 529-537.
23) Cohen L, Kerrick JE. Estimation of biological dosage factors in clinical radiation therapy. Br. J. Cancer. 1951; 5: 180.
24) Fowler JF, Stern BE. Dose-time relationship in radiotherapy and the validity of cell survival curve models. Br. J. Radiol. 1963; 36: 163.
25) Winston BM, et al. The Oxford NSD calculator for clinical use. Clin. Radiol. 1969; 20: 8-11.
26) 吉井義一. 放射線生物学概論. 北海道大学図書刊行会. 1994.
27) 菱田豊彦. 放射線生物学. 丸善. 1998.
28) 江島洋介. 放射線生物学. オーム社. 2002.
29) 窪田宣夫. 放射線生物学. 医療科学社. 2015.
30) 松本義久. 放射線生物学. (株)メジカルビュー社. 2017.

# 第2章
# 放射線治療装置

　RöentgenによるX線発見（1895年）の約1か月後にはX線が放射線治療に応用されはじめ，その翌年にはVoigtによってX線が喉頭癌の放射線治療に使用され，疼痛の寛解が得られるという報告がされた。当時，外照射法に用いられたX線束のエネルギーは非常に低く，深部の病巣にX線束を到達させるためにPerthesにより固定四門照射法である十字火照射法が試みられ，この後，集光照射法，振子照射法，回転照射法へと照射方法が発展していった。

　これら深部の病巣に必要な線量を照射する照射方法とX線エネルギーを高める研究は並行して進められ，Coolidge（1913年）によってタングステンを用いた真空X線管が発明され，これにより安定したX線束が得られるようになり，さらにCockroftとWaltonら（1930年）によってカスケード整流回路を利用したコッククロフト・ワルトン型加速器（Cockcroft-Walton type accelerator）が作られた。この後，今日，放射線治療に使用されている直線加速装置は1950年にイギリスで作られ，この装置による最初の臨床応用が1953年に行われた。その後，原子炉により多量の人工放射性同位元素が作られるようになり，コバルト遠隔治療装置が1951年カナダにて完成した。

　わが国では1950年代前半まで外部照射法に200 kV深部治療用X線装置（200 kVX線：HVL 2.0 mmCu，半価深：水深7 cm）が用いられていたが，X線エネルギーが低いため，皮膚放射線障害が大きく，さらに深部の病巣に十分な線量を照射できなかったことから，より高エネルギーの光子線束を放射する照射装置の開発が望まれていた。そして1950年代後半からコバルト遠隔治療装置（半価深：水深11 cm）が稼動するようになった（図2-1）[1]。さらに1970年代に入って直線加速装置（ライナック）が稼動するようになり，4～10 MVX線や電子線による治療が行われ始めた[2), 3)]。

　これら1 MVを超えるX線あるいは$^{60}$Coγ線などを放射線治療に使用することにより200 kV深部治療用X線装置よりも深部線量率が上昇し，さらに皮膚線量の低下をもたらし，身体のあらゆる部位について腫瘍治癒に必要な線量を与えることが可能となった。しかし，腫瘍の周囲には正常組織が存在し，この正常組織の耐容線量が腫瘍への処方線量の限界となった。また放射線治療には決定器官近傍の腫瘍に対する治療や放射線抵抗性癌の存在などの2つの限界点が存在し，これらの問題解決のために，臨床標的体積に対する線量分布の局在性を向上させる原体照射法（1960年）[4)]が，さらにマルチリーフコリメータの発展により強度変調放射線治療（IMRT）が，京都大学と国立がんセンターで術中照射療法（1964年）などが開発され[5)]，現在では線量が腫瘍病巣に集中できる陽子線や炭素線による粒子線治療が行われている。

　1990年に201個の$^{60}$Coγ線源を用いたガンマナイフ（gamma knife）が開発され，多方向から細い線束で小さい病巣の1点に集中して照射することにより，腫瘍周辺部の正常組織は低線量で照射され，腫瘍には20～50 Gyを1回で照射する治療法が開発された。そして今日，放射線治療システム（直線加速装置のガントリ部，寝台部，患者固定具など）の精度向上に伴い，

[問題2-1]　リニアックで誤っているのはどれか。
1. クライストロンはマイクロ波発振管である。
2. イオンポンプは放電が生じないようにする。
3. 偏向マグネットはX線と電子線を分離する。
4. モニタ線量計はビーム平坦度のモニタリングにも関与する。
5. フラットニングフィルタは線束内の線量分布を均等にする。

（答え：3）

[問題2-2]　リニアックの構成に関係ないのはどれか。
1. 高周波発振管
2. モニタ線量計
3. ドーナッツ管
4. フラットニングフィルタ
5. マルチリーフコリメータ

（答え：3）

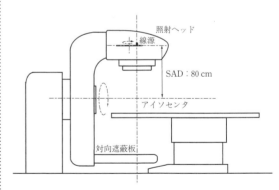

図2-1　コバルト遠隔治療装置

直線加速器を用いた定位放射線治療が行われている[6)〜9)]。さらに2000年代からサイバーナイフ（cyber knife）による画像誘導放射線治療（image guided radiation therapy：IGRT）が行われている。

放射線治療には外照射の他に密封小線源を利用した腔内照射法や組織内照射法があり，これはCurie夫妻のラジウムの発見（1889年）に始まり，最初の臨床報告はCleave（1903年）の子宮癌に対する腔内照射例で，この後，後充填治療装置が1953年に開発され，術者に対する被曝問題が解決された。さらに術者被曝の低減につながる遠隔操作式後充填法（remote after loading system：RALS）は，Walstam（1960年）により始まり，現在では$^{192}$Ir線源を使用した高線量率RALSや$^{137}$Cs線源を使用した中線量率RALSが用いられている[10)]。

本章では，今日放射線治療に用いられている直線加速装置を中心に，いろいろな放射線治療装置の構成や特徴について述べる。

## 2・1 コバルト遠隔治療装置

コバルト遠隔治療装置（cobalt teletherapy apparatus）は直線加速装置に比して安価で，故障が少なく維持費が安いなどの経済性や，機械操作が簡単であることなどから短期間に多くの施設に設置された（図2-1）。しかし，本装置は線源の放射能減衰に伴う出力線量率低下により照射時間が次第に長くなることや5年間隔で線源の交換，線源の大きさが1 cm以上であるためにγ線束の半影（penumbra）が大きい，さらに平均エネルギー1.25 MeVのγ線は食道癌や子宮頸癌など深部の病巣を根治するには不十分なエネルギーであるなどの短所があげられる[11)]。

### 2・1・1 $^{60}$Co線源

$^{60}$Co線源（cobalt-60 source）は原子炉で$^{59}$Coの金属に中性子を照射し，次式に示す核反応（nuclear reaction）により生成される。

$$^{59}_{27}Co + n \rightarrow ^{60}_{27}Co + \gamma \tag{2・1}$$

放射性同位元素である$^{60}_{27}Co$の壊変は，図2-2に示すように5.27年の半減期で，β線を放出して，励起状態の$^{60}$Niになる。そして$^{60}$Niは1.17 MeVと1.33 MeVのエネルギーを有する2本のγ線を放出して基底状態の$^{60}$Niになる。$^{60}_{27}Co$壊変に伴い放出されるβ線は線源容器により吸収され，γ線のみが線源容器（治療装置）から放射されることになる。

### 2・1・2 線源容器

線源の形状はコイン型，ウエファー型，ペレット型があり，多くは比放射能（1.55〜7.4 [TBq／g]）の高い顆粒状ペレット型（1 mmφ×1 mm）が，タングステン合金で作られた円柱の線源容器に収められている。線源容器の大きさは線源の放射能により変わるが，111 TBqの場合，直径12.5 mm，高さ18.5 mmである（図2-3a）。

### 2・1・3 機器の構成

コバルト遠隔治療装置は線源を収納する鉛容器や照射野の大きさを制御する絞り機構などで構成される照射ヘッド部，治療台，照射ヘッド部と対

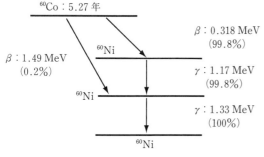

図2-2 $^{60}$Co壊変図式

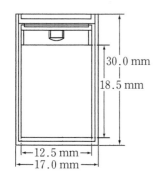

(a) 線源容器

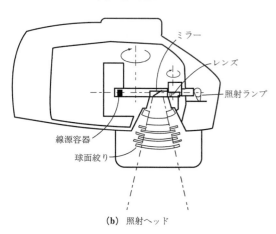

(b) 照射ヘッド

図2-3 $^{60}$Co線源容器と治療装置照射ヘッド

向板を回転させる動力部および操作卓などから構成されている（図2-1）。

## 1．照射ヘッド部

照射ヘッド（gantry head）部（図2-3b）では線源容器の中に $^{60}$Co 線源が収納されており，線源が収納状態で光源ランプからの光はレンズを通り鏡で反射し，**光照射野**（light field）が被検者の皮膚面に投影され，絞り機構により照射範囲を設定し，照射を開始する時は遠隔操作にてミラーを格納すると同時に，線源をミラーの位置に移動させることでγ線照射が開始される。γ線照射の前に，患者皮膚面にマジックで書かれた照射範囲と光照射野を合わせる照準作業などによる，術者らの放射線被曝量を少なくするため，線源収納状態における漏洩線量を線源から1mの点で70［$\mu$Gyh$^{-1}$］以下にするという法的規制から，線源容器は厚さ30cmの鉛で覆われているが，照射照準時の術者らの被曝は避けられない。照射ヘッド部の反対側にバランスをとるために対向遮蔽板が取り付けられているが，かなりの重量でありこのことから治療装置の可動性と精度が悪い[12]。

## 2．シャッタ

線源の開閉方式は線源が移動する方式とシャッタ（shutter）が移動する方式に分けられ，線源やシャッタの移動時間による端効果で出力線量に誤差が生じるため（4・3・4章参照），線源移動時間の短い方式が採用されている。

## 3．絞り

線源の大きさが直径1cm以上であるため，γ線束の半影（penumbra）が大きく，半影により等線量曲線（isodose curve）の平坦度が悪いため，最大照射野は30×30cmとなっている。また，半影が大きいことで臨床標的体積内の照射精度が悪くなり，照射野の辺縁部で半影による線量不足から再発が生じる可能性がある。線源-絞り間距離を長くすることで半影を小さく抑えることができるが，出力線量率が小さくなり，照射時間が長くなることから限界が生じる。線源-皮膚間距離を一定にした場合，線源-絞り間距離を長くすることにより絞り-皮膚間距離が短くなると，絞りからの散乱線や二次電子により皮膚障害が顕著になるため，絞りをあまり患者皮膚面に近づけて照射することができない。このため，カドミウムなどのフィルタを射出口に取り付けて散乱線や二次電子をカットしたり，タングステン合金でできた球面状の**多段球面絞り**（multistage spherical collimator）を取り付けることにより半影をできる限り小さくしている。

## 4．対向遮蔽板

対向遮蔽板は照射ヘッド部との重量バランスをとる役割の他，患者透過放射線を遮蔽している。このことにより，治療室の遮蔽壁を薄くすることができる。

コバルト治療装置は出力線量率の関係から線源回転軸間距離（SAD）が80cmの装置が多く，線源が回転中心軸を中心に回転しながら照射する振子照射法や全回転照射法を行うことができる。

## 2・2　直線加速器

**直線加速器**（linear accelerator）[3]はライナック治療装置またはリニアック治療装置とも呼ばれ，10MVX線の場合，コバルト遠隔治療装置からのガンマ線に比べて実効エネルギー（effective energy）が大きいX線束を放

---

実効エネルギー：
連続したエネルギー分布を持つX線束と単色エネルギーのγ線との半価層値がともに等しい時，単色光子のエネルギー値でもって連続エネルギー分布を持つX線束のエネルギー値を実効エネルギーと定義して表示している。

射できるため,深部の病巣に対し $^{60}$Co$\gamma$線よりもより大きい深部線量率で治療が可能なこと,治療装置の焦点が小さいことにより等線量曲線の半影が小さいこと,進行波形線形加速装置では電子線治療が行えるなどの長所を有し,今日ではマイクロ波管の品質向上により,コバルト遠隔治療装置に代わって急速に普及した[11]。リニアック治療装置の外観はコバルト遠隔治療装置とほぼ同じであるが,リニアック治療装置は加速管,電子銃,マイクロ波出力管,パルス変調器,照射ヘッド部,偏向電磁石,治療寝台,制御卓などから構成されており,その構成をブロック図にて示す(図2-4)。

## 2・2・1　加速原理

### 1. 電子の加速

図2-5に示すように,電子が真空中で向かい合った電極A,Bの間に置かれているとする。この電極A,B間には高周波電界が印加されていて,電極Aが負で電極Bが正の時(図2-5a),電子は電極Bの方向へ加速される。しかし,電源が高周波電界であるために,電子が電極Bへ到達する前に電界は半周期を経過し,今度は電極Aが正,電極Bが負となり(図2-5b),電子は電極Aの方向へ加速される。その結果,高周波電界の下では電子は全く加速されないことになる。しかし,高周波電界で電子を加速させるには,電界が一方向を向いている時だけ電界の中に入れ,電界の向きが反対の時には何等かの方法で反対方向の電界の影響を受けないようにしてやると,電子が一方向を向いて連続的に加速される。

### 2. 相対速度,相対論的質量

加速管中の電子の運動エネルギー計算には,電子が光速に近い速度であるため,アインシュタインの**特殊相対性理論**(special theory of relativity)を用いなければならず,静止質量 $m_0$ を持つ粒子の運動エネルギー $E_k$ と相対速度 $\beta = v/c$($v$:電子速度,$c$:光速)の関係は次式のようになる。

$$E_k = \frac{m_0 c^2}{\sqrt{1-\beta^2}} - m_0 c^2 \qquad (2・2)$$

また,電位差のある電場の中で粒子が得る加速度は質量に反比例する。電子の静止質量 $m_0$ は $9.110 \times 10^{-31}$ kg と非常に軽いため,わずかな電位差ま

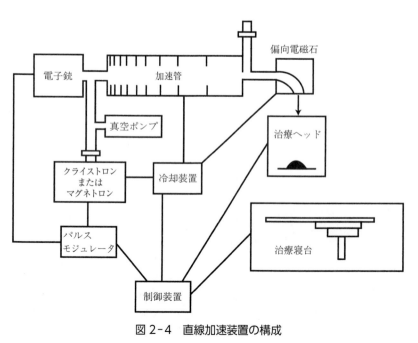

図2-4　直線加速装置の構成　　　　　図2-5　高周波電界における電子の加速モデル

たは運動エネルギーにより大きく加速され，10 keV の電位差では光速のおよそ19.5%であるのに対し，1 MeV の電位差では光速のおよそ94.1%となる。このように多くの電子加速器（1 MeV 以上）では電子は加速管内で光速に近い速度で運動しており，相対速度$\beta$が重要な意味を持つこととなる。このような電子は相対論的電子と呼ばれ，その時の質量 $m$ は電子の静止質量を $m_0$ とすると，次式で与えられる。

$$m = \frac{m_0}{\sqrt{1-\beta^2}} \qquad (2\cdot3)$$

ここで，電子が 1 MeV の運動エネルギーを持つ時の相対論的質量（relativistic mass）は静止質量（rest mass）の約3倍程度，10 MeV になると20倍以上になる。

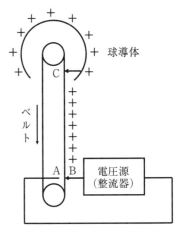

図2-6　ヴァン・デ・グラーフ装置の荷電機構

## 2・2・2　線形加速法

**線形加速法**（linear acceleration）とは，荷電粒子の加速のために電極を直列に並べ，その加速経路が直線で，その軌道を加速粒子が1回のみ通過するものをいう。

### 1. 静電加速器

荷電粒子の加速法としては，前述のように2つの電極間に静電的電位差を持たせるものが最も簡単であり，この場合の最大エネルギーは高電圧発生器からの最大電圧に相当する。与えられる電圧 V の時の電子の運動エネルギー $E_{el}$ は $E_{el} = eV$ で，1電子ボルト [eV] は，荷電粒子の電荷が電子の電荷に等しい時，真空中で電位差 1 V の電場で加速される時に得られる電子のエネルギーである。

### 2. 高電圧発生器

**ヴァン・デ・グラーフ加速器**（Van de Graaff accelerator）は，絶縁材で作られた運搬ベルトを，線形速度になるように2つの滑車にて駆動し，帯電装置によって作られる電荷を球状の高電圧電極に集めることにより電位を上昇させるもので，半径1 m の球状高電圧電極では最大で 3 MV の電圧を充電できる（図2-6）。絶縁体に高圧に加圧した気体（6フッ化硫黄：$SF_6$ など）を利用する加圧絶縁型では，最大 30 MV 以上にもなる。

1930年に Cockroft と Walton らは充電したコンデンサを並列に効率よく並べ，順次電気を放出させ，約 400 kV に到達するようにした4段の電圧増幅整流回路を用いていた。これは非対称カスケード整流回路（グライナッヘル倍電圧回路，図2-7）で，この整流回路を利用した粒子加速器は**コッククロフト・ウォルトン型加速器**（Cockroft-Walton type accelerator）と呼ばれる。

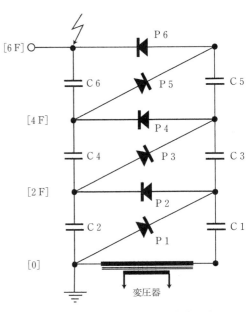

図2-7　非対象カスケード整流回路

### 3. イオン加速のRF線形構造

1920年代後半には，荷電粒子を加速するために交流電圧を用いる考えがあった。図2-8 に示すように真空容器中に一連の電導管が交流電源と結線され，電子が電導管の中心軸に沿って左から右へ加速されるとする。$A_2$ の電極間を荷電粒子が通過するに要する時間は 1/2 周波数の時間で，電子が $A_2$ と $A_3$ の電極間を通っている時に図2-8 に示される極性にしてやれば，$A_3$ の電極でさらに加速され，$A_4$ の電極へ向かうことになる。しかし，荷電粒子にエネルギーが与えられると速度が速くなり，荷電粒子の電極通過時間が 1/2 周波数の時間に合うように 電極の長さを順次長くする必要がある。これは直線加速器の原理で，Wideroe（1928），Sloan（1931）らにより

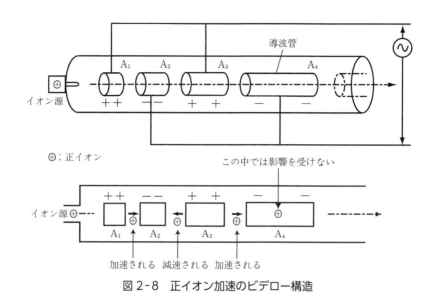

図2-8 正イオン加速のビデロー構造

[問題2-3] 高エネルギー電子線の照射に用いられるのはどれか。2つ選べ。
1. モニタ線量計
2. 照射筒
3. 補償フィルタ
4. サイドポインタ
5. フラットニングフィルタ

（答　1，2）

[問題2-4] 直線加速器の電子線照射に関係があるのはどれか。2つ選べ。
1. 散乱箔
2. ターゲット
3. くさびフィルタ
4. 平坦化フィルタ
5. 腔内照射コーン

（答　1，5）

報告され，ビデロー構造（図2-8）と呼ばれており，イオン粒子の加速には適しているが，構造上電子の加速には適していない。

### 2・2・3 電子加速のRF線形構造

電子は1 MeV以上のエネルギーになると相対論を用いて計算されることになり，1 MeVで光速に近い速度に加速されるため，それ以上の加速が続いても電子の速度の変化は小さい。このことはRF電場が電子の加速に利用される大きな理由である。

加速管は加速管内の電界の状態から進行波形と定在波形に分類される。進行波形は，電子の進行速度にほぼ一致した速度でマイクロ波の電界を加速管軸に沿って進行させ，電子はマイクロ波電界からエネルギーを受け加速される。定在波形ではマイクロ波を加速管内に閉じ込めるようにして，加速電界は電子ビーム軸に沿って配置された共振空洞の間隙に生じるように作られている。

#### 1. マイクロ波

**マイクロ波**（microwave）は$1 \sim 10^{-4}$ mの波長を持つ電磁波（電波）で，周波数がきわめて高く（波長が短い），普通の回路（銅線中）を伝送することができなくなる。そこでマイクロ波発信管から加速管へマイクロ波を導く場合に，マイクロ波が通る**導波管**（wave guide tube）といわれる金属製のパイプを用いる。導波管の形状口断面には矩形や円形のものがあり，**加速管**（accelerator tube）もこの中をマイクロ波が伝播することから導波管の一種である。

半径rの円形導波管におけるマイクロ波の伝播は，マイクロ波の空間波長Aがrに比して相当長い場合，静電遮蔽（electrostatic shielding）のような効果でマイクロ波は導波管の中に入ることができず，マイクロ波の波長Aを遮断波長（cut off wavelength；$\lambda_c = 2.16 r$）まで次第に短くするとマイクロ波が導波管の中に入るようになる。このように，導波管内を通りその中心軸に沿った電界ができても，管内波長$\lambda_g$が無限大となり電界の向きは半周期ごとに反転するので加速に必要な中心軸方向の電界ができない。そこでさらに波長Aを遮断波長より短くすると，中心軸方向に電界分布を待ったマイクロ波が導波管内を伝わるようになる。この状態では$\lambda < \lambda_c < \lambda_g$となり，管内のマイクロ波の進行速度は光速より速くなっていることになる。

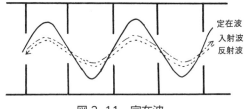

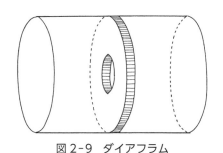

図2-9 ダイアフラム

図2-10 2π/3モード進行波加速管

## 2. 進行波

**進行波形加速管**（traveling wave type accelerator tube）は，加速管内を一方向に進行するマイクロ波の電界（electric field）により電子が連続的に加速されるもので，広い周波数帯域を持ち，その終端は伝搬エネルギーを吸収する特性抵抗となっている。電子は加速管内をほぼ光速で進行しているため，電界の進行（位相）速度は加速電子の速度に合わせる必要がある。このため，孔を開けた円盤（ダイアフラム）（図2-9）を不等間隔に設置（バンチャ部）することで加速電子との速度を調整し，加速電子が高速になった後に等間隔となるように設置（レギュラー部）した円板電荷形導波管（disk loaded wave guide）が用いられる。

マイクロ波の1波長に対して何枚の円板を置くかによってそのモードの呼び方が変わり，図2-10に示すようにマイクロ波1波長内に，3枚の円板で構成されるものは2π/3モードと呼ばれ，加速管内で反射波や後進波による干渉をまったく受けない。[11), 13)]

## 3. 定在波

**定在波形加速管**（standing wave type accelerator tube）は加速管の両端が閉じられており，加速管内に供給されたマイクロ波は加速管の両端で反射し進むマイクロ波と帰ってきたマイクロ波が重なって定常状態（stationary state）となる。これを**定在波**（standing wave）と呼び（図2-11），通常100回程度振動して電磁場が形成されるため，すべての空洞の電場が同じとなる傾向がある。

π/2モードの円形導波管における定在波の加速パターンは，図2-12でAのところの部分にあたる空洞は加速空洞となり，電子が加速される。Bの所では電場がマイナスとなり空洞1つ置きに電場が0となり，加速効率が低い。そこで電場が0になる空洞（C）を短くし，さらに加速に寄与しない空洞を取り去り導波管の横に取り付けるサイドカップル（C）構造とすることにより，加速効率が上昇し加速管を短くできる（図2-13）。加速された電子は直線的に進むため，サイドキャビティには入らず，隣の加速空洞に入る。この時に定在波の位相が変わるようにすることで，常に電子が加速される状態となる。

### 2・2・4 RF電子加速器の構成

電子銃（electron gun）から放射された電子線束は，RF発信器から放射されたマイクロ波と相互作用を行って，加速管内で加速され偏向電磁石により曲げられる。その後，電子取り出し口から取り出された電子束は，タ

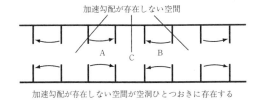

図2-11 定在波

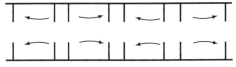

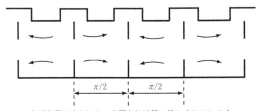

図2-12 π/2モード定在波加速管のサイドカップル構造の原理

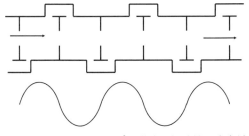

図2-13 サイドカップル構造の加速管と定在波

ングステン製の焦点と衝突させ制動放射によるX線束，鉛の散乱箔で散乱させた電子線束を放射線治療に用いている。

RF電子加速器の構成は図2-4に示すように電子銃，加速管，偏向電磁石，真空系，RF発信器，パルス変調器，焦点用コイル（収束コイル），その他，発生する熱を冷却するための水循環システムなどから成る。

### 1. 電子銃

電子銃（electron gun）は加速管への電子供給源であり，通常傍熱型2極管が用いられ，印加電圧は比較的低い電圧で動作するため，寿命も長くなる（図2-14）。電子銃は陰極，焦点電極，陽極，ヒータなどで構成され，陰極から放出された電子は陽極に向けて加速され，陰極の円錐状の焦点電極により1点に集束し，陽極の穴を通って加速管へ導かれる。この時，電子銃はマイクロ波源と同じパルス間隔で動作している。

陰極（cathode）は酸化バリウム（BaO），酸化カルシウム（CaO）や二酸化アルミニウム（$Al_2O_3$）などの物質を染み込ませたタングステンを焼結して作られ，ヒータで1100～1200℃に熱せられ，間接的に電子を放出する。このタイプの陰極は電子放出量が多く，低電圧で使用されるのが特徴である。しかし，タングステンに染み込ませた物質が使用時間とともに減少し，陰極に寿命が生じる。現在ではオスミウム（Os），イリジウム（Ir），ルテニウム（Ru）などの物質でタングステン表面をコーティングすることにより従来のものよりも10倍も寿命が長くなっている。

また3極管のグリッドに相当する電極を備えるものもあり，このタイプの電子銃ではグリッド電圧を高くすれば大きい電子銃電流が得られる。グリッドは陰極から陽極へ流れる電子の量をコントロールし，一般に-150～+180Vの電圧がグリッドに印加されて，グリッド電圧が-150Vの時，電子銃電流は0となる。

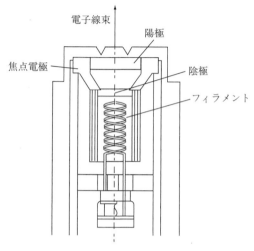

図2-14 電子銃（傍熱型2極管）

### 2. 加速管

図2-10で加速管（accelerator tube）のバンチャ部（bunching section）は電子銃より放出された電子線束の速度（0.4～0.5cの電子速度）を変調し，平均速度より遅い電子を加速して，速い電子はあまり加速しないようにすることで，ビーム長を位相幅70°以内に圧縮（プリバンチャ）する。さらにバンチャ本体にて位相幅30°以内，速度0.75cに圧縮するものである。

進行波形加速管では，プリバンチャとバンチャは加速管の入口に置かれている。孔を開けた円盤（ダイアフラム）（図2-9）を導波管の内径2b，円板の孔径2a，円板の空間dなど適当な値で不等間隔に設置することで，管内のマイクロ波波長を短くしている（図2-10）。加速管の入り口で電子とマイクロ波の速度がほぼ等しい状態である時，電子はマイクロ波の電界の全体相に分布する。図2-15においてaの位相にある電子は強い電界の位置にあるので，加速エネルギーを受け速度が速くなり，位相はbの方に進んで行く。bに近くなると加速電界が弱くなり，位相はaの方に遅れてくる。このように振動しつつ，次第に安定位相であるs付近に落ち着く。このようにaからcまでの位相範囲にある電子はs付近に集められることになり，これを**集群作用**（bunching action）といい，一度加速位相に乗った電子はあたかも波乗りをしているように連続して加速される。この集群作用により，ライナックから放射されるX線や電子線束が**パルス放射線**（pulse radiation）となる。そしてレギュラー部（regular section）では電子は光速の99%程度まで加速される。

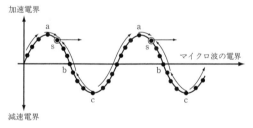

図2-15 電子の集群作用

### 3. マイクロ波管

#### 1）クライストロン

**クライストロン**（klystron）は陰極（cathode）から集電極（collector）に向かう電子の速度を変化させ，入力時100 W程度であったマイクロ波を5〜7 MWまで増幅するマイクロ波真空管で，パルス電圧印加で運転され制動放射線が発生するため，クライストロン全体を遮蔽する必要がある。また，後述するマグネトロンに比して周波数の安定度が良く，寿命も長い（1万時間程度の使用に耐えられる）が，電源がいくぶん大型でかつ前段マイクロ波発振器が必要なため，やや高価となる。

　内部電極としてヒータ，陰極，集電極の他，入力空洞共振器に接続され通過する電子流の速度を変調する**バンチャグリッド**（buncher grid）$G_1$，$G_2$，また出力共振器と結合させ密度変調された電子流からエネルギーを取り出す**キャッチャグリッド**（catcher grid）$G_3$，$G_4$などで構成され，$G_2$と$G_3$の空間は**流動空間**（drift space）と呼ばれ，電子流が密度変調される空間である（図2-16）。

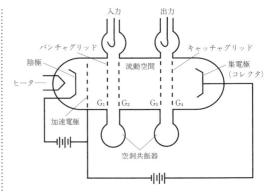

図2-16　クライストロン

　陰極から放出された電子束は加速電圧によってある一定の速度に加速され，バンチャグリッドに向かう。バンチャグリッドは非常に狭い空間に置かれ，入力高周波信号に同調された空洞共振器と結線されているため，$G_1$，$G_2$間には高周波電界が加わり，ここを通過する時，電子束が密度変調を受け，高周波電界が正の時は加速され，負の時は減速される。流動空間内では電界が加わっておらず，集電極に向かう電子はバンチャグリッドで速度変調を受けたまま進んで行き，電子群のうち高周波電界が正の時に加速された電子は，少し前の負の時に通過することで減速された電子に追いつくため，流動空間内には電子の塊ができる。これを**集群作用**（bunching action）といい，電子群は集電極に向かって進む内に疎密を生じ密度変調される。

　キャッチャグリッドは出力空洞共振器に接続され，共振器の共振周波数で振動し，流動空間内で作られた集群電子がキャッチャグリッドを通過する時，$G_3$，$G_4$にかかる高周波電界は負の最大になり，集群電子は減速され運動エネルギーを放出しコレクタに吸収されることで1周期が終了する。放出されたエネルギーは高周波電界を強めるようにグリッドに与えられるため，空洞共振器は振動を持続していく。これは空洞共振器が入力および出力に1個ずつのクライストロン（2空洞型）について述べてきたが，さらに高出力，高増幅率にするためには流動空間に空洞を2〜3個加えて挿入した4〜5空洞クライストロンが一般に用いられている。

2）マグネトロン

　**マグネトロン**（magnetron）は，陽極の共振空洞に可動ブロックを出し入れすることで空洞容積を変化させ，最適加速になるよう発振周波数の調整が可能で，自助発振器のため前段の発振器や増幅器が不要で，小型で安価である。また，熱電子（thermo electron）が陽極に衝突することにより発熱するため，水冷構造となっている。外側が陽極で内側が陰極になっている同心円で作られた金属の筒の陰極内側にはヒータが入っており（図2-17a），陽極と陰極2つの同心円の間（作用空間）に上下軸方向に**永久磁石**（permanent magnet）による平等磁界を加えておく。この状態で陽極に加える直流電圧を一定にすると，ヒータが加熱され陰極から熱電子が放出され，放出された熱電子は陽極に向かう途中，作用空間に加わる磁界（magnetic field）により曲げられ，螺旋状の軌道を描く。磁界が弱いと熱電子は少し曲げられるだけであるが，磁界を次第に強くすると軌道の曲がり方が大きくなって行き，電子は陽極の近くを通過するが，陽極にたどり着くことができずに陰極に戻り（臨界磁界），さらに磁界を強くすると曲がり方が大きく直ぐに陰極に戻ってしまう。つまり陽極電圧（anode voltage）によって異なり，電圧が高くなれば小さく，電圧が低くなれば大きくなるため，磁界の強さと陽極電圧の調整により，作用空間内で所要の周期を持つ円弧で電子を回転させることができる（図2-17b）。

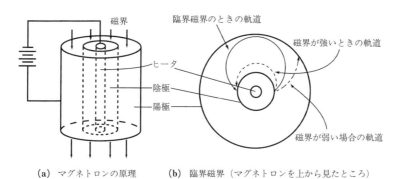

(a) マグネトロンの原理　　(b) 臨界磁界（マグネトロンを上から見たところ）

図2-17　マグネトロンの原理および臨界磁界

陰極から放出された電子は，陽極電圧および陰極と軸方向に加えられた磁界によって作用空間を回転運動し，空洞共振器の間隙部を通過する際，そこに加わる高周波電界によって加速，減速する。回転している電子の内，加速電界に入った電子は陽極に達し電界からエネルギーを奪い作用空間は減速電界に入る。

減速電界に入った電子は電界にエネルギーを放出し，共振空洞は振動エネルギーを受けて強く発振するため，発振に役立つ電子ばかりが回転することになる（図2-18a）。

電子加速器に使用されるマグネトロンは陽極が8個に分割され，隣り合う空洞は溝による相互インダクタンスと陰極への共通な静電容量によって結合され，各々の同じ共振周波数を持つ空洞共振器を付けたものが用いられる。発振状態以外にも電気的雑音により間隙にはわずかな電界が生じており，電動している電子との相互作用により次第に集群（bunch）される。

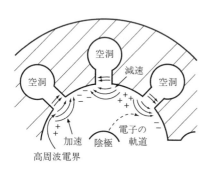

(a) 電子の加速・減速

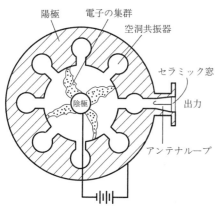

(b) マグネトロンの構造と電子の集群

図2-18　マグネトロンの構造

空洞共振器（cavity resonator）には，それぞれ同一周波数で位相の異なる高周波電界が加わるようになっており，加速電界（accelerated electric field）と減速電界は交互に存在し，4か所の減速電界を作るため，作用空間の電子も減速電界と同じ数だけの塊となる。これを電子極といい，陽極電圧と磁界とによってある周期で作用空間を回転しながら，同じ周期で振動する空洞共振器の高周波電界にエネルギーを与え，空洞共振器は電気振動が持続する。そしてこの電気振動は**アンテナループ**（antenna loop）から電磁波である**マイクロ波**（microwave）を外部へ取り出す（図2-18b）。

### 4．パルス変調器

**パルス変調器**（pulse modulator）とは，電子銃やマグネトロンなどにパルス電力を供給する回路で，直流高圧電源，充電チョーク，パルス成形回路網（pulse forming network：PFN），サイラトロン，DeQ'ing回路，パルストランスなどから構成されている（図2-19）。

パルス変調回路によるパルス電圧は，直流電源によりパルス成形回路網のコンデンサを充電し，**サイラトロン**（thyratron）のグリッドにトリガーパルスを投入し放電が開始されることで，パルストランスの一次側に電流が流れることにより発生する。発生したパルス電圧は二次側で昇圧され，マグネトロンや電子銃に印加される。送電流保護回路はパルス成形回路網に充電された電圧が高圧電源回路に逆流しないようにし，**充電チョーク**（charging choke）は高圧電源の約2倍の電圧をパルス成形回路網のコンデンサに充電させる。パルス成形回路網はパルスの立ち上がり，パルス幅，頂上部の平坦度を決定し，DeQ'ing回路はパルス成形回路網の充電電圧の設定および安定化を行うものである。パルス成形回路網に充電された電圧は放電電流によりパルストランスの一次側に印加され，昇圧してマグネトロンや電子銃に必要な電圧を供給する。サイラトロンは陽極，陰極とグリッ

[問題2-5] リニアックガントリに装備されるのはどれか。2つ選べ。
1．ボーラス
2．ファントム
3．患者固定具
4．モニタ線量計
5．フラットニングフィルタ

（答え：4，5）

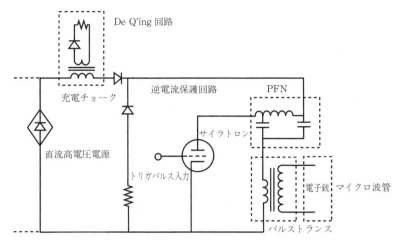

図2-19 パルス変調器回路図

ドからなる3極管に水素ガスを封入した放電管（discharge tube）で，陽極は高電圧が維持できるようにグリッドで完全にシールドされ，大電流に耐えるためにモリブデンで作られている。陰極は電子放出能力を大きくするため，傍熱形酸化物で作られており，陰極バッフルを設け陰極物質のグリッドへの付着を防いでいる。また水素ガスを補うため，リザーバ（reservoir）と称した水素を含ませた金属ヒータとともに管内に封入している（図2-20）。

### 5. 焦点用コイル

焦点用コイル（focusing coil）はステアリングコイル（steering coil）とも呼ばれ，電子線束の軌道修正を行うものである。通常2対が加速管の上下および左右にあり，上下1対のコイルは左右方向の軌道を，左右1対のコイルは上下方向の軌道修正を行っている。また，加速管の出口付近に位置するコイルは，偏向電磁石の入射位置でのビーム上下方向の位置を補正し，照射野内の等線量曲線の平坦度（flatness）の制御に用いられる。

### 6. 偏向電磁石

偏向電磁石（bending electro magnet）は，電磁石を電気的に制御することで加速された電子線束を偏向させて焦点に衝突させるもので，その特徴としてはエネルギーによりビーム位置方向が変化しない無収差偏向の他，ビームの拡がりに対する収束作用も合わせ持っている（図2-21）。このためビーム位置の変動は少なく，発生磁界を固定することによりエネルギー幅10％の電子線束をターゲットに収束できる。また，発生磁界の変動に対するビーム位置方向への変化が少ないため，ビーム位置変位に関してはステアリングコイルにて制御できる。偏向電磁石を切ると電子ビームは直進し，ビームダクトの直進部の電子線取り出し窓より大気中に取り出され，ビームキャッチャに衝突する。

電子エネルギーが4MV程度のX線専用ライナックは，長さが約25cmの定在波形加速管を垂直に取り付けてX線を発生するため，偏向電磁石が不要であるが，電子線エネルギーが10MV以上のライナックでは加速管が長く水平方向に設置されており，X線や電子線を治療台に向けて垂直方向に照射するには，加速管から取り出した電子線束を偏向電磁石にて90°または270°曲げる必要がある。

90°偏向電磁石（90° bending electro magnet）は，加速管から放出された電子線束のエネルギーが均一でない（大きいエネルギーの場合大きい半径，小さいエネルギーの場合小さい半径を描く）時，電子束が加速管内で

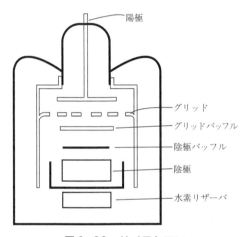

図2-20 サイラトロン

[問題2-6] 誤っているのはどれか。
1. 平坦化フィルタの形状はX線エネルギーに依存する。
2. 平坦化フィルタは空中での照射野内線量を均一化する。
3. モニタ線量計は積算線量，線量率，ビームの対象性を監視する。
4. 加速電子の取り出し用変更方式には90°偏向，270°偏向がある。
5. X線用ターゲットの材質はX線発生効率，融点および中性子の発生を考慮して選択される。

（答え：2）

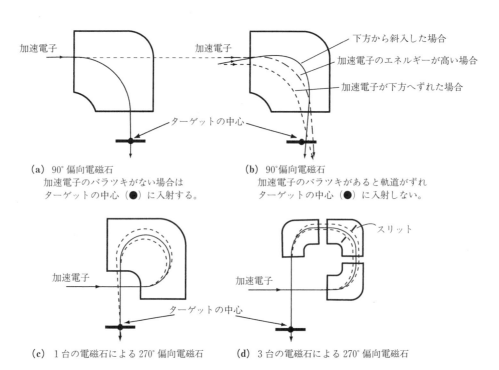

図 2-21　90°および 270°偏向電磁石と加速電子の軌道

中心軸からはずれた軌道を通る時，そして偏向電磁石に対してある角度で入射した時などには，いずれも分散した状態でターゲットや散乱箔と衝突する（図 2-21a，b）。これは 90°偏向電磁石が非アクロマチック電磁石（anachromatic electric magnet）と呼ばれプリズムのような働きを持つためで，このように分散した状態で電子線束がターゲットに衝突すると，X線強度分布が左右非対称の不均一な形となる。このため構造が簡単で小型であるものの，現在のライナックでは採用されていない。

**270°偏向電磁石**（270° bending electromagnet）は，1 台でアクロマートであり，加速管から取り出した電子束のエネルギーのバラツキが 10% 以下であれば，大きいエネルギーを有する電子束は外側の軌道を通り，小さいエネルギーを有する電子束は内側の軌道を通ってX線焦点上で一点に収束され，ターゲットに対し直角に衝突する（図 2-21c）。また，3 台の電磁石システムを磁場のない空間で隔てて構成される 270°偏向電磁石からは良好なアクロマート性が得られるが，電磁石システムが複雑になる。中央の電磁石にスリットが存在し，電子束エネルギーのバラツキが ± 3% の幅をもって通過できるように調整され，電子束は非常に均一なエネルギーで収束して焦点と衝突する。しかし，スリットを通過できない電子線束はスリットと衝突して制動放射線を放射するが，このX線束はガントリ内で吸収されるために患者には影響しない（図 2-21d）。加速電子の軌道のずれによって得られる線量プロファイルを図 2-22 に示す。

加速電子がX線焦点に対し直角に入射した場合，平坦化フィルタ（flattening filter）がない時は線束の中心部に大きい線強度分布を示す線量プロファイルとなる（図 2-22a）。加速電子がX線焦点に対し直角に入射し，平坦化フィルタがあると線束内の線強度分布はほぼ均一となる（図 2-22b）。加速電子がX線焦点に対し斜入射すると平坦化フィルタがあっても，線束内の線強度分布は不均一となる（図 2-22c，d）。

### 7．加速器の真空系

電子の加速において加速管が高真空に保たれていない場合，加速電子が加速管内の気体分子と衝突し規定のエネルギーに加速することが不可能と

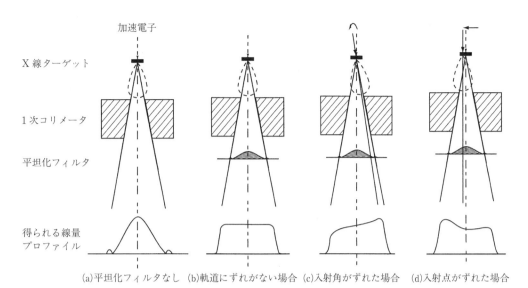

図2-22 加速電子の入射角により得られる線量プロファイル

なるため,電子銃,加速管,偏向電磁石など,加速電子の通る部分とセラミック窓で仕切られている加速管内は常に$10^{-6} \sim 10^{-7}$ Torr(1 Torr ≒ 1 mmHg)の真空度に保つ必要から**イオンポンプ**(ion pump)が常時,作動している。

イオンポンプは活性な金属表面の電離気体に対する吸着現象を利用した真空ポンプで,電極に印加された高電圧と外部に取り付けられた永久磁石(permanent magnet)の磁場によりガスの電離・吸着を行うもので,清浄な真空状態を得ることができる(図2-23)。

対向するチタン製の平面電極の陰極とその中間に円筒型の陽極が置かれ,平面電極面に直角に磁場がかけられている。陰極から放出された電子は陽極に向かうが,磁界がかかっているので螺旋運動をしながら反対側の陰極に向かう。

反対側の陰極では反発力を受けて元の方向に戻る。そして電子の走行距離を増大させ,気体分子との衝突確率を上げている。気体分子は電子との衝突により電離され,正イオンは陰極に衝突し,チタンを蒸発させ電極に蒸着される。

電極電圧が一定で,$10^{-4}$ Torr 以上の真空状態の場合,イオンポンプ電源からの出力電流がイオンポンプ内部の真空度に比例する特徴を持つため,この電流値からイオンポンプ内部の真空度の測定が可能である。

急激に真空が破れ加速管内が大気圧となるような場合,イオンポンプ内も大気圧状態となり,内部放電または安定に電圧印加されるかどちらかの状態をとるため注意が必要である。構成品の交換や強い衝撃などによるクラックなどで高真空が破られた場合には,イオンポンプが$10^{-2}$ Torr より悪い真空状態ではイオンポンプ自体排気能力がほとんどないため,大気から$10^{-2} \sim 10^{-7}$ Torr 程度までは補助排気装置を用いて排気する必要がある。また,強力な磁気を持つ永久磁石を使用しているため,精密機械などは近づけない方が良い。

## 2・2・5 照射ヘッド

**照射ヘッド**(gantry head)部はX線焦点,平坦化フィルタ,電子散乱箔(スキャッタリングフォイル),モニタリング用電離チェンバ,可動コリメータ,照射光用ミラー,光学距離計などから構成されている[12](図2-24)。X線照射時および電子線照射時における照射システムを図2-25に示す。

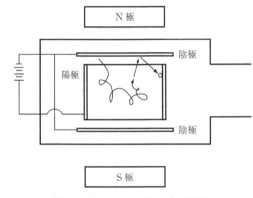

図2-23 イオンポンプの構造

[問題 2-7] ライナック装置に関して誤りはどれか。

1. モニタ線量計はX線や電子線束の積算線量計である。
2. モニタ線量計は加速管内のコイルに電気信号でフィードバックし,加速電子の軌道修正を行う。
3. 3D原体照射を行うにはマルチリーフコリメータが必要である。
4. マントル照射を行うにはシャドウトレイが必要である。
5. イオンポンプは常時作動させておく必要はなく,ライナック装置使用時に電源を投入すればよい。

(答え:5)

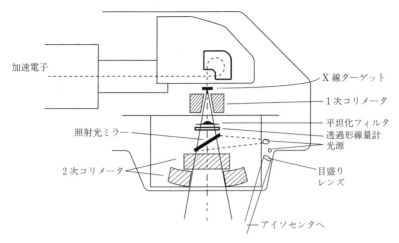

図2-24 照射ヘッド部の構造

### 1. X線焦点

**X線焦点**（X-ray target）は，偏向部で90°または270°に曲げられ，厚さ1mm程度のテクニウムでできたビーム取り出し口から，大気中に取り出された加速電子束をX線束に変換するものである。制動放射によるX線を発生させるため，透過型（transmission type）のものが用いられる。

X線焦点は透過型であるため，X線エネルギーはその厚みに強く依存し，薄い場合はX線に変換されず電子のまま通り抜けてしまうことで，深部線量分布の浅い部分に強い強度を持ち，これを解消するために厚みを増すと深部線量のピークがぼやけてしまう。このため，材質がアルミニウムのような低原子番号物質では透過力の大きいX線束を放射し，タングステンや金などの高原子番号の場合は大きい立体角でX線を放射するといわれている。

4～6MVX線リニアック装置では，X線変換効率の点から原子番号の大きいタングステンが一般に用いられている。しかし10MV以上の装置では，ターゲットが高原子番号の場合に**光中性子**（photon neutron）の発生（3・1・1章5を参照）が防護上無視できないため，銅が用いられている。

### 2. 平坦化フィルタ

**平坦化フィルタ**（flattening filter）とは，X線ターゲットにて変換されたX線の強度分布が，中心軸近辺に最大強度を持ち照射方向に強い指向性を持っているため，この分布を照射野内で均一になるように線束中心部のX線ビーム強度を減弱させるものである（図2-25a）。

照射野辺縁部の減衰が軸上の5%を超えないように選択され，その中心部でビーム強度を50～90%吸収するといわれている。材質は鉛，銅などが用いられるが，10MV以上のX線エネルギーでは，$^{62}Cu$の放射化が非常に大きいため，銅は用いられない。また，平坦フィルタやコリメータなどから放出される低エネルギー電子線により，中心軸上のX線ビルドアップは照射野が大きくなると表面の方へシフトする。

### 3. 電子散乱箔

**電子散乱箔**（electron scattering foil）は電子線治療時に用いられるもので（図2-25b），偏向部から大気中へ直径数mmに集束された状態で放出される加速電子を散乱箔で散乱させ，電子線束が照射野内で均等に分布させる役割を持つ。材質はアルミニウム，ニッケル，銅，鉛などの金属箔で，一般に電子線エネルギーや照射野が大きくなるとともに散乱箔の厚みを増し，高原子番号の材質を用いる。エネルギーが10MeV以下で照射野の直

---

**光中性子：**
（$\gamma$, n），（$\gamma$, pn），（$\gamma$, 2n）反応により放出される中性子をいう。原子番号の小さい原子核では15MeV，中ぐらいの原子番号の原子核では10MeV，高原子番号の原子核では7～8MeVの光子エネルギーで光核反応が生じる。

[問題2-8] 関係のない組み合わせはどれか。
1. ヴァン・デ・グラーフ…絶縁ベルト
2. ベータトロン……………クライストロン
3. リニアアクセレータ……パルス変調器
4. サイクロトロン…………イオン源
5. マイクロトロン…………高周波電源

（答え　2）

[問題2-9] 放射線治療で関係のない組み合わせはどれか。
1. 粒子線治療…………サイクロトロン
2. 定位放射線治療……ガンマナイフ
3. 外部放射線治療……リニアック
4. 腔内放射線治療……遠隔操作式後充填治療装置
5. 組織内放射線治療…$^{192}Ir$線源

（答え：2）

径が10 cmまでの小照射野に対しては，鉛のような高原子番号物質の金属箔が用いられ，エネルギーが15 MeV以上で照射野が直径15 cm以上の場合，1層目は高原子番号の金属箔でエネルギー損失を最小限にし，その下の2層目の散乱箔は低原子番号の金属箔で，散乱電子束の平坦化を図る二重散乱体システムが採用されている。

電子線束は半影が小さく，基準深における平坦度が良く，表面深部量百分率が80％程度，X線含有率が少ない，深さとともに深部量百分率が急激に小さくなるなどの物理的特性を有することが望まれる。

### 4．透過形電離箱

**透過形電離箱**（transmission ionization chamber）は平坦化フィルタまたは散乱箔と光学ミラーの間に位置し，電子銃－焦点方向に対して平行および直交するように設置してあり（図2-24），X線束や電子線束のモニタ線量率やモニタ積算線量（MU）の測定，平坦化フィルタを透過したX線束の左右方向や前後方向における放射線強度差を電気信号に変え，加速管内の**ステアリングコイル**（steering coil）にフィードバックし，加速電子の軌道修正を行う目的を持つ。

透過形電離箱には平行平板形や同軸型のものが用いられ，平坦化フィルタまたは散乱箔の下にモニタ線量計や加速条件のバックアップ回路（backup circuit）と結線されている。これらの電離チェンバは温度や気圧に対する補正を行わなくても良いように密封型（sealed type）となっている。

照射野の平坦度調整の後，平坦度メータを0に合わせることで調整時からの平坦度（flatness）のずれを管理するもので，線量のずれは偏向電磁石入口部に位置するステアリングコイルにフィードバックされ，電子線束の軌道修正を行っている（図2-26）。

### 5．絞り

絞りは**コリメータ**（collimator）とも呼ばれ，一次（固定）絞り（primary collimator）はタングステン製で，X線ターゲットと平坦化フィルタの間に設置され，照射ヘッド部からの漏洩線の遮蔽が主たる目的である（図2-24）。二次（可動）絞り（secondary collimator）は約8 cm厚のタングステンまたは鉛の合金で作られており，X線透過率は約0.4％である（図2-24）。2対の対向する4枚の顎板（ジョウ）からなり，1対の2つのジョウを対象に動かすことで，アイソセンタ上に0～40 cmの矩形または正方形の照射野が形成される。二次絞りは線束中心軸を軸にして回転することができ，半影を少なくするために**球面絞り**（spherical collimator）機構となっている。

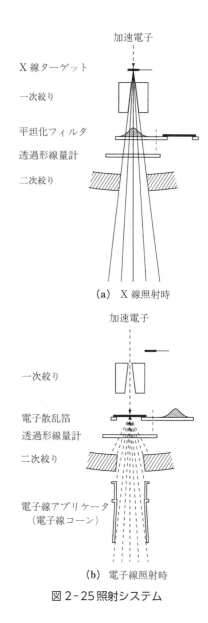

(a) X線照射時

(b) 電子線照射時

図2-25 照射システム

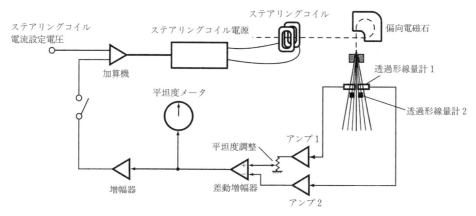

図2-26 透過型線量計による加速条件のバックアップ回路

焦点に近い側の上絞りは体軸方向の照射野に関与し，その下側の下絞りは患者の左右方向の照射野に関与する。上絞りは下絞りより線源側にあるため，その分，下絞りよりも半影が大きい。

### 6. 多分割絞り

**多分割絞り**（multileaf collimator）は，アイソセンタ上で 1～2 cm 幅に二次コリメータが分割され，各絞りは手動またはコンピュータ制御の下に可動する。

最大 40～60 対からなり，固定照射法では遮蔽ブロックの代替えとして，運動照射法では**三次元原体照射法**（three dimensional conformal radiation therapy）などに用いられる（図 2-27b）。

### 7. ウエッジフィルタ

**ウエッジフィルタ**（wedge filter）は，楔形の高原子番号物質を X 線束中に置くことにより任意の傾きを持つ等線量分布曲線を作るもので，曲線の傾斜角は入射面と 50% 等線量曲線の傾き，または水 10 cm 深を通る等線量曲線の勾配で定義され，ウエッジ角として 15°，30°，45°，60° が用いられる（図 2-28）（4・5・3 章参照）。

**フライングウエッジ**（flying wedge）は，ウエッジ角の大きいウエッジフィルタを照射中に動かし，任意の傾斜角を持った等線量曲線を作る。たとえば，60° ウエッジを短時間照射野内にセットし，残りの時間はウエッジのない照射野で照射することにより，0～60° の傾斜角の等線量曲線を得るものである。

**ダイナミックウエッジ**（dynamic wedge）は，照射中に二次コリメータを可動することで，等線量分布曲線に傾斜を作る方法で，ウエッジにより X 線束が硬化するようなことはなく，このことにより深部率が変化しないことが特長である。

### 8. シャドウトレイ

**シャドウトレイ**（shadow tray）は，器官や身体の重要臓器を遮蔽し正常組織を防護するため，不整形照射野の形成を目的としたシャドウブロック（鉛または低融点鉛合金；ビスマス，鉛，亜鉛の合金で比重 9.7 gcm$^{-3}$，融点 96℃）を固定し X 線束内に置くもので，透明なアクリル板でできている。

### 9. 電子線アプリケータ

**電子線アプリケータ**（electron applicator）は，電子線治療のために用いられるもので，電子線強度分の辺縁をシャープにする。

アプリケータにはマスクが装着されており，この形状を変えることで任意の照射野を形成できる。また，先端に衝撃が加わると加速器が止まる安全機構を備えている。

## 2・2・6 治療寝台と補助装置

### 1. 治療寝台

**治療寝台**（treatment couch）は，アイソセンタ（isocenter）を中心として左右回転，上下移動が可能で，さらに天板は頭側方向，左右方向の水平移動の他，寝台軸に対して回転でき，その可動性は高い。天板は通常アクリル板が数枚並べられており，背側より線束を入射する場合などでは，アクリル板（acrylic resin board）をマイラ板（Mylar sheet）などに取り替えることで皮膚線量（skin dose）を軽減させて照射することができる。

アイソセンタ中心に移動できるため，ガントリ（gantry）の回転と組み

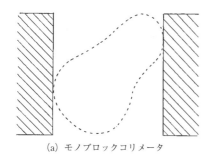
(a) モノブロックコリメータ

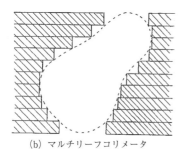
(b) マルチリーフコリメータ

図 2-27 絞り機構

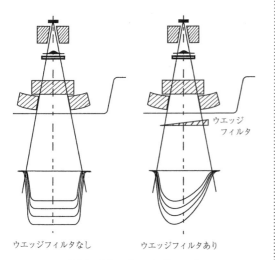

ウエッジフィルタなし　　ウエッジフィルタあり

図 2-28 ウエッジフィルタ

合わせることにより三次元的な照射が可能となる。

### 2. サイドポインタ，フロントポインタ

**サイドポインタ**（side pointer）や**フロントポインタ**（front pointer）は，光の拡がりや拡散の少ないレーザー光学システムが採用されており，左右および上方の3方向から発射されたレーザービームはアイソセンタ（isocenter）上で交点を成すように設置されている。さらに左右の2本のレーザービーム（laser beam）は線源の間で常に対向するように設置調整する必要がある。通常波長632.8 nmの1 mWレーザーが用いられ，発射されるレーザービーム幅は5 mの距離まで2.5 mm以下である。

### 3. 光照射野および光学距離計

**光照射野**（light field）は患者皮膚表面に照射野を模擬的に表示するもので，実照射野との一致精度はフィルム法などで確認する必要がある。**光学距離計**（optical distance indicator）は照射ヘッドの中に組み込まれており，アイソセンタ皮膚間距離の測定に利用され，測定精度は通常±2 mm程度である。

## 2・3 円形加速装置

### 2・3・1 マイクロトロン

**マイクロトロン**（microtron）[13), 14)]は電子のみを加速し，加速部と照射ヘッド部がそれぞれ別の部屋に設置され，加速部で加速された電子束は，ビームトランスポートパイプ（beam transport pipe）で2～3か所の治療室に分配し，それぞれの治療室で電子線やX線治療を可能とする装置である（図2-29）。

マイクロトロンはマイクロ波電場で電子を加速する円軌道型電子加速器で，その加速原理はVeksler（1944年）により提案され，1960年代に実現された。

対向する1対の電磁石（直径1～2 m）が設置され，高真空に保たれた磁界の中に1個のRF加速空胴を置き，電子銃から次々に電子を送り込む。この磁極に対し垂直に入射した電子はローレンツ力（Lorentz force）により円運動を行い，マグネトロンやクライストロンによる約3 GHz程度の高出力マイクロ波を用いて，共振空胴で何回も電子を加速する。[11)] 加速された電子線は再びRF加速空胴の窓に突入するように円軌道を走り，電子は速度が増すにつれて回転半径が大きくなる。回転数は多くても50回転以下で，1回転当たりの電子エネルギー利得は535 keVであるが1 MeVの装置もあ

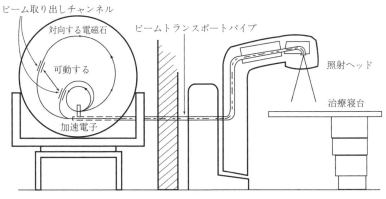

図2-29　マイクロトロン装置

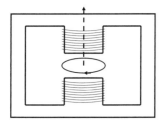

図2-30 ベータトロン加速原理図

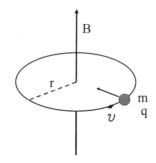

図2-31 磁場内を円運動する荷電粒子

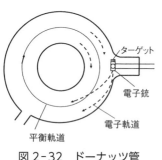

図2-32 ドーナッツ管

る。そして電子束取り出し用の磁気遮蔽管である偏向管を移動することにより，連続して任意エネルギーの高出力電子束を取り出すことができる。X線は6〜10 MVと20 MVの2個のエネルギーを，電子線は2〜22 MeVの10個のエネルギーを使用できる。この他，どの軌道から引き出された電子束もエネルギーがきわめて安定し，エネルギーの拡がりが±35 keVと小さい。

### 2・3・2 ベータトロン

かつては医用電子加速器（medical electron accelerator）として**ベータトロン**（betatron）が多く使用されていたが，表在性放射線治療（superficial radiotherapy）として用いられる20 MeV程度までの電子線は進行波型直線加速器からでも得られることから，今日ではベータトロンを使用している施設は非常に少なくなった。

サイクロトロン（cyclotron）は陽子などの陽イオンの加速装置であるが，ベータトロンは電子（陰イオン）の加速装置である。

図2-30に示すように中央の鉄心が開いた変圧器を考える。中央の鉄心にコイルを巻いて交流を流すと磁力線は鉄心の間隙部分を通るので電場はこの部分にもできる。この間隙では図2-31のように荷電粒子はローレンツ力と遠心力（centrifugal force）を受け次式が成り立つ。$r = mv/qB$ そして磁場が少しずつ増大し，それにつれて加速電子の速さを増すと，磁束密度（magnetic flux density）の変化 $dB$ [N/A・m] と速さの変化 $dv$ の間に次式が成り立つ。

$$dv = \frac{q \cdot r}{m} \cdot dB \quad (2 \cdot 4)$$

この間隙に**ドーナッツ型加速管**（doughnut-shaped vacuum chamber）（図2-32）を置いて，この中に電子を放出し磁場を増大させれば，電子が加速されることになる。

## 2・4 定位放射線照射装置

### 2・4・1 ガンマナイフ

**ガンマナイフ**（gamma knife）[15)〜18)]はLekselによって考案され，半径40 cmの球表面上に201個の$^{60}$Co γ線源を配置し，定位的によくコリメートされた細いγ線束を球の中心に配置された標的に対して多方向から線束を集中させるものである。頭蓋内病変に対する定位手術的照射を目的として考案され，患者の頭部には**コリメータヘルメット**（collimator helmet）と呼ばれる二次コリメータを取り付けた状態にて治療が施行される[11)]。

ガンマナイフは**照射ユニット**（irradiation unit），コリメータヘルメット（collimator helmet），治療寝台（treatment couch）などで構成されている（図2-33a）。遮蔽体は線源後方の漏洩線を遮蔽するもので，半径が82.5 cmで厚さが40 cmの鉄でできている。また，遮蔽扉は140 mm厚の鉄板でできていて，治療テーブルとともに液圧で動くシャッタの働きをする[19)]。

**1. 照射ユニット**

照射ユニット内には，201個からなる$^{60}$Co線源（直径：1 mm，長さ：20 mm，直径と長さが1 mmのペレット状）が左右方向に±80°，前後方に±48°にわたって配置され，線源1個の放射能1.04±003 TBq，総計209 TBqで，線源から焦点までの距離は40 cmである。

1次コリメータは全長125 mmで線源側から30 mm円筒状で，その先95

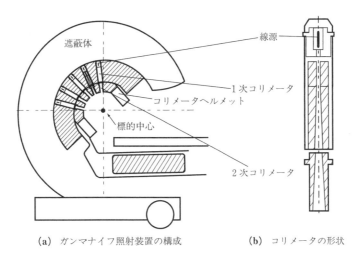

(a) ガンマナイフ照射装置の構成　　(b) コリメータの形状

図 2-33　ガンマナイフ照射装置

mm は 3.6～7.2 mm に拡がったテーパー形状となっている（図 2-33b）。

#### 2. コリメータヘルメット

コリメータヘルメットは厚さ 60 mm，最終的な γ 線束の絞り（二次コリメータ）と位置づけられ 201 個の孔を持つ。直径は 4，8，14，18 mm の 4 種類あり，材質はタングステンである。201 個の線束の中のあるものを遮蔽することにより等線量曲線の形を変更することが可能であり，201 個の全線束が用いられる時の焦点上における等線量曲線の形は卵形で，患者の上方から下方へ線量分布が伸びた分布となる。

また線源の配置を平面的にみると図 2-34 に示すようになり，中心部（黒丸）の線束がブロックされている状態では線量分布は円形となる[11]。

### 2・4・2　サイバーナイフ

サイバーナイフ（cyber knife）は定位放射線治療に用いられる装置で，工業用ロボット（industrial robot），直線加速器（linear accelerator），**病変追尾装置**（target locating system：TLS），三次元放射線治療計画装置（3D radiotherapy treatment planning unit）などで構成されている。

ロボットは 6 軸制御の機能を持つことにより，これに取り付けられた直線加速器からアイソセンタ以外の病巣に対しあらゆる方向から照射が可能となる。また原体照射法が苦手としていた凹型状病巣に対し 100～300 方向の照射により，90％等線量曲線が標的体積と一致した線量分布得られる。

直線加速器は X バンド（約 9.3 GHz）の RF を使用し，6 MV X 線が放出され，出力は 4 Gy/min で，150 kg と軽量である。病巣に対し非常に多くの照射方向を組み合わせ，均一性の高い等線量分布にしているので，平坦化フィルタは用いられず，直径 5～60 mm までの 12 種類の円形コリメータが用いられる。

平坦化フィルタ（flattening filter）は X 線束が平坦な等線量分布を得るために用いられるが，このフィルタがない場合，線束の中心軸に線量が多い凸形の線量分布になる。しかし，サイバーナイフでは細い線束で多方向から病巣に線量を集中させる照射法であるため，凸形による線量分布の悪影響は小さくなる。さらにフラットニングフィルタがないことで，線量率が大きくなり照射時間が短縮されること，フィルタからの散乱線がなくなり線質がより均一化され，線量分布に良い影響を与える。

病変追尾装置が治療台の斜め下方には X 線検出器（フラットパネル）が，その対角線上の天井には診断用 X 線管が 45°の角度で 2 方向から X 線撮影

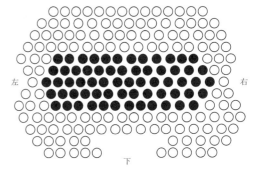

図 2-34　201 個の線源平面配置図

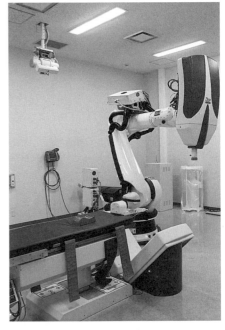

図 2-35　サイバーナイフ

[問題 2-10] ガンマナイフによる治療について誤りはどれか。
1. 脳動脈奇形や良性腫瘍にも治療される。
2. 線源は半球状に配置されたコバルト線源を使用する。
3. コリメータ孔は病巣の大きさにより選択でき，最大径は 50 mm である。
4. 標的となる病巣の近くで，等線量分布の勾配が急となる。
5. 総線源強度は 209 TBq である。
(答え：3)

[問題 2-11] 組み合わせで正しいのはどれか。
1. RALS ………… 聴神経腫瘍
2. IMRT ………… 前立腺癌
3. 組織内照射 ……… 髄芽腫
4. ガンマナイフ …… 急性白血病
5. 放射線化学治療 … 早期喉頭癌
(答 2)

が行われるように設置されている（図2-35）。X線照射開始直前に2方向から管電圧 105 kV で撮像された画像は，予め X 線 CT で撮像されたデータと，この2画像と自動照合を行い，位置ズレ誤差を試算し，ロボットアームに座標軸のズレを修正させる機能を有している。この作業は照射ビーム毎に行われる。サイバーナイフは定位放射線治療（4・5・11章参照）を行う装置で，病変追尾装置を用いることで，ガンマナイフによる照射時のような侵襲的な頭部固定具を用いることがなくなった。

## 2・5 動体追跡治療装置（画像誘導放射線治療装置）

肺にある腫瘍を外照射法で治療を行う場合，照射中に呼吸により腫瘍が大きく移動する。そのため，治療計画において，呼吸移動（respiratory movement）によるマージンを盛り込んだ計画標的体積を設定している。このことから正常組織への放射線障害が懸念されている。

計画標的体積を小さくして照射を行う試みとして，呼吸を止めてその間に照射を行う方法が行われたが，毎回の呼吸止め状態における腫瘍の位置が一定でないという報告があり，体表マーカを用いた方法では，体表マーカの動きと腫瘍の動きとは必ずしも一致していないという報告があった。

**動体追跡治療装置**（real time tumor-tracking radiotherapy unit）は腫瘍病巣に直径 1.5〜2.0 mm 程度の金マーカを刺入し，2-36 図に示すように，2対のX線透視装置で透視にて金マーカの位置を1秒間に 30 回計測することにより，金マーカをリアルタイムで追跡し，照射することが可能となった。

この装置を用いた照射法には金マーカの位置を認識し，そこから照射する範囲を定め，その範囲内の時のみ照射する**追撃照射法**（intercepting irradiation）と動体追跡装置からのリアルタイム三次元位置情報からマルチリーフコリメータで照射範囲を定める**追尾照射法**（pursuing irradiation）があり，前者は照射時間が長くかかる。

肺癌の場合 1 cm 以上のマージンを計画標的体積設定に際し用いていたが，動体追跡治療装置を用いた照射法では，その半分程度となり，正常組織への障害が軽減することが予測される。その他，肝臓や食道における腫瘍にも応用される。

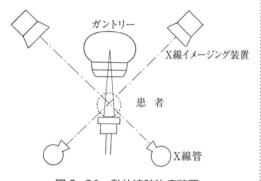
図 2-36 動体追跡治療装置

## 2・6 トモセラピー

トモセラピー（tomo therapy）はライナック CT とも呼ばれ，強度変調放射線治療（IMRT）を行う装置の1つである（図2-37）。6 MV X 線を放出する直線加速器はスリップリング（slip ring）に取り付けられ，連続回転して照射できる。加速器の対側は X 線 CT 撮影用のキセノン検出器とビームストッパーが取り付けられている。ターゲットから回転中心までの距離は 85 cm で，ガントリ部分にはプライマリコリメータ（primary collimator）と幅 6 mm の 64 枚のマルチリーフコリメータ（multi-leaf collimator）が取り付けられ，高圧縮の空気により高速でリーフを動作させている。被検者の体軸方向の照射野はプライマリコリメータにより形成され，1〜5 cm の範囲で選択可能である。横断面の照射野はマルチリーフコリメータで形成され，最大 40 cm となる。照射野内の X 線束を平坦にするための平坦化フィルタ（flattening filter）は設置されておらず，一門照射の等線量分布図は中央部で線量の多いコーン状となっている。

治療は定在波型直線加速器を連続で回転させながら寝台を移動させて行

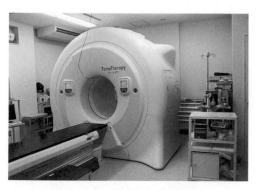
図 2-37 トモセラピー装置

われる。治療開始前にX線CT画像を取得して，この画像を利用してX線照射が行われる画像誘導放射線治療（image guided radiotherapy）が行われる。またX線CT画像とマルチリーフコリメータにより，強度変調照射（intensity modulated radiotherapy）を可能としている。

ガントリ1回転あたりの寝台の移動距離はピッチを用いて表現され，ピッチを次式のように定義している。

$$ピッチ = \frac{ガントリ1回転あたりの寝台移動距離}{体軸方向の照射野}$$

ピッチが1未満の場合，ガントリ回転毎の照射野が重なり，繋ぎ目の無い線量分布が得られる。

治療計画は専用のプラニングシステムで行われ，横断面で40 cm，体軸方向で160 cmが治療範囲となる。

## 2・7 遠隔操作式後充填治療装置

密封小線源治療では線源の挿入方法に後充填方式が用いられ，この方式は線源挿入用導管を病巣組織に挿入し，模擬線源を用いて線源の位置確認後線量計算を行い，挿入用導管に線源を手動で挿入して治療を行っており，線源挿入時や患者介護による医療従事者の放射線被曝が避けられなかった。

この被曝問題を解決するために，O'Connell（1965年）らはCathetron装置を，若林（1966年）らはRALSTRON装置を開発した。これらの装置は，線源挿入用導管に別室からガイドチューブで遠隔操作により密封小線源を送り込む方式のため，医療従事者への放射線被曝が解消され，線源を紛失することもなく放射線管理が容易になった。

**遠隔操作式後充填治療装置**（remote after loading system：RALS）は制御器，線源逆戻装置，線源収納遮蔽容器，案内管（ガイドチューブ），アプリケータ，線源支持器などで構成され（図2-38），線源には$^{60}$Co，$^{137}$Cs，$^{192}$Irが用いられている。線源逆戻装置は線源を取り付けたワイヤの駆動と巻き取りの機構である。線源収納遮蔽容器は線源の収納状況を監視するためモニタ線量計を備え，数本の密封小線源を収納容器である。案内管は金属または樹脂系のパイプで，線源収納遮蔽容器からアプリケータまでワイヤに接続された線源をアプリケータまでに導くものである。指示器は線源位置検出部，案内管支持機構からなっている。線源の放射能により高線量率照射法と低線量率照射法に区分され，小線源で低エネルギーγ線を放射する線源を病巣に接近して照射するため，腫瘍を根治するために必要な線量を狭い範囲にのみ照射でき，正常組織への影響を最小に抑えられる特徴を持つ。

[問題2-12] 放射線治療装置で関係のない組み合わせはどれか。
1. リニアック………電子を加速
2. マイクロトロン…電子を加速
3. サイクロトロン…重陽子を加速
4. シンクロトロン…炭素を加速
5. サイバーナイフ…$^{60}$Co密封小線源

（答え：5）

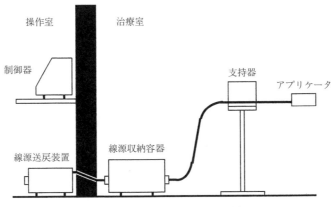

図2-38 遠隔操作式後充填治療装置

## 参考文献

1) 渡部洋一, 金森勇雄, 津坂昌利・他. 放射線治療技術の基礎. 医療科学社, 1998; 80-84.
2) Karzmark CJ, Pering NC. Electron Linear Accelerators for Radiation Therapy; History, Principles and Contemporary Developments. Phy. Med. Biol. 1973; 18: 321-354.
3) Karzmark CJ. Advances in linear accelerator design for radiotherapy. Med. Phys. 1984; 11: 105-128.
4) 高橋信次・編. 図解コンピュータ断層法(改訂新版). 秀潤社. 1982; 256-264.
5) 阿部光幸. 癌 放射線療法(大川智彦・編). 篠原出版. 1995; 3-10.
6) Hartmann GH, Schlegel W Sturm, et al. Cerebral radiation surgery using moving field irradiation at a linear accelerator facility. Int. J. Radiat. Oncol. Biol. Phys. 1985; 11(6): 1185-1192.
7) Lutz W, Winston KR, Maleki N. A system for Stereotactic radiosurgery with a linear accelerator. Int. J. Radiat. Oncol. Biol. Phys. 1988; 14: 373-381.
8) Milton DH, Marilyn W, Ronald T. Single-beam radiotherapy knife; A practical theoretical model. J. Neurosurg. 1984; 60: 814-818.
9) Federico C, Antonio B, Franco P, et al. External Stereotactic Irradiation by Linear Accelerator. Neurosurgery. 1985; 16(2): 154-160.
10) 井上俊彦, 村山重行. 痛 放射線療法(大川智彦・編). 篠原出版. 1995; 53-61.
11) 日本放射線機器工業会・編. 医用画像・放射線機器ハンドブック. 1995; 253-300.
12) 日本放射線技師会・編. 診療放射線データブック. マグブロス出版. 1981; 197-201.
13) パルデマール・ンヤーフ. 医生物学用加速器総論. 医療科学社. 1998; 92-95, 109-127.
14) Svensson H, et al. A 22 MeV microtoron for radiotherapy. Acta. Radiol. Ther Phys. Biol. 1997; 16: 145.
15) Wu A. Physics and Dosimetry of the Gamma knife. Neurosurgery Clinics of North America. 1992; 3: 35-50.
16) Leksell DG. Stereotactic radiosurgery. Neurological Research. 1987; 9: 60-68.
17) Wu A, Lindner G, Maitz AH, et al. Physics of Gamma Knife Approach on Convergent Beams in Stereotactic Radiosurgery. Int. J. Radiation Oncology Biol. Phys. 1990; 18: 941-949.
18) Walton L, Bomford CK, Ramsden D. The Sheffield stereotactic radiosurgery unit; physical characteristics and principles of operation. The British Journal of Radiology. 1987; 60: 897-906.
19) 中川恵一, 青木幸昌・編. 改訂版 放射線治療ガイドブック. 医療科学社. 1999; 173-186.

# 第3章
# 放射線計測

## 3・1 電離放射線と物質の相互作用

　放射線（radiation）は**非電離放射線**（nonionizing radiation）と**電離放射線**（ionizing radiation）に大別され，非電離放射線には**電磁波**（electromagnetic wave）の仲間である電波，赤外線，可視光線，紫外線が含まれる。一方，電離放射線は電磁波と**粒子線**（particle beam）に区分され，電磁波にはX線，γ線が，粒子線には電子線，陽子線，中性子線，炭素線などが含まれる（図3-1）。これら電離放射線は物質に入射すると，物質を構成する原子の軌道電子や自由電子などと衝突することなどにより，二次電子を放出する。この作用を**電離**（ionization）といい，電離能力を有する放射線を電離放射線という。

　また物質に入射した一次電離放射線が，物質を構成する原子の軌道電子を直接電離する能力が大きい放射線を**直接電離放射線**（directly ionizing radiation）と呼び，電子線，陽子線，α線などがこれに属する。一方，電離放射線が物質に入射し，物質との相互作用により電離を生じるが，この入射電離放射線による電離よりも，入射電離放射線と物質との相互作用により生じた二次電子による電離の方が，電離能力が大きい場合，この入射放射線を**間接電離放射線**（indirectly ionizing radiation）と呼び，X線，γ線，中性子線がこれに属する。

　放射線治療ではこれら電離放射線（直接・間接）が組織内で電離した二次電子による生物学的作用により癌細胞を致死に至らしめている。本章では生物学的作用の基礎となる電離放射線と物質との相互作用，この相互作用を利用して計測される吸収線量とその計測法について述べる。

### 3・1・1　X線・γ線と物質の相互作用

　X線（X-ray）は質量・電荷を持たない**光子**（photon）であり，物質を構成する原子の原子核外から放射され，いろいろな光子エネルギーが混在した**連続スペクトル**（continuous spectrum）を示す。**γ線**（gamma ray）は放射性同位元素から放出され，エネルギーが均一にそろった単一エネルギーの光子で，原子核の壊変により励起状態となった原子核が，より低い安定したエネルギー状態に戻ろうとする時，原子核内から放射される。X線とγ線は透過力や発生源が異なるものの，電磁波としての物理的性質は同一のものであり，α線やβ線に比べて物質透過力が非常に大きい。これら光子が物質に入射した時に生じる相互作用は5種類に分類され，入射光子エネルギーや物質の原子番号や密度などにより相互作用の様式が異なる。

#### 1．干渉性散乱

　非常に低エネルギー（数 keV 程度）の光子が物質に入射し，物質を構成する原子の軌道電子または自由電子の近くを通過すると，軌道電子や自由電子は強制振動を受け，入射光子の振動エネルギーと同じエネルギーを有する光子を放射する。この時，軌道電子はエネルギー付与には寄与せず，

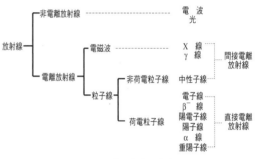

図3-1　放射線の分類

(a) 干渉性散乱

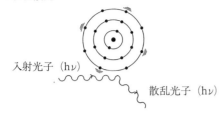

図3-2 干渉性散乱

(b) 光電効果

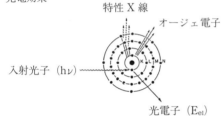

図3-3 光電効果

入射光子が方向を変えて散乱した状態と同じことになる（図3-2）。この現象を**干渉性散乱**（coherent scattering）といい，標的が自由電子の場合を**トムソン散乱**（Thomson scattering），軌道電子の場合を**レイリー散乱**（Rayleigh scattering）という。入射光子のエネルギーが非常に低い時に生じるので，放射線治療で用いられる放射線エネルギー領域では重要な相互作用とはならない。

## 2．光電効果

**光電効果**（photoelectric effect）は入射光子が物質を構成している原子の軌道電子と衝突し，この時，入射光子の持っている全エネルギーを軌道電子に与え，光子は自ら消滅し，軌道電子に与えたエネルギーで軌道電子を原子系列外にはじき飛ばす現象である（図3-3）。この時の入射光子エネルギーと軌道電子とのエネルギー転換の関係を次式に示す。

$$E_{el} = h\nu - E_B \tag{3・1}$$

$E_{el}$：反跳電子の運動エネルギー [eV]
$h\nu$：入射光子の運動エネルギー [eV]
　　（$h$：プランク定数；$6.6\times10^{-34}$ [J・s]）
　　（$\nu$：光子の振動数 [$s^{-1}$]）
$E_B$：物質を構成する原子の原子核と入射光子が衝突した軌道電子間の結合エネルギー [eV]

光電効果が生じるためには，入射光子のエネルギーが物質を構成する原子の原子核と軌道電子の結合エネルギーより大きいことが条件となる。例えば，50 keVのエネルギーを有する光子が10 keVの結合エネルギーを有するK殻の電子と衝突した時，40 keVのエネルギーを持った軌道電子が軌道よりはじき飛ばされることになる。

光電効果は原子核と強く結合された内殻電子ほど起こりやすく，光電効果の約80％はK軌道電子によるものである。

この光電効果によりはじき飛ばされた軌道電子は**荷電粒子**（charged particle），**二次電子**（secondary electron），**反跳電子**（recoil electron）または**光電子**（photoelectron）などと呼ばれ，その後，物質内でエネルギーが0になるまで制動放射（bremsstrahlung）による放射損失（radiation loss）や他の原子の軌道電子と次々と衝突を繰り返す衝突損失（collision loss）によりエネルギーを失っていく。

一方，軌道電子をはじき飛ばされた原子はエネルギー的に不安定な状態（励起エネルギー状態）となり，安定したエネルギー状態に戻るため，はじき飛ばされた軌道電子の空所へ，それよりもエネルギー準位の大きな外側の軌道電子が内側の軌道へ遷移する。この時，遷移により生じた余剰エネルギーが電磁波として放出され，この電磁波を**特性X線**（characteristic X-ray）という（図3-3）。しかし，余剰エネルギーが特性X線とならず軌道電子に吸収され，軌道電子が放出されることがある。この現象を**オージェ効果**（Auger effect）と称し，放出された電子を**オージェ電子**（Auger electron）という（図3-3）。

## 3．コンプトン効果

**コンプトン効果**（Compton effect）は入射光子が物質中で物質を構成する原子の軌道電子または自由電子と衝突し，その軌道電子または自由電子は入射光子の持つエネルギーの一部を付与されて原子からはじき出され（反跳電子），その結果，入射光子は始め持っていたエネルギーの一部を衝突により軌道電子または自由電子に付与し，入射方向とは異なった方向へ散乱する相互作用である。このコンプトン効果によるエネルギー転換の関係は

[問題3-1] 光電効果について誤っているのはどれか。
1. 光子は完全に消滅し，光電子と励起状態の原子が出現する。
2. 光電効果はK殻電子に対して一番起こりやすい。
3. 蛍光X線が放出される割合を$\alpha$とすると，オージェ電子の放出される割合は$1-\alpha$で表される。
4. 放出される光電子のエネルギーは入射光子のエネルギーに等しい。
5. 低エネルギーの光電子は入射光子に対し側方に多く放出されるが，光電子のエネルギーが高くなると前方に放出されるようになる。

（答え：4）

図3-4に示すように，$h\nu$の運動エネルギーを持つ入射光子が静止状態の軌道電子と衝突し，軌道電子は入射光子に対し，$\theta$の角度で運動エネルギー$E_{el}$，運動量$m\upsilon$にて反跳し，散乱光子は入射光子に対し$\phi$の角度で運動エネルギー$h\nu'$，運動量$h\nu'/c$にて散乱すると，これらの間にエネルギー保存則と運動量保存則が成り立ち，これらの関係を次式に示す。

衝突前後，入射光子と軌道電子のエネルギー保存則から，

$$h\nu + m_0 c^2 = h\nu' + E_{el} \tag{3・2}$$

衝突前後の入射光子と軌道電子の運動量保存則から，入射光子の入射方向に対し，垂直と平行方向の成分に運動量を分けると，

$$h\nu/c = (h\nu'/c)\cos\phi + \frac{m_0 \upsilon \cdot \cos\theta}{\sqrt{1-\beta^2}} \tag{3・3}$$

$$(h\nu'/c)\sin\phi = \frac{m_0 \upsilon \cdot \sin\theta}{\sqrt{1-\beta^2}} \tag{3・4}$$

$m_0$：電子の静止質量（$9.1 \times 10^{-31}$ kg）
$c$：光速（$3 \times 10^8$ m・s$^{-1}$）
$\beta$：$\upsilon/c$

上式より，散乱光子$h\nu'$と反跳電子$E_{el}$のエネルギーの関係を3・5式と3・6式に示す。

$$h\nu' = \frac{h\nu}{1+\alpha(1-\cos\phi)} \tag{3・5}$$

$$E_{el} = \frac{h\nu \cdot \alpha(1-\cos\phi)}{1+\alpha(1-\cos\phi)} \tag{3・6}$$

ただし，$\alpha = h\nu/m_0 c^2$

3・2式より，コンプトン効果による入射光子線束の波長の変化分を次式に示す。

$$\begin{aligned}\lambda' - \lambda &= (c/\nu') - (c/\nu) \\ &= (h/m_0 c^2)(1-\cos\phi) \\ &= 0.00242(1-\cos\phi) \end{aligned} \tag{3・7}$$

3・7式において，入射光子のコンプトン効果による波長の変化は入射光子のエネルギーに依存せず，散乱光子が入射光子の方向へ散乱する時（$\phi = 180°$），最大のエネルギーが軌道電子または自由電子に与えられ，この時，$d\lambda = 0.0048$ nmの波長の光子となる。これを**コンプトン端**（Compton edge）という。また，この反跳電子は入射光子のエネルギーの増大に伴い前方散乱し，ビルドアップ効果（build-up effect）が少なくなる。

## 4. 電子対生成

**電子対生成**（pair production）は，図3-5に示すように，1.02 MeV以上のエネルギーを有する入射光子が物質を構成する原子の原子核の近くを通過する時，原子核のクーロン場の作用を受けて入射光子は消滅し，電子（electron）と陽電子（positron）の1電子対を作る相互作用である。この電子対生成によるエネルギー転換の関係を3・8式に示す。

$$E_{el} + E_{pos} = h\nu - 1.02 [\text{MeV}] \tag{3・8}$$

$E_{el}$：電子の運動エネルギー［eV］
$E_{pos}$：陽電子の運動エネルギー［eV］
$h\nu$：入射光子の運動エネルギー［eV］

電子対生成により生じた電子は物質を構成している原子の軌道電子と相互作用により電離や励起を行い，その運動エネルギーを消費して，最後に

(c) コンプトン効果

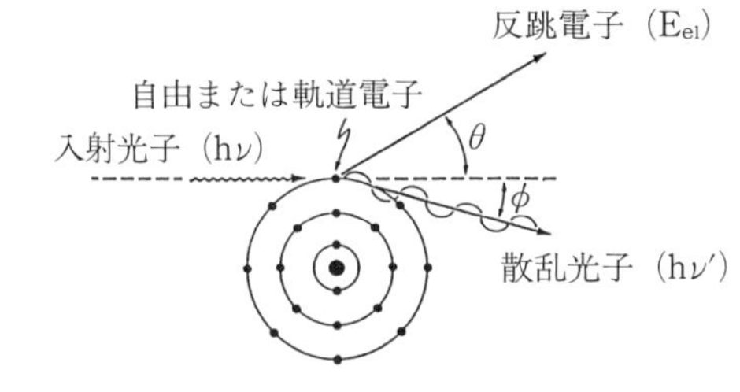

図3-4 コンプトン効果

[問題3-2] コンプトン効果について誤っているのはどれか。
1. 散乱光子のエネルギーは入射光子のエネルギーより低い。
2. 入射光子の進行方向に近い方向の散乱光子ほどエネルギーが高い。
3. 入射光子のエネルギーが高いほど，散乱光子は入射光子の進行方向に多く散乱される。
4. 入射光子と散乱光子とのエネルギーの差は入射光子のエネルギーに依存する。
5. 反跳電子の角度は散乱光子の角度より大きい
（答え：5）

[問題3-3] 51.1 keVのエネルギーを有する入射光子線束が，物質を構成する原子の軌道電子と衝突後，入射方向へ散乱された。この時，光子と軌道電子のエネルギーを求めよ。
（答え）$m_0 c^2 = 0.511$ MeV，$\cos 180° = -1$を3・5と3・6式に代入する。

$$\begin{aligned} h\nu' &= h\nu/[1+\alpha(1-\cos\phi)] \\ &= 0.0511/(1+(0.1\times 2)) = 0.042 \text{ MeV} \end{aligned}$$

$$\begin{aligned} E_{el} &= \frac{h\nu \cdot \alpha(1-\cos\phi)}{1+\alpha(1-\cos\phi)} \\ &= (0.0511 \times 0.1 \times 2)/(1+(0.1 \times 2)) \\ &= 0.0085 \text{ MeV} \end{aligned}$$

(d) 電子対生成

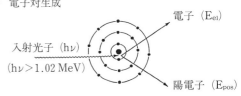

図3-5 電子対生成

[問題3-4] 電子対生成について誤っているのはどれか。
1. 光子エネルギーが1.02 MeVより大きい時に電子対生成が起こる。
2. 陽電子は自由電子と結合して2個の光子を放出して消滅する。
3. 消滅放射線は互いに180°反対方向に放出され、そのエネルギーは0.511 MeVである。
4. 電子対生成の線減弱係数は原子番号の2乗に、また質量減弱係数は原子番号にほぼ比例する。
5. 電子対生成は光子エネルギーが1.533 MeVより大きい時に起こる。

(答え：5)

は物質中の（＋）イオンと結合し安定した中性の原子になる。一方、陽電子は軌道電子などと衝突を繰り返しながら運動エネルギーを失ってゆき、運動エネルギーが0付近で物質中の電子と結合し、0.51 MeVの2本のγ線をそれぞれ180°の反対方向へ放出し消滅する。このγ線を**消滅放射線**（annihilation radiation）という。

この現象は、放射線治療においてX線束が約10 MeV以上のエネルギーの時、物質と大きく関係する相互作用である。

電子対生成が軌道電子のクーロン場で生じた場合、軌道電子も前方に反跳されると同時に電子と陽電子が生じる。これを**三対子生成**（triplet production）という。三対子生成には入射光子エネルギーが2.044 MeV以上なければならない。

### 5. 光核反応

**光核反応**（photonuclear reaction）は放射線治療などで使用される高エネルギーの光子が加速装置のフラットニングフィルタ、絞り機構、治療室の床や壁などの物質との相互作用で、入射光子が物質を構成している原子の原子核に捕獲され、その原子核が壊変して中性子、陽子、あるいは複数個の原子核の破片からなる粒子を放出する相互作用である。

光核反応が生じるには、入射光子が**閾エネルギー**（threshold energy）以上のエネルギーあることが必要である。そして各原子核について固有となる（**表3・1**）。(γ, n)、(γ, pn)、(γ, 2n)反応により放出される中性子を**光中性子**（photoneutron）といい、原子番号の小さい原子核では15 MeV、中ぐらいの原子番号の原子核では10 MeV、高原子番号の原子核では7～8 MeVの光子エネルギーで光核反応が生じる。

放射線治療用加速装置において光中性子の発生源はコリメータ、ターゲット、フラットニングフィルタなどで、タングステン（W）から放出される光中性子の平均エネルギーは10 MV X線で0.65 MeV、15 MV X線で1.8 MeVと推定されている。このように光核反応による光中性子の発生確率は光子エネルギーが大きい程、物質の原子番号が大きい程大きく、放射線治療用加速装置において10 MV以上のX線束を使用する場合は、光核反応による光中性子が放出されることから、放射線の遮蔽には一次X線や散乱X線の他、光中性子に対する対策も必要となる。

## 3・1・2 物質内における光子の減弱

### 1. 線減弱係数

光子線束の強度は（光子エネルギー×光子数）で示され、光子線束が物質を透過する時、光子エネルギーや光子数のいずれが減少しても、光子線束の強度は小さくなる。

この光子線束の強度は、一般に電離箱による電離量で表示される。非常に細い線束で単一エネルギーのγ線が、薄い層の水を透過して減弱していく様子を図3-6aに示す。このγ線束は水中で散乱線が発生しないほど線束が細く、各厚さ1 cmの水に対してγ線強度が20 %減弱する理想的な条件を考える。そして線強度1.0×10⁻⁴ Ckg⁻¹のγ線束が入射したとすると、最初の1 cm厚の水を透過したγ線束は0.8×10⁻⁴ Ckg⁻¹の線強度に減弱する。そして水の厚さに対する光子線束強度の関係を片対数グラフ上に示すと、γ線の相対

表3・1　(γ, n)及び(γ, p)反応の閾エネルギー [MeV]

|  | ²H | ¹²C | ²⁷Al | ⁶³Cu | ²⁰⁶Pb |
|---|---|---|---|---|---|
| (γ, n) | 2.23 | 18.7 | 13.1 | 10.8 | 8.1 |
| (γ, p) | 2.23 | 15.9 | 8.3 | 6.1 | 7.3 |

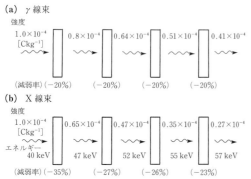

図3-6　光子線束の水中における減弱

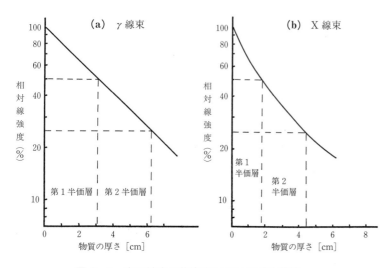

図3-7　光子線束の物資中における減弱曲線

強度と水の厚さの関係は直線となる（図3-7a）。

これに対し，連続スペクトルを有する細い線束のX線は色々なエネルギーの光子が混在しているために，入射付近の浅い所では低エネルギーのX線が多く吸収され，深くなるに従い比較的高いエネルギー成分のX線束に均一化される。そのために浅い所ではX線束の減弱率が大きく，深くなるに従い減弱率が一定値に近づく。このことはX線束のエネルギー分布が$\gamma$線のように均一になりつつあることを示し，この現象を**実効エネルギー**（effective energy）が大きくなるという（図3-6b）。この様子を，水の厚さに伴うX線束強度の減弱の様子を片対数グラフに示すと，浅い所では曲線となり深くなるに従い直線に近くなる（図3-7b）。

$\gamma$線束において線強度と物質の厚さの関係は，図3-8に示すように，物質に入射する光子線束の線強度を$I_0$，物質の厚さを$x$，光子線束が物質$x$の厚さを透過した時の線強度を$I$とする。そして物質中で非常に薄い物質の厚さ$dx$では$dI$だけ光子線束が減弱するとする。さらに物質内で$dI$は$I$と$dx$の積に比例することからこれらの関係を次式に示す。

$$dI = \mu \cdot I \cdot dx$$

ここで，$\mu$は**線減弱係数**（linear attenuation coefficient）で，比例定数である。上式より，線減弱係数$\mu$は次式に示すように定義される。

$$\mu = dI/(I \cdot dx) \tag{3・9}$$

図3-8から線強度は－に減弱するので，3・9式は次式のようになる。

$$dI/I = -\mu \cdot dx$$

上式を積分すると，

$$\int (1/I) dI = -\mu \int dx + C \quad (C：積分定数)$$
$$\log_e I = -\mu x + C$$

上式において$x=0$の時，$C=\log_e I_0$となり，これを上式に代入して3・10式を得る。

$$\log_e I = -\mu x + \log_e I_0$$
$$\log_e(I/I_0) = -\mu x$$
$$I = I_0 e^{-\mu x} \tag{3・10}$$

線減弱係数の単位は$[m^{-1}]$で，線減弱係数は物質の密度，原子番号や入射光子エネルギーに依存して変化する。入射光子のエネルギーが大きくなると単位長さ当たりの物質を透過する光子の減弱率が小さくなり，線減弱係数は小さくなる。

光子線束が物質中を透過する時，光子線束は線源から**距離逆二乗則**（inverse square law）によって減弱するが，その他に光電効果，コンプトン効果，電子対生成など，物質との相互作用すなわち吸収により光子強度が減少する。図3-9は入射光子エネルギーと物質の原子番号を因子として，これら3つの相互作用が生じやすい領域を示している。

いま，エネルギー0.1 MeVの光子線束が炭素（Z=6）に入射すると，主にコンプトン効果により減弱する。また，人体の筋肉の実効原子番号は約7.4であることから，実効エネルギー30～70 keVのX線束ではコンプトン効果が主に生じ，X線撮影のエネルギー領域ではコンプトン効果による散乱線の対策が必要となる。光子エネルギー0.1 MeVの線束がヨウ素（Z=53）に入射すると，主に光電効果により減弱する。ガンマカメラのNaI（Tl）シンチレータの発光現象は主にこの相互作用によるものである。エネルギー1 MeVの光子では物質の原子番号に関係なく，主にコンプトン効果により

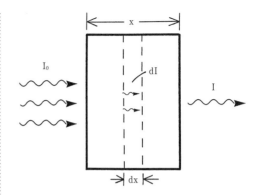

図3-8 物質を透過する光子の物質厚と線強度との関係

**[問題3-5]** 厚さ1 cmの水ファントムに$\gamma$線束を照射したところ，入射線量が$1.0×10^{-4}$ C・kg$^{-1}$，射出線量が$0.8×10^{-4}$ C・kg$^{-1}$であった。この時の水の減弱係数を求めよ。

（答）$I_0 = 1.0×10^{-4}$，$I = 0.8×10^{-4}$，$X=1$を3・10式に代入する。
$0.8×10^{-4} = (1.0×10^{-4})e^{-\mu}$
$e^{-\mu} = 1.25$
$\mu = 3.5$ cm$^{-1}$

**[問題3-6]** 40 keVの細い線束光子が，厚さ1 mmの鉛板を透過した時，この光子線束の強度は入射光子線束の何%になるか。ただし，鉛の質量減弱係数を9.76 [cm$^2$g$^{-1}$]，鉛の密度を11.1 [gcm$^{-3}$]とする。

（答え）3・10式より
$I = e^{-(9.76×11.1×0.1)} = e^{-10.8}$
$= 1/(4.9×10^4)$
$= 2.0×10^{-3} = 0.2\%$

**[問題3-7]** 1 MeVのエネルギーを有する$\gamma$線束が，入射強度の1/10になる鉛厚を求めよ。ただし，線減弱係数$\mu = 0.790$ [cm$^{-1}$]とする。

（答え）3・10式より
$(1/10) I_0 = I_0 e^{-0.79 x}$
$\ln 10 = 0.79 x$
$x = 2.3/0.79 = 3$ cm

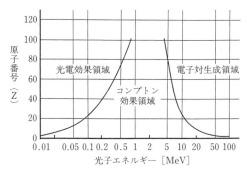

図3-9 物質の原子番号,光子エネルギーを因子とした光子と物質の相互作用の領域

物質中で減弱する。放射線治療領域の高エネルギー光子線束は被検者内では主にこの相互作用によるものである。また,エネルギー10 MeVの光子線束が炭素を透過する時,その大半はコンプトン効果により減少する。しかし,同じエネルギーの光子線束が原子番号の大きいヨウ素を透過する時,主として電子対生成により減少する。

これらの3つの相互作用の線減弱係数の和は,線減弱係数と定義され,これらの関係を次式に示す。

$$\mu = \tau + \sigma + \chi \tag{3・11}$$

$\mu$:線減弱係数 $[m^{-1}]$
$\tau$:光電効果による線減弱係数 $[m^{-1}]$
$\sigma$:コンプトン効果による線減弱係数 $[m^{-1}]$
$\chi$:電子対生成による線減弱係数 $[m^{-1}]$

線減弱係数$\mu$のうち,光電効果による線減弱係数$\tau$は光子エネルギーに依存し,その変化を水と鉛について図3-10に示す。低エネルギー光子が光電効果を生じる時,主にエネルギー準位の低い軌道電子と衝突して光子エネルギーが失われ,軌道電子と衝突する確率はK殻で約80%,L殻で20%といわれている。さらに光子エネルギーが増大し,入射光子エネルギーが軌道電子と原子核の結合エネルギーに等しくなると,減弱曲線に不連続の部分が現れて線減弱係数$\mu$が4〜10倍と急に増大する。この現象を**L吸収端**(L absorption edge)という。さらに入射光子のエネルギーが増大するとK吸収端が現れる。そしてLやK吸収端は物質の原子番号により異なり,鉛ではK吸収端は88 keVで生じる。

このように光電効果による線減弱係数$\tau$は,光子エネルギー$h\nu$の増大に伴い小さくなり$1/(h\nu)^{3.5}$に比例し,物質の原子番号Zの増大に伴い大きくなり$Z^5$に比例する。

コンプトン効果による線減弱係数$\sigma$は吸収体の原子番号に依存しない。それはどんな物質でも単位質量当たりの電子数が同じであるからである。しかし,水素は他の物質に比べ単位質量当たり2倍の電子を含んでいる。このことから,水素原子のコンプトン効果は他の物質に比べて大きい。

前述したように1.02 MeV以下のエネルギーの光子では電子対生成は生じなく,電子対生成による線減弱係数$\chi$は,1.02 MeVより大きいエネルギーにおいて光子エネルギーの増大に伴い大きくなり,物質の原子番号$Z^2$に比例する。

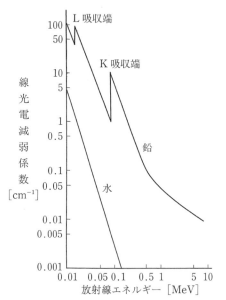

図3-10 水と鉛の線光電減弱係数

## 2. 半価層

物質中の光子線束の減弱変化を表す方法として,**半価層**(half value layer:HVL)が用いられる。半価層は入射光子線束の強度が物質中で正確に1/2になる物質(フィルタ)の厚さである。この半価層$H_{1/2}$と線減弱係数$\mu$の関係を3・12式に示す。

3・10式に$I = I_0/2$を代入する。

$$1/2 = e^{-\mu \cdot H_{1/2}}$$
$$\mu \cdot H_{1/2} = \ln 2 = 0.693$$
$$H_{1/2} = 0.693/\mu \tag{3・12}$$

第2半価層(second half value layer)は第1半価層透過後の放射線強度がさらに1/2となる第1半価層からの物質の厚さで,$\gamma$線束の場合,第1半価層値と第2半価層値とは等しい(図3-7a)。しかし,X線束の場合,低エネルギーの光子が物質の浅い所で多く吸収され,深くなるに従い線質が硬くなる(実効エネルギーが大きくなる)ことから第2半価層値が第1半価層値より大きくなる(図3-7b)。

[問題3-8] 単色X線が厚さ1.2 mmの銅板を透過した時,線量率が1/8に減少した。このX線に対する半価層(mmCu)と線減弱係数$[mm^{-1}]$を求めよ。

(答え)$1/8 = e^{-1.2\mu}$
$1/8 = 1/e^{1.2\mu}$
$8 = e^{1.2\mu}$
$1.2\mu = \ln 8 = 2.079$
$\mu = 1.73 \ [mm^{-1}]$
$H_{1/2} = 0.693/1.73 = 0.4 \ mm$

[問題3-9] 銅による質量減弱係数が0.231 $[cm^2 g^{-1}]$のX線の半価層は銅で何cmか。ただし,銅の密度は9 $[g cm^{-3}]$とする。

(答え)$H_{1/2} = 0.693/\mu$
$\mu = 0.231 \times 9 \ [cm^{-1}]$
$H_{1/2} = 0.693/(0.231 \times 9)$
$= 0.33 \ cm$

## 3. 質量減弱係数

3・12式を用いて半価層値から得られた線減弱係数$\mu$は、光子エネルギー、物質の密度や原子番号により変化する。特に線減弱係数と物質の密度の関係において、同じ物質でも物質の密度が異なることにより線減弱係数が変化する場合がある。いま図3-11において氷の単位体積当たりの原子数は水蒸気に比べて遥かに多く、従って線減弱係数は水蒸気より氷の方が大きい。このように、線減弱係数は物質の原子番号が同じでも物質の密度の違いによりその値が異なり、まぎらわしい点がある。

ここで物質の密度を$\rho$とした時、**質量減弱係数**（mass attenuation coefficient：$\mu/\rho$）は線減弱係数$\mu$と密度$\rho$の商として定義され、3・9式より次式に示す。

$$\mu/\rho = (1/\rho)\left(\frac{dI}{I \cdot dx}\right) \qquad (3 \cdot 13)$$

質量減弱係数は単位体積当たりの原子数が同じ状態で減弱係数を定義するので、水のようにその状態によって密度が変化する物質に対し質量減弱係数値が同じになり、物質の密度依存性がなくなることから、線減弱係数よりも質量減弱係数が良く用いられているゆえんである。この質量減弱係数の単位は [$m^2 kg^{-1}$] である。

質量減弱係数の他に、原子1個当たりの減弱係数として**原子減弱係数**（atomic attenuation coefficient：$\mu_a$）、あるいは電子1個当たりの減弱係数として**電子減弱係数**（electron attenuation coefficient：$\mu_e$）が定義される。物質の原子番号を$Z$、原子量$A_w$、アボガドロ数を$N_A$とすると、1gの物質中の原子数は$Z/A_w$であることから、原子減弱係数を3・14式に、電子減弱係数を3・15式に示す。

$$\mu_a = (\mu/\rho)(A_w/N_A) \qquad (3 \cdot 14)$$

$$\mu_e = (\mu/\rho)(A_w/Z \cdot N_A) \qquad (3 \cdot 15)$$

このように、原子減弱係数や電子減弱係数は減弱の断面積とも呼ばれる。

## 4. 質量エネルギー転移係数

エネルギー$h\nu$の光子（非荷電粒子）が物質中に入射し、物質と相互作用の結果、荷電粒子（二次電子）に初期運動エネルギー$E_{tr}$を与えた時、**線エネルギー転移係数**（linear energy transfer coefficient：$\mu_{tr}$）とこれらの関係を次式に示す。

$$\mu_{tr} = \mu(E_{tr}/h\nu) \qquad (3 \cdot 16)$$

$\mu$：線減弱係数（ここでは入射した非荷電粒子が物質中と相互作用を起こす確率と考える）

$$\mu_{tr} = (dI \cdot E_{tr})/(dx \cdot I \cdot h\nu) \qquad (3 \cdot 17)$$

3・17式では、$I \cdot h\nu$は放射エネルギー（radiant energy：$R_E$）（3・2・1章参照）、$dI \cdot E_{tr}$は相互作用により荷電粒子に転移された初期運動エネルギー（initial kinetic energy：$R_{tr}$）で、上式よりこれらの関係を次式に示す。

$$\mu_{tr} = R_{tr}/(R_E \cdot dx) \qquad (3 \cdot 18)$$

**質量エネルギー転移係数**（mass energy transfer coefficient：$\mu_{tr}/\rho$）は線エネルギー転移係数$\mu_{tr}$と物質中の密度$\rho$の商であるから、3・18式から次式のように示される。

$$\mu_{tr}/\rho = \left(\frac{1}{\rho}\right)\left(\frac{R_{tr}}{R_E}\right)\left(\frac{1}{dx}\right) \qquad (3 \cdot 19)$$

なお、質量エネルギー転移係数の単位は [$m^2 kg^{-1}$] である。

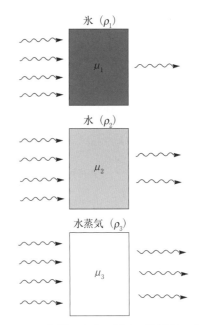

図3-11 物質の密度に対する線減弱の変化

[問題3-10] 半価層が銅で3mmの光子に対する銅の線減弱係数はいくらか。
（答え）
$H_{1/2} = 0.693/\mu$
$\mu = 0.693/3$
$= 0.23$ mm

[問題3-11] 7半価層では照射線量率は約何%になるか。
（答え）$\left(\dfrac{1}{2}\right)^7 = \dfrac{1}{2^7} = \dfrac{1}{128} = 0.78$ %

[問題 3-12] 100 keV の光子線束に対するアルミニウムの質量減弱係数が $3.72\times10^{-3}$ [m$^2$kg$^{-1}$] である時，アルミニウムの原子減弱係数，電子減弱係数を求めよ。ただし，アルミニウムの原子量を $26.98\times10^{-3}$ [kgmol$^{-1}$] とする。

（答え）

＊原子減弱係数

$\mu/\rho = 3.72\times10^{-3}$ [m$^2$kg$^{-1}$]
$A_w = 26.98\times10^{-3}$ [kgmol$^{-1}$]
$N_A = 6.02\times10^{23}$ を 3・14 式に代入

$\rho_a = (\mu/\rho)(A_w/N_A)$
　　$= 3.72\times10^{-3}\times(26.98\times10^{-3}/6.02\times10^{23})$
　　$= 1.67\times10^{-28}$ [m$^2$atom$^{-1}$]
　　$= 1.67$

＊電子減弱係数

$Z = $ [electron・atom$^{-1}$]
$\mu/\rho = 3.72\times10^{-3}$ [m$^2$kg$^{-1}$]
$A_w = 26.98\times10^{-3}$ [kgmol$^{-1}$]
$N_A = 6.02\times10^{23}$ を 3・15 式に代入

$\mu_e = (\mu/\rho)(A_w/Z\cdot N_A)$
　　$= 3.72\times10^{-3}\times(26.98\times10^{-3}/13\times6.02\times10^{23})$
　　$= 0.13\times10^{-28}$ [m$^2$electron$^{-1}$]
　　$= 0.13$ [b・electron$^{-1}$]

例えば，100 keV の光子線束がタングステンに入射してその軌道電子を放出した時，K殻の結合エネルギーは約 70 keV であり，残りの約 30 keV が光電子の運動エネルギーとなる。この時，タングステンの線減弱係数の 30％が線エネルギー転移係数となる。一方，低原子番号物質ではK殻電子の結合エネルギーは約 0.5 keV であることから，$E_{tr}/h\nu = 1$ となり線エネルギー転移係数と線減弱係数はほぼ等しくなる。

また，質量エネルギー転移係数とエネルギーフルエンス（energy fluence）の積は**カーマ**（kerma）（3・2・2章参照）と定義され，これらの関係を次式に示す。

$$K = \Psi(\mu_{tr}/\rho) \tag{3・20}$$

　　$K$：カーマ [Jkg$^{-1}$]
　　$\Psi$：エネルギーフルエンス [Jm$^{-2}$]
　　$\mu_{tr}/\rho$：質量エネルギー転移係数 [m$^2$kg$^{-1}$]

### 5. 質量エネルギー吸収係数

物質中において光子線束と原子の軌道電子の相互作用により発生した二次電子は，物質を構成する他の原子の軌道電子と衝突し，そのエネルギーを失って行く。しかし，その内いくつかの二次電子は物質の原子番号に依存するが，原子核と相互作用による制動放射によってエネルギーを失う。この時に生じる制動放射線は吸収線量として計測される領域を透過するので，吸収線量（エネルギー）には含まれない。これらのことをふまえ**質量エネルギー吸収係数**（mass energy absorption coefficient：$\mu_{en}/\rho$）と質量エネルギー転移係数 $\mu_{tr}/\rho$ の関係を次式に示す。

$$\mu_{en}/\rho = (\mu_{tr}/\rho)(1-g_0) \tag{3・21}$$

　　$g_0$：物質中で荷電粒子が制動放射により失われるエネルギーの割合。300 keV 以下のエネルギーを有する光子では 0，$^{137}$Cs $\gamma$ 線に対し 0.0016，$^{60}$Co $\gamma$ 線に対し 0.0032 である。

なお，質量エネルギー吸収係数 $\mu_{en}/\rho$ の単位は [m$^2$kg$^{-1}$] である。ここで，軟部組織や低原子番号物質に対し，光子との相互作用により放出された二次電子は，その後，電離作用により所有していたそのほとんどのエネルギーが失われ，しかも制動放射によるエネルギー損失は無視されるほど小さいので，質量エネルギー転移係数 $\mu_{tr}/\rho$ と質量エネルギー吸収係数 $\mu_{en}/\rho$ は等しいと考えて良い。

質量エネルギー吸収係数 $\mu_{en}/\rho$ とエネルギーフルエンス $\Psi$ との積は**吸収線量**（absorbed dose：$D$）と定義され，これらの関係を次式に示す。

$$D = \Psi(\mu_{en}/\rho) \tag{3・22}$$

質量エネルギー吸収係数は組織内に吸収されるエネルギー（吸収線量）の計算に用いられることから，吸収線量を下に腫瘍の致死効果を評価する放射線治療においては重要な係数である。

### 3・1・3　電子線と物質の相互作用

**電子線**（electron beam）は直線加速器やベータトロンなどの加速器から放射され，$\beta$線（beta ray）は $^{90}$Sr や $^{23}$Na などの放射性同位元素から放射される粒子線である。この電子線と $\beta$ 線は物理的に同じ性質を有しており，両者とも連続エネルギースペクトル分布を示す。電子は負の電荷を持つ $\beta^-$ 粒子と，正の電荷を持つ $\beta^+$ 粒子とに分けられ，負の電荷を持つ $\beta^-$ 粒子を**電子**（electron），正の電荷を持つ $\beta^+$ 粒子を**陽電子**（positron）という。陽電子は $^{23}$Na などの放射性同位元素から放出されるか，または，1.02 MeV 以

上のエネルギーを有する光子線束による電子対生成によって放出され，物質中で陽電子の運動エネルギーが0近くになると自由電子と結合して，エネルギーが0.51 MeVの2本の消滅放射線（annihilation radiation）を180°反対方向へ放出する。原子核の壊変に伴い放出される$\beta^-$線は，壊変時に原子核から放出される時，ニュートリノ（neutrino）と$\beta^-$線にエネルギーを確率的に分けることから，$\beta^-$線エネルギーは0から壊変エネルギー（decay energy）の最大値まで連続的に分布し，その最大値で表している。そして$\beta$線の平均エネルギーは$\beta$線の最大エネルギー［MeV］の1/3［cm］といわれている。

光子線束と物質の相互作用で生じた二次電子，一次線束として入射した電子線束や$\beta$線束は，物質内で物質を構成する原子の軌道電子と衝突し（衝突損失），または原子核のクーロン力により減速し，この減速で生じたエネルギーを制動放射線の放出により（制動損失），そのエネルギーを失って行く。

ここで，電子線などの荷電粒子が物質内で物質を構成する原子と相互作用の結果，二次電子を放出する。この二次電子のエネルギーが十分に大きく，他の原子を電離する能力を持つものを**δ線**（delta ray）といい，X線や$\gamma$線の非荷電粒子が物質と相互作用の結果，放出された電離能力を持つ二次電子はδ線とはいわない。

電子線などが物質と相互作用を行う第1の方法は，入射電子が物質を構成する原子の軌道電子と衝突し，軌道電子を外殻の軌道へ追い出し，入射電子は角度を変えて散乱する。その後，追い出された電子が元の軌道に戻るとすると，それまでの原子のエネルギー状態を**励起**（excitation）といい，外殻の軌道へ追い出された電子が元の軌道の位置に納まる時，電磁波（光子）を放出し安定なエネルギー状態の原子に戻る（図3-12a）。

第2の方法は，入射電子線が物質を構成する原子の軌道電子との衝突により軌道電子を軌道外へ放出し，エネルギーを減少させて入射方向と異なった方向へ散乱する（図3-12b）。

第3の方法は，入射電子線が物質を構成する原子の軌道電子と衝突して軌道電子を軌道外へ放出し，入射電子はエネルギーを減少させ，方向を変えて散乱する。その後，放出された電子の外殻の軌道電子が内側の軌道に遷移して，軌道間のエネルギー準位の差に等しいエネルギーの特性X線として放出する（図3-12c）。この時も衝突の結果，（＋）（－）のイオン対を生成し，散乱電子と反跳電子はエネルギーを失うまで他の電子と衝突を繰り返し，エネルギーを失っていく。この過程を**衝突損失**（collision loss）

［問題3-13］質量減弱係数の単位はどれか。
1. $m^{-1}$
2. $J \cdot kg^{-1}$
3. $J \cdot m^{-1}$
4. $m^2 \cdot kg^{-1}$
5. $J \cdot m^2 \cdot kg^{-1}$

（答え：4）

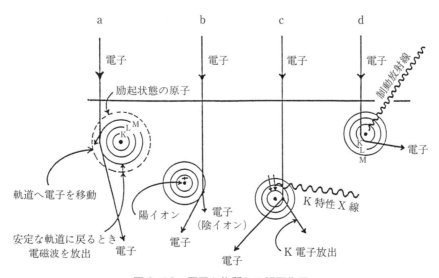

図3-12　電子と物質との相互作用

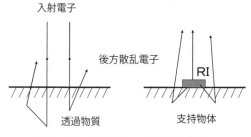

図3-13　電子線やβ線の後方散乱

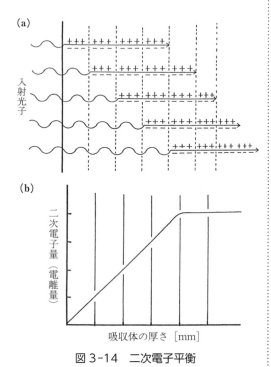

図3-14　二次電子平衡

という。

第4の方法は，入射電子線などが物質を構成する原子の原子核によるクーロン力（coulomb force）の影響を受け進行方向を変え，そのためにエネルギーを減少させ，その減少したエネルギーに相当するエネルギーを制動放射線として放出する（図3-12d）。これを**制動放射**（bremsstrahlung）または**放射損失**（radiation loss）といい，制動放射が生じる確率は電子線の入射エネルギーと原子番号の2乗に比例する。X線管などから放出されるX線は，この相互作用により生じる制動放射線が大部分を占める。

入射光子と原子の軌道電子と相互作用により放出された二次電子，一次線として入射した電子線など，そして電子線と物質との相互作用で生じたδ線の相互作用を巨視的に見ると，物質を構成している原子核または軌道電子と作用し，色々な方向に散乱し，散乱のたびにイオン対，特性X線，制動放射線を生じ，電子の持っているエネルギーが0になるまで散乱を繰り返す。

このように光子との相互作用で生成した電子，この電子と相互作用で生成した電子を総称して二次電子（荷電粒子）またはδ線といい，二次電子やδ線が物質中で散乱を繰り返しながらエネルギーを失っていく過程が吸収である。

### 1. 後方散乱

物質に入射した電子は，物質を構成する原子の軌道電子と衝突し，入射方向に向けて大きく散乱する場合があり，これを**後方散乱**（backscatter）という（図3-13）。後方散乱により，入射電子は物質中で入射方向に対し角度を変えて，再び入射面に飛び出すようなことが生じる。その結果，後方散乱した電子はその運動エネルギーを物質に対し付与していないことになる。特に入射電子が低エネルギーで，物質が高原子番号の時に後方散乱が多くなるので測定に際し注意が必要である。また低エネルギーのβ線を放出する放射性核種（radionuclide）を厚い試料台に乗せ計測する場合にも，この後方散乱による測定誤差を考慮しなくてはならない。

### 2. 二次電子平衡

**二次電子平衡**（secondary electron equilibrium）は**荷電粒子平衡**（charged particle equilibrium）とも呼ばれ，高エネルギーの光子線束が物質に入射した時，物質の表面から深くなるに従い二次電子による電離量が多くなり，ある深さにて電離量が一定の平衡状態となるような状態をいう。光子線束が物質に入射した時，物質と相互作用（光電効果やコンプトン効果など）により二次電子を放出する。光電効果により生成される二次電子の散乱分布は，入射光子のエネルギーが低い時，入射光子に対し90°の方向（側方）に散乱し，入射光子エネルギーが高くなるに従い次第に前方方向へ散乱する。

二次電子平衡が作られる過程は図3-14aに示すように，光子線束が入射して物質の単位長さ当たり（この図では1コマ）に1個の二次電子が放出されるとする。さらにこの二次電子の平均飛程は4コマとし，二次電子は物質の単位長さ当たりに3個のイオン対を作る。そして各深さにおいてどちらかの符号のイオン数を積算すると，4コマの所でイオン数は平衡状態となる（図3-14b）。すなわち物質中で二次電子平衡になった深さを**二次電子平衡深**（secondary electron equilibrium depth）といい，入射光子のエネルギーの増大に伴い二次電子平衡深の値が大きくなる。

しかし，入射光子線束は物質内で距離逆二乗則（inverse square law）に従って減弱するので，物質内で深さに伴うイオン数（電離量）はピーク深を過ぎてから一次光子線束の減弱に従って減弱して行く。この時，電離量

が深さと共に減少しても，ピーク深より深い所では二次電子平衡状態となっていて，この状態において電離箱による電離量から吸収線量が求められる。

次に，**ビルドアップ**（build-up）は一次光子線束が空気から物質へと密度が小さいものから大きいものへと入射した時に生じた。しかし，一次光子線束が密度の大きい物質から小さい物質へ入射される時，密度の大きい物質の射出面で**ビルドダウン**（build-down）というビルドアップとの逆現象が生じる。これは体内の空洞（気管，上顎洞）の射出側表面ではビルドダウンによる吸収線量低下が生じているので，放射線治療計画時に注意が必要である（4・2・3章参照）。

## 3・1・4 物質内における電子の減弱

### 1. 質量阻止能

電子のような荷電粒子（charged particle）が物質中で物質との相互作用により生じるエネルギー損失を，荷電粒子個々について調べて，全エネルギー損失を計算することは不可能である。そこで荷電粒子が物質中を移動する飛程の長さ $dx$ 当たりに失われるエネルギー $dE$ を求め，これを**線阻止能**（linear stopping power：$S$）と定め，これらの関係を次式に示す。

$$S = dE/dx \tag{3・23}$$

さらに線阻止能 $S$ を物質の密度 $\rho$ で除した値を**質量阻止能**（mass stopping power：$S/\rho$）と定め，これらの関係を次式に示す。

$$S/\rho = (1/\rho)(dE/dx) \tag{3・24}$$

質量阻止能の単位は $[\mathrm{Jm^2kg^{-1}}]$ で，その他，約数や倍数を用いて $[\mathrm{eVm^2kg^{-1}}]$ や $[\mathrm{MeVcm^2g^{-1}}]$ の単位でも表示することができる。

電子などの荷電粒子が物質を透過すると，物質を構成している多数の原子の原子核からクーロン力（coulomb force）の影響を受け，制動放射線を放射してエネルギーを失う。この時のエネルギー損失を**放射損失**（radiation loss）という。そして荷電粒子が物質中で距離 $dx$ を透過する時に放射損失により失われるエネルギーを $(dE)_\mathrm{rad}$ とした時，**線放射阻止能**（linear radiative stopping power：$S_\mathrm{rad}$）は $(dE/dx)_\mathrm{rad}$ で示され，これを物質の密度 $\rho$ で除した値を**質量放射阻止能**（mass radiative stopping power：$S_\mathrm{rad}/\rho$）と定めている。その他，各原子はそれぞれ異なった電離と励起のポテンシャルを持つ多数の電子を持っていて，荷電粒子が物質を透過する時，物質を構成する原子の電子と衝突しエネルギーを失って行く。この時のエネルギー損失を**衝突損失**（collision loss）という（3・1・3章参照）。

また，荷電粒子が物質中で距離 $dx$ を透過する時に衝突損失により失われるエネルギーを $(dE)_\mathrm{col}$ とした時，**線衝突阻止能**（linear collision stopping power：$S_\mathrm{col}$）は $(dE/dx)_\mathrm{col}$ で示され，これを物質の密度 $\rho$ で除した値を**質量衝突阻止能**（mass collision stopping power：$S_\mathrm{col}/\rho$）と定めている。

物質の全阻止能 $(S_\mathrm{tot}/\rho)$ は質量放射阻止能 $(S_\mathrm{rad}/\rho)$ と質量衝突阻止能 $(S_\mathrm{col}/\rho)$ の和で与えられ，これを次式に示す。

$$(S_\mathrm{tot}/\rho) = (S_\mathrm{rad}/\rho) + (S_\mathrm{col}/\rho) \tag{3・25}$$

入射する電子が低エネルギーの場合，X線管球内で加速された電子が焦点に衝突する場合の質量衝突阻止能があげられ，入射する電子が高エネルギーの場合，質量放射阻止能があげられる。そして質量衝突阻止能と質量放射阻止能とが等しくなる電子のエネルギーを**臨界エネルギー**（critical energy）といい，鉛で約 10 MeV，水では約 100 MeV である。

[問題 3-14] 荷電粒子平衡が成立している時，正しいのはどれか。2つ選べ。
1. 吸収線量はカーマに等しい。
2. 吸収線量は質量エネルギー吸収係数とフルエンスの積に等しい。
3. 吸収線量は質量阻止能とエネルギーフルエンスの積に等しい。
4. 空気の吸収線量は照射線量と空気のW値との積に等しい。
5. 空気の吸収線量は空気カーマと空気のW値との積に等しい。

（答え：2，4）

[問題 3-15] 最大深について誤っているのはどれか。
1. 二次電子平衡深のことである。
2. 入射放射線エネルギーにより変化する。
3. 深部量百分率が 100 % となる深さである。
4. 電子線束には最大深はない。
5. 照射野の大きさにより最大深は変化する。

（答え：4）

この他，ある物質の質量阻止能と特定な物質の質量阻止能の比を用いると便利な場合があり，この比を**相対阻止能**（relative stopping power）という。ブラッグ・グレイ空洞理論（3・3・2章参照）による吸収線量測定に際して，電離箱壁と空洞気体の質量阻止能比が使われる。

### 2. 線エネルギー付与

**線エネルギー付与**（linear energy transfer：LET）は**限定線衝突阻止能**（restricted linear collision stopping power：$L_\Delta$）とも呼ばれ，荷電粒子が物質中で$dx$の距離を透過した時，ある特定のエネルギー$\Delta$より小さい荷電粒子エネルギーによる全エネルギー損失$(dE)_\Delta$と定義され，これらの関係を次式に示す。

$$L_\Delta = (dE)_\Delta / dx \tag{3・26}$$

この線エネルギー付与（LET）の単位は[Jm$^{-1}$]であるが，荷電粒子のエネルギー$E$を[eV]で表す時，その倍数または約数を用いて[eVm$^{-1}$]や[keVμm$^{-1}$]の単位でも表示される。$\Delta$は一般に[eV]で表示され，$L_{100}$とは100 eVより小さい荷電粒子エネルギーに対する線エネルギー付与で，$\Delta$が無限に大きくなると，この線エネルギー付与（$L_\infty$）は線衝突阻止能（$S_{col}$）に等しくなる。

### 3. ガス中で1イオン対生成に費やされる平均エネルギー

二次電子がガス中でガスを構成する原子との相互作用により1イオン対を作るのに費やす平均エネルギーを$W$とし，これらの関係を次式に示す。

$$W = E/n \tag{3・27}$$

　　　$E$：ガス中で完全にエネルギーを消失した時の二次電子の初期
　　　　　運動エネルギー[J]
　　　$n$：生成されたイオン対の平均数

**W値**（W value）の単位は[J]で，[eV]の単位でも表示される。
生成された平均イオン対数には制動放射線により作られるイオン対，二次電子により放出される他の二次放射線が含まれる。W値は**表3-2**に示すように気体の種類によって異なり，乾燥空気に対し33.97 eVである。

### 表3-2　各気体のW値 [eV]

| 気体の種類 | 電子<br>($E > 100$keV) | 陽子<br>($E > 1$MeV) | $\alpha$粒子<br>($E \approx 5$MV) |
|---|---|---|---|
| He | 41.3 ± 1.0 | 45.2 ± 0.9 | 42.7 |
| Ne | 35.4 ± 0.9 | 39.3 ± 0.8 | 36.8 |
| Ar | 26.4 ± 0.5 | 27 ± 1 | 26.4 |
| Kr | 24.4 ± 0.3 | 23.0 ± 0.5 | 24.1 |
| Xe | 22.1 ± 0.1 | 20.5 ± 1.2 | 21.9 |
| $N_2$ | 34.8 ± 0.2 | 36.7 | 36.4 |
| 空気 | 33.97 ± 0.05 | 35.18 | 35.08 |
| $CO_2$ | 33.0 ± 0.7 | 34.5 ± 1.5 | 34.21 |
| $CH_4$ | 27.3 ± 0.3 | 20.5 ± 1.0 | 29.11 |

### 4. 外挿飛程

電子線束のエネルギーは電子線が物質を透過した時に得られる外挿飛程から求めることができる。ある物質中において電子線束の最大飛程は，電子線束の制動放射による制動放射線がバックグランドとして存在するため，物質中において電子線束強度が0となる最大飛程を求めることは困難となる。そこで図3-15に示すように，物質の深さに対する電子線束の相対線強度をプロットした曲線において，この曲線の直線部分と制動放射線によるバックグランドによる直線とが交差する点の物質の深さを**外挿飛程**（extrapolated range：$R_{ex}$）という。

加速器から放出される電子線束のように，エネルギーが連続的に分布している場合は，電子線束の減弱はほぼ指数関数法則（exponential law）に従う。このことから物質に入射する電子線束の線強度を$I_0$，物質から放射される線強度を$I$，物質厚を$x$とした時，これらの関係は物質中の光子減弱とほぼ同じ関係が成り立ち，これらの関係を次式に示す。

$$I = I_0 e^{-\mu x}$$

また，$I$が$I_0$の1/2になる物質の厚さを半価層と定義し，光子減弱と同様に下式が成り立つ。

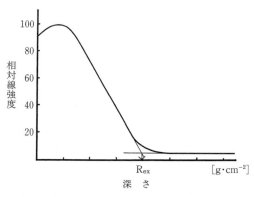

図3-15　電子線束の外挿飛程

$$H_{1/2} = 0.693/\mu$$

そして，アルミニウムの半価層と電子線束の最大エネルギー（$E_{\max}$）の間に次式の実験式が成り立つ。

$$H_{1/2} = 31.7(E_{\max})^{1.33} \tag{3・28}$$

$H_{1/2}$：半価層 [mgcm$^{-2}$]
$E_{\max}$：最大エネルギー [MeV]

また，エネルギーが連続分布の電子線に対し，アルミニウムにおける外挿飛程（$R_{\mathrm{ex}}$）[gcm$^{-2}$] と電子線束の最大エネルギー（$E_{\max}$）との関係について，Glendenin の実験式を 3・29 式と 3・30 式に示す。

0.15～0.8 MeV の電子線束に対し，

$$R_{\mathrm{ex}} = 0.407(E_{\max})^{1.38} \tag{3・29}$$

0.8～3 MeV の電子線束に対し，

$$R_{\mathrm{ex}} = 0.542(E_{\max}) - 0.133 \tag{3・30}$$

単一エネルギーの電子線束に対して，アルミニウム中の電子線エネルギー（$E_{\max}$）と外挿飛程（$R_{\mathrm{ex}}$）との関係について 3・31 式と 3・31 式に示す。

0.1～3 MeV の電子線束に対し，

$$R_{\mathrm{ex}} = 0.412(E_{\max})^{n} \tag{3・31}$$

$$n = 1.265 - 0.0954\,ln(E_{\max})$$

5～20 MeV の電子線束に対し，

$$R_{\mathrm{ex}} = 0.530(E_{\max}) - 0.106 \tag{3・32}$$

## 3・2 放射線量と単位

エネルギーフルエンス，質量エネルギー吸収係数，照射線量，吸収線量などは放射線計測に関する基本的な物理量で，放射線計測の仕組みを理解する上でも非常に重要で，その主な物理量と単位を**表 3-3** に示す。なお，質量減弱係数や質量阻止能など，放射線と物質の相互作用に関する相互作用係数に関係する物理量については 3・1 章を参照されたい。

### 3・2・1 放射線場の量に関する単位

#### 1．粒子数

**粒子数**（particle number：$N$）は放出されたり，転移されたり，吸収されたりする放射線粒子の数で，この粒子数の単位は [1] である。

**（粒子）束**（flux：$\dot{N}$）は $dN$ と $dt$ の商で，$dN$ は単位時間 $dt$ における放射線粒子数の変化率で，これらの関係を次式に示す。

$$\dot{N} = dN/dt \tag{3・33}$$

粒子束の単位は [s$^{-1}$] である。粒子束は後述するフルエンス率と単位が非常にまぎらわしいので，注意が必要である。

#### 2．放射エネルギー

**放射エネルギー**（radiant energy：$R_{\mathrm{E}}$）は放出されたり，転移されたり，吸収されたりする放射線粒子のエネルギーで，静止エネルギーを除外した

表 3-3 放射線量に関する単位

| 放射線の量 | SI単位 | 特別な単位 |
|---|---|---|
| フルエンス | m$^{-2}$ | |
| エネルギーフルエンス | Jm$^{-2}$ | |
| 質量減弱係数 | m$^2$kg$^{-1}$ | |
| 質量エネルギー転移係数 | m$^2$kg$^{-1}$ | |
| 質量エネルギー吸収係数 | m$^2$kg$^{-1}$ | |
| 質量阻止能 | Jm$^2$kg$^{-1}$ | eVm$^2$kg$^{-1}$ |
| 線エネルギー付与 | Jm$^{-1}$ | eVm$^{-1}$ |
| カーマ | Jkg$^{-1}$ | Gy |
| 照射線量 | Ckg$^{-1}$ | |
| 吸収線量 | Jkg$^{-1}$ | Gy |
| 放射能 | s$^{-1}$ | Bq |
| 空気カーマ率定数 | m$^2$Jkg$^{-1}$ | m$^2$GyBq$^{-1}$s$^{-1}$ |
| 線量当量 | Jkg$^{-1}$ | Sv |

[問題3-16] 放射能37 MBqの⁶⁰Co点線源から10 cm離れた所におけるフルエンス率を求めよ。
（答え）
半径10 cmの球表面積：$4\pi r^2 = 1.26 \times 10^{-1} \mathrm{m}^2$

⁶⁰Co線源は1崩壊につき2本のγ線を放出するので、37 MBqの線源から毎秒放出されるγ線数：$3.7 \times 2 \times 10^7 \mathrm{s}^{-1}$

点線源より10 cm離れた所でのフルエンス率：
$(7.4 \times 10^7)/(1.26 \times 10^{-1}) = 5.89 \times 10^8\ [\mathrm{m^{-2}s^{-1}}]$

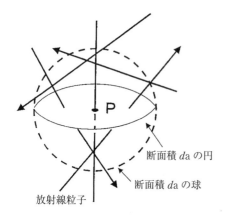

図3-16　円断面積$da$に入射する放射線粒子

[問題3-17] 放射能37 MBqの⁶⁰Co点線源から10 cm離れた所におけるエネルギーフルエンス率を求めよ。
（答）
⁶⁰Co線源は1崩壊につき1.17 MeVと1.33 MeVのエネルギーを有する2本のγ線を放出するので、10 cm離れた所でのエネルギーフルエンス率は、
$(3.7 \times 10^7 \times 2.5)/(1.26 \times 10^{-1})$
　$= 7.34 \times 10^8\ [\mathrm{MeV\,m^{-2}s^{-1}}]$
$(1\ \mathrm{eV} = 1.6 \times 10^{-19}\ \mathrm{J}$なので$)$
　$= 7.34 \times 1.6 \times 10^{-5}\ [\mathrm{J\,m^{-2}s^{-1}}]$

ものである。この放射エネルギーの単位は[J]である。

放射エネルギー$R_E$は粒子線のエネルギーから静止エネルギーを除いたエネルギー$E$とそのエネルギー粒子数$N_E$の積で、これらの関係を次式に示す。

$$R_E = E \cdot N_E \tag{3・34}$$

上式において、エネルギー$h\nu$を有する単色光子線束の光子数が$dN$である時、この光子線束の放射エネルギーは$R_E = h\nu \cdot dN$となる。

**体積粒子数**（volumic particle number：$n$）は単位体積$dv$あたりの粒子数$dN$で、これらの関係を次式に示す。

$$n = dN/dv$$

この他、体積粒子数は粒子束密度（particle flux density）とも呼ばれている。

エネルギー束（energy flux：$\dot{R}_E$）は$dR_E$と$dt$の商である。$dR_E$は単位時間$dt$における放射エネルギーの変化率で、これらの関係を次式に示す。

$$\dot{R}_E = dR_E/dt \tag{3・35}$$

エネルギー束の単位は[W]である。Wはワットと呼び、単位は[Js⁻¹]である。エネルギー束はコリメータから放出されるフラックスのように、限定された空間を指す。放射性核種の線源では全方向のフラックスが一般に考えられる。可視光や電磁波の放射線に関して、エネルギー束は放射線の形で放射され、転換され、吸収される力として定義され、放射束（radiant flux）や放射出力（radiant power）と呼ばれている。

### 3．フルエンス

断面積$da$の球に入射する粒子数を$dN$とした時、これらと**フルエンス**（fluence：$\Phi$）との関係を次式に示す。

$$\Phi = dN/da \tag{3・36}$$

フルエンスの単位は$[\mathrm{m}^{-2}]$である。フルエンスは図3-16に示すように、入射粒子に対しいつも球の断面積が直角となる断面積$da$を考えていることから、入射粒子の方向に依存しない。

フルエンスは粒子の飛程の長さで時々表示される。この時のフルエンスを次式に示す。

$$\Phi = dx/dv$$

ここで、$dx$は体積$dv$内の粒子飛程の長さである。また単位時間$t$、速度$v$、体積粒子数$n$におけるフルエンス$\Phi$を次式に示す。

$$\Phi = n \cdot v \cdot t$$

**フルエンス率**（fluence rate：$\dot{\Phi}$）は$d\Phi$と$dt$の商で、$d\Phi$は単位時間$dt$におけるフルエンス変化率で、これらの関係を次式に示す。

$$\dot{\Phi} = d\Phi/dt \tag{3・37}$$

フルエンス率の単位は$[\mathrm{m^{-2}s^{-1}}]$である。

半導体やシンチレーション検出器を用いて、この検出器に入ってくる各放射線のエネルギー別にフルエンス率を計測できたとすると、横軸に放射線エネルギー、縦軸に各放射線エネルギーに対するフルエンス率（粒子数/sec/keV）をとり、放射線エネルギーを0から∞まで表したグラフをその放射線のスペクトル（spectrum）といい、X線管から発生したX線束のスペクトルを図3-17に示す。

## 4. エネルギーフルエンス

図3-16に示すように，断面積 $da$ の球に入射する放射エネルギーを $dR_E$ とすると，エネルギーフルエンス（energy fluence：$\Psi$）とこれらの関係を次式に示す。

$$\Psi = dR_E / da \qquad (3\cdot38)$$

エネルギーフルエンスの単位は $[\mathrm{Jm^{-2}}]$ である。

いま，1個1個の放射線エネルギー $E$ を計測したとすると，そのエネルギーの合計を次式に示す。

$$dE_{fl} = \sum_{i=1}^{i=n} E_i \qquad (3\cdot39)$$

ここで，$E_i$ はi番目の放射線が持つエネルギーである。

**エネルギーフルエンス率**（energy fluence rate：$\dot{\Psi}$）は $d\Psi$ と $dt$ の商で，$d\Psi$ は単位時間 t における エネルギーフルエンスの変化率で，これらの関係を次式に示す。

$$\dot{\Psi} = d\Psi / dt \qquad (3\cdot40)$$

エネルギーフルエンス率の単位は $[\mathrm{Wm^{-2}}]$ で，Wはワットで $[\mathrm{Js^{-1}}]$ の単位である。

フルエンスは他にエネルギー束密度（energy flux density）や粒子束密度（particle flux density）と呼ばれる。しかし，密度はいくつかの意味を持っていて混乱を招くことがあるので，フルエンスの用語の使用が望まれる。

フルエンス（率）やエネルギーフルエンス（率）は放射線計測としては最も基本的な単位であるが，測定が難しく，放射線により生じる効果と相関しないので比較的関心が薄い。放射線治療に用いられる線量単位は主として物質（人体）に入射した放射線束が，単位質量当たりの物質に与えたエネルギー量（二次電子を作り出すために失われたエネルギー量）であって，これはエネルギー流量と異なるので注意しなければならない。

### 3・2・2 放射線量に関する単位

#### 1. 照射線量

図3-18に示すように，質量 $dm$ の空気容積中で，入射光子と空気との相互作用により電離した二次電子が空中で完全に止まるとき，空中で作られる（+）または（-）の一方の符号のイオンの全電荷量の絶対値（全イオン数）を $dQ$ とした時，**照射線量**（exposure：$X$）との関係を次式に示す。

$$X = dQ / dm \qquad (3\cdot41)$$

照射線量の単位は $[\mathrm{Ckg^{-1}}]$ である。この $dQ$ にはオージェ電子（Auger electron）による電離が含まれる。しかし，制動放射や蛍光光子などの放射損失により放出された光子による電離は含まれない。

今，ここで照射線量の定義について歴史的にたどってみると，

1928年：0℃，760 mmHg，1 cm³ の大気中にX線を照射した時，1 esu の電気量が生じるX線量を1レントゲンと定める[2]（1 C=3×10⁹esu）。

1937年：空気 0.001293 g（0℃，760 mmHg で1 cm³ の大気質量）あたり1 esu の電気量を生じるX線またはγ線の量と定める（cgs 単位系を使用）[3]。

1957年：照射線量の単位はレントゲンとしその記号を $[\mathrm{r}]$ と定める[4]。

1962年：単位の名称を exposure とし，その記号を $[\mathrm{R}]$ と定める（MKSA

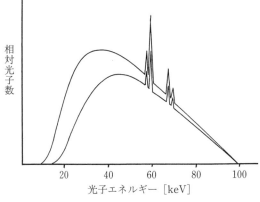

図3-17 X線スペクトル分布図

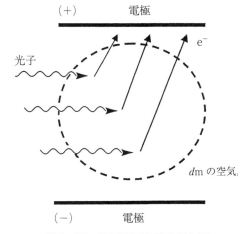

図3-18 照射線量定義の概念図

[問題3-18] 標準状態の大気中に設置した1 cm³ の空洞を持つ電離箱に，毎秒 $2.58\times10^{-4}\mathrm{Ckg^{-1}}$ を照射した時に生ずる電流値はどれだけか。
（答え）
標準状態の空気質量は1 cm³ において $1.293\times10^{-6}$ kg，従って 1 cm³ の空洞では毎秒 $2.58\times10^{-4}\times1.293\times10^{-6}$ C の電流が流れる。
$1\mathrm{A}=1\mathrm{Cs^{-1}}$ であることから，
$3.33\times10^{-10}[\mathrm{Cs^{-1}}] = 3.33\times10^{-10}\mathrm{A}$ となる。

単位を使用)[5]。

このように，照射線量の定義は単位系が変わってきただけで定義の中身は変わっていない。従って，1928年に定義された1レントゲンの照射線量を現在定義されているSI単位系に直すと，1 esuの電気量は $1/(3\times10^9)$ C（クーロン），標準状態（0℃，760 mmHg）の空気は 1 cm³ で $1.293\times10^{-6}$ kg なので，次式のように1 kgの空気に対して $2.58\times10^{-4}$ Cの電気量を生じる光子線束の量と定義されることになる。

$$1\,\text{R} = [1/(3\times10^9)]/[1.293\times10^{-6}] = 2.58\times10^{-4}\,[\text{Ckg}^{-1}]$$

次にもう一度ICRU Report60（1998年）に定められた照射線量の定義を振り返ると，

1) 照射線量の単位は光子と空気の相互作用により生じた一方の符号の電荷量を測定するので，照射線量として計測される放射線はX線または$\gamma$線に限られ，電子線や中性子線に対して用いられない。
2) 空気と光子線束の相互作用で生じたイオン対のうち，一方符号のイオン（一般的に陰イオンを陽電極に集めて測定）を電流として測定するために，空気以外の物質を用いて電離量を計測した時，照射線量と定義されない。そして電離箱線量計の空洞壁や空洞に空気や空気等価物質を用いる理由を以下に示す。

① 空気の組成は世界中どこでも同じであり，標準気体として十分に役立つ。
② 空中で1イオン対を作るために要するエネルギー（$W_{\text{air}}$値：33.97 eV）は，光子エネルギーに依存せず一定である。そのために空気を測定物質として用いる自由空気電離箱（free air ionization chamber）では光子に対しエネルギー依存性（energy dependence）がない。
③ 放射線線量測定の最終的な目標は，吸収線量（absorbed dose）という物理量と放射線による生物学的効果（biological response）の関係を明確にすることである。そのために生体内で線量測定を行う時，軟部組織の実効原子番号（7.4）と空気の実効原子番号（7.6）が非常に近いために，両物質の単位質量当たりに作られる二次電子数がほぼ同じとなり，このことにより二次電子により付与されるエネルギー量も同じとなることから測定に際し便利となる。

3) 照射線量の標準線量計として自由空気電離箱が用いられるが，光子線束のエネルギーが大きくなると，二次電子の飛程が長くなり電離箱の計測領域内で二次電子の電離平衡が成り立たなくなる。このことにより測定誤差が大きくなるため，照射線量は今日の測定技術から3 MeV以下の光子線束に限定されている。

このように，照射線量の定義には上記のような制限があることを十分に理解しておくことが必要である。

照射線量率（exposure rate：$\dot{X}$）は，$dX$と$dt$の商である。$dX$は単位時間$dt$内における照射線量の変化率で，これらの関係を次式に示す。

$$\dot{X} = dX/dt \tag{3・42}$$

照射線量率の単位は $[\text{Ckg}^{-1}\text{s}^{-1}]$ である。

## 2．カーマ

図3-19aに示すように，体積vに入射する光子や中性子の非荷電粒子の放射エネルギーを$(R_{\text{in}})_u$，体積vから放出される非荷電粒子の放射エネルギーを$(R_{\text{out}})_u$，体積内で生じる核と素粒子の静止エネルギー変化の合計を$\sum Q$とした時，エネルギー転移量$E_{\text{tr}}$との関係を次式に示す。

$$E_{\text{tr}} = (R_{\text{in}})_u - (R_{\text{out}})_u + \sum Q \tag{3・43}$$

ただし，体積vから放出される放射エネルギー$(R_{\text{out}})_u$には，荷電粒子の

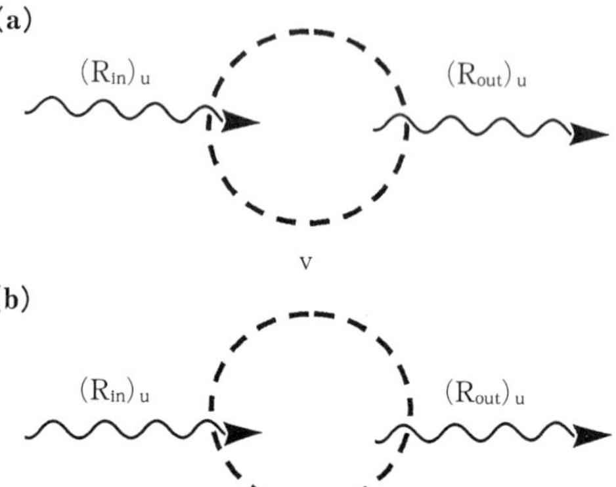

図3-19 カーマ定義の概念図

[問題3-19] エネルギーフルエンス$\Phi$の光子が質量エネルギー転移係数$\mu_{\text{tr}}/\rho$の物質に入射した。この時のカーマはどれだけか。

1. $\Phi \cdot \mu_{\text{tr}}/\rho$
2. $\Phi \cdot \rho/\mu_{\text{tr}}$
3. $(1/\Phi)(\mu_{\text{tr}}/\rho)$
4. $(1/\Phi)(\rho/\mu_{\text{tr}})$
5. $\Phi - (\mu_{\text{tr}}/\rho)$

（答え：1）

運動エネルギーが光子エネルギーに変換される時に失うエネルギー，すなわち制動放射による X 線エネルギー，陽電子による消滅放射線エネルギーは除外される。

図 3-19b に示すように，質量 $dm$ の容積内で非荷電粒子により付与されるエネルギー転移量を $dE_{tr}$ とすると，**カーマ**（kinetic energy released per unit mass：kerma：$K$）との関係を次式に示す。

$$K = dE_{tr}/dm \qquad (3 \cdot 44)$$

カーマの単位は［$Jkg^{-1}$］で，カーマの特別な単位としてグレイ［Gy］が用いられる。

カーマ $K$ は電離および励起に起因する**衝突カーマ**（collision kerma：$K_{col}$）と制動放射に起因する**放射カーマ**（radiation kerma：$K_{rad}$）に分けられ，$K = K_{col} + K_{rad}$ となる。衝突カーマは体積内で衝突によりエネルギーは全て吸収される。また放射カーマは制動放射線として体積外へ放出されるエネルギーとなる。

カーマ $K$ は非荷電粒子（中性子）のエネルギーフルエンス $\Psi$ と質量エネルギー転移係数 $(\mu_{tr}/\rho)$ との積となる。

$$K = \Psi \cdot (\mu_{tr}/\rho) \qquad (3 \cdot 45)$$

衝突カーマ $K_{col}$ は非荷電粒子（中性子）のエネルギーフルエンス $\Psi$ と質量エネルギー吸収係数との積となる。

$$K_{col} = \Psi \cdot (\mu_{en}/\rho) \qquad (3 \cdot 46)$$

制動放射が無視でき，かつ二次電子平衡が成立している条件ではカーマ，衝突カーマ，吸収線量は等しくなる。

例えば，図 3-20 に示すように，体積 v 内にエネルギー $h\nu_1$ を有する光子が入射し，コンプトン散乱によりエネルギー $h\nu_2$ の散乱光子とエネルギー $E_T$ の反跳電子を放出する。その後，反跳電子はこの体積内で制動放射を行いエネルギー $h\nu_3$ の光子を放出し，$E_T'$ のエネルギーを持って体積外へ放出されたとすると，この時のエネルギー転移量を 3・43 式より次式に示す。

$$E_{tr} = E_T = h\nu_1 - h\nu_2 + 0$$

この体積 v の質量が $m$ である時，カーマ $K$ との関係を次式に示す。

$$K = E_{tr}/m = E_T/m$$

物質と非荷電粒子線の相互作用は2段階に分けられる。第1段階で光子などの非荷電粒子が物質に入射した時，光電効果やコンプトン効果などの相互作用により，物質を構成する原子の軌道電子と衝突して荷電粒子を放出し，第2段階でこれらの荷電粒子は，物質中の他の原子の軌道電子や自由電子と相互作用を行うことにより荷電粒子エネルギーが吸収されて行く。この時，第一段階で生じた荷電粒子の全初期運動エネルギー，すなわちエネルギー転移量 $dE_{tr}$ と物質の質量 $dm$ 比がカーマである。そして $dE_{tr}$ にはオージェ電子（Auger electron）による運動エネルギーが含まれている。

次に空気中のある体積における照射線量が $X$［$Ckg^{-1}$］であった時，その体積中における空気衝突カーマ量 $(K_{air})_{col}$［Gy］を考える。照射線量が $X$［$Ckg^{-1}$］の時，ある体積中に生成されるイオン対数すなわち線量計から検出される総電子数は，電子1個の電気量（$e = 1.6 \times 10^{-19}$［C］）で除すれば良いから，$X/e$［$kg^{-1}$］となる。

$W_{air}$ 値は空中で相互作用により陽イオンと陰イオンの1イオン対を生じるに必要なエネルギーで，1イオン対を生じるために，空中で $W_{air}$ 値のエネルギーの吸収があったと考えて良い。このことから，$X$［$Ckg^{-1}$］の照射線量を空気衝突カーマ量 $(K_{air})_{col}$ に換算するには，総電子数と $W_{air}$ 値を乗ずれ

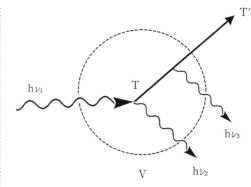

図 3-20 容積 v 内でコンプトン散乱と制動放射を行う光子

［問題 3-20］照射線量 $2.58 \times 10^{-4}$［$Ckg^{-1}$］が測定されたところにおける空気カーマを求めよ。この時，制動放射によるエネルギー損失を無視するものとする。

（答え）
3・47 式に
$X = 2.58 \times 10^{-4}$［$Ckg^{-1}$］，
$W_{air} = 33.97 \times 1.6 \times 10^{-19}$［J］，
$e = 1.6 \times 10^{-19}$［C］を代入
$K_{air}(D_{air}) = 0.876 \times 10^{-2}$［$Jkg^{-1}$］
$= 0.876$［cGy］

［問題 3-21］物理量と放射線の組み合わせで誤っているのはどれか。2つ選べ。
1. 質量阻止能……光子
2. カーマ…………中性子
3. 照射線量………中性子
4. 吸収線量………陽子線
5. 質量減弱係数…光子

（答え：1，3）

ば良く，これらの関係を次式に示す。

$$(K_{air})_{col} = X \cdot W_{air} / e \tag{3・47}$$

  $(K_{air})_{col}$：空中における衝突カーマ［Gy］
  $X$：照射線量［C/kg］
  $W_{air}$：空中で1イオン対を作るのに必要な平均エネルギーで乾燥空気に対し 33.97［eV］または 33.97［JC$^{-1}$］
  $e$：電子の電荷量（$1.6×10^{-19}$［C］）

空気カーマ（$K_{air}$）と光子線束のエネルギーフルエンス（$\Psi$）と空気の質量エネルギー転移係数$(\mu_{tr}/\rho)_{air}$の関係を，3・20式より次式に示す。

$$K_{air} = \Psi(\mu_{tr}/\rho)_{air} \tag{3・48}$$

さらに3・45式より空気カーマ（$K_{air}$）と空中における吸収線量（$D_{air}$）の関係を3・49式と3・50式に示す。

$$K_{air} = \Psi(\mu_{en}/\rho)_{air} / (1-g_0) \tag{3・49}$$

$$K_{air} = D_{air} / (1-g_0) \tag{3・50}$$

  $g_0$：制動放射により失われるエネルギーの割合

カーマと吸収線量は等しいように思われるが，そうでない時がある。それは入射光子が物質との相互作用により荷電粒子を作る。この時，カーマはこの物質の小体積内における荷電粒子の初期運動エネルギーの合計で得られる。しかし，次の段階でこの荷電粒子は物質を構成する原子の原子核の影響を受け，制動放射線を放出するかも知れない。そして制動放射線は飛程が大きいために，物質の小体積内で吸収されないことが生じる。そうするとこの制動放射線は吸収線量に寄与しないことになるが，しかし，これらの制動放射線のエネルギーはカーマには含まれていて，その結果カーマと吸収線量の値が異なる。これらの関係を3・49式，3・50式に示し，制動放射により失われるエネルギーの割合$g_0$は 300 keV 以下の光子に対し 0，$^{60}$Co$\gamma$線に対し 0.0032，$^{137}$Cs$\gamma$線に対し 0.0016 である。このことから，X線撮影領域のX線エネルギーにおいて，空気中における吸収線量とカーマ値はほぼ等しいことになる。このように制動放射が無視でき，かつ二次電子平衡が成立している条件では，カーマ，衝突カーマそして吸収線量は等しくなる。

**カーマ率**（kerma rate：$\dot{K}$）は$dK$と$dt$の商で，$dK$は単位時間$dt$内のカーマの変化率で，これらの関係を次式に示す。

$$\dot{K} = dK/dt \tag{3・51}$$

カーマ率の単位は［Jkg$^{-1}$s$^{-1}$］で，カーマ率の特別の単位としてグレイ［Gy］が用いられると［Gys$^{-1}$］となる。

## 3. シーマ

シーマ（converted energy per unit mass：cema：$C$）は，物質の質量$dm$中において電子線や陽子線などの荷電粒子が物質を構成する原子の軌道電子などと電子衝突により失われるエネルギーを$dE_c$とした時，$dE_c$と$dm$の商で，この場合，二次電子による電子衝突によるエネルギー損失は除かれ，これらの関係を次式に示す。

$$C = dE_c / dm \tag{3・52}$$

シーマの単位は［Jkg$^{-1}$］で，特別な単位としてグレイ［Gy］が用いられる。荷電粒子（charged particle）により失われるエネルギーには，衝突により電離した電子の運動エネルギー（kinetic energy），そして軌道電子と

原子核を結びつける結合エネルギー（binding energy）が含まれ，二次電子放出によるエネルギー損失（energy loss）は $dE_c$ に含まれない。また，物質中でエネルギー $E$ を有する荷電粒子のフルエンスを $\Phi_E$ とし，荷電粒子エネルギー $E$ に対する物質の電子質量阻止能（electron mass stopping power）を $(S_{el}/\rho)$，非限定質量エネルギー付与（nonrestricted mass energy transfer）を $(L_\infty/\rho)$ とした時，シーマとこれらの関係を次式に示す。

$$C = \int \Phi_E (S_{el}/\rho) dE = \int \Phi_E (L_\infty/\rho) dE \qquad (3\cdot53)$$

高エネルギーの荷電粒子では，エネルギー損失の全てが衝突損失によるものではなくなり，限定シーマ $C_\Delta$ が次式のように定義される。

$$C_\Delta = \int \Phi_E' (L_\Delta/\rho) dE \qquad (3\cdot54)$$

上式で荷電粒子のフルエンス $\Phi_E'$ は，$\Delta$ より大きい運動エネルギーであって $\Delta = \infty$ の時，**限定シーマ**（restricted cema）はシーマに等しくなる。

フルエンスを用いてシーマや制限シーマは，いろいろな物質中または自由空間のある点において関係付けることができる。例えば空中組織シーマ（tissue cema in air）ということができる。また，シーマとか限定シーマは荷電粒子の吸収線量として用いられる。二次電子平衡が存在し，弾性核衝突が無視される時，シーマと吸収線量が等しくなる。二次電子のフルエンスが一定で，二次電子の最大飛程内の点で平衡が達成される。

**シーマ率**（cema rate：$\dot{C}$）は $dC$ と $dt$ の商で，$dC$ は単位時間 $dt$ 内におけるシーマの変化率で，これらの関係を次式に示す。

$$\dot{C} = dC/dt \qquad (3\cdot55)$$

シーマ率の単位は［$Jkg^{-1}s^{-1}$］で，シーマ率の特別な単位として［$Gys^{-1}$］が定められている。

### 4．付与エネルギー

**付与エネルギー**（energy imparted：$\varepsilon$）は，入射放射線により与えられた体積内の物質に付与される全エネルギーの合計で，これらの関係を次式に示す。

$$\varepsilon = \sum_i \varepsilon_i \qquad (3\cdot56)$$

この付与エネルギーの単位は［J］で，他に［eV］の単位が用いられる。

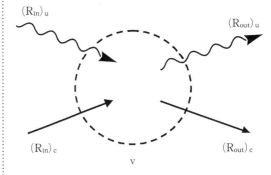

図3-21　付与エネルギー定義の概念図

与えられた体積内の物質に付与されるこの平均エネルギー $\overline{\varepsilon}$ は，図3-21 に示すように，体積 v に入る荷電粒子の放射エネルギー $(R_{in})_c$ と非荷電粒子の放射エネルギー $(R_{in})_u$ から，体積 v を離れる荷電粒子の放射エネルギー $(R_{out})_c$ と非荷電粒子の放射エネルギー $(R_{out})_u$ を減算し，体積内に生じる核と素粒子の静止エネルギーの全変化の合計 $\Sigma Q$ を加えたもので，これらの関係を次式に示す。

$$\overline{\varepsilon} = (R_{in})_c + (R_{in})_u - (R_{out})_c - (R_{out})_u + \Sigma Q \qquad (3\cdot57)$$

例えば，図3-20 に示すように，体積 v 内にエネルギー $h\nu_1$ を有する光子が入射し，コンプトン散乱によりエネルギー $h\nu_2$ の散乱光子とエネルギー $E_T$ の軌道電子を放出する。その後，反跳電子はこの体積内で制動放射を行いエネルギー $h\nu_3$ の光子を放出し，エネルギー $E_T'$ で電子が体積外へ放出されたとすると，

この時の付与エネルギーを 3・57 式より次式に示す。

$$\varepsilon = h\nu_1 - (h\nu_2 + h\nu_3 + E_T') + 0$$

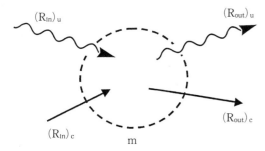

図3-22 吸収線量定義の概念図

[問題3-22] 半減期2.58時間の$^{56}$Mn，1gの放射能を求めよ。
（答え）
3・62と3・63式より，$dN/dt = A$
3・68式より
$A = (W \times 0.693 \times 6.02 \times 10^{23})/(T_{1/2} \cdot A_w)$
　$= (0.693 \times 6.02 \times 10^{23})/(2.58 \times 3.6 \times 10^3 \times 56)$
　$= 8 \times 10^{17}$ Bq

[問題3-23] 1gのカリウム中に0.012gの$^{40}$Kが存在する。$^{40}$Kの半減期が$1.28 \times 10^9$年であることを知って，1gのカリウム中の$^{40}$Kの比放射能を求めよ。
（答え）
3・68式より，
$dN/dt = A = (0.0012 \times 0.693 \times 6.02 \times 10^{23})/(1.28 \times 10^9 \times 365 \times 24 \times 3600 \times 40)$
　$= 3.1 \times 10^2$ Bq/g

[問題3-24] $3.7 \times 10^{10}$ Bqの放射能を有する$^{14}$Cの質量を求めよ。ただし，$^{14}$Cの半減期を5730年とする。
（答え） $A = 3.7 \times 10^{10}$，$A_w = 14$，
$T_{1/2} = 5730 \times 365 \times 24 \times 3600$ を3・68式に代入する。
$W = (3.7 \times 10^{10} \times 14 \times 5730 \times 365 \times 24 \times 3600)/(0.693 \times 6.02 \times 10^{23})$
　$= 0.22$ g

## 5．比エネルギー

**比エネルギー**（specific energy：$z$）は$\varepsilon$と$m$の商である。$\varepsilon$は質量$m$の物質に電離放射線が付与したエネルギーで，これらの関係を次式に示す。

$$z = \varepsilon / m \qquad (3 \cdot 58)$$

比エネルギーの単位は［Jkg$^{-1}$］で，比エネルギーの特別な単位としてグレイ［Gy］が用いられる。

## 6．吸収線量

**吸収線量**（absorbed dose：D）は単位質量の物質に吸収される放射線のエネルギーで，図3-22に示すように質量$m$の物質に付与される平均エネルギーを$d\bar{\varepsilon}$とした時，$d\bar{\varepsilon}$と$dm$の商で，これらの関係を次式に示す。

$$D = d\bar{\varepsilon} / dm \qquad (3 \cdot 59)$$

光子や中性子などの非荷電粒子（uncharged particle）や電子などの荷電粒子（charged particle）が質量$m$の物質内に入射し，物質を構成している原子の軌道電子との衝突により，また荷電粒子の制動放射により費やされた放射線エネルギーが物質に付与され，物質の単位質量当たりに吸収される放射線エネルギーが吸収線量である。

この吸収線量の単位は［Jkg］で定義され，特別な単位としてグレイ（Gray［Gy］）が定められ，1 Gy = 1 Jkg$^{-1}$である。

この単位はSI単位系であるが，古い吸収線量の単位であるcgs単位系では［rad］が使用されていて，［Gy］と［rad］の関係を次式に示す。
1 Gy = 1 Jkg$^{-1}$，1 J = $10^7$ erg なので，1 Jkg$^{-1}$ = $10^7$erg/$10^3$g = $10^4$［erg/g］，
1 rad = 100［erg/g］なので，1 Gy = $10^2$ rad。

すなわち，1 Gy = 100 radの関係が成り立つ。そしてセンチグレイ（centi Gray）［cGy］が［rad］に等しい量として今日よく用いられている。
以上のことから吸収線量の単位は，
1) 吸収線量は照射線量のように一次線量の測定値でなく，物質中に付与された放射線エネルギー量を測定した値である。
2) 吸収線量は物質の単位質量当たりに付与されるエネルギーとして定義されるので，物質の材質や密度などと関係がない。
3) 吸収線量は一次電離放射線の種類やエネルギーとは無関係に測定される。

以上のようにまとめられ，全ての種類の電離放射線，全ての吸収物体，全ての放射線エネルギーに対して用いられ，さらに生物学的効果（biological response）と関係付けられる物理量として用いられている。

**吸収線量率**（absorbed dose rate：$\dot{D}$）は，$dD$を単位時間$dt$内における吸収線量の変化率とすると$dD$と$dt$の商で，これらの関係を次式に示す。

$$\dot{D} = dD / dt \qquad (3 \cdot 60)$$

吸収線量率の単位は［Jkg$^{-1}$s$^{-1}$］で，吸収線量率の特別な単位として［Gys$^{-1}$］が用いられる。

### 3・2・3 放射能に関する単位

#### 1．放射能

**放射能**（activity：$A$）は放射性核種（radionuclide）が単位時間$dt$内に生じた自然核壊変数$dN$と定義され，これらの関係を次式に示す。放射能の単位は［s$^{-1}$］である。

$$A = dN / dt \qquad (3 \cdot 61)$$

放射能の特別な単位として**ベクレル**（Becquerel［Bq］）が用いられ，1 Bq は 1 秒間に 1 核壊変（nuclear disintegration）する放射能と定めている。

放射能の古い単位としてキュリー（Curie［Ci］）が定められていた。1 Ci は 1 g の $^{226}$Ra が毎秒自然核壊変換する数（$3.7 \times 10^{10}$）で，1 Ci ＝ $3.7 \times 10^{10}$ Bq の関係になる。

**比放射能**（specific activity）は放射性核種を含む元素あるいは物質の単位質量当たりの放射能を用い，比放射能の単位は［Bqkg$^{-1}$］で定義される。放射性核種を含む元素あるいは物質が気体または液体の場合は，**放射能濃度**（radioactive concentration）を用い，放射能濃度の単位は［Bqml$^{-1}$］［Bqcc$^{-1}$］で定義される。

## 2. 壊変定数

ある放射性核種が単位時間 $dt$ 内に $dN$ の核壊変を行う時，この核壊変数は放射性核種の原子数 $N$ に比例する。この時の比例定数を**壊変定数**（decay constant：$\lambda$）と定め，これらの関係を次式に示す。

$$dN/dt = \lambda \cdot N \tag{3・62}$$

3・61 式と 3・62 式より次式を得る。

$$A = \lambda \cdot N \tag{3・63}$$

壊変定数 $\lambda$ の放射性核種が，単位時間 $dt$ 内において $dN$ 個の原子を壊変したとすると，これらの関係を次式に示す。

$$dN = -\lambda \cdot dt \cdot N \tag{3・64}$$

上式は物質内における光子の減弱と同じ形の式であり，積分した結果を次式に示す。

$$N = N_0 e^{-\lambda t} \tag{3・65}$$

ここで，$N_0$ は壊変前の放射性核種の数，$N$ は $t$ 時間後の放射性核種の数である。3・65 式において，$N$ が $N_0$ の 1/2 になる時間を**半減期**（half life：$T_{1/2}$）と定義している。これは光子の物質内の減弱において，半価層を求めた式と同じで，半減期と崩壊定数との関係を次式に示す。

$$T_{1/2} = 0.693/\lambda \tag{3・66}$$

次に放射性核種の質量数 $W$，原子数 $N$，原子質量 $A_w$ の間に次式が成り立つ。

$$W = N \cdot A_w / N_A \tag{3・67}$$

（$N_A$：アボガドロ数；$6.02 \times 10^{23}$）

3・63，3・66，3・67 式より次式を得る。

$$W = A \cdot A_w \cdot T_{1/2}/(0.693 \times 6.02 \times 10^{23}) \tag{3・68}$$

また，放射性核種の**平均寿命**（average life：$\tau$）は個々の核の寿命の総和を核の数で除したもので，半減期 $T_{1/2}$ との関係を次式に示す。

$$\tau = T_{1/2}/0.693 \tag{3・69}$$

## 3. 空気カーマ率定数

放射能 A の放射性核種の点線源より距離 $x$ において，$\delta$ より大きなエネルギーの光子による空気カーマ率を $\dot{K}_{air}$ とした時，**空気カーマ率定数**（air kerma rate constant：$\Gamma_\delta$）との関係を次式に示す。

---

[問題 3-25] $3.7 \times 10^7$［Bq］の放射能を有する $^{60}$Co 点線源から 1 m の距離における空気カーマ率を求めよ。ただし，$^{60}$Co 点線源から放出されるγ線エネルギーは 1.25［MeV］とし，質量エネルギー転移係数は質量エネルギー吸収係数と等しく，$2.68 \times 10^{-3}$［m$^2$kg$^{-1}$］とする。

（答え）$^{60}$Co 点線源から毎時放出されるγ線束数：
$(3.7 \times 10^7 \times 2)/(3.6 \times 10^3)$

線源より 1 m の点におけるエネルギーフルエンス率：$(3.7 \times 10^7 \times 2)(1.25)/(3.6 \times 10^3)(4 \times 3.14)$［MeV/h］

線源より 1 m の点における空気カーマ率：
$[(3.7 \times 10^7 \times 2)(1.25 \times 1.6 \times 10^{-13})(2.68 \times 10^{-3})]/[(3.6 \times 10^3)(4 \times 3.14)]$
$= 0.88 \times 10^{-6}$［m$^2$Jkg$^{-1}$h$^{-1}$］

[問題 3-26] 入射光子線束の絞り面積が 0.5 cm$^2$，集電極の長さ 6 cm の自由空気電離箱を用いて光子線束を測定した時，22℃，1 気圧の大気において $10^{-12}$ A の電流値が得られた。この時の光子線束の照射線量率を求めよ。

（答え）：1 A の電流は 1 Cs$^{-1}$ であるので，$10^{-12}$ A では毎秒 $10^{-12}$ C の電荷量が得られたことになる。
線量計の計測容積：
$0.5 \times 6 = 3$ cm$^3$ ＝ $3 \times 10^{-6}$ m$^3$
22℃，1 気圧の空気密度：
$1.293 \times (273/(273+22))$
照射線量率：

$$X = 10^{-12} \bigg/ \left(1.293 \times \frac{273}{295}\right)(3 \times 10^{-6})$$

$= 2.79 \times 10^{-7}$ Ckg$^{-1}$s$^{-1}$

$$\Gamma_\delta = x^2 \cdot \dot{K}_{air}/A \qquad (3\cdot70)$$

空気カーマ率定数の単位は [$m^2Jkg^{-1}$] で，特別な単位名称としてグレイ [Gy] とベクレル [Bq] が用いられる時，その単位は [$m^2GyBq^{-1}s^{-1}$] となる。

この空気カーマ率定数は比 $\gamma$ 線崩壊定数（1957年）[4]，比 $\gamma$ 線定数（1962年）[5]，照射線量率定数（1971年）[6] と改正され，ICRU Report33（1980年）[7] で上記の定義のように定められた。照射線量率定数（exposure rate constant）は 1 [mCi] の点線源から 1 m 離れた点における 1 時間当たりの照射線量率で，密封小線源（small shielded source）からの吸収線量を計算する場合，カーマの単位はグレイ [Gy] なので，臨床に用いる時，照射線量率定数よりも空気カーマ率定数の方が便利である。以下に照射線量率定数と空気カーマ率定数の関係を示す。

$$1.0\ [Rm^2h^{-1}mCi^{-1}] = (2.58\times10^{-7}\times33.8)(1/3600)(1/3.7\times10^{10})$$
$$= 6.56\times10^{-17}\ [Gys^{-1}Bq^{-1}m^2]$$
$$= 2.36\times10^{-1}\ [\mu Gyh^{-1}MBq^{-1}m^2]$$

空気カーマ率定数は次のように計算される。

点状線源からエネルギー $h\nu$ [MeV] の光子が，毎秒 $A$ 個あらゆる方向に放出されている時，線源から $x$ [m] 離れた点における光子フルエンス率：$A/4\pi x^2$ [光子数/$m^2s$]。

線源から $x$ [m] 離れた点における光子エネルギーフルエンス率：$Ah\nu/4\pi x^2$ [光子数・MeV/$m^2s$]。

$1\ MeV = 1.6\times10^{-13}J$ なので上式は，$1.6\times10^{-13}\times Ah\nu/4\pi x^2$ [$Jm^{-2}s^{-1}$]。空気の質量エネルギー転移係数を $\mu_{tr}/\rho$ [$m^2kg^{-1}$] とすると，線源から $x$ [m] 離れた点における空気カーマ率は，

$$\dot{K} = 1.6\times10^{-13}(\mu_{tr}/\rho)(Ah\nu/4\pi x^2)\qquad [Jkg^{-1}s^{-1}]$$

3・70 式に空気カーマ率を代入して空気カーマ率定数（$\Gamma_\delta$）が得られる。

$$\Gamma_\delta = (1.6\times10^{-13}/4\pi)h\nu(\mu_{tr}/\rho)$$
$$= 1.273\times10^{-14}h\nu(\mu_{tr}/\rho)\ [m^2Jkg^{-1}]$$

## 3・3 吸収線量測定法

放射線治療において，計画標的体積内の吸収線量の計算や体内の吸収線量分布計算が正確でないと，腫瘍への処方線量照射に誤差が生じ，腫瘍周辺の正常組織に対して照射線量が多いと放射線治療による有害事象（adverse event）が過剰に生じることになる。

一方，放射線治療装置に関して，被験者の体内のある深さにおいて，一定の照射野で確実に目的とする処方線量が投与できるという保証が必要である。しかし，計画標的体積内のある点の吸収線量を正確に求めるために，線量計を体内に挿入して線量測定することはほとんどの場合不可能である。このため，種々の線量計や組織等価物質からなるファントムを用いてさまざまな方法で深部線量測定が行われ，腫瘍病巣中心への標的基準線量（target reference dose）が計算される。

本章では，ファーマ（指頭）形電離箱や平行平板形電離箱を使用して，組織等価物質中の照射線量や電離量の測定から深部線量の求め方について述べる。

## 3・3・1 照射線量

空気中に光子線束（X線，γ線）が照射されると，光子と空気を構成している原子の軌道電子との相互作用により二次電子が生じる。この二次電子が単位質量の空気中で完全に止まるまで，空気を構成する他の原子の軌道電子と衝突して電離を起こし，多くのイオン対が生じる。このイオン対のどちらか一方のイオンを収集し，電離箱内の空気の単位質量当たりの全電荷量が**照射線量**（exposure）となる（3・2・2章参照）。

具体的には空気中に3 MeV 以下の光子線束を照射することにより，空気1 kg 当たりに発生した二次電子によって作られたイオン対の正負いずれか一方の電気量が1 C（クーロン）になるような線量を1 照射線量 [Ckg⁻¹]という。

このことから照射線量を測定するには，質量 $m$ [kg] の空気中に3 MeV以下の光子を照射し，生じた二次電子により発生した正負いずれか一方のイオンを収集してその全電荷量 $Q$ [C] が得られれば，次式から照射線量 $X$ [Ckg⁻¹] を測定することができる。

$$X = Q/m \qquad (3・71)$$

また，照射線量の古い単位で1 [R]（レントゲン）は，温度0℃，気圧760 mmHg の空気1 cm³（0.001293 g）にX線を照射した時，この1 cm³ の空気に1 esu の電気量が生じる時のX線量と定義されている。このことから1 [R] を SI 単位系の照射線量 [Ckg⁻¹] に換算すると，次式のようになる。

$$1 [R] = (1/3 \times 10^{-9})/(1.293 \times 10^{-6}) = 2.58 \times 10^{-4} [Ckg^{-1}]$$

### 1．自由空気電離箱による測定

**自由空気電離箱**（free air ionization chamber）は照射線量を測定するための絶対線量計で，国家標準線量計として使われており，ファーマ（指頭）形電離箱や平行平板（シャロー）形電離箱などの線量計校正に使用されている。

自由空気電離箱の構造などは3・4・1章で詳しく述べる。ここでは3 MeV以下の光子線束に対して，照射線量の測定から吸収線量の計算方法を中心に述べる。

図3-23は自由空気電離箱の断面図で，AB と CD は電極で AB には（+）の電圧が印加され，CD は接地されている。細く絞られた光子線束が自由空気電離箱に入射し，一対の電極（AB と CD）間を通過すると，光子の進行方向に沿って空気を構成している原子は光子の電離作用により陽イオンと陰イオン（二次電子）が生じる。

電離箱中の APSD 面の左側と BQRC の右側の領域で発生した二次電子は，色々な方向へ移動しながらイオン対を作る。一方 PQRS 領域で発生した二次電子もいろいろな方向へ移動しながらイオン対を作る。そしてある時間後，PQRS 領域内で発生した二次電子が APSD 面あるいは BQRC の計測領域外に飛び出して作る電離量と，PQRS 領域以外で発生した二次電子が PQRS 領域内に飛び込んで作る電離量が等しくなる。この状態を二次電子平衡（secondary electron equilibrium）という。

このように，電離箱内の空気中で二次電子平衡が成立していれば ABCD 領域のイオン対を収集することにより，斜線で示した PQRS 領域で発生した二次電子が関与して作ったイオン対を集めたことと同じになる。

電離容積（PQRS）内で発生した正負各々のイオンは，陽電極または陰電極に集められ，そのどちらか一方の電荷量 Q を計測することにより，次式を用いて照射線量が求められる。

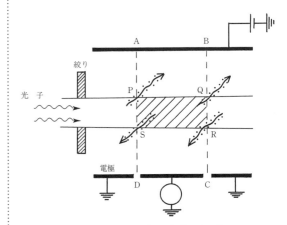

図3-23　自由空気電離箱の概略

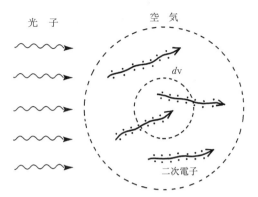

図3-24 空気等価壁電離箱の原理

$$X = Q/(dv \cdot \rho_{\text{T·P}}) = Q/m \qquad (3\cdot72)$$

$X$：照射線量［C/kg］
$Q$：集電極に集められる電荷量［C］
$dv$：計測領域（PQRS）の体積［m³］
$\rho_{\text{T·P}}$：気温T［℃］，気圧P［kPa］の時の空気密度［kgm⁻³］
$m$：計測領域の空気質量［kg］，$m = dv \cdot \rho_{\text{T·P}}$

### 2. ファーマ形電離箱による測定

自由空気電離箱は容積が大きく，日常の線量測定には使用しづらいので，各施設では自由空気電離箱と線量校正された，小型の**ファーマ（指頭）形電離箱**（Farmer type ionization chamber）や**平行平板形電離箱**（parallel plate ionization chamber）が，照射線量や吸収線量の測定に用いられる。

ファーマ形電離箱など空洞電離箱による照射線量測定の原理は**図3-24**に示すように，ある大きさの空気の球を考えその球の中心部にもう一つ小さな空気の球があると仮定する。そして，光子線束がこれらの空気の球を均一に照射しているとすると，光子と空気を構成する原子との相互作用により外側の球や内側の球に均一に二次電子が発生する。

この時，外側の球の半径から内側の球の半径を差し引いた長さは二次電子の飛程と等しく，外側の球で作られた二次電子はいろいろな方向に移動し，ある一部の二次電子は，内側の球にも移動しながらイオン対を作って行く。一方，内側の球で作られた二次電子もいろいろな方向に移動して外側の球内でイオン対を作る。そして，ある一定の時間後，内側と外側の球で発生した二次電子がそれぞれ内側と外側にて作る単位体積あたりのイオン対の量が等しくなる。このことは，二次電子平衡が成り立っていることであり，自由空気電離箱で照射線量を測定することと同じ条件である。

**空洞電離箱**（cavity ionization chamber）では**図3-24**において，内側の球の空気容積のみを残して，外側の球の空気層を圧縮した固体層に置き換えて線量計を小型化していると考えて良い。この固体層を**空気等価物質**（air equivalent material）といい，空気と実効原子番号がほぼ同じとなる。この固体層で二次電子の作られる数が空気層の時と同一となり，二次電子平衡が成立する厚さである時，電離箱の空洞で得られる電離量が照射線量として測定される。

しかし，実際には電離箱の固体層で入射光子や二次電子の減弱が生じ，この減弱が入射光子エネルギーに依存して大きく異なることから，空洞電離箱にエネルギー依存性が生じる。この他，空洞電離箱はいろいろな特性を持っていて，これらの特性の補正係数を空洞電離箱の指示値に乗じないと，正確な照射線量が得られない。これから空洞電離箱の主な特性について述べる。

1）エネルギー依存性

自由空気電離箱においては，10 keV～3 MeVまでの光子に対して，光子エネルギーが変わっても線量計の感度変化は生じない。すなわち自由空気電離箱は入射光子に対するエネルギー特性がないことを意味し，それは$W_{\text{air}}$値（33.97 eV）が全光子エネルギーに対して一定なためである。

しかし，空洞電離箱では**図3-25**において，外側の空気層を固体物質である空気等価壁にしたために，入射光子の一部はこの壁で吸収され，壁で生じた二次電子の一部もこの壁で吸収され，その結果，空洞中で集電される二次電子数が入射光子のエネルギーに依存して少なくなる。そのために空洞電離箱の感度が小さくなり，その結果，入射光子のエネルギーに対応し感度変化が生じる。これを**エネルギー依存性**（energy dependence）という。

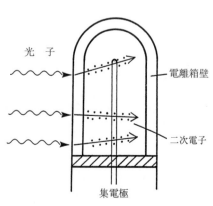

図3-25 ファーマ形空洞電離箱

図3-25はファーマ形電離箱が光子により均一に照射されている様子を示す。この電離箱壁は空気等価物質で作られていて，入射光子は空気等価壁中で光電効果やコンプトン効果などの相互作用により二次電子を放出し，この二次電子は空気容積内で空気を構成している原子の軌道電子と相互作用によりイオン対を作る。この電離箱壁で作られる二次電子数は電離箱壁の厚さに依存し，この壁厚が二次電子の最大飛程に等しい時，最高の感度を持つファーマ形電離箱となる。

図3-26の上図に示すように，あるエネルギーの入射光子に対し電離箱の空気体積が同じで，空中線量を空気等価壁の厚さのみを変化させて電荷量を計測すると，図3-26の下図の曲線が得られる。あるエネルギーの入射光子に対して空気等価壁が非常に薄いと，空気等価壁にて作られる二次電子が少ないために電離箱の感度が低くなる。一方，空気等価壁が非常に厚いと入射光子や二次電子が空気等価壁で減弱され，電離箱壁から放出される二次電子が少なくなることから，電離箱の感度が低くなる。そして空気等価壁厚がこの壁により作られる二次電子の最大飛程と同じ長さである時，電離箱は最大電量が得られ，最高の感度となり，この光子エネルギーに対して理想的な空気等価壁厚の電離箱といえる。このように，ファーマ形電離箱は測定する光子エネルギーに対応して二次電子の最大飛程と同じ壁厚になるように，空気等価壁厚を変えて使用しなければならない。放射線治療に用いられるような高エネルギー光子の場合，空中線量は電離箱の壁厚と二次電子の最大飛程を等しくするために，アクリル樹脂などで作られた**ビルドアップキャップ**（build-up cap）をファーマ形電離箱に装着して使用する。しかし，診断領域に用いられる低エネルギーX線束に対し，そのエネルギーに対応させた壁厚の異なるビルドアップキャップをいちいち装着して測定することは実際的でない。

このため標準線量計である自由空気電離箱とファーマ形電離箱とを同じ光子エネルギーで同じ線量（率）を照射し，この時の自由空気電離箱の指示値を$X$，ファーマ形電離箱の指示値を$M_2$とした時，その光子エネルギーに対するファーマ形電離箱の**校正定数**（calibration factor：$N_0$）は次式から得られる。また，校正定数の逆数をファーマ形電離箱の**感度**（sensitivity）という。

$$N_0 = X / M_2 \tag{3・73}$$

図3-27に光子エネルギー20 keV～120 keVに対してあるファーマ形電離箱における校正定数値を示す。線量計測に用いる各ファーマ形電離箱にはこのような標準線量計である自由空気電離箱と比較校正された校正定数が購入時に測定されていて，購入後定期的に標準線量計である自由空気電離箱とエネルギー校正をしなければならない。そしてある光子エネルギーの照射線量を求めるには，まずその光子線束の半価層を測定し，その半価層値から実効エネルギーを求め，その実効エネルギー値に対する校正定数$N_0$を図3-27に示す校正定数のグラフから求めなければならない。そして，同じ実効エネルギーの光子を照射した時，ファーマ形電離箱の指示値$M$が得られると，その時の照射線量$X$は次式より得られる。

$$X = M \cdot N_0 \quad (\text{ただし } N_0 = X/M_2) \tag{3・74}$$

$X$：照射線量値
$M$：線量計指示値
$N_0$：入射光子の実効エネルギーに対する校正定数値

放射線治療に用いられるような3 MeVまでの高エネルギー光子の空中における照射線量を計測する時は，ファーマ形電離箱の壁厚に対し二次電子平衡の条件が満たされるようにビルドアップキャップが装着されていれば，

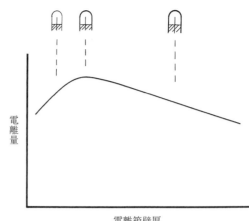

図3-26 ファーマ形電離箱の壁厚と感度

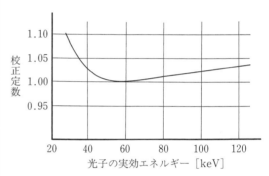

図3-27 ファーマ形電離箱の校正定数表

[問題3-27] 実効エネルギーが40 keVのX線束を指頭形電離箱を用いて，空中における線量を測定した所，線量計指示値が$1.79 \times 10^{-3}$[Ckg$^{-1}$]であった。この時，40 keVに対する線量計の校正係数が1.03であることを知って，照射線量を求めよ。

（答え）3・74式を用いて，
$X = 1.79 \times 10^{-3} \times 1.03$
$= 1.84 \times 10^{-3}$[Ckg$^{-1}$]

[問題3-28] 電離箱線量計について正しいのはどれか。

1. 一定強度のX線照射では気圧が低くなると電離電荷は増加する。
2. 一定強度のX線照射では気温が低くなると電離電荷は増加する。
3. 電子線計測に際し，平行平板電離箱は指頭形電離箱に比べて一般的に極性効果が大きい。
4. パルス当たりの線量率が低くなるほどイオン再結合の割合は増加する。
5. 同じ線量率ならば連続放射線とパルス放射線のイオン再結合損失は変わらない。

（答え：3）

[問題 3-29] 実効エネルギーが40 keVのX線束を，指頭形電離箱を用いて，25［℃］，100［kPa］の大気条件下で空中における線量を測定した所，線量計指示値が$1.79 \times 10^{-3}$［Ckg$^{-1}$］であった。このとき，40 keVに対する線量計の校正係数が1.03（20［℃］，1気圧の大気条件の下で校正）であることを知って，照射線量を求めよ。
（答え）3・78式を用いて，
$k_{TP} = [(273+25)(101.3)]/[(273+20)(100)]$
$= 1.03$
照射線量（X）= 指示値（M）× 校正係数（$N_0$）× 大気補正係数（$k_{TP}$）
$= 1.79 \times 10^{-3} \times 1.03 \times 1.03$
$= 1.90 \times 10^{-3}$［Ckg$^{-1}$］

表3-4　パルス放射線のイオン再結合補正係数の計算に用いる定数

| $V_1/V_2$ | パルス放射線 | | |
|---|---|---|---|
| | $a_0$ | $a_1$ | $a_2$ |
| 2.0 | 2.337 | −3.636 | 2.299 |
| 2.5 | 1.474 | −1.587 | 1.114 |
| 3.0 | 1.198 | −0.875 | 0.677 |
| 3.5 | 1.080 | −0.542 | 0.463 |
| 4.0 | 1.022 | −0.363 | 0.341 |
| 5.0 | 0.975 | −0.188 | 0.214 |

[問題 3-30] パルスX線の測定において，印加電圧が300 Vの時，モニタ線量計指示値100に対し，線量計指示値が$1.624 \times 10^{-8}$［C］であった。そして150 Vの時$1.615 \times 10^{-8}$［C］であった。この時，イオン再結合補正係数はどれだけか。
（答え）3・80式を用いて
$k_s = 2.337 - (3.636)\left(\dfrac{1.624}{1.615}\right) + 2.299\left(\dfrac{1.624}{1.615}\right)^2 = 1.005$

光子エネルギーが変わっても$^{60}$Co$\gamma$線で校正された**$^{60}$Co校正定数**（exposure calibration factor for cobalt-60：$N_c$）が用いられる。これはビルドアップキャップにより二次電子平衡が満たされていれば，この放射線治療領域の光子エネルギーに対するファーマ形電離箱のエネルギー特性が非常に小さいからである。このように放射線治療領域の高エネルギー光子の空中または二次電子平衡が成り立っている物質中における照射線量を測定した時，ファーマ形電離箱の指示値$M$が得られると，照射線量$X$は次式から得られる。

$$X = M \cdot N_c \quad (3 \cdot 75)$$

ここで**電離箱指示値**（indicated value：$M$）は**電離箱読み値**（meter reading：$M_{raw}$）にいろいろな係数を乗じて得られ，これらの関係式を次式に示す。

$$M = M_{raw} \cdot k_{TP} \cdot k_{pol} \cdot k_s \cdot k_{elec} \quad (3 \cdot 76)$$

$k_{TP}$：温度・気圧補正
$k_{pol}$：極性効果による補正
$k_s$：イオン再結合による補正
$k_{elec}$：電位計に対する補正で，線量計校正時に電位計を含めて校正していれば1.0となる。

2）大気補正

ファーマ形電離箱の空洞が密封されていると，長期間にわたり電離箱を使用したり，多量の放射線を照射したりすると，空洞内の空気を構成している原子が壁から放出された二次電子の電離により破壊され，その結果，空気質量が少なくなり線量計の感度が次第に下がるおそれがある。

この現象をなくすために，ファーマ形電離箱には図3-28に示すように空気の通孔があり，電離作用により減少した空気を補充している。そのために測定時の大気条件（温度・気圧）の変化により空洞内の空気質量（分子数）が異なり，これが原因となって線量計に感度差が生じる。

測定時に大気の温度が上昇すると，空洞内の空気の膨張により一定の容積を持つ空洞内の空気質量が小さくなり，線量計の感度が下がる。一方，気圧が高くなると一定の容積を持つ空洞内の空気質量が大きくなり線量計の感度が上昇する。これら大気の条件に伴う線量計感度の補正を**大気補正**（atmospheric correction）という。

この大気条件の変化に伴う電離量（線量値）の変化に対する補正はボイル・シャルルの法則（Boyle-Charles's law）を用いて行われ，ファーマ形電離箱と自由空気電離箱を線量校正した時の温度を$T_0$［℃］，気圧を$P_0$［kPa］とし，後日，このファーマ形電離箱を用いて計測する時の温度を$T$［℃］，気圧を$P$［kPa］とする時，**温度・気圧補正係数**（temperature and pressure correction factor：$k_{TP}$）を次式に示す。

$$k_{TP} = \dfrac{[(273+T)(P_0)]}{[(273+T_0)(P)]} \quad (3 \cdot 77)$$

線量計の校正定数の測定は常時22［℃］，101.3［kPa］の条件で行われるので，3・77式は次式のようになる。

$$k_{TP} = \dfrac{(273+T)}{(273+22)} \cdot \dfrac{101.3}{P} \quad (3 \cdot 78)$$

3）イオン再結合

光子をファーマ形電離箱や平行平板形電離箱に照射すると電離箱壁（chamber wall）や空洞から二次電子が生じ，これが空洞（cavity）内で空気を構成する原子の軌道電子と衝突してイオン対を作り，電荷量Qが測定される。しかし，実際には光子の照射により生成された電荷量Qより少な

い電荷量 $Q_1$ が，この電離箱の電流計で計測される。

このように，電荷量が少なくなる原因は空洞内で二次電子により電離したイオン対の内，集電極へ移動する陰イオン（二次電子）はその途中で，電離作用にて生じた陽イオンと再結合し中性の原子や分子に戻ることにある。この現象を**イオン再結合**（ion recombination）といい，これは電離箱の集電極に印加される集電電圧が低い時や，パルス放射線のように非常に線量率が高く，多くのイオン対が生じた場合に生じる。イオン再結合による測定誤差を少なくするために集電電圧を上げる方法が一般に行われるが，集電電圧を上げ過ぎるとイオン収集領域が電離箱領域（ionization chamber region）から比例領域（proportional region）へ移行することになる（図3-36参照）。比例領域における測定は，二次電子により生成したイオン対が電極に引き寄せられる時に運動エネルギーを得て，電離イオンが空洞の空気を構成する原子の軌道電子と衝突し，さらに多くのイオン対を生成することになるので，照射線量の定義に基づいた電離量を測定できなくなる。

このイオン再結合の補正に**ボークの理論式**（Boag's formula）[10] が用いられ，ICRU Report34[11] においても報告されている。これからイオン再結合による補正計算について，光子線束をファーマ形電離箱と平行平板形電離箱を用いて計測した場合について述べる。

a) 集電電圧が可変の場合

集電（印加）電圧が変えられる線量計で常用集電電圧 $V_1$ と，それより $1/2 \sim 1/3$ 低い電圧 $V_2$ を印加した時の線量指示値をそれぞれ $M_1$ と $M_2$ とすると，$^{60}\mathrm{Co}\gamma$ 線束のような**連続放射線**（continuous radiation）に対する**イオン再結合補正係数**（ion recombination correction factor : $k_s$）を次式に示す。

$$k_s = \frac{(V_1/V_2)^2 - 1}{(V_1/V_2)^2 - (M_1/M_2)} \quad (3 \cdot 79)$$

次に**パルスX線束**（pulsed X-ray）の場合，集電電圧 $V_1$ と $V_2$ の時の線量指示値が $M_1$ と $M_2$ で，$V_1/V_2 = 2$ の時，イオン再結合の補正係数は次式より得られる。

$$k_s = a_0 + a_1\left(\frac{M_1}{M_2}\right) + a_2\left(\frac{M_1}{M_2}\right)^2 \quad (3 \cdot 80)$$

$a_0 = 2.337$, $a_1 = -3.636$, $a_2 = 2.299$

なお，$V_1/V_2$ に対する $3 \cdot 80$ 式の $a_0, a_1, a_2$ の値を**表3-4**に示す。

イオン再結合補正係数は**イオン収集効率**（ion collection efficiency : $f$）の逆数でこれらの関係を次式に示す。

$$k_s = 1/f \quad (3 \cdot 81)$$

b) 集電極電圧が不変の場合

①連続放射線束を平行平板形電離箱で計測する場合

$^{60}\mathrm{Co}\gamma$ 線束のように連続的に放出される光子を平行平板形電離箱（parallel plate ionization chamber）で計測する時，イオン収集効率 $f$ を次式に示す。

$$f = 1 - (\varepsilon^2/6) \quad (3 \cdot 82)$$

$$\varepsilon = k_1(d^2\sqrt{q}/V) \quad (3 \cdot 83)$$

$k_1 \fallingdotseq 30.0$（光子線束の場合）
$k_1 \fallingdotseq 36.7$（電子線束の場合）
$d$：電極間隔 [cm]
$V$：集電電圧 [V]
$q$：電離箱線量計で毎秒集められる電離密度で，照射線量が $X$ [Ckg$^{-1}$] の時，$q = X/(2.58 \times 10^{-4})$ となる。

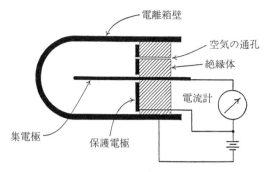

図3-28 ファーマ形電離箱の構造

[問題3-31] 中心電極半径 0.025 cm，外側電極半径 0.3 cm，印加電圧 200 V のファーマ形電離箱にて $^{60}\mathrm{Co}\gamma$ 線を測定したところ，$3.1 \times 10^{-2}$ [Ckg$^{-1}$min$^{-1}$] の照射線量率であった。この時の収集効率を求めよ。

（答え）$k_1 = 30$, $r_1 = 0.3$, $r_2 = 0.025$,
$V = 200$, $r_1/r_2 = 12$,
$q_2 = (3.1 \times 10^{-12})/[(2.58 \times 10^{-4}) \times 60]$
  $= 2.0$ esu・cm$^{-3}$・sec$^{-1}$
3・85式より $k_{cyl} = 1.21$
3・84式より $d_{cyl} = (0.3 - 0.025) \times 1.2 = 0.33$
3・83式より $\varepsilon = 30 \times (0.33)^2 \times \sqrt{2}/200$
3・82式より $f = 1 - (30^2 \times 0.334 \times 2/200^2 \times 6) = 0.999$

[問題3-32] 中心電極半径 0.025 cm，外側電極半径 0.3 cm，印加電圧 200 V の指頭形電離箱にて 200 ppm のパルスX線束を計測した時，$8.25 \times 10^{-2}$ [Ckg$^{-1}$・min$^{-1}$] の線量率であった。この時のイオン収集効率を求めよ。

（答え）$d_{cyl} = 0.33$, $k_2 = 1000$, $V = 200$
$q_2 = (8.25 \times 10^{-2})/[(2.58 \times 10^{-4}) \cdot (60 \times 200)] = 0.027$
3・87式より $\nu = 1000 \times 0.027 \times 0.33/200$
  $= 0.0147$
3・86式より $f = 0.0147/(e^{0.0147} - 1) = 0.993$

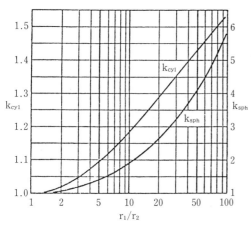

図3-29 等価電極間隔（$k_{cyl}$）曲線

[問題3-33] 空気中に指頭形電離箱をセットして光子の照射線量を測定したところ、$2.58 \times 10^{-3}$ [$Ckg^{-1}$]であった。この時の吸収線量を求めよ。

(答え) $D_{air} = 33.97 \times (2.58 \times 10^{-3})$
$= 87.3 \times 10^{-3} Gy$

[問題3-34] 光子線の照射線量$X$と吸収線量$D$の関係を表すのはどれか。ただし、$\mu/\rho$は空気に対する質量減弱係数、$W$は空気中で1イオンを作るのに必要なエネルギー、$e$は素電荷とする。

1. $X = D\dfrac{\mu}{\rho}\dfrac{W}{e}$
2. $X = D\dfrac{W}{e}\dfrac{e}{W}$
3. $X = D\dfrac{\mu}{\rho}$
4. $X = D\dfrac{W}{e}$
5. $X = D\dfrac{e}{W}$

(答え：5)

[問題3-35] 高エネルギーX線束を計測した電離箱の読み値から吸収線量を計算するときに関係が無いのはどれか。

1. 大気補正係数
2. イオン再結合補正係数
3. 極性効果補正係数
4. ${}^{60}Co$補正係数
5. 方向依存性補正係数

(答え：5)

②連続放射線束をファーマ形電離箱で計測する場合

${}^{60}Co\gamma$線束のように連続的に放出される光子をファーマ形電離箱（Farmer type ionization chamber）で計測する時、イオン収集効率fは3・84式より求める。ただし、ファーマ形電離箱の外側の電極半径を$r_1$、中心電極半径を$r_2$とした時、3・83式のdに相当する電極間隔$d_{cyl}$を3・84式から求めなければならない。

$$d_{cyl} = (r_1 - r_2) \cdot k_{cyl} \quad (3 \cdot 84)$$

$$k_{cyl} = \sqrt{\dfrac{(r_1/r_2 + 1)}{(r_1/r_2 - 1)}\dfrac{\ln(r_1/r_2)}{2}} \quad (3 \cdot 85)$$

$r_1$：ファーマ形電離箱空洞の内径半径［cm］
$r_2$：ファーマ形電離箱中心電極の半径［cm］
$k_{cyl}$：$r_1$と$r_2$を因子とした等価電極間隔で、図3-29を用いて$r_1/r_2$に対する$k_{cyl}$から求めることができる。

③パルス放射線束を平行平板形電離箱で計測する場合

直線加速器やベータトロンなどから放射されるパルス放射線束（pulse radiation beam）を、平行平板形電離箱で計測する時、1パルス当たり1$cm^3$に発生する電離密度を$q_2$とすると、収集効率fの関係を3・86式に示す。

$$f = v/(e^v - 1) \quad (3 \cdot 86)$$

$$v = k_2 \cdot q_2 \cdot d^2 \cdot V \quad (3 \cdot 87)$$

$k_2 \fallingdotseq 1000$

$d$：電極間隔［cm］
$V$：集電電圧［V］
$q_2$：パルス当たり1$cm^3$に生じる電離量。照射線量がX［$Ckg^{-1}$］の時、$q_2 = V/(2.58 \times 10^{-4})$となる。

④パルス放射線束をファーマ形電離箱で計測する場合

3・84式で得た$d_{cyl}$値を3・87式のdに代入し、3・86式よりイオン収集効率fを求め、3・81式を用いてイオン再結合補正係数$k_s$を求める。

4）極性効果

**極性効果**（polarity effect）はファーマ形電離箱に光子線束を照射して空洞内に均一に二次電子が発生したとすると、中心電板に近い二次電子と中心電極から離れた電離箱壁に近い二次電子の集電極への収集効率が異なる現象である。また、平行平板形電離箱に電子線束を照射すると、入射電子の一部は空洞内で電離をせず、集電板または絶縁物中で止められ、電気結線系に運ばれ電位計で計測される現象である。

一般に、光子をファーマ形電離箱で計測する場合には極性効果は小さく、電子線束を平行平板形電離箱で計測する時には極性効果が大きいために注意が必要で、平行平板形電離箱の場合、負イオンを集めて測定する方が正イオンを集めて測定する場合より線量計指示値が大きい。

**極性効果補正係数**（polarity correction factor：$k_{pol}$）は次式より得られる。

$$k_{pol} = \dfrac{|\overline{M}_{raw}|^+ + |\overline{M}_{raw}|^-}{2|\overline{M}_{raw}|} \quad (3 \cdot 88)$$

ここで$|\overline{M}_{raw}|^+$と$|\overline{M}_{raw}|^-$はそれぞれ正と負の電圧を印加して複数回測定した線量計読み値の平均値。$|\overline{M}_{raw}|$は電離箱校正時の極性で得られた線量計読み値である。

5）方向依存性

ファーマ形電離箱の長軸に対し入射する放射線の角度が異なると、線量計の感度が異なる。これを**方向依存性**（directional dependence）という。

図3-30にファーマ形電離箱の集電極に対し直角に光子が入射した時，照射線量の感度を1.0として，光子の各入射角に対する電離箱の感度を示している。特にステム方向から光子を入射させた時，線量計の感度が悪くなる。

### 3・3・2 吸収線量

**吸収線量**（absorbed dose）は，入射電離放射線により単位質量当たりの物質に付与する，放射線の平均エネルギー（mean energy）と定義される。

物質中の吸収線量測定の考え方としては，光子線エネルギーが3 MeV以下の場合は，物質中で測定された照射線量に空気と物質の質量エネルギー吸収係数比を乗じて求めることができる。しかし，光子線エネルギーが3 MeV以上や電子線の場合，照射線量から吸収線量を直接求めることができないので，電離箱の電離量からブラッグ・グレイの空洞理論を用いて求めなければならない。

#### 1. 3 MeV以下の光子線の空中吸収線量

空気中に電離箱線量計を設置して，3 MeV以下の光子線束を照射した時，電離箱線量計により得られた照射線量から空中の吸収線量を求めることができる。光子線束が電離箱壁や空洞を透過した時，電子箱壁や空洞の空気との相互作用により二次電子が生じ，さらに二次電子の作用によりイオン対（ion pair）が生じる。空洞内の空気の単位質量当たりに作られたイオン対数のうち，（+）か（-）のどちらかの符号の全電荷量が分かれば，1個のイオン対を作るのに必要な平均エネルギーは$W_{air}$値として知られていて，全電荷量と$W_{air}$値を乗じることにより空気中の吸収線量が求められる。

いま空中のある点で1 Ckg$^{-1}$の照射線量が電離箱に照射された時，電子1個の電荷量は$1.6 \times 10^{-19}$Cなので，単位質量の空気に発生するイオン対数は，1 [Ckg$^{-1}$]/($1.6 \times 10^{19}$ [C]) [個/kg] となる。そして，空気に対し1個のイオン対を作るのに必要な平均エネルギー値$W_{air}$は33.97 eVなので，空気中で費やされた全エネルギーすなわち空中吸収線量は次式のようになる。

$$D_{air} = X \cdot (1/e) \cdot W_{air} \qquad (3 \cdot 89)$$

$D_{air}$：空中吸収線量 [Gy]
$X$：照射線量 [Ckg$^{-1}$]
$e$：電子1個の電荷量（$1.6 \times 10^{-19}$C）
$W_{air}$：空気に対し1イオン対を生成するに必要な平均エネルギー

空気中のある測定点で1 [Ckg$^{-1}$] の照射線量が照射された時，その点における空中吸収線量は3・89式より，

$$D_{air} = \{1[Ckg^{-1}]/(1.6 \times 10^{-19}[C])\} \times \{33.97 \times (1.6 \times 10^{-19}[J])\}$$
$$= 33.97 [Jkg^{-1}] = 33.97 [Gy]$$

このことから，空気中の測定点に照射線量$X$ [Ckg$^{-1}$] が照射された時，この点における空中吸収線量（absorbed dose in air）は$33.97 \cdot X$ [Gy] となる。

#### 2. 3 MeV以下の光子線の物質中の吸収線量

図3-31に示すように，同じ幾何学的条件で設置された小体積の物質と空気が光子線束に均一に照射されている。そしてそれぞれの物質中の測定点Pが同じエネルギーフルエンスで照射されている時，この点における吸収線量（absorbed dose：$D$）は3・22式より光子線束のエネルギーフルエンス（energy fluence：$\Psi$）と，空気あるいは物質の質量エネルギー吸収係数（mass energy absorption coefficient：$\mu_{en}/\rho$）の積で得られることから，

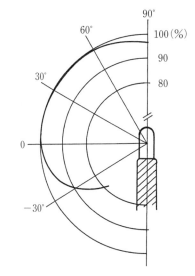

図3-30　ファーマ形電離箱の方向特性

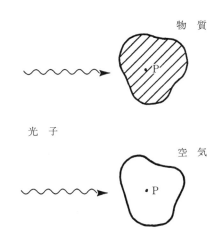

図3-31　同じ幾何学的条件で照射されている小容積の物質と空気

表3-5 空気に対する水，骨，筋肉の $33.97 \cdot (\mu_{en}/\rho)_{air}^{med}$ 値

| エネルギー (MeV) | $33.97\ (\mu_{en}/\rho)_{air}^{med}$ | | |
|---|---|---|---|
| | 水/空気 | 骨/空気 | 筋肉/空気 |
| 0.010 | 35.4 | 135 | 35.8 |
| 0.015 | 35.0 | 150 | 35.8 |
| 0.02 | 34.6 | 158 | 35.8 |
| 0.03 | 34.4 | 163 | 35.7 |
| 0.04 | 34.5 | 157 | 35.9 |
| 0.05 | 35.0 | 137 | 36.1 |
| 0.06 | 35.6 | 113 | 36.5 |
| 0.08 | 36.7 | 75.4 | 36.9 |
| 0.1 | 37.2 | 56.2 | 37.2 |
| 0.15 | 37.6 | 41.3 | 37.4 |
| 0.2 | 37.7 | 38.1 | 37.4 |
| 0.3 | 37.8 | 36.6 | 37.4 |
| 0.4 | 37.8 | 36.3 | 37.4 |
| 0.5 | 37.8 | 36.2 | 37.4 |
| 0.6 | 37.8 | 36.1 | 37.4 |
| 0.8 | 37.8 | 36.1 | 37.4 |
| 1.0 | 37.8 | 36.1 | 37.4 |
| 1.5 | 37.8 | 36.0 | 37.4 |
| 2.0 | 37.8 | 36.1 | 37.4 |
| 3.0 | 37.7 | 36.2 | 37.3 |

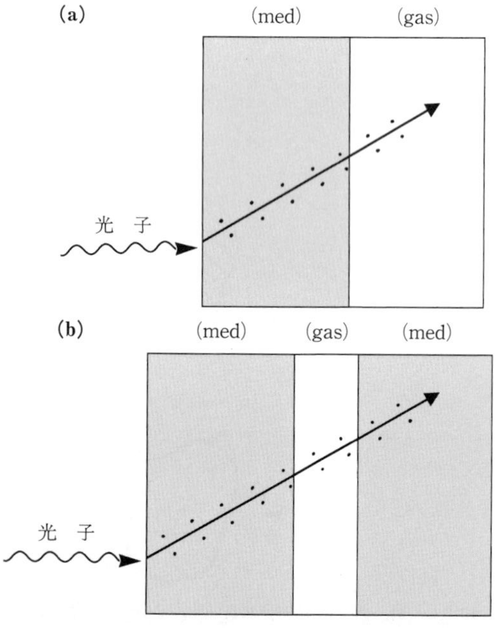

これらの関係を3・90式と3・91式に示す。

物質中の吸収線量： $D_{med} = \Psi \cdot (\mu_{en}/\rho)_{med}$ (3・90)

空気中の吸収線量： $D_{air} = \Psi \cdot (\mu_{en}/\rho)_{air}$ (3・91)

3・90式と3・91式より，次式が得られる。

$$D_{med} = D_{air} \cdot \frac{(\mu_{en}/\rho)_{med}}{(\mu_{en}/\rho)_{air}} \quad (3 \cdot 92)$$

3・89式において $D_{air}$ を[Gy]，$X$ を[C/kg]の単位とすると，$D_{air} = 33.97 \cdot X$ であるから，3・92式は次式に示される。

$$D_{med} = 33.97 \cdot X \cdot \frac{(\mu_{en}/\rho)_{med}}{(\mu_{en}/\rho)_{air}}$$

$$D_{med} = 33.97 \cdot (\mu_{en}/\rho)_{air}^{med} \cdot X \quad (3 \cdot 93)$$

$D_{med}$：物質中の測定点における吸収線量 [Gy]
$X$：物質中の同じ測定点における照射線量 [C/kg]
$(\mu_{en}/\rho)_{air}^{med}$：物質と空気の質量エネルギー吸収係数比

空気に対する水，骨，筋肉の $33.97 \cdot (\mu_{en}/\rho)_{air}^{med}$ 値を**吸収線量変換係数**（absorbed dose conversion factor）といい，各光子エネルギーについて表3-5に示す。

### 3. 3 MeV以上の光子線の物質中の吸収線量

3 MeV以上のエネルギーを有する光子や電子線などの電離放射線は，定義に基づき照射線量が得られないため，照射線量から吸収線量を求めることができない。3 MeV以上の光子線はブラッグ・グレイ空洞理論に基づいた吸収線量の測定が可能になる。これからこの空洞理論について述べる。

#### 1）ブラッグ・グレイの空洞原理

ブラッグ・グレイの空洞理論では阻止能が用いられる。ある荷電粒子が物質中を移動するとき，その単位長さあたりに失うエネルギーを線阻止能（linear stopping power：$S$）といい，その単位は[$Jm^{-1}$]である。線阻止能 $S$ は線衝突阻止能（linear collision stopping power：$S_{col}$）と線放射阻止能（linear radiation stopping power：$S_{rad}$）の和で，この関係を次式に示す。

$$S = S_{col} + S_{rad} \quad (3 \cdot 94)$$

さらに線阻止能を物質の密度で除すると質量阻止能（mass stopping power：$S/\rho$）が得られる。この質量阻止能の単位は[$Jm^2kg^{-1}$]である。この質量阻止能 $S/\rho$ も質量衝突阻止能（$S_{col}/\rho$）と質量放射阻止能（$S_{rad}/\rho$）の和で，これらの関係を次式に示す。

$$S/\rho = (S_{col}/\rho) + (S_{rad}/\rho) \quad (3 \cdot 95)$$

荷電粒子が物質中を移動しエネルギーを失う時，荷電粒子フルエンス（charged particle fluence）を $\Phi$ とすると，物質中における吸収線量（absorbed dose：$D$）は，質量衝突阻止能（mass collision stopping power：$S_{col}/\rho$）と荷電粒子フルエンス $\Phi$ を乗じたものである。

図3-32aに示すように，光子が物質とガス中を透過し，その時生じた運動エネルギー（kinetic energy：$E$）の荷電粒子の量を荷電粒子フルエンス（charged particle fluence：$\Phi$）とし，ある物質（med）中とガス（gas）中を移動する時，物質の境界面における吸収線量を3・96式に，ガスの境界面における吸収線量を3・97式に示す。

$$D_{med} = \Phi \cdot (S_{col}/\rho)_{med} \quad (3 \cdot 96)$$

図3-32 ブラッグ・グレイ空洞理論

$$D_{\text{gas}} = \Phi \cdot (S_{\text{col}}/\rho)_{\text{gas}} \tag{3・97}$$

3・96式と3・97式より，ガスと物質の境界面における吸収線量の比を次式に示す。

$$\frac{D_{\text{med}}}{D_{\text{gas}}} = \frac{(S_{\text{col}}/\rho)_{\text{med}}}{(S_{\text{col}}/\rho)_{\text{gas}}} = (S_{\text{col}}/\rho)_{\text{gas}}^{\text{med}} \tag{3・98}$$

上式で$(S_{\text{col}}/\rho)_{\text{gas}}^{\text{med}}$を物質（med）とガス（gas）の**質量衝突阻止能比**（mass collision stopping power ratio）という。

Bragg[12]とGray[13]は物質内に挿入した電離箱内の吸収線量に関する問題についてこの等式を応用した。すなわち，「物質と気体の吸収線量比は物質と気体の質量衝突阻止能比に等しい」，この理論を**ブラッグ・グレイ空洞理論**（Bragg-Gray cavity theorem）という。

図3-32bに示すように，細い層のガス状の物質（gas），すなわち空洞が均一な物質（med）に挟まれた状態で光子線束により均一に照射されていて，次の必要条件を満たしているとする。

①空洞は二次電子のフルエンスまたはエネルギーに影響しないくらい小さい。その結果，空洞中で生成される二次電子を無視できる。
②物質とガスの質量衝突阻止能比$(S_{\text{col}}/\rho)_{\text{gas}}^{\text{med}}$は放射線エネルギーによって変化しない。
③二次電子は物質中で多数回衝突して連続的にエネルギーを失って行く。

これらの仮定を「ブラッグ・グレイの条件」という。

図3-33に示すように，ある物質内で微小容積内の気体の満ちた空洞を考える。この物質は光子による照射を受け，光子と物質の相互作用により二次電子を作り，この二次電子のあるものはこの空洞を横切り，空洞内で気体を構成する原子の軌道電子と衝突し，電離によりイオン対を生成する。この時，空洞が極めて小さく，空洞が存在していても物質内の二次電子の分布状態で空洞が存在しない時と同一であると仮定した時，空洞内で生じた電離量と吸収線量との間に3・89式と同じように次式が成り立つ。

$$D_{\text{gas}} = J_{\text{gas}} \cdot W_{\text{gas}}/e \tag{3・99}$$

3・98式と3・99式より，次式が得られる。

$$D_{\text{med}} = J_{\text{gas}} \cdot \frac{W_{\text{gas}}}{e}/(S_{\text{col}}/\rho)_{\text{gas}}^{\text{med}} \tag{3・100}$$

$D_{\text{med}}$：二次電子が物質の単位質量当たりに与えるエネルギーで物質中の吸収線量［Jkg$^{-1}$］

$J_{\text{gas}}$：空洞を横切る二次電子により空洞気体内で生じる単位質量当たりの電離量［Ckg$^{-1}$］，$J_{\text{gas}}/e$で空洞を横切る二次電子数。

$W_{\text{gas}}$：二次電子が空洞内気体中で1イオン対を作るために費やされるエネルギー［Je$^{-1}$］

$(S_{\text{col}}/\rho)_{\text{gas}}^{\text{med}}$：物質（med）と気体（gas）の質量衝突阻止能比

3・100式を用いて，物質中にブラッグ・グレイの条件を満たす電離箱を設置した時，空洞ガスの単位質量当たりの電荷量$J_{\text{gas}}$の測定値から，物質中の吸収線量$D_{\text{med}}$が求められる。なお，3・100式において空洞が空気の場合，$W_{\text{air}}$：33.97 eVである。

2）スペンサー・アテックスの空洞理論

ブラッグ・グレイの条件で，光子と物質との相互作用で生成された二次電子は，物質内で物質を構成する原子の軌道電子と多数回衝突して，連続的にそのエネルギーを失って行くことが仮定されていた。このことは，二次電子は空洞内で衝突によりエネルギーを消失し静止することである。し

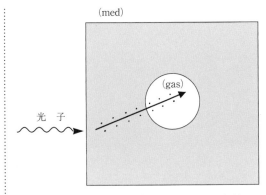

図3-33　ブラッグ・グレイ空洞理論の条件を満たす空洞電離箱の原理

[問題3-36]　ブラッグ・グレイの空洞原理を用いて媒質中の吸収線量を評価する場合に必要ないものはどれか。
1. 空気カーマ率定数
2. 媒質の質量衝突阻止能
3. 気体の質量衝突阻止能
4. 気体中に作られたイオン対の数
5. 気体中で1イオン対を作るのに必要な平均エネルギー

（答え：1）

[問題3-37]　誤っている組み合わせはどれか。
1. LET……………J・m
2. 吸収線量………J・kg$^{-1}$
3. 照射線量………C・kg$^{-1}$
4. 質量阻止能……J・m$^2$・kg$^{-1}$
5. 質量減弱係数…m$^2$・kg

（答え　1，5）

[問題3-38]　光子線の線量測定で正しいのはどれか。
1. カーマは荷電粒子の初期運動エネルギーの総和である。
2. 照射線量には二次電子から発生する制動放射線による電荷が含まれない。
3. 電子平衡状態では物質の照射線量は質量エネルギー吸収係数に比例する。
4. 平衡厚より深い領域では吸収線量はかわらない。
5. 吸収線量ではビルドアップ領域で測定する。

（答え：1）

かし，高エネルギー光子との相互作用で生じた高エネルギーの二次電子は，これが空洞内で止まらず空洞内を透過するに十分なエネルギーを持っていることが予測された。これは電離箱壁で生成した二次電子の飛程が空洞より大きく，空洞を飛び越えて物質内でエネルギーを消失するためにブラッグ・グレイの条件に矛盾するものである。

スペンサー・アテックス（Spencer-Attix）は光子により生じる二次電子を2つのグループのエネルギーに分けた。それは光子により生じた二次電子について，その飛程と空洞の大きさが同じ程度のエネルギー$\Delta$の二次電子と，それ以上のエネルギーの二次電子である。$\Delta$より小さい二次電子エネルギーは空洞内でそのエネルギー全てを消失すると考えられる。$\Delta$より大きい二次電子エネルギーは空洞内でそのエネルギーをほとんど消失せず，再び物質内に入り，深く入るに従いエネルギーを消失し，$\Delta$以下にエネルギーが下がるものと考える。さらに空洞壁から空洞内へ放出される$\Delta$のエネルギーを有する二次電子は，空洞壁に当たり空洞へ放出される二次電子と平衡状態にあり，真のエネルギー転移がないと仮定している。

この時，スペンサー・アテックスの公式を次式に示す。

$$D_{med} = D_{gas} \cdot \left(\overline{L}/\rho\right)_{gas}^{med} \tag{3・101}$$

$\overline{L}/\rho$：$\Delta$以下のエネルギーを有する二次電子の**制限平均質量衝突阻止能**
（restricted mean mass collision stopping power）

空洞電離箱に対して$\Delta$の値は$10 \sim 20\,keV$で，スペンサー・アテックスの公式を用いたブラッグ・グレイ空洞理論式（3・100式）を次式に示す。

$$D_{med} = J_{air} \cdot \frac{W_{air}}{e} \cdot \left(\overline{L}/\rho\right)_{air}^{med} \tag{3・102}$$

### 3）水中の吸収線量

ファーマ形電離箱を用いて水中の吸収線量計算を行う。図3-34aに示すように，空気中の点$P_0$に高エネルギー光子線束が照射されている時，点$P_0$における照射線量$X$は3・75式より次式に示す。

$$X = M \cdot N_c$$

$M$：電離箱指示値
$N_c$：コバルト60校正定数

空気中の点$P_0$における空気カーマ$K_{air}$は，点$P_0$で生じた二次電子数$M \cdot (1/e)$に1個の二次電子を生ずるに必要なエネルギー$W_{air}$値を乗ずれば良く，これらの関係を3・47式より次式に示す。

$$K_{air} = M(W_{air}/e)N_c \quad (ここで M \cdot N_c = X)$$

図3-34bにおいて，空気中の点$P_0$の空気カーマ値から同じ点に電離箱壁材の$\Delta m$の質量中の点$P_1$におけるカーマ値を求める。

3・49式より

点$P_0$ $\quad K_{air} = \Psi(\mu_{en}/\rho)_{air}$ (3・103)

点$P_1$ $\quad K_{wall} = \Psi(\mu_{en}/\rho)_{wall}$ (3・104)

$\Psi$：光子のエネルギーフルエンス
$(\mu_{en}/\rho)$：質量エネルギー吸収係数

3・103式と3・104式より

$$K_{wall} = K_{air} \frac{(\mu_{en}/\rho)_{wall}}{(\mu_{en}/\rho)_{air}} \tag{3・105}$$

図3-34cにおいて，電離箱壁で減弱を受け，$\Delta m$中の点$P_2$に到達するカーマ$K'_{wall}$の関係を次式に示す。

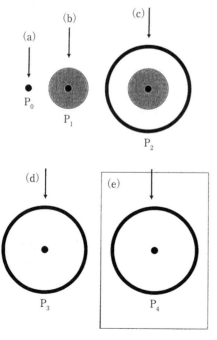

図3-34　自由空間と電離箱内の吸収線量の算出

$$K'_{wall} = A_{\Delta m} \cdot K_{\Delta m} \quad (3 \cdot 106)$$

$A_{\Delta m}$：電離箱壁の減弱に対する補正値
$K_{\Delta m}$：点 $P_1$ におけるカーマ値

図 3-34c の点 $P_2$ におけるカーマ値 $K'_{wall}$ から吸収線量を求める。図 3-35 において

$$D_{\Delta m} = \beta_{\Delta m} \cdot K'_{\Delta m} \quad (3 \cdot 107)$$

図 3-34d に示すように，$\Delta m$ がない点 $P_3$ の吸収線量は 3・101 式より

$$D_{\Delta m} = D_{air} \cdot \left(\overline{L}/\rho\right)_{air}^{\Delta m}$$
$$D_{air} = D_{\Delta m} \cdot \left(\overline{L}/\rho\right)_{\Delta m}^{air} \quad (3 \cdot 108)$$
$$= M \cdot N_c \left(\frac{W_{air}}{e}\right) \cdot \beta_{\Delta m} \cdot A_{\Delta m} \cdot \left(\frac{\mu_{en}}{\rho}\right)_{air}^{wall} \left(\frac{\overline{L}}{\rho}\right)_{\Delta m}^{air} \quad (3 \cdot 109)$$

ここで，$\beta_{\Delta m} \cdot A_{\Delta m} = A_c = K_{air}$
$$\left(\frac{\mu_{en}}{\rho}\right)_{air}^{wall} \left(\frac{\overline{L}}{\rho}\right)_{\Delta m}^{air} = A_w = K_m$$

とすると 3・109 式は

$$D_{air} = M \cdot N_c \cdot \left(\frac{W_{air}}{e}\right) \cdot k_{att} \cdot k_m \cdot k_{cell} \quad (3 \cdot 110)$$

$k_{cell}$：中心電極補正係数でアルミ製電極が空気と同じ等価性で無いための補正で，線量計がファーマ形のみ補正を行う。

図 3-34d に示すように，電離箱空洞気体の吸収線量から水中の点 $P_4$ における吸収線量は 3・101 式より

$$D_{water} = D_{gas} \cdot \left(\overline{L}/\rho\right)_{gas}^{water}$$
$$= D_{air} \left(\frac{\overline{L}}{\rho}\right)_{air}^{water} \cdot P_{wall} \cdot P_{cav} \cdot P_{dis} \cdot P_{cell} \quad (3 \cdot 111)$$

$P_{wall}$：電離箱壁と水との不等価性に対する補正
$P_{cav}$：電離箱による電子フルエンスの乱れに対する補正
$P_{dis}$：測定実効点が電離箱の幾何学的中心と異なるための補正
$P_{cell}$：アルミ製電極が空気と異なっている空気不等価性に対する補正

3・110 式を 3・111 式に代入

$$D_{water} = M \cdot N_c \cdot \left(\frac{W_{air}}{e}\right) \cdot k_{att} \cdot k_m \cdot k_{cell}$$
$$\cdot \left[\left(\frac{\overline{L}}{\rho}\right)_{air}^{wall} \cdot P_{wall} \cdot P_{cav} \cdot P_{dis} \cdot P_{cell}\right]_Q \quad (3 \cdot 112)$$

ここで Q は線質で光子エネルギーや電子線エネルギーを意味する。

**水吸収線量校正定数**（absorbed dose to water calibration factor：$N_{DW}$）：

$$N_{DW} = N_c \cdot \left(\frac{W_{air}}{e}\right) \cdot k_{att} \cdot k_m \cdot k_{cell}$$
$$\cdot \left[\left(\frac{\overline{L}}{\rho}\right)_{air}^{water} \cdot P_{wall} \cdot P_{cav} \cdot P_{dis} \cdot P_{cell}\right]_{co} \quad (3 \cdot 113)$$

**線質変換係数**（beam quality conversion factor：$k_Q$）：

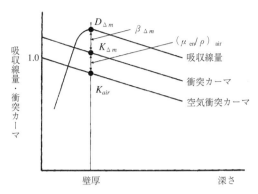

図 3-35 吸収線量と衝突カーマの関係

$$k_Q = \left[\left(\frac{\bar{L}}{\rho}\right)_{air}^{water} \cdot P_{wall} \cdot P_{cav} \cdot P_{dis} \cdot P_{cell}\right]_Q \Big/$$
$$\left[\left(\frac{\bar{L}}{\rho}\right)_{air}^{water} \cdot P_{wall} \cdot P_{cav} \cdot P_{dis} \cdot P_{cell}\right]_{co} \quad (3\cdot114)$$

3・109式,3・110式,3・111式より次式が得られる。

$$D_{water} = M_Q \cdot N_{DW} \cdot k_Q \quad (3\cdot115)$$

$D_{water}$:水中の吸収線量

$M_Q$:線質Qの光子線の線量計指示値(3・81式参照)

$N_{DW}$:水吸収線量校正定数で,$N_{DW} = N_c \cdot k_{DX}$で示される。$N_c$は$^{60}$Co校正定数で,$k_{DX}$は**校正定数比**(ratio of calibration factor)で市販電離箱に対し付表3-1に示す。
医用原子力技術研究振興財団線量校正センターへリファレンス線量計の校正を依頼すると水吸収線量校正定数が与えられる。

$k_Q$:線質変換係数で,$^{60}$Co$\gamma$線と計測するX線とのエネルギーの相違による電離箱線量計の応答の違いを補正する係数で**付表3-2~3-4**に示す。

4) ある物質から水への吸収線量の変換

　放射線治療では,光子や電子線の深部線量を測定する時,基準となる組織等価物質は水である。しかし水ファントム(water phantom)で水位を測るとき表面張力による誤差を生じ,空洞電離箱の防水問題など煩わしい問題が多い。そこで水と等価な固体物質であるプラスチックファントム(plastic phantom)などで測定する方が簡便である。しかし,水等価物質中で得た値は密度が異なるために水の吸収線量へ変換する必要がある。

　光子線束の場合,プラスチックファントムで測定された吸収線量$D_{pla}$から水中の吸収線量$D_{wat}$への変換は次式を用いる。

$$D_{wat} = D_{pla} \frac{(\mu_{en}/\rho)_{wat}}{(\mu_{en}/\rho)_{pla}} \quad (3\cdot116)$$

$D_{wat}$:水中の吸収線量[Gy]

$D_{pla}$:プラスチックファントム中の吸収線量[Gy]

$(\mu_{en}/\rho)_{wat}$:水の質量エネルギー吸収係数

$(\mu_{en}/\rho)_{pla}$:プラスチックの質量エネルギー吸収係数

水とポリスチレンあるいは,アクリルに対する**質量エネルギー吸収係数比**(relative mass energy absorption coefficient)を**表3-6**に示す。

## 3・4　放射線測定器

　放射線の検出あるいは測定には,電離作用や発光作用など種々の原理を利用したものが用いられる。その基本原理は,放射線によって物質の原子や分子が間接的あるいは直接的に電離や励起を起こす現象を利用したものが多い。放射線治療で使用される測定器を測定原理により分類してみると次のようになる。

①気体の電離を利用した測定器:電離箱線量計,GM計数管,比例計数管
②固体の電離を利用した測定器:半導体線量計,CdS線量計
③発光現象を利用した測定器:シンチレーション計数器,熱蛍光線量計,蛍光ガラス線量計
④化学作用を利用した測定器:フリッケ線量計
⑤フィルムの感光作用を利用した測定器:フィルム

**表3-6　ポリスチレンとアクリルに対する質量エネルギー吸収係数比**

| 光子線束エネルギー | 質量エネルギー吸収係数比 ||
|---|---|---|
| | 水/ポリスチレン | 水/アクリル |
| $^{60}$Co$\gamma$線 | 1.036 | 1.031 |
| 2~6 MVX線 | 1.036 | 1.031 |
| 8 | 1.038 | 1.032 |
| 10 | 1.039 | 1.033 |
| 15 | 1.049 | 1.040 |
| 20 | 1.054 | 1.041 |
| 25 | 1.058 | 1.043 |
| 35 | 1.068 | 1.049 |
| 45 | 1.096 | 1.064 |

## 3・4・1 電離箱

電離箱，比例計数管や GM 計数管は，気体の電離作用を利用して放射線量を電気的に測定する線量計である。

**電離箱**（ionization chamber）の原理および基本的構造は，電離箱の内部に空気を封入しており，さらに陰極または陽極の集電極が設置されている。X 線を電離箱に照射した時，X 線と電離箱壁または電離箱内の空気と相互作用により二次電子が放出され，この二次電子により空洞内の空気に電離を起こし生成されたイオン対の内，正のイオンは陰極に，負のイオン（二次電子）は陽極に集められる。そして，集められたイオンの個数と電極間電圧の関係を図 3-36 に示す。

図 3-36 に於いて，再結合領域（A）は集電極への印加電圧（applied voltage）が低いため，放射線との相互作用により生じたイオン対は，それぞれの電極に到達する前に再結合を起こして中性原子となり，電離したイオン対を十分に電極に集めることができない領域である。

電離箱領域（B）は二次電子により電離したイオン対は，そのほとんどが集電極に集められ電荷量として計測される。この領域で使われる測定器は電離箱で，印加電圧は 100～300 V である。

比例計数領域（C）は印加電圧を 300 V からさらに上昇させて 400～1100 V にすると，電離により生じたイオン対が電極に引き寄せられる間に電場によりさらにエネルギーを受け加速し，気体との衝突により電離が生じ，その結果イオン対の増幅作用が生じる。しかし，全イオン対数は電離により生じたイオン対数に比例して得られ，この領域で使用される測定器は**比例計数管**（proportional counter）である。

GM 領域（D）は集電電圧を 1200～1400 V まで上げて行くと，イオン対の増幅作用がさらに強まって二次電子数とイオン対数の比例性が失われ，二次電子数とは全く無関係に一定の高さのパルスが発生するようになる。この領域で使用される測定器は **GM 計数管**（Geiger Müller counter）である。

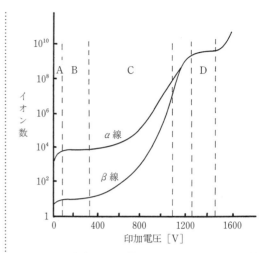

図 3-36　印加電圧に伴う収集イオン数との関係

### 1．自由空気電離箱

**自由空気電離箱**（free air ionization chamber）の原理び構造は，図 3-37 に示すように X 線入射窓と射出窓以外は鉛で覆って外部からの放射線を遮蔽している。そして X 線入射窓はタングステン合金製の絞りがあり，X 線束が細く絞られている内部で，電極間の空気が自由に出入りできる構造となっている。電極は上下に設置され，上部の陰極は一枚の電極板で，下部の陽極は 3 枚の電極に分かれている。そして中央の電極が集電極と呼ばれるもので，電離電荷を計測するため電流計に接続され，両側の電極は**保護電極**（guard plate）と 0 電位に保たれていて，上部電極と集電極の電気力線を垂直に保つようにして計測領域の容積を明確にしている。保護電極がないと電極間の力線は両側に膨れたようになり，計測領域である電離容積を正確に測定できない。さらに，電離箱の陰極と保護電極の間に保護線条が張られていて，電界分布電気呼を均一に保ちイオン再結合を防ぐ役目をしている。

各電極は絶縁材で外壁と絶縁され不要な電流の流入を防いでいる。上下に電極は入射光子線束の中心軸から等しい距離で，電離箱内で生成された二次電子の飛程に等しくなっている。計測空気領域の容積は，集電極の長さと X 線入射窓の断面積の積である。

図 3-37 に示す自由空気電離箱の斜線部分は計測空気容積で，照射線量は計測領域の空気を構成している原子と入射 X 線が衝突し，電離により二次電子を放出する。この二次電子が他の原子の軌道電子と衝突しイオン対が生じる。生じたイオン対は正負各々の電極に集められ，イオンの全電荷

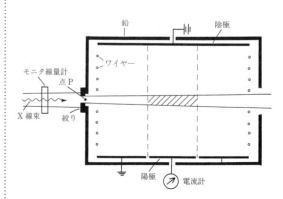

図 3-37　自由空気電離箱の構成

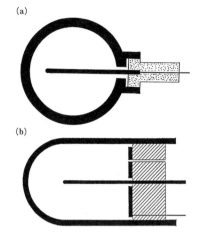

図 3-38 球型 (a) と指頭型 (b) 電離箱

**ファノの定理：**

放射線の吸収によって生成されるイオン対数の変動はポアソン分布に従う事が予想され，その変動は計数値を $N$ とすると $\sqrt{N}$ である。ガスにおいてはポアソン分布以下の変動が経験されていて，個々のイオン対を作る過程が相互に独立したものでない事を意味する。そしてポアソン分布以下の変動値をファノ係数という。吸収線量測定の空洞原理を説明するうえで，空洞と周囲物質の原子組成が同じであれば，空洞を横切る全二次電子飛程の総和は，周囲の物質の密度の均一性に無関係な定理。

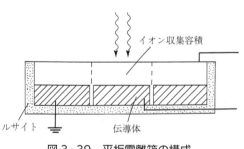

図 3-39 平板電離箱の構成

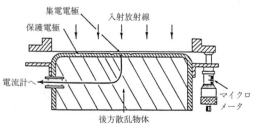

図 3-40 外挿形電離箱の構成

量が計測される。そして全電荷量 $Q$ と正確な計測領域内の空気質量 $dm$ との比 ($Q/dm$) から照射線量 (exposure) が得られる。

### 2. ファーマ（指頭）形電離箱

自由空気電離箱は照射線量の定義に基づいて放射線を計測できる測定器であるが，自由空気電離箱自体が大型で日常使用するにしても不便であるので，それに代わって**空洞電離箱**（cavity ionization chamber）がよく用いられる。

図 3-38 に球形電離箱とファーマ（指頭）形電離箱を示す。電離箱壁と集電極は絶縁されていて，電離箱壁には（−）電位，空洞中心電極に（＋）の電位を印加させ，中心電極に対して直角方向に光子を入射させて使用される。

空洞壁や空洞内での電離により陰イオンと陽イオンのイオン対が生じ，陰イオンは中心電極に集められその電荷量を計測する。

電離箱の空気容積は $0.1 \sim 1000\,\text{cm}^3$ で，空気容積が大きくなると線量計の感度が高くなる。二次電子平衡を得るために，空気領域を**ファノの定理**（Fano's theorem）に基づき，X 線吸収あるいは二次電子生成が空気と同等で密度の高い固体に置き換えた壁が作られている。

これは，空気壁の単位体積から発生する二次電子数は密度に比例して多くなり，二次電子の飛程は密度に反比例するため，空気壁の密度が違っても空洞内に入る二次電子の数はまったく同じとなる。最近の電離箱壁はグラファイトを被膜したプラスチック壁材が用いられている。

### 3. 平行平板形電離箱

**平行平板形電離箱**（parallel plate ionization chamber）は**シャロー形電離箱**（shallow ionization chamber）とも呼ばれ，陽電極と陰電極が固定され，空洞が一定の厚さに保たれている。放射線の入射窓は $0.01 \sim 0.03\,\text{mm}$ 厚のマイラー（Mylar）で作られているので，表面線量（surface dose）を測定するのに適している（図 3-39）。

入射窓面にファントム物体を加えて浅い所の線量測定が可能である。また，二次電子の擾乱が少なく，電子線の線量測定によく用いられる。

電子線の線量測定を平行平板形電離箱で行う場合，集電極の正負の極性により，同じ線量を照射しても測定値が異なる現象があり，これを**極性効果**（polarization effect）という。これは入射電子線の一部が電離箱の空洞内で電離を行わず電極で止められ，線量値に加算されて計測されることから不精度の原因となる。

### 4. 外挿形電離箱

**外挿形電離箱**（extrapolation ionization chamber）は物質に入射する放射線の表面線量を測定できる線量計で，その構成を図 3-40 に示す。放射線の入射面は伝導体で被覆された薄い炭素の箔で作られている。

ガードリングの下に小さいコイン状の集電極が設置されていて，両電極間はマイクロメータで可動し，空洞の大きさが変わるようになっている。各空洞の大きさによる電離量が計測され，これら計測値を空洞が 0 になる所へ外挿して表面線量（surface dose）が計測される。

## 3・4・2　半導体線量計

原子がたくさん集まり結晶を作ると，電子が互いに電気的な力を及ぼし合い，図 3-41 に示すように，その軌道が原子核から離れるに従い少しずつエネルギー順位が高くなってゆく。このように，各軌道内の電子の軌道

幅をバンドと呼んでいる。そして外側のバンドを伝導体といい，伝導体よりエネルギー準位が低く，電子が移動できるバンドを価電子帯という。そして伝導体と価電子帯の間を禁止体と称し，この領域に電子は位置することができない。

放射線照射により半導体内の価電子帯で電子が発生し，その電子が禁止帯を通過して伝導体に移動した後の価電子体の穴を正孔という。この電子と正孔の対が外部電場による電位差で，半導体内で移動することにより電流が発生する。

シリコン（Si）やゲルマニウム（Ge）を用いた半導体線量計（semiconductor dosimeter）では，空乏層（depletion layer）あるいは真性領域（intrinsic region）と呼ばれる領域が気体電離箱の計測空気容積部に相当し，放射線がこの領域を通過する時に電子と正孔の対ができて，それぞれの電極に引き寄せ，電荷収集をすることにより放射線の測定を行う（図3-42）。

半導体線量計とファーマ形電離箱では，同じ放射線エネルギー付与に対し半導体の方が電離箱より$1.8 \times 10^4$倍のパルス電流が流れる。この線量計は検出部が非常に小さいので定位放射線照射の線量測定に，線量系の検出部の応答性が速いのでX線束の平坦度測定（flatness measurement）などに用いられる。

## 3・4・3 熱蛍光線量計

**熱蛍光線量計**（thermoluminescence dosimeter：TLD）はLiF（フッ化リチウム），$CaSO_4:Mn$（マンガン活性硫酸化カルシウム），$CaF_2:Mn$（マンガン活性フッ化カルシュウム）などの結晶に放射線を当てると，放射線との相互作用の結果，原子から電子が抜け出し電子と正孔ができる。この電子は，移動可能で伝導電子となり捕獲中心に捕獲され準安定状態を保つ。この状態でさらに放射線を照射すると，照射線量に比例して電子は蓄積される。

常温では電子は元に戻る確率は小さいが，熱を与えると電子は励起され正孔と再結合して蛍光を放出する。この蛍光を光電子増倍管で受けて放射線量を測定する（図3-43）。LiFの結晶では加熱温度200℃で発生強度がピークになり，全蛍光量と放射線量はほぼ比例している。

加熱処理すると，捕獲中心に捕獲されていた電子や正孔は全てなくなるため，TL素子は再使用できる。

熱蛍光線量計を用いて線量測定する場合，素子によって感度のばらつきが有るので，リファレンス線量計と比較校正しレスポンスを把握しておくことが必要である。

**長所**
①固体であり小さい素子であるため，組織内線量測定が可能である。
②電離箱に比べ線量率依存性がない。
③数mGy～10Gyにわたる広範囲の吸収線量を測定できる。
④密度効果がない。

**短所**
①アニール処理による測定値の変化がある。
②校正用線源でレスポンスを校正しておかないといけない。素子ごとに校正値を持たすか，複数の素子を用いて計測値を統計処理しなければならない。

## 3・4・4 蛍光ガラス線量計

**蛍光ガラス線量計**（photoluminescence dosimeter）は，図3-44に示す

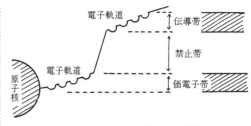

図3-41 電子バンドの構造

[問題3-39] 蛍光ガラス線量計で誤っているのはどれか。2つ選べ。
1. 紫外線励起による発光を測定する。
2. 高輝度の光でアニーリングを行う。
3. 光刺激ルミネセンスの原理を利用する。
4. フェーディングは無視できるほど小さい。
5. フィルムバッジより大線量の測定が出来る
（答え：2，3）

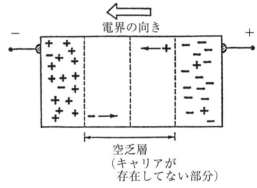

図3-42 pn接合半導体線量計

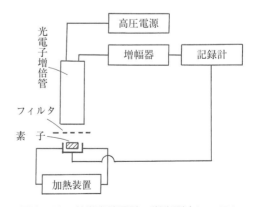

図3-43 熱蛍光線量計の蛍光測定システム

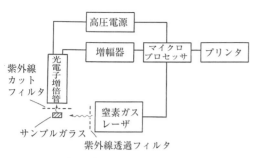

図3-44 蛍光ガラス線量計の蛍光測定システム

ように、放射線の照射を受けた銀活性リン酸塩ガラス（silver activated phosphate glass）が、レーザー光の照射により発光するオレンジ色の蛍光量を計測し、照射線量と蛍光量の間に相関関係を利用した積算型固体線量計である。蛍光ガラス素子は小さく熱蛍光線量計と同じように急な線量勾配の測定、組織内線量測定、個人被曝モニタなどに使用される。蛍光ガラス線量計は線量依存性として、$^{60}Co\gamma$線にて0.1 mSv～1 Svの線量範囲で±5％以内の直線性がある。

その他、蛍光ガラス線量系の特徴として下記の項目があげられる。
① $Ag^+$の捕獲エネルギー準位が大きく伝導帯や価電子帯から離れた所に位置するため、室温などにより捕獲された電子や正孔が基底状態へ戻ることがないので、フェーディング（fading）が年1％と小さい。
②紫外線照射により捕獲中心が消滅しないので、何回も繰り返して蛍光量を読み取ることができる。
③ガラス素子は溶融して製作するために均一性に優れていて、ガラス素子間の感度のバラツキが少ない。
④ガラス素子に蓄積された捕獲中心は、400℃、1時間の加熱処理により消滅するため、再使用ができる。

### 3・4・5 写真フィルム

**写真フィルム**（photographic film）は放射線の感光作用を利用した検出器で、空間分解能が良いので深部線量分布測定や個人被曝線量計としてフィルムバッジなどにも利用されている。

深部線量分布測定に用いる場合は、放射線に対して低感度で、明室で作業が出来る紙パック入りの照合用フィルムを用いると便利で、二次電子によるチェレンコフ効果（Cherenkov effect）を避けるためにも、フィルムを黒紙で包んで測定した方が良い。フィルムは水等価固形ファントムにビーム中心軸に対して垂直にセットする、あるいはファントムに挟み込んでビーム中心軸垂直にし、フィルムの端はファントムの表面に一致させて照射する。そのフィルムを現像し、等濃度曲線自動描画装置などを使用し二次元の吸収線量分布の作成が容易にできる。

しかし、フィルムの特性をよく把握しておくことと自動現像機により現像する場合、温度差が1枚のフィルムのさまざまな場所の黒化度を大きく変える。また、現像ムラができないかよく確かめておくことが必要である。

### 3・4・6 化学線量計

**化学線量計**（chemical dosimeter）は放射線による化学変化を利用した線量計で、電離放射線の照射を受けて励起や電離作用によりエネルギーを受ける。

フリッケ線量計では、硫酸第1鉄は放射線の照射により鉄イオンの酸化作用を利用するもので$Fe^{2+} \rightarrow Fe^{3+}$と表される。

固体より水溶液式が多く、2 gの$FeSO_4 \cdot 7H_2O$あるいは、$Fe(NH_4)_2(SO_4)_2 \cdot 6H_2O$と0.3 gのNaCl 110 ccの硫酸を水に溶かし、5の試薬が作られる。

この試薬に放射線を照射すると、第1鉄イオンに作用して第2鉄イオンを作る。

第2鉄イオンの量は分光光度計により測定される。10 Gy以下では感度が低いが、形状は自由に作ることができる利点がある。

---

[問題3-40] 脳定位放射線治療で2×2 cmの照射野を用いる場合、深部線量の計測に用いる線量計として最も適切なのはどれか。
1. ガラス線量計
2. 平行平板形線量計
3. ファーマ形線量計
4. 熱ルミネッセンス線量計
5. 半導体線量計

（答え：5）

[問題3-41] 絶対線量を計る測定器として使用できるのはどれか。
1. 蛍光ガラス線量計
2. NaIシンチレーション検出器
3. 電離箱
4. 熱蛍光線量計
5. 半導体線量計

（答え：3）

### 参考文献

1) ICRU Report60. Fundamental Quantities and Units for Ionizing Radiation. International Comission on Radiation Units and Measurements, Washington DC. 1998.
2) "Recommendation of the International X-ray Unit Committee, Stockholm Congress Issuance. July. (1928) Brit. J. Radiol. 1. 1928; 363: 23-27.
3) "Recommendation of the International Committee for Radiological Units(Chicago, 1937)". Am.J.Roentgenol. Radiat, Ther. 1937; 39: 295.
4) ICRU Report 8. Report of the International Commission on Radiological Units and Measurements. NBS Handbook 62, (U. S. Government Printing Office, Washington DC. 1957.
5) ICRU Report 10a. Radiation Quantities and Units.NBS Handbook a US Government Printing Office., WasingtonD. C. 1960.
6) ICRU Report19. Radiation Quantities and Units. International Commission on Radiation Units and Measurements. Washington DC. 1971.
7) ICRU Report 33. Radiation Quantities and Units. International Commission on Radiation Units and Measurements. Washington DC. 1980.
8) ICRP Publication 60. International Commission on Radiological Protection, 1990 Recommendation of the ICRP. Pergamon Press, NewYork. 1991.
9) ICRP Publication 26. International Commission on Radiological Protection, Recommendation of the ICRP Publication 26. Pergamon Press, NewYork. 1977.
10) Boag JW, Currant J. Current collection and ionic recombination in small cylindrical ionization chambers exposed to pulsed radiation. Brit.J.Radiol.1980: 53: 471.
11) ICRU Report 34. The Dosimetry of Pulsed Radiation. International Commissionon on Radiation Units and Measurement. Washington DC. 1982.
12) Bragg WH. The consequence of the corpuscular hypothesis of the $\gamma$ and X-rays. Phil.Mag.1910; 20: 385.
13) Gray LH. An ionization method for the absolute measurement of gamma-ray energy. Proc. Soc. A156, 578, 1936.
14) Attix, Frank H. Introduction to radiological physics and radiation dosimetry. John Wiley & Sons, Inc., 1986.
15) 野口正安・他．放射線応用計測．日刊工業新聞社．2004.
16) 福士政広．放射線計測学．メジカルビュー社．2009.
17) 西臺武弘．放射線線量測定学．文光堂．2012.
18) 神野郁夫・他．放射線計測ハンドブック（第4版）．2013.
19) 笠井　健．放射線計測学．国際文献社．2015.

# 第4章
# 光子線束

　本章ではコバルト遠隔治療装置や直線加速器などから放射される光子線束に対し，放射線治療計画に必要な出力測定法，深部線量計算法，吸収線量表示法，等線量曲線など，基礎的事項について述べる。

## 4・1　深部線量の定義

　深部線量（depth dose）とは体内または組織等価物質である水ファントムや水等価固体ファントム内で，光子線束や電子線束などにより照射された任意の点における吸収線量のことで，放射線治療に際し，特に病巣である計画標的体積内またはその周辺の正常組織内の関心領域点における吸収線量をさす。体内の各部位における深部線量を測定するために，被験者の体内に線量計を挿入して関心領域点における吸収線量を直接測定することは，食道癌や子宮頸部癌などで行われる生体線量測定（in vivo dosimetry）以外はほとんど不可能である。また，人体組織と光子線の吸収・散乱がほぼ等しい組織等価ファントム（tissue equivalent phantom）内に蛍光ガラス線量計のような小さい素子を挿入して，患者個々の照射条件における深部線量を測定することも非常に煩雑であり，その精度も問題となる。したがって，深部線量計算に必要な基礎データを予め測定しておき，その基礎データを用いて，計算によって目的とする部位における深部線量を求めることが放射線治療計画にて日常行われている。

　深部線量計算には基準とする照射野（10×10 cm）で，あるモニタ線量計指示値（MU）に対して得られる校正点吸収線量（absorbed dose at calibration point：$D_c$），基準点吸収線量（absorbed dose at reference point：$D_r$），臨床標的体積中心への一回投与線量，深部量百分率（PDD），組織最大線量比（TMR），出力係数（OPF）などが必要とされこれらについて述べる。

### 4・1・1　後方散乱係数

**1. 定義**

　**後方散乱係数**（back scatter factor：BSF）$[BSF(A_0)]$ は，400 kV 以下のエネルギーを有する光子線束（以下「低エネルギー光子線束」という）の場合，図 4-1 において，点 $P_1$ と点 $P_2$ は光束中心線上で同じ**線源表面間距離**（source to surface distance：SSD）で，これら測定点に同じ線量率・照射時間で照射したとき，ファントム表面で照射野 $A_0$ の点 $P_2$ における吸収線量 $[D(0, A_0)]$ と，点 $P_2$ と同じ照射野（$A_0$），同じ焦点表面間距離（SSD）で空中の点 $P_1$ における空中吸収線量 $[D_{air}(A_0)]$ の比として定義され，これらの関係を次式に示す。

$$BSF(A_0) = \frac{D(0, A_0)}{D_{air}(A_0)} \quad (4・1)$$

　点 $P_2$ はファントム上でファントム表面とファーマ（指頭）形電離箱の集

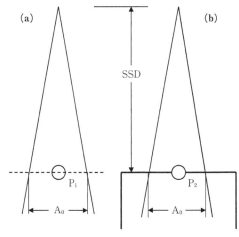

図 4-1　後方散乱係数（低エネルギー）測定方法

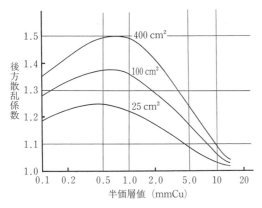

図4-2 後方散乱係数曲線

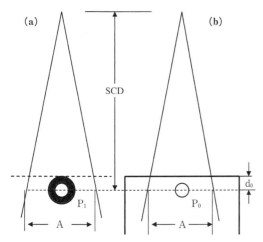

図4-3 最大深散乱係数測定方法

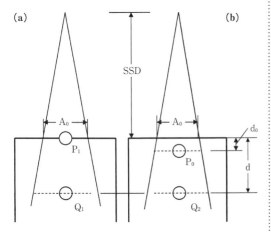

図4-4 深部量百分率測定方法

電極と一致させた状態，すなわちファーマ形電離箱の電離箱壁の半径分をファントムに埋めた状態である。この状態で計測された吸収線量は**表面吸収線量**（surface absorbed dose）または**皮膚線量**（skin dose）と呼ばれる。X線撮影領域で被検者被曝線量とはこの皮膚線量をさす。

### 2. 線源皮膚間距離，照射野，光子エネルギーとの関係

後方散乱係数（BSF）は線源表面間距離（SSD）が変わっても変化しないが，線源表面間距離（SSD）と光子エネルギーが一定で，照射野が大きくなるに従い大きくなる。また，線源表面間距離（SSD）と照射野 $A_0$ が一定で，光子エネルギーに関して半価層 0.5〜0.8 mmCu のX線束で最も大きくなり，これよりも光子エネルギーが大きくても小さくても，後方散乱係数は小さくなる（図4-2）。

### 3. ファントム厚の影響

後方散乱係数（BSF）は後方散乱線が因子となることから，測定点より後方のファントムの厚さによっても変化する。すなわち光子エネルギー，照射野が同じである時，測定点より後方にファントムが十分に厚い時より，薄い方が後方散乱線の少ないことから後方散乱係数は小さくなる。

ファントム中で特に射出側付近の吸収線量測定を行う時，後方散乱線の影響により，測定点より後方のファントムの厚さが薄いと，後方散乱線が少なくなり，測定点における吸収線量が減少することになる。このことは一門照射法にて四肢などの比較的薄い部位で，射出側の吸収線量を求める時，後方のファントムが十分に厚いデータを用いると，射出側の線量値が過大評価されることになるので注意が必要である。

## 4・1・2 最大深散乱係数

図4-3に示すように 400 kV 以上の高エネルギー光子線束を用いて，ファーマ形電離箱の中心（集電極）を線源の回転軸上にセットし，空気中の点 $P_1$ とファントム中の基準点 $P_0$ に，同じモニタ線量計指示値 M で照射した時，ファントム中の基準点 $P_0$（深さ $d_0$）における吸収線量 $[D(d_0, A)]$ と，空気中で線束中心線と線源の回転軸の交点上の点 $P_1$ における空中組織吸収線量 $[D_{\Delta m}(A)]$ との比を**最大深散乱係数**（scatter factor at the depth dose maximum：$SF_{\max}$）と定義しこれらの関係を次式に示す。

$$SF_{\max}(A) = \frac{D(d_0, A)}{D_{\Delta m}(A)} = \frac{TAR(d_0, A)}{TAR(0, A)} \qquad (4 \cdot 2)$$

ここで**基準点**（reference point）は焦点と回転軸の線上で**基準深**（reference depth）における位置で，基準深はファントム中において二次電子平衡に達した深さ $d_0$ で，これらは**二次電子平衡深**（secondary electron equilibrium depth），**ビルドアップ深**（build-up depth），**最大深**（depth of dose maximum）などと呼ばれ，水ファントム内で最大吸収線量値を示す深さである。

$D_{\Delta m}(A)$ は照射野 A における**空中組織吸収線量**（in-air tissue absorbed dose）で，Δm は電離箱壁が二次電子平衡の成り立つようにビルドアップキャップ（buildup cap）を電離箱に装着した状態とする。

4・2式で，照射野（A）は線源回転軸上における線束の大きさで，線源から線源回転軸までの距離を**線源回転軸間距離**（source to axis distance：SAD）といい，他に，線源標的間距離（source to target distance：STD）や線源検出器間距離（source to chamber distance：SCD）などと呼ばれている。

最大深散乱係数は基準深における組織空中線量比（TAR）と同じで、照射野 A が一定の時、光子エネルギーが大きくなると最大深散乱係数は大きくなる。そして線源回転軸間距離（SAD）が変わっても、照射野と光子エネルギーが変わらない時、最大深散乱係数はかわらない。詳しくは4・1・4章を参照されたい。

## 4・1・3 深部量百分率

### 1. 定義

**深部量百分率**（percentage depth dose：PDD）は、400 kV 以下の低エネルギー光子線束の場合（図4-4a）、一定の線源表面間距離（SSD）において、ファントム表面における照射野を $A_0$、ファントム表面における測定点を $P_1$、ファントム表面から深さ $d$ における測定点を $Q_1$ とし、点 $P_1$ にある線量率、照射時間で X 線を照射する。線束中心線上、ファントム表面上で、ファーマ形線量計を半分埋めた集電極の位置の点 $P_1$ における表面吸収線量 $[D(0, A_0)]$ と、同じ大きさの照射野で、線束中心線上でファントム表面から深さ $d$ の点 $Q_1$ における吸収線量 $[D(d, A_0)]$ との比の百分率は深部量百分率（$PDD(d, A_0)$）と定義され、これらの関係を次式に示す。

$$PDD(d, A_0) = 100 \cdot \frac{D(d, A_0)}{D(0, A_0)} \quad (4 \cdot 3)$$

高エネルギー光子線束の場合（図4-4b）、深部量百分率（$PDD(d, A_0)$）は線源から皮膚表面までの一定の線源表面間距離（SSD）において、水ファントム表面における照射野を $A_0$ とした時、線束中心線上でファントム表面より基準深 $d_0$ における測定点を $P_0$、ファントム表面より深さ $d$ における測定点を $Q_2$ とし、点 $P_0$ にあるモニタ線量計指示値 M で照射する。深部量百分率（PDD）は深さ $d_0$ の基準点 $P_0$ における吸収線量 $[D(d_0, A_0)]$ と、線束中心線上で深さ $d$ の点 $Q_2$ における吸収線量 $[D(d, A_0)]$ との比の百分率と定義され、これらの関係を次式に示す。

$$PDD(d, A_0) = 100 \cdot \frac{D(d, A_0)}{D(d_0, A_0)} \quad (4 \cdot 4)$$

### 2. 光子エネルギーの影響

水ファントムに入射する光子線エネルギー E と深部量百分率（PDD）の関係であるが、低エネルギー光子線束ではファントム表面で最高値の深部量百分率（100 %）を示し、これより深くなるに伴い減少する。高エネルギー光子線束では深部量百分率はファントム表面で約 40 % 程度であるが、それよりファントム表面から基準深（reference depth：$d_0$）まで急激に上昇し、基準深で最高値の深部量百分率（100 %）となり、基準深を越えると深さに伴ってゆるやかに減少していく（図4-5, 図4-6）。皮膚面における深部量百分率は、高エネルギー光子線束より低エネルギー光子線束の方が大きく、このことから高エネルギー光子線束による放射線治療は、400 kV 以下の低エネルギー光子線束による治療と比べて皮膚放射線障害（skin radiation injury）が少ないという特徴がある。この他、照射野と測定深を一定とした時、光子エネルギーが大きいほど深部量百分率が大きくなる（図4-6）。

### 3. 照射野の影響

照射野 $A_0$ と深部量百分率（PDD）の関係であるが、線源表面間距離（SSD）、光子エネルギー E と測定深 d を一定にして照射野のみを変化させた時、照射野が非常に小さいとファントム中での散乱線が少なく、一次線の多くが吸収線量に寄与することから深部量百分率は小さい。しかし、照射野が大

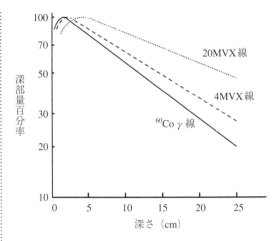

図4-5　深部量百分率曲線（光子エネルギーによる変化）

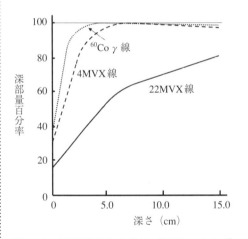

図4-6　深部量百分率曲線（光子エネルギーと表面線量の関係）

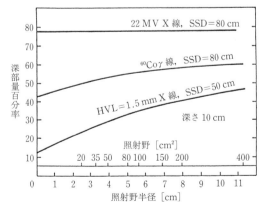

図4-7　深部量百分率曲線（光子エネルギーと照射野による変化）

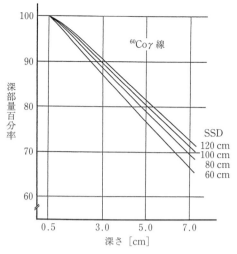

図4-8 深部量百分率曲線（SSDによる変化）

[問題4-1] $^{60}Co\gamma$線束を用いて，線源表面間距離：50 cm，照射野：10×10 cm，深さ：10 cmにおける水中の吸収線量が100［cGy］であった。この時，基準深における吸収線量を求めよ。ただし，この時の深部量百分率を49.7％とする。
（答え）4・4式を用いて，
 D(0.5，10×10) = 100×100/49.7
          = 201［cGy］

[問題4-2] $^{60}Co\gamma$線束を用いて，線源表面間距離：80 cm，照射野：20×20 cm，線束中心線上で深さ10 cmの点において，180［cGy］を照射する時，基準深における吸収線量を求めよ。
（答え）付表4-1より，PDD（10，20×20）= 60.2％
基準深における吸収線量は4・4式より，
D(0.5，20×20) = 180×100/60.2 = 299［cGy］

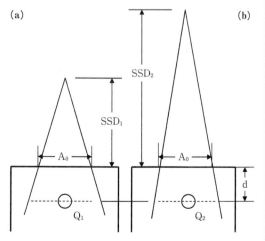

図4-9 異なった線源表面間距離における深部量百分率の計算法

きくなると共に一次線成分の線量は変わらないが，散乱線成分による線量が増え，深部量百分率は増大する。そしてさらに照射野が増大すると照射野の端で生じた散乱線は線束中心の測定点に到達しにくくなるので，照射野の増大に伴う深部量百分率の増加率が小さくなりほぼ一定となる。一方，22 MVのベータトロンX線では前方散乱（forward scattering）が主体となるために，照射野の増大に伴い側方散乱（side scattering）線が増大せず，従って深部量百分率は照射野の大きさに伴って変化しない（図4-7）。

### 4. 線源表面間距離の影響

図4-4bにおいて，光子エネルギーE，照射野$A_0$と測定深dを同じにして，線源表面間距離（SSD）のみを変化させた時，線源表面間距離が大きくなると深部量百分率（PDD）が大きくなる。$^{60}Co\gamma$線束の線源表面間距離に伴う深部量百分率の変化を図4-8に示す。

図4-4bにおいて，測定点$P_0$と測定点$Q_2$が一次線束のみで散乱がない状態（照射野$A_0$が非常に小さい）で照射されているとすると，測定点$Q_2$における吸収線量は，測定点$P_0$における吸収線量に距離（d-$d_0$）における線減弱係数を用いた吸収補正と距離（d-$d_0$）による一次線束の距離逆二乗則による減弱補正を行うことにより得られる。従って，測定点$P_0$に吸収線量$D(d_0, A_0)$が照射されると，測定点$Q_2$における吸収線量$D(d, A_0)$との関係を次式に示す。

$$D(d, A_0) = D(d_0, A_0) \cdot e^{-\mu(d-d_0)} \cdot \left[\frac{(SSD+d_0)}{(SSD+d)}\right]^2 \quad (4 \cdot 5)$$

SSD：線源表面間距離［cm］
$\mu$：ファントムの線減弱係数［$cm^{-1}$］

4・4式と4・5式から次式を得る。

$$PDD(d, A_r) = 100 \cdot e^{-\mu(d-d_0)} \left[\frac{SSD+d_0}{SSD+d}\right]^2 \quad (4 \cdot 6)$$

図4-9で，測定点$Q_1$，$Q_2$において線源表面間距離（SSD）のみが異なり，放射線エネルギーE，照射野$A_0$と深さdが同じ条件で照射される時，点$Q_1$と点$Q_2$における深部量百分率（PDD）の比は4・6式から次式が得られる。

$$\frac{PDD(d, A_0, SSD_2)}{PDD(d, A_0, SSD_1)} = \left(\frac{SSD_2+d_0}{SSD_1+d_0}\right)^2 \left(\frac{SSD_1+d}{SSD_2+d}\right)^2 \quad (4 \cdot 7)$$

4・7式より線源表面間距離（SSD）が大きくなると深部量百分率（PDD）が大きくなることがわかる。4・7式で，$\left(\frac{SSD_2+d_0}{SSD_1+d_0}\right)^2\left(\frac{SSD_1+d}{SSD_2+d}\right)^2$をF係数（F factor）という。図4-9に示すように，測定点$Q_1$と測定点$Q_2$が同じ放射線エネルギーE，照射野$A_0$，表面からの深さdで照射され，線源皮膚間距離（SSD）のみが異なっている時，点$Q_1$の深部量百分率（$PPD_1$）から，線源皮膚間距離の異なった点$Q_2$の深部量百分率（$PPD_2$）を計算にて求める時，点$Q_1$の深部量百分率［$PDD_1(d, A_0, SSD_1)$］にこのF係数を乗ずることにより得られる。

マントル照射法や全脳全中枢神経系照射法など大きい照射野で放射線治療を行う時，線源皮膚間距離（SSD）を100 cm以上にして照射しなければならない。この時，線源皮膚間距離：100 cmの深部量百分率（PDD）のデータしかないとき，4・7式を用いて100 cm以上の線源皮膚間距離に対する深部量百分率を求めることができる。

例題4-3において，$^{60}Co\gamma$線束を用いて，照射野：20×20 cm，深さ：5 cm，線源表面間距離：100 cmの深部量百分率は付表4-2より82.2％となっている。このように計算値が実測値と少し値が異なるのは，散乱線成分が

距離の逆二乗で変化しないためで，そのためにＦ係数を用いた計算方法は散乱線量の少ない小照射野では比較的よく一致するが，散乱線量が多くなる大照射野では計算値が少し大きくなる傾向を示す。そのため，マントル照射法のような大きい照射野の計算の場合，Ｆ係数の代わり（1＋Ｆ係数）/2の値を用いることにより，より高い精度で深部量百分率（PDD）を得ることができる。[1]

### 5．後方散乱の影響

深部量百分率のデータは後方散乱を考慮して，ファントムが測定点より下方に十分に厚みのある状態で測定が行われているが，臨床において光子線束が下方へ射出する付近の病巣に対し線量評価が行われる時，実際の射出線量より過小評価となるので注意が必要である。

## 4・1・4 散乱関数

同じ測定点で照射野が大きくなるに伴い深部量百分率（PDD）が大きくなるのは，ファントム内で散乱線量が増大するためである。**散乱関数**（scatter function：SF）[2),3)] は円形照射野において深部量百分率を一次線成分と散乱線成分に分けて，円形照射野の大きさが変化すると，一次線成分は変化しないが，散乱線成分が変化する。このことを用いて正方形，長方形，変形照射野などの深部量百分率（PDD）を求める手法である。

図4-10に示すように，焦点-ファントム間距離（SSD），円形照射野の直径$2r_0$，基準深$d_0$，測定深を$d$とし，測定点Ａの吸収線量を$D(d_0, 2r_0)$，測定点Ｂの吸収線量を$D(d, 2r_0)$とした時，測定点Ｂの深部量百分率$PDD(d, 2r_0)$の関係を次式に示す。

$$PDD(d, 2r_0) = 100 \cdot \frac{D(d, 2r_0)}{D(d_0, 2r_0)} \quad (4 \cdot 8)$$

図4-11に示すように，深部量百分率$PDD(d, 2r_0)$について，横軸に円形照射野の半径（$r_0$），縦軸に深部量百分率をとったグラフを作成すると，照射野0の深部量百分率$PDD(d, 0)$は一次線成分による深部量百分率，$PDD(d, 2r_0)$は一次線成分と散乱線成分による深部量百分率となり，この時の散乱関数$SF(d, 2r_0)$を次式に示す。

$$SF(d, 2r_0) = PDD(d, 2r_0) - PDD(d, 0) \quad (4 \cdot 9)$$

なお，散乱関数を用いて不正形照射野における深部百分率計算は4・2・2章のクラークソン法で述べる。

## 4・1・5 組織空中線量比

### 1．定義

**組織空中線量比**（tissue air ratio：TAR）[4)] は，図4-12において線源の回転軸上に線量計をセットする。測定点$Q_1$は空気中にセットされ，高エネルギー光子の場合は線量計にビルドアップキャップの装着が想定され，図4-12aの測定点$Q_1$のように図示されているが，低エネルギー光子の場合はビルドアップキャップを必要としない。測定点$Q_2$はファントム中で深さ$d$の点にセットされ，線源回転軸上の位置における照射野を測定点$Q_1$，測定点$Q_2$ともＡとする。測定点$Q_2$と測定点$Q_1$を同じ線量率・照射時間またはモニタ線量値（MU）で照射した時，点$Q_2$における吸収線量を$[D(d, A)]$，測定点$Q_1$における空中組織吸収線量を$[D_{\Delta m}(A)]$とすると，組織空中線量比（TAR）は次式のように定義される。

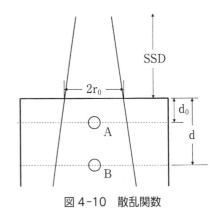

図4-10　散乱関数

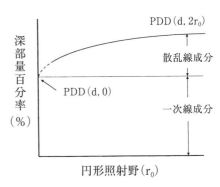

図4-11　深部量百分率における散乱成分と一次線成分

[問題4-3]　$^{60}Co\gamma$線束において，照射野：20×20 cm，深さ：5 cm，線源表面間距離：50 cmの深部量百分率は76.4 %である。この時，照射野と深さを同じにし，線源表面間距離のみを100 cmに変化した時の深部量百分率を求めよ。
（答え）
Ｆ係数＝$[(100+0.5)/(50+0.5)]^2 \times [(50+5)/(100+5)]^2 = 1.09$
4・7式より，
PDD（5，20×20，100）＝76.4×1.09＝83.3 %

[問題4-4]　付表4-1の$^{60}Co\gamma$線束の深部量百分率表（線源表面間距離：80 cm）において，深部量百分率（10, 8×8）：54.0 %と等しい深部線量率を持つ円形照射野の散乱関数を求めよ。
（答え）8×8 cmの正方形と等価な深部量百分率を示す円形照射野の直径は付表4-13より8.9 cmであるから，
PDD（10, 8×8）＝PDD（10, 8.9φ）
　　　　　　　＝54.0 %　となる。
また，PDD（10, 0）＝42.7 %
BSF（8×8）＝1.029であるから，定義により
D（0.5, 8.9φ）＝100×1.029＝102.9
4・9式より，
S（10, 4.45）＝（0.54×102.9）－42.7＝12.9

$$TAR(d,A) = \frac{D(d,A)}{D_{\Delta m}(A)} \qquad (4 \cdot 10)$$

線源から線源回転軸までの距離を**線源回転軸間距離**（source to axis distance：SAD）といい，直線加速器では100 cmになっている。深部線量計算に組織空中線量比（TAR）を用いる場合，臨床標的体積（4・4章参照）の中心を線源回転軸と一致するように被験者をセットしなければならない。

基準深 $d_0$ における組織空中線量比は 4・10 式より，

$$TAR(d_0, A) = D(d_0, A)/D_{\Delta m}(A) = SF_{max}(A)$$

となり，4・2式の最大深散乱係数 $SF_{max}(A)$ と同じになる。

### 2. 深部量百分率と組織空中線量比との関係

図 4-13b において，測定点 $P_0$ はファントム中で，線束中心線上で基準点（$d_0$）上にセットされている。測定点 $Q_2$ はファントム中で，線束中心線上で深部 d にセットされている。図 4-13a において，測定点 $P_1$ は空気中で，線束中心線上で，線源から測定点 $P_0$ と同じ位置にセットされ，測定点 $Q_1$ も空気中で測定点 $Q_2$ と同じ距離にセットされている。これら測定点 $P_1$，$Q_1$，$P_0$，$Q_2$ の関係を求める。測定点 $P_1$ と測定点 $Q_1$ は空気中であることから，測定点 $P_1$ の線量は測定点 $Q_1$ の線量 [$D_{\Delta m}(A)$] に距離逆二乗法による補正を行うことにより得ることができ，また，ファントム中の基準点 $P_0$ における線量 [$D(d_0, A)$] は，空中の測定点 $P_1$ の線量に後方散乱係数 [$BSF(A_0)$] を乗ずることにより得られ，これらの関係を次式に示す。

$$D(d_0, A_0) = D_{\Delta m}(A) \cdot \left[\frac{(SSD+d)}{(SSD+d_0)}\right]^2 \cdot BSF(A_0) \qquad (4 \cdot 11)$$

次に，図 4-13b においてファントム中の測定点 $Q_2$ における吸収線量 [$D(d, A_0)$] は，測定点 $P_0$ における吸収線量 [$D(D_0, A_0)$] に深部量百分率を乗ずれば良いから，これらの関係を次式に示す。

$$D(d, A_0) = D(d_0, A_0) \cdot PDD(d, A_0)/100$$
$$= D_{\Delta m}(A) \cdot \left[\frac{(SSD+d)}{(SSD+d_0)}\right]^2 \cdot BSF(A_0) \cdot PDD(d, A_0)/100 \qquad (4 \cdot 12)$$

式4・12を式4・10に代入すると，深部量百分率（PDD）と組織空中線量比（TAR）が関係する次式が得られる。

$$TAR(d, A) = \left[\frac{(SSD+d)}{(SSD+d_0)}\right]^2 \cdot BSF(A_0) \cdot PDD(d, A_0)/100 \quad (4 \cdot 13)$$

ただし，照射野 A と $A_0$ との関係は $A = A_0 \cdot \dfrac{(SSD+d)}{(SSD+d_0)}$ である。

### 3. 線源表面間距離による影響

線源表面間距離（SSD）が組織空中線量比（TAR）におよぼす影響であるが，4・13式を用いて線源表面間距離を50～100 cmに変化させて計算したところ，組織空中線量比が1％程度の変化であった[5]。このことから，組織空中線量比は線源表面間距離に依存しないものと考え，深部量計算が行われる。

### 4. 光子エネルギー，照射野，測定深による影響

ファントム中で照射野，測定深を同じにして，光子エネルギーのみ変えた時の組織空中線量比（TAR）は，光子エネルギーが大きくなるほど，物質中の透過率が大きくなるので，組織空中線量比は大きくなる。また，光子エネルギー，照射野を同じにして，測定深のみを変化させた時，深くな

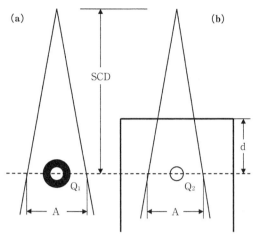

図 4-12 組織空中線量比測定方法

[問題 4-5] $^{60}Co\gamma$ 線束を用いて線源回転軸間距離：80 cm，$D_{\Delta m}(6×6)$ の吸収線量値が 200 [cGy]，D (10, 6×6) の吸収線量値が 130 [cGy] であった。この時，組織空中線量比を求めよ。

（答え）4・10 式を用いて，
TAR（14, 6×6）= 130/200 = 0.55

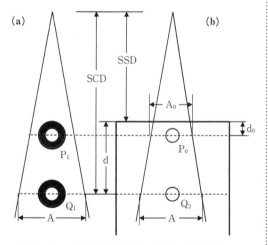

図 4-13 深部量百分率と組織空中線量比との関係

[問題 4-6] $^{60}Co\gamma$ 線束において，線源回転軸間距離：80 cm，照射野：10×10 cm，深さ：20 cm の深部量百分率 [PDD (20, 10×10) = 27.2 %] と後方散乱係数 [BSF (10×10) = 1.036] を用いて，同じ幾何学的条件における組織空中線量比を求めよ。

（答え）線源表面間距離：80 cm，深さ：20 cm の位置で照射野：10×10 cm は線源回転軸間距離：100 cm では照射野は 12.5×12.5 cm となり，組織空中線量比（20, 12.5×12.5）を求めることになる。4・13式を用いて，TAR（20, 12.5×12.5）
$= (100/80.5)^2 × 1.036 × 0.272 = 0.435$

るほど光子線束の透過率が小さくなるので，組織空中線量は小さくなる（図4-14）。光子エネルギー，測定深を同じにし，照射野のみを変化させた時，照射野が大きくなるほど散乱線が増大するので組織空中線量は大きくなる（図4-15）。

### 5. 線源表面間距離と深部量百分率の関係

組織空中線量比（TAR）を用いて，ある線源表面間距離（$SSD_1$）の深部量百分率（PDD）から他の線源表面間距離（$SSD_2$）の深部量百分率に変換する式を考える。図4-9で$SSD_1$と$SSD_2$の線源表面間距離において，照射野$A_0$はファントム表面で同じ大きさとする。いま，線源表面間距離が$SSD_1$から$SSD_2$に変わった時，測定点$Q_1$の深部量百分率から，線源表面間距離が測定点$Q_2$の深部量百分率を求めようとする。

$SSD_1$と$SSD_2$における深部量百分率と組織空中線量比の関係は4・13式より，

$$PDD(d, A_0, SSD_1) = 100 \cdot TAR(d, A_1)$$
$$\cdot \left[\frac{(SSD_1 + d_0)}{(SSD_1 + d)}\right]^2 \cdot [1/(BSF(A_0)] \quad (4 \cdot 14)$$

$$PDD(d, A_0, SSD_2) = 100 \cdot TAR(d, A_2)$$
$$\cdot \left[\frac{(SSD_2 + d_0)}{(SSD_2 + d)}\right]^2 \cdot [1/BSF(A_0)] \quad (4 \cdot 15)$$

4・14と4・15式より，

$$\frac{PDD(d, A_0, SSD_2)}{PDD(d, A_0, SSD_1)} = \frac{TAR(d, A_2)}{TAR(d, A_1)} \cdot \left[\frac{(SSD_2 + d_0)(SSD_1 + d)}{(SSD_2 + d)(SSD_1 + d_0)}\right]^2 \quad (4 \cdot 16)$$

ここで線源表面間距離のみを変化させ，照射野と深さが変わらないとすると，TAR$(d, A_2)$/TAR$(d, A_1) = 1$となるので4・16式は，

$$PDD(d, A_0, SSD_2) = PDD(d, A_0, SSD_1)$$
$$\cdot \left[\frac{(SSD_2 + d_0)(SSD_1 + d)}{(SSD_2 + d)(SSD_1 + d_0)}\right]^2 \quad (4 \cdot 17)$$

となり，4・7式と同じになる。

## 4・1・6 組織最大線量比

高エネルギー光子線束に対し組織空中線量比（TAR）を計測する時，空中の組織吸収線量測定には二次電子平衡の条件を満たすために，ファーマ形電離箱の検出部にビルドアップキャップ（build-up cap）を装着しなければならない。

10 MV X線束の組織空中線量比を計測する場合，ビルドアップ深が水中で2.5 cmなので，2.5 cmから電離箱空洞壁の厚さを減じた厚さのビルドアップキャップを電離箱検出部位に取り付けることになり，直径5 cm以上のビルドアップキャップとなる。このように，光子エネルギーの増大に伴いビルドアップキャップすなわち$\Delta m$の体積が増大すると，ビルドアップキャップによる一次光子線束の減弱・散乱の影響が無視できなくなる他，ビルドアップキャップの直径より小さい照射野の空中組織吸収線量の測定ができなくなる。そこで高エネルギー光子線束においては，組織空中線量比（TAR）に代わるものとして**組織最大線量比**（tissue maximum (dose) ratio：TMR）[6]が提案された。

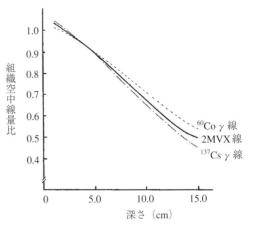

図4-14 組織空中線量比曲線（光子エネルギーと深さに伴う変化）

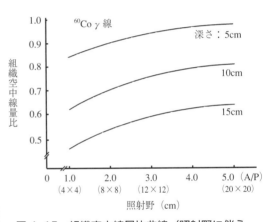

図4-15 組織空中線量比曲線（照射野に伴う変化）

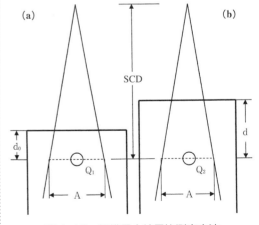

図4-16 組織最大線量比測定方法

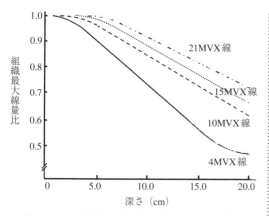

図4-17 組織最大線量比（光子エネルギーと深さに伴う変化）

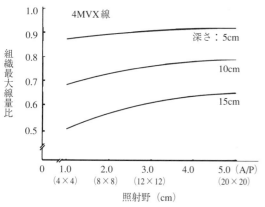

図4-18 組織最大線量比（照射野に伴う変化）

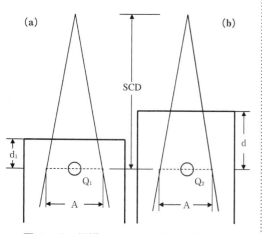

図4-19 組織ファントム線量比測定方法

### 1．定義

組織最大線量比（TMR）は図4-16に示すように，水ファントム中で線源回転軸（SAD）上にファーマ形電離箱をセットし，この位置における照射野をAとする。測定点$Q_1$と測定点$Q_2$を同じモニタ線量値（MU）で照射した時，組織最大線量比 TMR（d, A）は照射野A，深さdの測定点$Q_2$における吸収線量［D(d, A)］と照射野A，基準深$d_0$における測定点$Q_1$の吸収線量［$D(d_0, A)$］の比として定義され，これらの関係を次式に示す。

$$TMR(d,A) = \frac{D(d,A)}{D(d_0,A)} \quad (4\cdot18)$$

### 2．線源表面間距離，光子エネルギー，照射野，測定深が及ぼす影響

線源表面間距離（SSD）が組織最大線量比（TMR）におよぼす影響は，組織空中線量比（TAR）と同じように線源表面間距離が変化しても，光子エネルギー，照射野，測定深が同じであれば組織最大線量比は変わらない。そのため，高エネルギーX線による多門照射法（multiple fields irradiation）や回転照射法（rotation irradiation）における深部量計算に組織最大線量比が多く用いられる。

高エネルギーX線が組織最大線量比におよぼす影響は，照射野Aと測定深dが一定で変化しない場合，光子エネルギーEが大きくなる程，組織最大線量比（TMR）が大きくなる（図4-17）。

照射野Aが組織最大線量比（TMR）におよぼす影響は，光子エネルギーEと測定深dが一定で変化しない場合，照射野Aが大きくなる程，組織最大線量比は大きくなる（図4-18）。測定深dが組織最大線量比（TMR）におよぼす影響は，光子エネルギーEと照射野Aが一定で変化しない場合，測定深が深くなる程，組織最大線量比は小さくなる（図4-17）。

### 3．組織最大線量比と組織空中線量比との関係

4・10式の組織空中線量比（TAR）の定義から，

$$D(d,A) = TAR(d,A) \cdot D_{\Delta m}(A)$$

上式を4・18式の組織最大線量比（TMR）の定義の式に代入すると，

$$TMR(d,A) = TAR(d,A) \cdot D_{\Delta m}(A) / D(d_0,A)$$

ここで，$TAR(d_0,A) = D(d_0,A)/D_{\Delta m}(A)$であるから，これを上式に代入すると次式を得る。

$$TMR(d,A) = \frac{TAR(d,A)}{TAR(d_0,A)} \quad (4\cdot19)$$

このように測定深d，照射野Aの組織空中線量比（TAR）と基準深$d_0$，照射野Aの組織空中線量比（TAR）の比は，測定深d，照射野Aの組織最大線量比（TMR）に等しい。

### 4．組織ファントム線量比

ICRU Report 23[7]は，**組織ファントム線量比**（tissue phantom ratio：TPR）を定義している。

これは図4-19に示すように，ファントム中において線源回転軸上で深さ$d_1$に測定点$Q_1$，深さdに測定点$Q_2$にファーマ形電離箱をセットし，同じモニタ線量値（MU）で照射した時，組織ファントム線量比は照射野A，深さdの測定点$Q_2$における吸収線量［$D(d, A)$］と照射野A，基準とする深さ$d_1$（基準深でない）における測定点$Q_1$の吸収線量［$D(d_1, A)$］との比として定義され，これらの関係を次式に示す。

$$TPR(d,A) = \frac{D(d,A)}{D(d_1,A)} \qquad (4\cdot20)$$

ここで基準となる深さ $d_1$ は一般に 5 cm が用いられていて，$d_1$ が基準深 $d_0$ である時，上式は組織最大線量比（tissue maximum ratio：TMR）となる。

このように組織ファントム線量比が定義されたのは，基準深 $d_0$ は照射野が大きくなると共にコリメータなどからの散乱線の増大やコリメータなどからの散乱線により基準深が変化するからである。

標準測定法01[8)]では直線加速器から放射されるX線束について，線質の相違により生じる吸収線量の評価はX線スペクトルにより評価しなければならないが，それぞれの施設で行うことは不可能なので $TPR_{20,10}$ を用いている。

直線加速器から放射されるX線束の線質は加速器が表示している公称エネルギー（nominal energy）が同じでもターゲットの材質や厚さ，平坦用フィルタの材質や構造などの相違によりX線スペクトルに相違が生じ，これが出力や深部線量に影響する。

$TPR_{20,10}$ は線源検出器間距離（SCD）：100 cm で，照射野 $10\times10$ cm で，測定深 10 cm と 20 cm における吸収線量比で，これを次式に示す。

$$TPR_{20,10} = \frac{D(20,10\times10)}{D(10,10\times10)}$$

この $TPR_{20,10}$ 値を線質指標（beam quality index）とし，この値から高エネルギーX線束に対して，校正深における吸収線量を求める時に使用する線質変換係数（beam quality conversion factor：$k_Q$）を付表3-2から求める時に必要とされる。

### 4・1・7 散乱空中線量比と散乱最大線量比

**散乱空中線量比**（scatter air ratio：SAR）[9)]は，深さ $d$，円形照射野 $2r$ の組織空中線量比 $[TAR(d,2r)]$ から，同じ点における組織空中線量比の一次線量成分 $[TAR(d,0)]$ を減算した組織空中線量比の散乱線成分で（図4-20），これらの関係を次式に示す。

$$SAR(d,2r) = TAR(d,2r) - TAR(d,0) \qquad (4\cdot21)$$

同様に，**散乱最大線量比**（scatter maximum ratio：SMR）$[SMR(d,A)]$ は，深さ $d$，照射野 $A$ の組織最大線量比 $[TMR(d,A)]$ から，同じ点における組織最大線量比の一次線量成分 $[TMR(d,0)]$ を減算した組織最大線量比の散乱線成分で，これらの関係を次式に示す。

$$SMR(d,2r) = TMR(d,2r) - TMR(d,0) \qquad (4\cdot22)$$

この散乱空中線量比と散乱最大線量比は正方形照射野 $A$ をこれと等価な円形照射野 $r$ に代え，クラークソン法（4・2・2章参照）を用いて不整形照射野における組織空中線量比（TAR）や組織最大線量比（TMR）を求めることができる。

## 4・2 深部線量計算法

前章では深部量百分率（PDD）や組織最大線量比（TMR）などを用いて，正方形照射野に対し水や水組織等価物質（water equivalent material）中で，線束中心線上の深部吸収線量の計算方法について述べた。しかし臨床においては線束中心線以外の点の深部線量，長方形照射野や遮蔽ブロックを用いた変形照射野における深部線量，この他，肺など密度の異なる組織中の

[問題4-7] 高エネルギーX線のTMRで誤っているのはどれか。
1. 線質が同じ場合，正方形照射野のサイズが大きいほど大きい。
2. 照射野面積 A，周囲長を P とする時，A/P が等しい照射野では誤差範囲内で TMR が一致する。
3. 照射野係数は基準点吸収線量を空中組織吸収線量で割った値である。
4. 同じ線質では STD が異なっても照射野と深さが同じ場合，同じ値が用いられる。
5. ビーム中心軸上で定義される。

　　　　　　　　　　　　（答え：3）

[問題4-8] 4 MV X 線束を用いて線源回転軸間距離 $D_{\Delta m}(10\times10)$，$D(1.2, 10\times10)$，$D(10, 10\times10)$ を測定した所，それぞれの吸収線量値が 200，207.4，158.7 であった。この時の組織最大線量比 $(10, 10\times10)$ を求めよ。
（答え）4・18式を用いて，
TMR $(10, 10\times10) = 158.7/207.4$
　　　　　　　　　　　$= 0.765$

[問題4-9] 4 MV X 線束において組織空中線量比 $(1.2, 12\times12) = 1.044$，組織空中線量比 $(10, 12\times12)$ が 0.720 であった。この時の組織最大線量比 $(10, 12\times12)$ を求めよ。
（答え）4・19式を用いて，
TMR $(10, 12\times12) = 0.720/1.044$
　　　　　　　　　　　$= 0.690$

[問題4-10] 10 MV X 線束を用いて線源回転軸間距離：100 cm，照射野：$20\times20$ cm において，線束中心線上で深さ 10 cm の点に 200 [cGy] を照射する時，基準深における吸収線量を求めよ。
（答え）付表4-11より，
TMR $(10, 20\times20) = 0.883$
基準深の吸収線量は4・18式より，
D $(2.5, 20\times20) = 200/0.883$
　　　　　　　　　　$= 226.5$ [cGy]

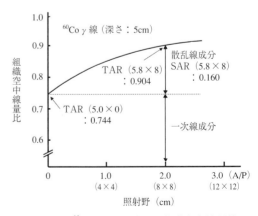

図4-20 $^{60}$Co $\gamma$ 線に対する散乱空中線量比

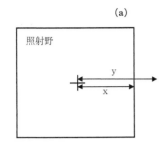

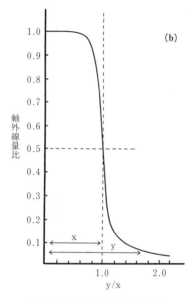

図4-21 軸外線量比曲線

[問題4-11] 放射線治療で使われる用語とその略語の組み合わせで誤っているのはどれか。
1. 軸外線量比………OPR
2. 深部線量百分率………PDD
3. 組織最大線量………TMR
4. 組織空中線量………TAR
5. 組織ファントム線量比…TPR

（答え：1）

[問題4-12] 10 MV X線束を用いて、15×15 cmの照射野で深さ10 cmにおける組織最大線量比が0.870である。線束中心からy方向へ5 cm離れた点の軸外線量比が0.98であることを知って、この点における組織最大線量比を求めよ。
（答え）4・24式を用いて、
　TMR（10, 15×15, 0, 5）
　　= 0.87 × 0.98 = 0.853

深部線量を計算しなければならない。これらの深部線量の計算には，前章で述べた組織と等価な水ファントムの吸収線量計算に出力係数（output factor）や肺補正係数（lung correction factor）など，いろいろな係数を乗じて求められる。本章では，これらの深部線量計算方法について述べる。

### 4・2・1 軸外線量比

直線加速器から放射されたX線束の照射野内における線量分布は均一なことが望まれるが，線束中心点上の線量を100％とすると，照射野の境界線上では物理的照射野（physical field）により線束中心軸上の線量の50％線量になっている。そのために，照射野内の任意の点における深部線量を計算する時，線束中心点の深部線量に対し，線束中心点から離れた所が，線束中心点の吸収線量と比べて何％になっているかを知り，両者の値を乗ずることにより照射野内の任意の点の深部線量値が得られる。この線束中心点から離れるに距離に伴い，深部線量値が何％少なくなるかを示したのが**軸外線量比**（off-center ratio：OCR，off-axis ratio：OAR）である。すなわち軸外線量比は測定深dにおいて，線束中心点から照射野の端までの距離をx，線束中心点から計測点までの距離をy（図4-21a）として，y/xを横軸にとり，縦軸に線束中心線外の測定点の吸収線量と線束中心線上との吸収線量比を表す（図4-21b）。そして，この曲線を**OCR曲線**（off-center ratio curve）という。

OCR曲線において，$y/x = 1$の点は照射野の境界を示す線上となり，照射野の境界の物理学的線量評価からこの点の軸外線量比（OCR）は0.5となる。この軸外線量比は別名で**ディクリメント値**（decrement value）とも呼ばれ，線束中心線からの距離，線源の大きさ，コリメータの形，平坦フィルタの形状などにより大きく影響される。正方形照射野の場合，同じ深さにおいて，軸外線量比は照射野の大きさに依存せず，同じ大きさの照射野の時，線束の平坦度曲線が深さと共に変化することから，軸外線量比も深さに伴い少し変化する。

OCR曲線は線束軸に対し直角となる面上の基準とする点と計測点の線量比であった。これに対し線束軸に対し，平行な面の線量比の曲線を**ディクリメントライン**（decrement line）といい，ウエッジフィルタによる等線量分布曲線を求める時に用いられる。ディクリメントラインは，線束中心線からの距離，線源の大きさ，コリメータの形，平坦フィルタの形状などにより大きく影響する。

次に正方形照射野で軸外線量比を使った深部量計算について，深部量百分率（PDD）について4・23式，組織最大線量比（TMR）について4・24式に示す。

$$PDD(d, A_0, x, y) = PDD(d, A_0) \cdot OCR(x, y) \quad (4\cdot23)$$

$$TMR(d, A, x, y) = TMR(d, A) \cdot OCR(x, y) \quad (4\cdot24)$$

このように中心軸上以外の点の深部線量は軸外線量比（OCR）を用いてより正確に計算することができる。

### 4・2・2 照射野

放射線治療で正方形の照射野が用いられることは珍しく，多くの症例で長方形照射野，または正方形や長方形の照射野をシャドウトレイ（shadow tray）上の遮蔽ブロック（shielding block）で線束の一部を覆った**不整形照射野**（irregular field）が多く用いられている。ここでは長方形照射野や不

整形照射野の中心線束上の深さにおける深部量計算法を述べる。

## 1. 長方形照射野

長軸が a，短軸が b の長方形照射野のある深さにおける線束中心上の深部量（深部量百分率，組織空中線量比，組織最大線量比）と近似される正方形照射野の同じ深さにおける深部量との関係を**等価正方形**（equivalent square）といい，次式に示す。

$$A/P = (a \cdot b)/2(a+b) \quad (4 \cdot 25)$$

$A$：正方形照射野の面積
$P$：正方形照射野の四辺の長さの和
$a, b$：長方形照射野の一辺の長さ

4・25式は，**A/P 法**（area/perimeter method）とも呼ばれ，Sterling ら[10]がコンピュータにて照射野の面積と四辺の長さを因子として深部線量を計算させた時に用いた計算式の一部で，この計算式は長軸と短軸の長さの比が 1.0 に近い正方形に近い形をした長方形照射野では正方形照射野の深部量と比較的よく一致するが，長軸と短軸の比が大きい長方形照射野ほど誤差が少し大きくなる傾向にある。なお，等しい深部量を示す線束中心上の正方形照射野と長方形照射野の関係を**付表 4-14** に示す。

## 2. 円形照射野

半径 r の円形照射野の線束中心上の深部量（深部量百分率，組織空中線量比，組織最大線量比）と等しい正方形照射野の深部量の関係を**等価円**（equivalent circle）といい，これらの関係を次式に示す。

$$A/P = (\sqrt{\pi}/4) \cdot r \quad (4 \cdot 26)$$

$A$：正方形照射野の面積
$P$：正方形照射野の四辺の長さの和
$r$：円形照射野の半径

なお，線束中心上で等しい深部量（深部量百分率，深部量空中線量比，組織最大線量比）を示す円形照射野と正方形照射野と長方形照射野の関係を**付表 4-13** に示す。

## 3. 不整形照射野

臨床において，正常組織を保護するためにシャドウトレイを用いて，正方形または長方形の照射野上に鉛ブロックで照射野の一部を覆った変形照射野が固定照射法で多く用いられる。この時の変形照射野と等価な深部量（深部量百分率，組織空中線量比，組織最大線量比）を示す正方形照射野を求めるための計算法は，前述した A/P 法（4・25式）を用いる。

Wrede[11] は**図 4-22** に示すような，実際に臨床で使用した変形照射野について，$^{60}Co\gamma$ 線束と 10 MVX 線束にて 1～20 cm の深さにおける深部線量を A/P 法で求め実測値と比較したところ，0.72 % 以下の誤差であったと報告している。このことから，正常組織保護のために遮蔽ブロック（shilding block）などを用いる変形照射野については，4・25式の A/P 法を用いることにより，より高い精度で線束中心上の変形照射野と等価な正方形照射野の深部線量を求めることができる。

## 4. マントルと逆Y字照射野

Page ら[12] は 6 MVX 線を用いて，マントル照射野（mantle field）と逆Y字照射野（inverted Y field）における照射野係数と深部線量を計測した。この時，照射野を 40×40 cm 程度にしなければならず，このために焦点表

[問題 4-13] 10×30 cm の長方形照射野と等しい深部線量を示す正方形照射野の大きさを求めよ。

（答え）4・25式を用いて正方形照射野の A/P は，
$(10 \times 30)/2(10+30) = 3.75$
求める正方形の一辺を c とすると，
$A/P = c^2/4c = 3.75, \quad c = 15$
10×30 cm の長方形照射野の深部線量に等しい正方形照射野の大きさは，15×15 cm となる。
（付表 4-13 から 10×30 cm の長方形照射野と等しい深部線量を示す正方形照射野は 13.9 cm となっている）

[問題 4-14] 直径 10 cm の円形照射野と等しい深部線量を持つ正方形照射野の大きさはどれほどか。

（答え）4・26式を用いて正方形照射野の A/P を求める。
$A/P = (\sqrt{\pi}/4) \times 5 = 2.2$
正方形照射野の一辺の長さを c とすると，
$A/P = c^2/4c = 2.2$ で $c = 8.8$ となり，一辺が 8.8 cm の正方形照射野。
（付表 4-13 から 9×9 cm の正方形照射野の深部線量は直径 10.1 cm の円形照射野の深部線量に等しいことを示している）

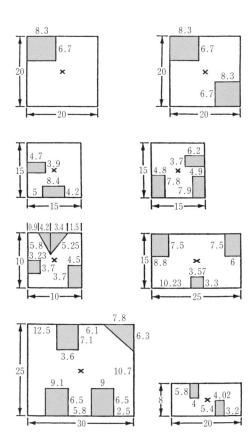

図 4-22 Wrede による変形照射野

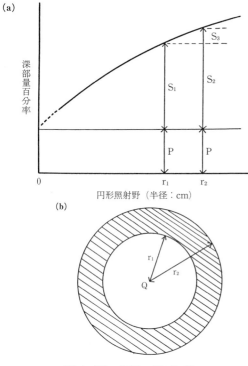

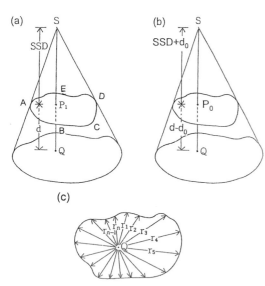

図4-23 クラークソン法

図4-24 変形照射野の深部線量計算法

面間距離を120 cm以上と大きくした距離にて照射が行われる。線源表面間距離の増大による深部量百分率の補正はF係数（4・1・3章参照）を用い，線源表面間距離の増大による出力（output）の補正は距離逆二乗法を用い，さらにシャドウトレイ（shadow tray）のアクリル板に対し一次線束の減弱補正を行っている。

その結果，マントル照射法における照射野係数と深部量百分率は線源皮膚間距離（SSD）：100 cmで，23×30 cmの照射野に等しいことを導き出している。また，逆Y字照射法では線源皮膚間距離（SSD）：100 cmで13×30 cmの照射野に等しいことを導いている。これらの結果からランドファントムを用いて実測した結果，±5％以内の不精度であったと報告している。

## 5．クラークソン法

図4-23にクラークソン法（Clarkson method）[13]による不整形照射野の深部量（深部量百分率，組織空中線量比，組織最大線量比）の計算方法を示す。図4-23aは横軸に円形照射野の半径を，縦軸に深さdにおける深部線量値（この場合，深部量百分率）をとると，最小の円形照射野から外挿された照射野0における深部量百分率は一次線量成分Pとなる。また，図4-23bにおいて半径$r_2$から$r_1$を差し引いた斜線部の所から点Qに寄与する散乱線量成分は，図4-23aにおいて照射野$r_2$，$r_1$の深部量百分率から一次線量成分を差し引いた，$S_2-S_1=S_3$により求めることができる。

このようにクラークソン法は深部量百分率を一次線成分と散乱線成分に分け，散乱関数（SF），散乱空中線量比（SAR），散乱最大線量比（SMR）を用いて不整形照射野の深部量の計算を行う方法で，以下にこの定義に基づいた不整形照射野の深部量計算方法について述べる。

### 1）散乱関数による方法

**散乱関数**（scatter function）を用いて不整形照射野で，任意の深さの測定点における深部量百分率（PDD）を求めようとする。図4-24aに示すように線源Sから放射されA，B，C，D，E点で囲まれた照射野に入射する放射線の円錐を考える。$SP_1$は皮膚面の照射野に対し直角に入射する線束中心線とし，図4-24bにおいて基準点を点$P_0$とする。そして表面より深さdの点Qにおける深部量百分率を計算するために，基準点$P_0$に100 cGyを照射するとする。

照射野の外周A～Eは図4-24cに示すように，等角度間隔でn個に分けられ，それぞれにおいて点$P_0$から半径が計測される。そして$r_1$～$r_n$の各半径に対する散乱関数$SF(r_1)$～$SF(r_n)$を，深さ（d），焦点表面間距離（SSD），エネルギー（E）を因子とした散乱関数表より求める。その結果，点Qにおける深部量百分率のうち散乱線量成分を次式に示す。

$$D_s(d, r_0) = (1/n) \cdot \sum_{n=1}^{n} SF(d, r_n) \quad (4 \cdot 27)$$

点Qにおける一次線線量成分は，照射野（0），深さdの深部量百分率から得られ，従って点Qにおける深部量百分率を次式に示す。

$$PDD(d, r_0) = 100 \cdot PDD(d, 0) + (1/n) \cdot \sum_{n=1}^{n} SF(d, r_n) \quad (4 \cdot 28)$$

$^{60}Co\gamma$線を用いて線源表面間距離：80 cm，深さ：10 cm，照射野：10×20 cmの深部量百分率を付表4-4の散乱関数表を用いて求める。図4-25に示すように，1/4の照射野を15°間隔で6等分し，照射野の中心からそれぞれの半径を求め，付表4-4からその半径に対する0.5 cmと10 cm深における散乱関数を求めると次表のようになる。

|  | 5.0 | 5.4 | 6.3 | 8.5 | 10.7 | 10.0 | 計 | 個数 | 平均 |
|---|---|---|---|---|---|---|---|---|---|
| 0.5 cm | 3.2 | 3.4 | 3.9 | 5.1 | 6.1 | 5.8 | 27.5 | 6 | 4.6 |
| 10 cm | 13.7 | 14.4 | 15.8 | 18.7 | 20.7 | 20.3 | 103.7 | 6 | 17.3 |

0.5 cm 深で定義により一次線量成分として 100 cGy を与えることから 0.5 cm における線量は 100 + 4.6 = 104.6 cGy となる。同様に 10 cm 深における一次線量成分は**付表 4-1** より PDD (10, 0) = 42.7 % であるから 42.7 cGy となる。

さらに 10 cm 深で 10×10 cm の照射野における線量は 42.7 + 17.3 = 60 cGy となる。よって 10 cm 深における深部量百分率 (PDD) は，4・4 式より 100×(60/104.6) = 57.4 % となる。

この計算値は**付表 4-14** から 10×20 cm の長方形照射野と等価な深部量百分率 (PDD) を持つ正方形照射野は 13×13 cm であるから，**付表 4-1** において内挿法により PDD (10, 13×13) = 57.4 % となり散乱関数 (SF) を用いた計算と付表の値と一致する。

2) 散乱空中線量比と散乱最大線量比による方法

組織空中線量比 (TAR) や組織最大線量比 (TMR) を用いた照射法における変形照射法の深部線計算を，4・1・7 章で述べた散乱空中線量比 (scatter air ratio：SAR) や散乱最大線量比 (scatter maximum ratio：SMR) を用いて行うことができる。

**図 4-26a, b** において $SP_{air}$ と SQ は線束中心線で，$SP_{air}$ と SQ を線源回転軸間距離 (SAD) とし，測定点 $P_{air}$ は空中に位置し空中組織吸収線量 $[D_{\Delta m}(A)]$ が得られる。測定点 $P_1$ は線束中心線上で水ファントム表面に位置し，これより深さ d の点に測定点 Q があり，その点の吸収線量を D (d, A) とする。

そして測定点 Q と $P_{air}$ における吸収線量比は，4・10 式より組織空中線量比 (TAR) として定義される。**図 4-26c** は測定点 Q を含む面における照射野で，この不整形照射野において測定点 Q における組織空中線量比の一次線成分と散乱線成分を 4・21 式より次式に示す。

一次線成分：$TAR(d,0)$

散乱線成分：$SAR(d,r) = TAR(d,r) - TAR(d,0)$

不整形照射野における SAR (d, r) は**図 4-26c** において測定点 Q から n 等分し，測定点 Q から照射野端までの半径 ($r_n$) を求め，各 $r_n$ に対する SAR (d, $r_n$) を計算し，その平均値を求める。その結果，不整形照射野の線束中心である測定点 Q の組織空中線量比 (TAR) を次式に示す。

$$TAR(d,r) = TAR(d,0) + (1/n) \cdot \sum_{n=1}^{n} SAR(d,r_n) \quad (4 \cdot 29)$$

測定点 Q における深部線量を次式に示す。

$$D(d,r) = D(d,0) + D_{\Delta m}(r) \cdot (1/n) \cdot \sum_{n=1}^{n} SAR(d,r_n) \quad (4 \cdot 30)$$

一方，組織最大線量比 (TMR) を用いた場合点 Q における TMR を次式に示す。

$$TMR(d,r) = TMR(d,0) + (1/n) \cdot \sum_{n=1}^{n} SAR(d,r_n) \quad (4 \cdot 31)$$

測定点 Q における深部線量を次式に示す。

$$D(d,r) = D(d,0) + D(d,r) \cdot (1/n) \cdot \sum_{n=1}^{n} SMR(d,r_n) \quad (4 \cdot 32)$$

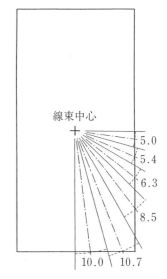

図 4-25 クラークソン法による長方形照射野の深部量百分率計算法

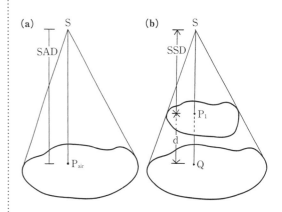

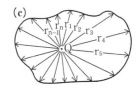

図 4-26 クラークソン法による変形照射野の深部量計算法

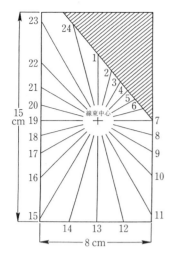

図4-27 変形照射野の深部量計算法

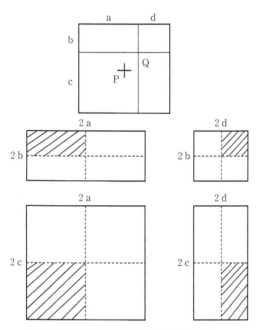

図4-28 デイ法による深部量計算法

| | $X_r$ | SMR | | $X_r$ | SMR |
|---|---|---|---|---|---|
| 1 | 3.8 | 0.054 | 13 | 7.5 | 0.081 |
| 2 | 3.2 | 0.048 | 14 | 8.0 | 0.084 |
| 3 | 2.9 | 0.042 | 15 | 6.8 | 0.077 |
| 4 | 2.9 | 0.042 | 16 | 5.0 | 0.064 |
| 5 | 3.1 | 0.044 | 17 | 4.4 | 0.059 |
| 6 | 3.6 | 0.049 | 18 | 4.0 | 0.056 |
| 7 | 4.0 | 0.056 | 19 | 4.0 | 0.056 |
| 8 | 4.4 | 0.059 | 20 | 4.4 | 0.059 |
| 9 | 5.0 | 0.064 | 21 | 5.0 | 0.064 |
| 10 | 6.8 | 0.077 | 22 | 6.8 | 0.077 |
| 11 | 8.0 | 0.084 | 23 | 7.5 | 0.081 |
| 12 | 7.5 | 0.081 | 24 | 5.0 | 0.064 |
| | | | | 計 | 1.522 |

ここで，図4-27に示すような変形照射野において，10 MVX線束で，線束中心上において深部8 cmの組織最大線量比（TMR）を付表4-12の散乱最大線量比（SMR）を用いて求める。

中心線束上の点より15°間隔に照射野を分け，これより照射野の端までの半径を計測し付表4-12よりこの半径に対する散乱最大線量比（SMR）を上表に示す。

その結果，24区分された半径と散乱最大線量比は上段の表にまとめられている。平均の散乱最大線量比（SMR）：$1.522/24 = 0.063$，組織最大線量比 TMR（8，0）＝0.829（付表4-11より），4・31式より，組織最大線量比 TMR（8，A）＝$0.829 + 0.063 = 0.892$　が得られる。

次に線束中心線以外の点における組織空中線量比（TAR）や組織最大線量比（TMR）は軸外線量比（OCR）を用いて，4・33式または4・34式より得ることができる。

$$TAR(d,r) = TAR(d,0) \cdot OCR + (1/n) \cdot \sum_{n=1}^{n} SAR(d,r_n) \quad (4・33)$$

$$TMR(d,r) = TMR(d,0) \cdot OCR + (1/n) \cdot \sum_{n=1}^{n} SMR(d,r_n) \quad (4・34)$$

この散乱空中線量比（SAR）や散乱最大線量比（SMR）は線源表面間距離に依存せず，光子線束のエネルギー，照射野，深さに依存する。そのため，肺尖部のように水平面に対し皮膚面が大きく傾き，照射野内で線源表面間距離が変わる不整形照射野の線量計算には便利である。

### 6．デイ法

前述したようにクラークソン法を用いていろいろな不整形照射野の深部線量を求めることができるが，しかし計算が複雑で実際的ではない。これに対し，**デイ法**（Day method）は長方形照射野について簡単な深部線量計算法を提案している[14]。

図4-28で点Qにおける深部線量は4個の矩形からなる照射野に分けられ，4個の各照射野の1辺を2倍にした照射野の1/4ずつ（斜線部分）が点Qにおける深部線量に寄与している。従って，表面より深さdの点Qにおける深部量百分率（PDD）は次式を用いて計算することができる。

$$PDD(d,(a+d)(b+c)) = 1/4[PDD(d,(2a \times 2b)) + PDD(d,(2a \times 2c)) \\ + PDD(d,(2d \times 2b)) + PDD(d,(2d \times 2c))] \quad (4・35)$$

## 4・2・3 不均一組織補正

### 1．不均一組織

前節で述べた深部線量の計算は，組織と等価な水や水等価物質中において行ってきた。しかし，人体は肺，骨，空洞など筋肉と異なった密度や原子番号からなる組織で構成されていて，これらの不均一組織（inhomogeneity tissue）を照射する時，光子線束の減弱や散乱がそれぞれの組織で異なっているため，光子線束の減弱率や散乱分布が変わり，深部線量計算において深部率の補正を行わないと過照射となったり線量不足となったりする。この深部線量の計算に影響を及ぼす主な組織・器官は肺などの他，下記に示す。

(1) 空洞：気管，咽頭，喉頭，上顎洞などがあげられる。体内にこれら空洞からなる器官が存在することにより，空洞透過後の深部線量は空洞がない時と比べて大きくなるために，深部線量補正が必要とされる。また空洞と近接する軟部組織においては，ビルドアップ効果（build-up effect）やビルドダウン効果（build-down effect）により二次電子平衡が満たされていなく，そのために吸収線量が均一な組織中よりも小さくなっていることも治療計画に際し考慮することが大切である。その他，腸内ガスについては時間に伴って変化することからその線量補正は無視されている。

(2) 脂肪組織：脂肪組織（fat tissue）の平均密度は $0.92\, \text{gcm}^{-3}$ で，この組織の原子構成は水素：12 %，炭素：77 %，酸素：11 %で実効原子番号も水より小さい。脂肪層は腹部で 4 cm，胸部で 1.5 cm 程であるといわれているが，脂肪層による深部線量への影響は水や筋肉と等価として計算される。

(3) 骨：骨の密度は $1.85\, \text{gcm}^{-3}$ と報告されていて，これは部位や年齢によっても異なる。低エネルギー光子線束や高エネルギー電子線束の線量計算には骨による減弱補正が必要とされるが，高エネルギー光子線束においては骨の影響は水や筋肉と等価として計算されている。また，低エネルギー光子線束において，骨内または骨と近接した軟部組織では，吸収線量が増大していることを考慮しなければならない[15]。

(4) 肺における吸収線量の補正は治療計画において大切なものの1つである。もし，密度の小さい（光子の透過力が大きい）肺に対し線量補正を行わずに照射を行うと，肺野の中の標的基準線量（target reference dose）が過大に照射されるだけではなく，計画標的体積に隣接する正常組織にも過大に照射され，その結果，重篤な放射線による有害事象（adverse event：AE）の発症の原因となる。特に肺組織への過線量照射は晩発性障害として肺線維症（pulmonary fibrosis）や間質性肺炎（interstitial pneumonia）が生じ，これらは予後が悪いケースとなるので注意を要する。

この肺の密度は $0.26 \sim 1.0\, \text{gcm}^{-3}$ 間にあって肺組織の含気量により肺密度が異なり，正常の呼吸下では $0.3\, \text{gcm}^{-3}$，深呼吸の下で $0.21\, \text{gcm}^{-3}$ と報告されている。さらに肺の密度は年齢と共に変化し，5歳で 0.36，70歳で 0.22 であることが報告されている[16]（図4-29）。また図4-29では，肺に疾患を持った被検者の肺の密度が健康人の密度と異なっている場合が多いことが示され，このことから肺野を含む照射を行う治療計画においては，肺密度を用いた深部量補正を行わねばならない。

人体の各組織の密度を知る方法は，X線CTスキャンによりいろいろな組織等価物質の電子密度（electron density）とCT値（CT number）との関係（図4-30）が得られ，この関係を用いて人体の肺をスキャンして得られたCT値から肺の電子密度が得られる[17]。

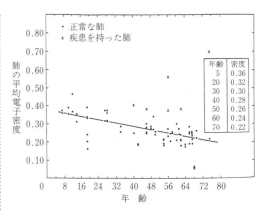

図4-29 年齢を因子とした肺組織の平均電子密度

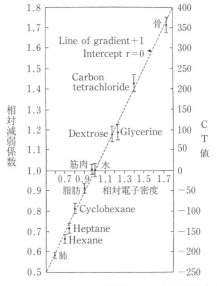

図4-30 いろいろな物質のCT値と電子密度

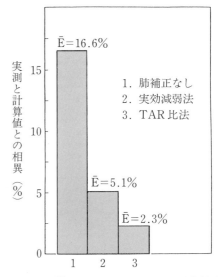

図4-31 $^{60}\text{Co}\gamma$ 線による肺補正の計算精度

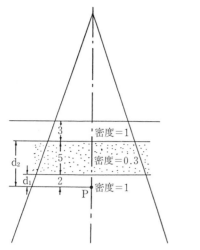

図4-32 肺補正の計算を行う不均一ファントムの幾何学的配置図

図4-31はSontag[18]がランドファントムと熱蛍光線量計（TLD）を用いて，肺補正による線量誤差を測定した結果，$^{60}$Co$\gamma$線束において肺補正が行われない場合に16.6％の誤差が生じ，実効減弱係数法による補正法では5.1％，組織空中線量比法による肺補正法では2.3％の誤差であったと報告している。このように，肺補正が治療計画において非常に重要なこととなる。

肺の補正計算のため，図4-32に示すように，肺を想定した密度0.3で厚さ5cmのコルクの上に密度1.0で厚さ3cmの水等価物質と，コルクの下に密度1.0の水等価物質を重ね，表面より10cmの深さの点Pにおける線量値を計算しようとする。この時，厚さ5cmのコルクが水と等価となる厚さは0.3×5cm＝1.5cmとなり，厚さ10cmの測定点における水等価厚は3＋1.5＋2＝6.5cmとなる。以下，この肺のモデルを下に肺の深部線量補正計算法について述べる。

## 2. 肺組織の補正計算法

1) 組織空中線量（TAR）比法および組織最大線量（TMR）比法[19]

この肺補正方法は，図4-32に示すように密度が0.3の不均一物質が含まれた標的基準点までの深さ（10 cm）と，この不均一物質が水等価物質に置き換えられた時の全体の深さ（[3＋(5×0.3)＋2]＝6.5 cm）に対し，TAR比またはTMR比により得ることができ，この時の線量補正係数（$k_{\text{lung}}$）をTAR比法について4・36式に，TMR比法について4・37式に示す。

$$k_{\text{lung}} = TAR(d_t, A)/TAR(d, A) \quad (4\cdot36)$$

$$k_{\text{lung}} = TMR(d_t, A)/TMR(d, A) \quad (4\cdot37)$$

ここで$d_t$は，密度の異なる不均一物質を水等価厚に換算した厚さに密度1.0の物質の厚さを加えた厚さ（図4-32で6.5 cm），$d$は密度の異なる不均一物質と密度1.0の物質の厚さを加えた厚さ（図4-32で10 cm），$A$は照射野である。そして2～35 MVの光子線束においては，組織空中線量比法（TAR ratio method）に代えて組織最大線量比法（TMR ratio method）が用いられる。

2) 実効減弱係数法[19]

**実効減弱係数法**（effective attenuation coefficient method）による肺の補正係数を求める計算式を次式に示す。

$$k_{\text{lung}} = e^{\mu(d-d_t)} \quad (4\cdot38)$$

4・38式で，$d$は密度の異なる不均一物質と密度1.0の物質の厚さを加えた標的基準点までの深さで，$d_t$は密度の異なる不均一物質を水等価厚に換算した深さに密度1.0への物質の厚さを加えた深さで，$\mu$は密度1の物質に対し0.050 cm$^{-1}$が標準値として用いられ，$^{60}$Co$\gamma$線束の場合10×10 cmの照射野で，$\mu=0.049$ cm$^{-1}$である。そして図4-32に示すような不均一組織に対し，実効減弱係数法による点Pにおける補正計算式を次式に示す。

$$k_{\text{lung}} = e^{0.049(10-6.5)} = 1.19 \quad (4\cdot39)$$

TAR比法，実効減弱係数法において補正係数が一般に大きくなる傾向にあるため，この補正係数に位置補正係数cpを乗ずると，さらに計算精度が良くなるといわれている。**表4-1**にその位置補正係数を示す。この係数は不均一物質の射出面から測定点までの距離を因子としており，図4-32に示した状態では表4-1より2 cm＝0.95であるので，TAR比法と実効減弱係数法により求めた補正係数にこの位置補正係数を乗じた値，$k_{\text{lung}}=1.19 \times 0.95 = 1.13$が不均一物質による線量補正係数値となる。

[問題4-15] 図4-32に示すような不均一物質が存在するような状態で，点Pにおける補正係数を求めようとする。$^{60}$Co$\gamma$線束で照射野が10×10 cmの時，TAR比法にて肺補正値を求めよ。

（答え）4・36式より，

$$k_{\text{lung}} = \frac{TAR(6.5, 10 \times 10)}{TAR(10, 10 \times 10)} = \frac{0.845}{0.707}$$
$$= 1.19$$

[問題4-16] べきTAR法にて図4-32に示す不均一物質による肺補正係数を求めよ。この時，$^{60}$Co$\gamma$線で照射野を10×10 cmとする。

（答え）

$$k_{\text{lung}} = \frac{TAR(2, 10 \times 10)^{1-0.3}}{TAR(7, 10 \times 10)^{1-0.3}} = \left(\frac{1.002}{0.825}\right)^{0.7}$$
$$= 1.14$$

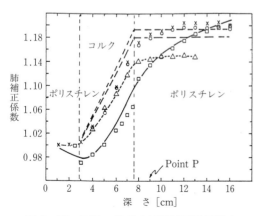

図4-33 不均一物体の線量補正計算精度

## 3. 等線量移動法[19]

**等線量移動法**（isodose shift method）は不均一物質の厚さのn倍だけ等線量曲線を線束中心線に沿って移動する方法である。その移動方向は骨に対し入射皮膚表面の方向へ，肺や空洞など水より密度の小さい物質に対し深部の方向へ移動する。表4-2に$^{60}$Co$\gamma$線束または4MVX線束に対するn値を示す。

例えば，図4-32に示すような不均一物質に対して，5cmの肺組織の補正係数をこの等線量曲線移動法で求める時，$^{60}$Co$\gamma$線束において移動する距離は$-0.4 \times 5 = -2.0$cmとなり，点Pは表面より12cmとして深部線量を計算すると良い。また，この時のTAR比法による肺補正値を次式に示す。

$$k_{\text{lung}} = \frac{TAR(10, 10 \times 10)}{TAR(12, 10 \times 10)} = \frac{55.6}{48.1} = 1.15$$

## 4. べきTAR法[19]

Batho（1964）[20]により提案されたTAR比法は，その後YoungとGaylord（1970）[21]により，TAR比法にべき法が加えられ，その後SontagとCunningham（1977）[22]により，不均一物質中における任意の点の線量補正計算ができるように展開された。この**べきTAR法**（power law TAR method）の計算式を次式に示す。

$$k_{\text{lung}} = \left[\frac{TAR(d_2 + A)}{TAR(d_1 + A)}\right]^{(1-\rho_e)} \quad (4 \cdot 40)$$

- $d_1$：測定点から不均一物質の射出面までの距離
- $d_2$：測定点から不均一物質の入射面までの距離
- $\rho_e$：水等価物質と不均一物質との電子密度比
- $A$：測定点における照射野

CunninghamはTAR比法，実効減弱係数法，シフト法とべきTAR法のこれら4つの方法による計算値と実測値とを比較した結果，このべき法が最も良く一致していることを報告している[23]（図4-33）。

今日使用されている多くの治療計画装置では，前述したこれらの計算方法よりさらに進化していて，不均質部の位置や形を考慮して三次元的な補正を行う方法で，等価TAR法（equivalent TAR method：ETAR），微分散乱空中線量比（ratio of differential SAR method），微分小体積法（delta volume method）などが用いられている。

## 4・2・4 患者の外周補正

いままで述べてきた深部線量の計算方法は，光子線束の中心線が皮膚（ファントム）表面に対し直角に入射した場合であった。しかし，臨床では線束中心線が皮膚表面に対し斜めに入射するケースに多く遭遇する。このような時，定められた深さにおける吸収線量や等線量曲線は，照射野が大きければ大きい程，皮膚面から病巣中心までの深さがいろいろと異なるため，その補正を行わねばならない。以下にその補正方法について述べる。

### 1. TAR比法およびTMR比法[19]

図4-34は斜めの皮膚面（S-S）に対し光子線束が垂直に入射した時の等線量曲線を示している。実線の等線量曲線は破線のS′-S′線を表面としたときの分布である。破線の等線量曲線はS″-S″線を表面とした時の分布である。点Aと点Bとも皮膚面までの距離（d-h）は等しく，さらにS′-S′から点Bまでの距離をd，S′-S′線とS″-S″線間距離をhとする。

この時，点A（皮膚面から（d-h）の距離）と点B（皮膚面からdの距離）

**表4-1　位置補正係数**

| 不均一物質までの距離[cm] | 0 | 2 | 5 | ～10 |
|---|---|---|---|---|
| 位置補正係数 | 0.92 | 0.95 | 0.97 | 1.0 |

**表4-2　等線量曲線シフト法のn値**

| 不均一物質 | 空洞 | 肺 | 骨 | 軟骨 |
|---|---|---|---|---|
| n値 | -0.6 | -0.4 | 0.5 | 0.25 |

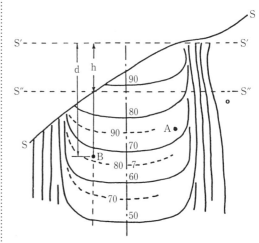

図4-34　患者の外周の影響による線量補正計算法

[問題4-17]　図4-34において$^{60}$Co$\gamma$線束を用いて，照射野：$10 \times 10$cm，d=7cm，h=3cmとした時，点Bにおける補正係数と深部量百分率を求めよ。

（答え）　4・41式より，

$$k_{\text{gap}} = \frac{TAR(4, 10 \times 10)}{TAR(7, 10 \times 10)} = \frac{0.938}{0.825}$$

$$= 1.137$$

補正しない時の点Bの深部量百分率は等線量曲線により68%となるが，上記の補正値を乗ずると$0.68 \times 1.137 = 77.3$%となる。

[問題4-18]　図4-34において$^{60}$Co$\gamma$線を用いて，SSD：80cm，基準深：0.5cm，h=3cm，点Bの深部量百分率を81%とした時，SSD法で真の深部量百分率を求めよ。

（答え）　4・43式より補正係数は，

$$k_{\text{gap}} = \left(\frac{80 + 0.5}{80 + 3 + 0.5}\right)^2 = 0.929$$

点Bにおける深部量百分率は，$81.0 \times 0.929 = 75.2$%

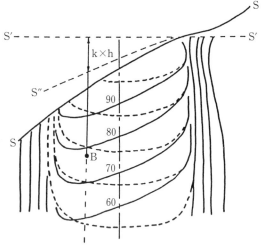

図4-35 患者の外周の影響による線量補正計算法(シフト法)

表4-3 等線量曲線シフト法のk値

| 放射線エネルギー | k値 |
| --- | --- |
| 〜1 MV | 0.8 |
| 1〜5 MV | 0.7 |
| 5〜15 MV | 0.6 |
| 15〜30 MV | 0.5 |
| 30 MV〜 | 0.4 |

[問題4-19] リファレンス線量計の校正に関する記述で誤っているのはどれか。2つ選べ。
1. $^{60}Co\gamma$線を用いる。
2. 1週間に1度行うことが望ましい。
3. 自由空気電離箱と校正する。
4. 照射野は15×15 cmが選択される。
5. 平行平板形線量計の校正は空洞前壁中心を基準点とする。

(答え:2, 4)

に対する線量補正($k_{gap}$)はTARまたはTMR比により得られ、TAR比を4・41式にTMR比を4・42式に示す。

$$k_{gap} = \frac{TAR[(d-h),A]}{TAR[d,A]} \quad (4・41)$$

$$k_{gap} = \frac{TMR[(d-h),A]}{TMR[d,A]} \quad (4・42)$$

### 2. 実効SSD法[19]

**実効SSD法**(effective SSD method)は図4-34において、点Bに入射する線量について空気層hの分だけ距離逆二乗法により補正する方法で、その補正式を次式に示す。

$$k_{gap} = \left(\frac{SSD + d_0}{SSD + h + d}\right)^2 \quad (4・43)$$

SSD:線源表面間距離(線源からS'-S'線までの距離)
$d_0$:基準深

### 3. 等線量移動法[19]

**等線量移動法**(isodose shift method)は図4-35に示すように、B点上の皮膚面とS'-S'線間とのエアギャップにおいて、k×h分だけ下げたS'-S"を新しい皮膚面と考えて等線量曲線を作成する。その結果、B点は78%の深部量百分率が得られる。この方法は早くて有効であるが、正確さに少し問題が生じる。表4-3に放射線エネルギーに対するk値を示す。

## 4・3 出力測定法

**出力**(output)は低エネルギー光子線束の場合、リファレンス線量計を線束中心軸上で焦点より定められた距離の空中またはファントム表面(線量計を半分埋め込んだ状態)に設置して、照射野:10×10 cm、線量率を一定にした場合、単位時間当たりの吸収線量率としている。

$^{60}Co\gamma$線を含めた高エネルギー光子線束の場合、治療装置のコリメータなどからの散乱線が出力に大きく影響するため、空中やファントムの浅い所に線量計を設置した測定は不正確で、照射野:10×10 cm、水深10 cmの**校正深**(calibration depth)における単位時間あたりまたはモニタ線量値(MU)あたりの線量率から、**基準深**(reference depth)における吸収線量率を求め、これを出力としている。

以下に、治療装置からの出力吸収線量測定法とその計算法について述べる。

### 4・3・1 線量計

光子線束の出力測定にはファーマ(指頭)形電離箱が、電子線の出力測定には平行平板形電離箱が主として用いられ、線量(率)の計測に際し、電離箱線量計の諸特性(3・3・1項参照)、空洞の大きさ、壁材の厚さとその材質などに注意を払わねばならない。

各施設では**リファレンス線量計**(reference dosimeter)と**フィールド線量計**(field dosimeter)を用意し、出力測定はリファレンス線量計を用いて行われる。

出力測定に使用するリファレンス線量計は標準線量計と校正して得たエネルギー校正定数を持っていることが必要で、低エネルギーX線束では放

射線治療に用いるX線束の半価層値から実効エネルギーを求め，この実効エネルギーに対するリファレンス線量計の校正定数を得なければならない。一方，高エネルギー光子線束測定に用いるリファレンス線量計は$^{60}$Co$\gamma$線による**コバルト校正定数**（exposure calibration factor for Co-60 gamma-ray）が必要となる。この$^{60}$Co$\gamma$線の校正定数は医用原子力技術研究振興財団線量校正センターにて行われる。

ファーマ（指頭）形電離箱の空洞はファントム内でブラッグ・グレイの空洞理論（Bragg-Gray cavity theorem）の条件を満たすためにできる限り小さいものが望まれ，その内径が4～6 mm，長さが25 mm以下の大きさが望まれる。また，電離箱の壁厚は電離箱の機械的強度の関係から約50 [mgcm$^{-3}$]（1 [gcm$^{-3}$] の物質に対し0.5 mmの厚さ）のものが多く用いられている。

その他，ファーマ形電離箱は**ステムリーク**（stem leak）や電気的リークがなく，**イオン再結合**（ion recombination）の小さいものが望まれる。イオン再結合については現在市販されている電離箱では，平均照射線量率が$5.16 \times 10^{-2}$ [Ckg$^{-1}$min$^{-1}$]（200 [Rmin$^{-1}$]）を超えるまでは，その補正の必要がないといわれている。しかし，直線加速器などから放射されるX線や電子線束は，瞬間照射線量率が非常に大きいパルス放射線であり，この場合 1 $\mu$sec のパルス当たり約 $2.58 \times 10^{-4}$ [Ckg$^{-1}$]（1 R）の照射線量率のとき，5 %程度のイオン再結合による計測誤差を生じるので，直線加速器などから放出される放射線の線量測定に際し，イオン再結合補正を必ず行わなければならない。

### 4・3・2 ファントム[25]

出力測定用のファントムとして**組織等価物質**（tissue equivalent material）である水が用いられる。水はその組成が世界中同じであること，高エネルギー光子線束に対し筋肉と水の吸収がほぼ同じであることなどがファントムとして用いられる主な理由である。深部線量測定用の水槽は最大深の測定点に対し**最大後方散乱**（maximum back scattering）を満たす深さであることと，**側方散乱**（side scattering）を満たすために測定を行う最大照射野の大きさより，一辺につき5 cmの余地を用意する大きさが要求されることから，一辺が40～50 cmのアクリル製の水槽が使用されている。これに対し，出力測定用の水槽は照射野が10×10 cm，校正深で測定されることから，出力測定用の水ファントムとして一辺が20～30 cmの立方体水槽で，電離箱に防水処理がされていない場合，図4-36に示すようなものが使用されている。しかし，水ファントムによる測定は電離箱に対する防水処理が必要なことや，毛細管現象により電離箱の測定点位置再現性が悪いなどの点で非常に使用しにくい。これらのことから，水に代わるファントムとして**固体ファントム**（solid-state phantom）が用いられる。**水等価固体ファントム**（water equivalent static phantom）の内，Tough water, Solid water, MixDP などの他，ポリスチレン（密度：1.05），アクリル樹脂（密度：1.18）などがよく用いられている。

この固体ファントムの特徴として下記のことがあげられる。
① 測定点に測定器を正確にセットできる他，正確な位置再現性を保つことができる。
② いろいろな線束方向に対する測定が可能になる。特にフィルム法による等線量分布図作成時には必要となる。
③ 測定操作が簡単である。

ポリスチレンやアクリルなどのプラスチックファントムを用いて吸収線量を測定した場合，プラスチックファントムと水ファントムとの間で**電子**

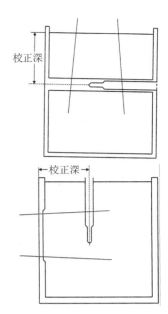

図4-36 出力線量測定用ファントム

[問題4-20] 4 MV X線束の出力吸収線量を計測するために，ポリスチレンファントム中に電離箱を挿入し測定したところ，250 cGyの線量値を得た。この時，水ファントム中における吸収線量値を求めよ。

（答え）4・44式を用いて水中の線量値は，
$D_{water} = 250 \times 1.036 = 259$ cGy

表4-4 水とプラスチックファントムの質量エネルギー吸収係数比

| 光子線束エネルギー (MV) | 質量エネルギー吸収係数比 | |
|---|---|---|
| | 水/ポリスチレン | 水/アクリル |
| $^{60}$Co | 1.036 | 1.031 |
| 2～6 | 1.036 | 1.031 |
| 8 | 1.038 | 1.032 |
| 10 | 1.039 | 1.033 |
| 15 | 1.049 | 1.040 |
| 20 | 1.054 | 1.041 |
| 25 | 1.058 | 1.043 |
| 35 | 1.068 | 1.049 |
| 45 | 1.096 | 1.064 |

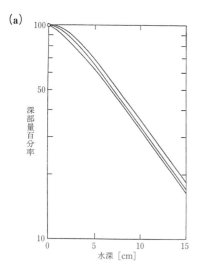

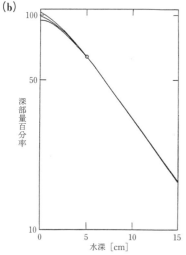

図4-37 3施設の深部量百分率曲線

[問題4-21] 校正点吸収線量評価で関係ないのはどれか。
1. 線質指標
2. 軸外線量比
3. 線質変換係数
4. 照射野サイズ
5. 水吸収線量校正係数

(答え:2)

[問題4-22] 表在X線治療装置の出力吸収線量率を測定しようとする。図4-38cに示すように電離箱をセットし，この時の大気の条件は27℃，101.3 kPaであった。この線量計は20℃，101.3 kPaの条件の下で校正され，100 kVのX線に対し1.05の校正定数が得られている。そして，電離箱の指示値が$3.23 \times 10^{-2}$ [Ckg$^{-1}$・min$^{-1}$] (125 [R・min$^{-1}$]) であった時，出力吸収線量率を求めよ (SSD=30 cm, y=3 cm, f値=36.7)。

(答え)

$$D_{air} = 3.23 \times 10^{-2} \times 1.05 \times \left(\frac{273+27}{273+20}\right)$$

$$\times 36.7 \times \left(\frac{30+3}{30}\right)^2$$

$$= 1.54 \text{ [Gy・min}^{-1}\text{]}$$

密度 (electron density) が異なることにより，ファントム内に入射した光子線束の減弱や一次線束と散乱線流量が異なるので，その補正を必要とする。

プラスチックファントムと水ファントム内の測定点が同じで，プラスチックファントムで得た吸収線量から，水ファントム内の吸収線量値の変換式を次式に示す。

$$D_{water} = D_{plastic} \cdot (\mu_{en}/\rho)_{plastic}^{water} \qquad (4 \cdot 44)$$

$D_{water}$：水中における吸収線量
$D_{plastic}$：水等価固体ファントム中における吸収線量
$(\mu/\rho)_{water}$：水の質量エネルギー吸収係数
$(\mu/\rho)_{plastic}$：固体ファントムの質量エネルギー吸収係数

上式の$(\mu/\rho)_{plastic}^{water}$は水ファントムとアクリルやポリスチレンなどのプラチックファントムの**質量エネルギー吸収係数比** (relative mass energy absorption coefficient) で，光子エネルギーにより異なっており，これを表4-4に示す。

### 4・3・3 校正深

出力の測定方法として，古くは空中における空中吸収線量を計測する方法と，後方散乱線を含んだ表面吸収線量を求める方法であった。両方法とも放射線治療装置の絞り機構などからの散乱線が主な原因となって，出力吸収線量が装置によって大きく異なることがわかった。その例として，$^{60}$Co遠隔治療装置で線源表面間距離，照射野が同じ3施設間の深部量百分率を図4-37に示す。

図4-37aはファントム表面を基準にして合わせた深部量百分率曲線で，光子エネルギーが同一であるにもかかわらず，3施設間において深部量百分率曲線が一致していない。図4-37bはファントム表面より5 cmの深さを基準にして合わせた深部量百分率曲線で，3施設の深部量百分率曲線は浅い所で少し一致していないが，5 cmの深さからは非常に良く一致している。この浅い所で一致していない原因としてコリメータ機構からの散乱線であると考えられている。また臨床的に重要となる深さは表面より5～15 cmの所にあり，これらのことから5 cmの深さを基準にして出力の測定を行い，計算にて表面または基準深における出力を求めると，装置間による出力測定の誤差が非常に小さくなることがわかった[26]。このことから，出力測定法は治療装置のコリメータなどから生じた散乱線の多いファントム表面付近での測定を避け，5 cmの深さの**校正深** (calibration depth) で測定する方法が勧められるようになった。

高エネルギーX線束に対しても$^{60}$Co γ線束と同様な現象が生じると考えられ，直線加速装置の絞り機構からの散乱線エネルギーが放射線エネルギーの増大に伴い大きくなるため，高エネルギー光子線束の出力吸収線量測定には放射線エネルギーに応じた深さの校正深が定められていたが，標準測定法01[8]では光子エネルギーに関係なく校正深は10 cm深が勧められている。

### 4・3・4 測定方法

#### 1. 低エネルギーX線束

皮膚癌のような表在性の病巣の治療に対して用いられる低エネルギーX線による照射方法は図4-38aに示すように患者皮膚面に治療コーンを密着させて行われる。この時，照射野は治療コーン内面の大きさである。

低エネルギーX線領域における出力は，前述したように空中における**空中照射線量率**（in-air exposure rate）（図4-38b），または**表面照射線量率**（surface exposure rate）（図4-38c）の測定から得る。この時，図4-38cの測定法では治療コーンと皮膚表面が接していないので，図4-38dに示すように線源表面間距離（y）を数点変えて測定し，これらの測定点からy=0の点における線量値を外挿法で求めると良い[27]。

図4-38bのような幾何学的位置で，空中におけるファーマ形電離箱読み値$M_{raw}$を計測し，これを複数回繰り返して得た値の平均値を$\overline{M}_{raw}$とする時，ファーマ形電離箱指示値Mは次式より得られる。

$$M = \overline{M}_{raw} \cdot k_{TP} \cdot k_{pol} \cdot k_{s} \quad (4・45)$$

$k_{TP}$：大気の補正（3・78式参照）
$k_{pol}$：極性効果（3・88式参照）
$k_{s}$：イオン再結合（3・79式参照）

次に，空中で照射野$A_0$の電離箱指示値率を$[\dot{M}_{air}(A_0)]$とした時，水等価固体ファントム表面における吸収線量率$[\dot{D}(0,A_0)]$の関係を次式に示す。

$$\dot{D}(0,A_0) = \dot{M}_{air}(A_0) \cdot N_0 \cdot f \cdot BSF(A_0) \left[\frac{SSD+y}{SSD}\right]^2 \quad (4・46)$$

$\dot{D}(0,A_0)$：照射野$A_0$，水等価固体ファントム表面における吸収線量率[cGymin$^{-1}$]
$\dot{M}_{air}(A_0)$：単位時間当たりの電離箱指示値[C/kg$^{-1}$・min$^{-1}$]
$N_0$：電離箱校正係数（X線束の実効エネルギー値より得る）
$f$：吸収線量変換係数（f値）
$BSF(A_0)$：照射野$A_0$における後方散乱係数
$SSD$：線源表面間距離
$y$：コーン電離箱間距離

次に図4-38cのような幾何学的配置で照射野$A_0$，計測した時の電離箱平均指示率を$\dot{M}(0,A_0)$とすると，表面吸収線量率[surface absorbed dose rate：$\dot{D}(0,A_0)$]を次式に示す。

$$\dot{D}(0,A_0) = \dot{M}(0,A_0) \cdot N_0 \cdot f \cdot \left[\frac{(SSD+y)}{SSD}\right]^2 \quad (4・47)$$

### 2．$^{60}$Co $\gamma$線の出力測定

$^{60}$Co治療装置から放射される単位時間当たりの$\gamma$線出力は，水ファントムを用いて基準深0.5 cm，照射野10×10 cmにおける吸収線量（率）で表示されるが，まず，10 cm深の校正点にリファレンス線量計であるファーマ形電離箱をセットし，一定時間，$\gamma$線を照射し，校正深線量計指示値から校正深吸収線量（率）を求め，この値に校正深における深部量百分率（PDD）または組織最大線量比（TMR）を除して得られる。

#### 1）校正点における吸収線量の測定

照射野10×10 cm，線束中心軸上で水表面より深さ10 cmの校正点にファーマ形電離箱を設置し，操作卓のタイマをセットし，一定時間照射する。その時得た線量計読み値$M_{raw}$は，$^{60}$Co治療装置特有の**タイマ端効果**（timer end effect）による誤差が含まれている場合があり，これを補正しなければならない。

タイマの端効果とはシャッタ開閉時において，図4-39に示すようにシャッタの開閉が遅いため，照射ボタンを押してもしばらくはシャッタが全開にならず，線量率はシャッタの動きと共に徐々に大きくなり，全開となった時に一定の線量率となる。またシャッタが閉まる時も線量率はすぐには0にならず徐々に小さくなる。これはシャッタ開閉機構の機械的要因

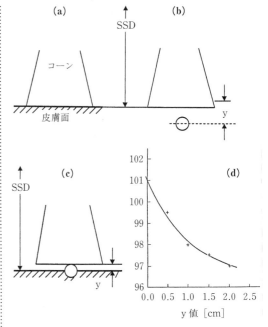

図4-38 出力線量測定法（低エネルギーX線）

[問題4-23] ファーマ形電離箱を用いて$^{60}$Co遠隔装置の出力吸収線量を測定しようとする。1分間の照射時間で2回照射した時の校正点における線量計読み値は$1.25 \times 10^{-2}$［Ckg$^{-1}$］であった。また，2分間の照射時間で1回照射したときの線量計読み値は$1.20 \times 10^{-2}$［Ckg$^{-1}$］であった。この時，端効果を除いた線量計読み値を求めよ。
（答え）端効果による線量計読み値：
$(1.25 \times 10^{-2}) - (1.20 \times 10^{-2}) = 0.05 \times 10^{-2}$［Ckg$^{-1}$］
照射時間1分間を1回照射した時の線量計読み値：
$0.625 \times 10^{-2}$［Ckg$^{-1}$］
端効果を除いた線量計読み値：
$(0.625 \times 10^{-2}) - (0.05 \times 10^{-2})$
$= 0.62 \times 10^{-2}$［Ckg$^{-1}$min$^{-1}$］

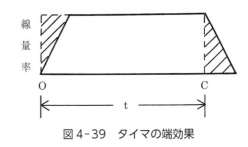

図4-39 タイマの端効果

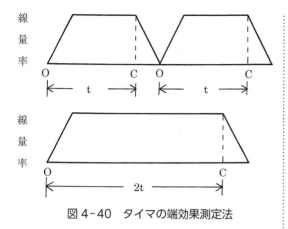

図 4-40 タイマの端効果測定法

に起因するもので，シャッタが開く時の線量不足部分と閉まる時の余剰部分が同一となるとは限らない。

タイマの端効果による誤差の測定とその補正方法は，図 4-40 において照射時間 t 分間を 2 回照射した時の線量計読み値を $M_1$，2t 分間を 1 回照射した時の線量計読み値を $M_2$ とすると，端効果による線量計読み値 $M_0$ との関係を次式に示す。

$$M_0 = M_1 - M_2 \tag{4・48}$$

いま，t 分間の照射時間により線量計読み値 $M_3$ が 1 回照射で得られたとすると，端効果を除いた線量計読み値 $M_{\text{raw}}$ は次式より得られる。

$$M_{\text{raw}} = M_3 - M_0 \tag{4・49}$$

ただし $M_3 \gg M_0$ の時，タイマの端効果を補正しなくて良い。

校正点線量計指示値は 3〜5 回程度の照射を繰り返し，その都度線量計読み値 $M_{\text{raw}}$ を得て，その平均値を $\overline{M}_{\text{raw}}$ とする。この平均値 $\overline{M}_{\text{raw}}$ から真のレファレンス線量計指示値 M を得るにはさらに補正係数を乗じることが必要で，これらの関係を次式に示す。

$$M = \overline{M}_{\text{raw}} \cdot k_{\text{TP}} \cdot k_{\text{pol}} \cdot k_s \tag{4・50}$$

$k_{\text{TP}}$：大気の温度 T，気圧 P の補正で，ここでは水温を大気の温度に近づけることが大切である（3・78 式を参照）。

$k_{\text{pol}}$：極性効果補正係数（3・88 式を参照）。

$k_s$：イオン再結合補正係数で，集電電圧が可変の場合，$^{60}$Co $\gamma$ 線は連続放射線なので 3・79 式を参照。

2）校正点における吸収線量の計算

吸収線量の測定に際し，$^{60}$Co 線源または直線加速装置の焦点から水ファントム表面までの距離を一定に定めた場合（SSD 法），照射野（$A_0$）を水表面で $10 \times 10$ cm に設定し，この時の基準深吸収線量を D（$d_0$, $A_0$）で表す。

また，線量計を治療装置の回転中心軸上にセットした場合（SCD 法），照射野 A は回転中心軸上で $10 \times 10$ cm に設定し，この時の基準深吸収線量を D（$d_0$, A）で表す。

前節で 4・50 式を用いて，校正深におけるリファレンス線量計指示値 M を得た。これを用いて SSD 法と SCD 法による校正点における吸収線量値を D（$d_c$, $A_0$）と D（$d_c$, A）を 4・51 式と 4・52 式に示す。

$$D(d_c, A_0) = M \cdot N_{\text{DW}} \tag{4・51}$$

$$D(d_c, A) = M \cdot N_{\text{DW}} \tag{4・52}$$

$N_{\text{DW}}$：**水吸収線量校正定数**（absorbed dose to water calibration factor）で次式から得られる。

$$N_{\text{DW}} = N_c \cdot k_{\text{DX}} \tag{4・53}$$

$N_c$：**コバルト 60 校正定数**（exposure calibration factor for cobalt 60 gamma-rays）

$k_{DX}$：**校正定数比**（ratio of calibration factor）で，市販電離箱に対し付表 3-1 に示す。

リファレンス，線量計の校正を医用原子力技術研究振興財団線量校正センターに依頼すると，水吸収線量校正定数が与えられることになる。

3）基準点（reference point）における吸収線量の計算

SSD 法による基準点吸収線量 $D(d_0, A_0)$ と SCD 法による基準点吸収線量 $D(d_0, A)$ を 4・51 式より 4・54 式に，4・52 式より 4・55 式に示す。

$$D(d_0, A_0) = 100 \cdot D(d_c, A_0) / PDD(d_c, A_0) \tag{4・54}$$

[問題 4-24] 下記のように測定器と測定値が与えられている時，$^{60}$Co $\gamma$ 線の出力を求めよ。

線量計：Victreen 30-351 ファーマ形電離箱，防水鞘 0.5 mm 厚アクリルを使用

校正深線量計平均読み値 $\overline{M}_{\text{raw}}$：40 [nC・min$^{-1}$]

大気条件：気圧 P；100 [kPa]，温度 T；20 [℃]

$^{60}$Co 校正定数：$3.0 \times 10^{-4}$ [Ckg$^{-1}$・nC$^{-1}$]

校正時大気条件：気圧 P；101.3 [kPa]

温度 T；22 [℃]

PDD（10×10, 10）：56.4 %

極性効果補正係数：1.0

イオン再結合補正係数：1.0

シャッタ端効果補正：0

（答え）線量計指示値（4・50 式より）

$$M = 40 \times \left( \frac{273+20}{273+22} \cdot \frac{101.3}{100} \right) \times 1.0 \times 1.0$$

$$= 40.24 \, [\text{nC/min}]$$

校正深吸収線量率（4・51 式より）

校正定数比（付表 3-1 より）：37.00 [Gy・Ckg$^{-1}$]

$D_c$（10×10, 10）= 40.24 [nC・min$^{-1}$] × 37.00 [Gy・Ckg$^{-1}$] × $3.0 \times 10^{-4}$ [Ckg$^{-1}$・nC$^{-1}$] = 0.446 [Gy・min$^{-1}$]

基準深吸収線量率（4・54 式より）

$D_0$（10×10, 0.5）= 0.446/0.564

= 0.79 [Gy・min$^{-1}$]

$$D(d_0, A) = D(d_c, A)/TMR(d_c, A) \qquad (4\cdot55)$$

### 3．高エネルギーX線束の出力測定

　直線加速器から放射される高エネルギーX線束は照射中に線量率の変化が生じることが多く，そのため，照射線量の制御はタイマによる時間でなく，照射ヘッドの平坦化フィルタの下に取り付けられているモニタ線量計の指示値（MU）で行う。そのため，まずある一定の線量率でモニタ線量計指示値と出力吸収線量測定を行うリファレンス線量計指示値との間で使用される線量領域において比例関係（モニタ線量計直線性）にあることがチェックされていなければならない。次に線量測定に対し直線加速器から放射される放射線エネルギーは，直線加速器に表記されている公称エネルギー（nominal energy）ではなく，**線質指標**（beam quality index）を用いなければならない。それは各装置において装置の構成や焦点の材質，平坦化フィルタの形状などにより，加速装置から放射されるX線束や電子線束のスペクトル分布が異なり，そのため同じ公称エネルギーでも加速装置により，モニタ線量値に対する出力線量，深部量百分率や組織最大線量比などの深部量が異なってくるからである。光子線束に対する線質指標は線源−電離箱間距離：100 cm，照射野：10×10 cm，深さ：10 cm と 20 cm における組織ピーク線量比（TPR）から得られ，これを次式に示す。

$$TPR_{20,10} = D(100, 20, 10\times10)/D(100, 10, 10\times10) \qquad (4\cdot56)$$

#### 1）校正点吸収線量の測定

　水ファントムを用い，ファントムの大きさは側方散乱や後方散乱による影響がないように側方は照射の端より5 cm，深さ方向は最大測定深より10 cm 大きいものを使用する。

　校正点は線束中心線上で，水表面より10 cm 深とする。

　線源表面間距離を一定にした照射法（SSD法）では照射野を水ファントム上で10×10 cmとし，この時に得られる10 cm 深の校正点吸収線量を $D(10, A_0)$ とする。線源回転軸間距離を一定にした照射法（SCD法）では，照射野を回転中心軸上で10×10 cmとし，この時に得られる10 cm 深の校正点吸収線量を $D(10, 10\times10)$ とする。

　モニタ線量計指示値 N（MU）をセットし，高エネルギーX線束を校正点に位置するリファレンス線量計に照射した時，その線量計指示値 M を次式に示す。

$$M = \overline{M}_{raw} \cdot k_{TP} \cdot k_{pol} \cdot k_s \cdot k_{elec} \qquad (4\cdot57)$$

$\overline{M}_{raw}$：3回以上の測定により得られるリファレンス線量計読み値の平均。
$k_{TP}$：大気の温度（T），気圧（P）に対する補正（3・77式を参照）。
$k_{pol}$：極性効果補正係数（3・88式を参照）。
$k_s$：イオン再結合補正係数で，線量計の集電電圧が可変の場合，高エネルギーX線束はパルス放射線なので3・80式を参照。
$k_{elec}$：電位計校正定数で，$^{60}$Co $\gamma$ 線による校正時に電離箱と電位計を一緒に用いて校正すれば $k_{elec} = 1.0$ となる。

　線質 Q に対する照射野 $A_0$ の校正点における吸収線量 $D(d_c, A_0)$ を次式に示す。

$$D(d_c, A_0) = M \cdot N_{DW} \cdot k_Q \qquad (4\cdot58)$$

$N_{DW}$：水吸収線量校正定数で4・53式より $N_{DW} = N_c \cdot k_{DX}$ で示される。
$N_c$：$^{60}$Co 校正定数
$k_{DX}$：校正定数比

---

[問題4-25] 下記に示すように測定器と測定値が与えられている時，10 MV X線に対するモニタ線量計指示値（MU）当たりの出力を求めよ。

線量計：Victreen 30-351 ファーマ形線量計。
防水鞘：0.5 mm 厚　アクリルを使用。
モニタ線量計指示値：200 MU
校正深における線量計平均読み値 $\overline{M}_{raw}$：
　　　　　　　　　　　　　　　80〔nC/200 MU〕
測定時大気条件：気圧 P：100〔kPa〕
　　　　　　　　温度 T：25〔℃〕
$^{60}$Co 校正定数：$3.0\times10^{-4}$〔Ckg$^{-1}$/nC〕
校正時大気条件：気圧 P：101.3〔kPa〕
　　　　　　　　温度 T：22〔℃〕
TMR（10×10，10）：0.839
TPR（10×10，20）/TPR（10×10，10）：0.730
極性効果補正係数 $k_{pol}$：1.0
イオン再結合補正係数：$k_s$：1.0
校正定数比 $k_{DX}$：36.91（付表3-1）
線質変換係数 $k_Q$：0.982（付表3-2）
（答え）線量計指示値（4・57式より）

$$M = 80 \times \left(\frac{273+25}{273+22}\right)\left(\frac{101.3}{100}\right)\times 1.0 \times 1.0$$

$$= 81.86$$

校正深吸収線量 $D_c(A)$ は4・60式より
$D_c(A) = 81.86 \times (3.0\times10^{-4})\times 36.91 \times 0.982 = 0.89\times 10^{-4}$〔Gy〕
基準点吸収線量 $D_r(A)$ は4・62式より
$D_r(A) = 0.89\times 10^{-4}/0.839 = 1.06$〔Gy〕
モニタ当たりの基準点吸収線量率は4・64式より
$D_r(A)/MU = 1.06/200 = 0.0053$〔Gy/MU〕

---

[問題4-26] X線照射でモニタ値の計算に用いないのはどれか。
1．くさび係数
2．校正定数比
3．出力係数
4．TMR
5．TPR
　　　　　　　　　　　　　　　（答え：5）

[問題 4-27] 放射線治療線量評価の線質指標として正しい組み合わせはどれか。
1. X線……OPF
2. X線……$TPR_{20,10}$
3. X線……校正深の吸収線量
4. 電子線…実用飛程
5. 電子線…基準深

(答え：2)

[問題 4-28] 出力吸収線量率が $[50\,cGy\cdot min^{-1}]$ である時，$10\times14\,cm$ の出力係数が 1.015 である事を知ってこの照射野の出力を求めよ。
（答え）4・65式を用いて，
$D(d_0, 10\times14) = 1.015 \times 50$
$= 50.75 [cGy\cdot min^{-1}]$

[問題 4-29] 放射線治療による障害発生に最も関連するのはどれか。
1. 照射体積
2. 治療体積
3. 臨床的標的体積
4. 肉眼的腫瘍体積
5. 計画標的体積

(答え：1)

$k_Q$：線質変換係数；$^{60}Co\gamma$線エネルギーと計測するX線エネルギーに対する電離箱線量計の応答の違いを補正する係数である。X線エネルギーを公称エネルギーで示さず線質指標（$TPR_{20,10}$）で示す。

$k_Q$について市販されている線量計に対し付表3-2と付表3-3に示す。

今後，線量計の校正時に，水吸収線量の導入に伴い，線量計校正結果，水吸収線量校正定数が与えられることになる。

これらのことからSSD法における校正点吸収線量 $D(d_c, A_0)$ を次式に示す。

$$D(d_c, A_0) = M \cdot N_c \cdot k_{DX} \cdot k_Q \quad (4\cdot59)$$

SCD法における校正点吸収線量 $D(10, A)$ を次式に示す。

$$D(d_c, A) = M \cdot N_c \cdot k_{DX} \cdot k_Q \quad (4\cdot60)$$

2) 基準点吸収線量の測定

SSD法において，校正点吸収線量 $D(d_c, A_0)$ が得られた時，基準点吸収線量 $D(d_0, A_0)$ を次式に示す。ただし，$A_0 = 10\times10\,cm$ である。

$$D(d_0, A_0) = 100 \cdot D(d_c, A_0) / PDD(10, A_0) \quad (4\cdot61)$$

同じように，SCD法において校正深吸収線量 $D(d_c, A)$ から基準点吸収線量 $D(d_0, A)$ を求める式を次式に示す。ただし，$A_0 = 10\times10\,cm$ である。

$$D(d_0, A) = D(d_c, A) / TMR(10, A) \quad (4\cdot62)$$

3) モニタユニット（monita unit：$MU$）当たりの基準点吸収線量 $D_r$ について，SSD法を4・63式に，SCD法について4・64式に示す。

SSD法：$D(d_0, A_0)/MU \quad (4\cdot63)$

SCD法：$D(d_0, A)/MU \quad (4\cdot64)$

## 4・3・5 出力係数

基準点における出力（output）を測定する時，照射野の大きさは $10\times10\,cm$ であった。しかし実際の臨床の場において，照射野は計画標的体積（4・4・1項参照）の大きさに伴っていろいろな大きさや形となり，この照射野の大きさや形に伴い出力が変化する。出力の測定に際し，放射線治療に使われる全ての照射野の出力を治療前に毎日行うことは非常に不合理で，そのために基準深 $d_0$ における $4\times4 \sim 30\times30\,cm$ の正方形照射野における線量値と，$10\times10\,cm$ の照射野との線量値の比である**出力係数**（output factor：OPF）を計測しておけば，基準深で $10\times10\,cm$ における出力に照射野係数を乗じることにより，全ての正方形照射野の出力が求められる。また，この出力係数は照射野係数（field factor：FA）とも呼ばれる。

いま，基準点において照射野が $A$ の時の単位時間または単位モニタ値（MU）当たりの吸収線量値を $D(d_0, A)$，同じ基準点において照射野が $10\times10\,cm$ の時の吸収線量値を $D(d_0, 10\times10)$ とすると，出力係数 $F_A(A_0)$ との関係を次式に示す。

$$F_A(A) = \frac{D(d_0, A)}{D(d_0, 10\times10)} \quad (4\cdot65)$$

その他，円形照射野，矩形照射野やさまざまな変形照射野における出力係数の計算方法は，4・2・2章で述べたように，長方形照射野や変形照射野については4・25式を用いて変形照射野と等価な深部線量を持つ正方形

照射野の出力係数が，円形照射野については4・26式を用いて得られる。

### 4・3・6 測定の実効中心

円筒形電離箱を空中に置いて空気カーマ量などを測定しようとする場合，その測定点は電離箱の中心電極の位置となる（図4-41a）。しかし，ファントム中に電離箱を挿入してファントム内における吸収線量を測定するとき，測定の実効中心点は中心電極から線源（焦点）の方向へ少し移動する。

図4-41bにおいて，ファントム内に平行に入射した光子線束は，円筒形電離箱の中心電極側からみると中心電極よりそれぞれに異なった距離で電離箱壁に衝突し相互作用を行う。そして電離箱壁と相互作用を行う距離の平均値をとると，電離箱壁と相互作用を行う実効点が中心電極より焦点（上方の白丸印）側にあることになる。

**測定の実効中心**（effective point of measurement）は円筒形電離箱の内径の半径を$r_{cav}$とすると，高エネルギー光子線束で$0.6\,r_{cav}$線源側に，電子線束に対し，$0.5\,r_{cav}$，線源側に位置することが実験で確かめられている。そしてこの測定の実効中心による補正はこの出力吸収線量の計算時には用いられず，深部量百分率（PDD）や組織最大線量比（TMR）などの相対深部線量を測定するときに用いられる。

低エネルギー電子線束（≦6 [MeV]）の深部線量の変化率は大きく，そのため平行平板形電離箱が用いられている。図4-41cに示すように平行平板形電離箱の測定の実効点はファントム内では入射窓の内側表面である。このため平行平板形電離箱を用いてファントム内の吸収線量を測定するとき，光子線束や電子線束でも測定の実効中心点の補正を必要としない。

## 4・4 吸収線量表示法

放射線治療計画にあたり，治療の方法や目的などは放射線治療部門のスタッフに良く理解されているが，治療報告書や論文などでは深部線量と計画標的体積（planning target volume）に関する記述があいまいなことが多い。例えば，処方線量（prescribed dose）は計画標的体積に照射される最小線量なのか最大線量なのか，腫瘍中心付近の線量なのか腫瘍中心点の線量なのか，これら不明なことが多い。これらのことがあいまいであると等線量分布に±10％程度の相違が生じる。このように計画標的体積に対する線量表示を明確にすることは，処方線量と治療効果の関係を判定する場合や施設間の治療成績を比較するために必要なことである。

ICRUは外照射法において放射線治療記録における深部線量表示に必要な用語や概念，吸収線量分布図などについて，ICRU Report 29（1978）[28]で報告している。さらにこれらの問題点をより明確するためにICRU Report 50（1993）[29]が報告され，以後この報告に基づいた線量表示が行われるようになった。その後，標的体積の辺縁や正常組織に対し新しく定義が加えられ，1999年にICRU Report 62（1999）[30]が報告された。これからICRU Report 50やICRU Report 62を下に，腫瘍病巣の体積（volume）と線量（dose）の表示法について述べる。

### 4・4・1 治療体積の定義

#### 1. 肉眼的腫瘍体積

**肉眼的腫瘍体積**（gross tumor volume：GTV）は肉眼的に論証できる腫瘍病巣の位置や拡がりをいう。この肉眼的腫瘍体積には原発巣（primary

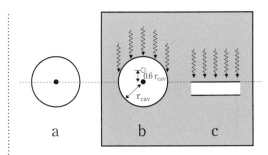

図4-41 円筒形と平行平板形電離箱の測定実効中心

[問題4-30]

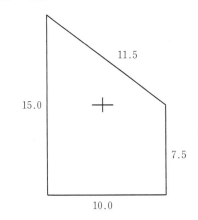

4 MVX線束を用いて，上図のような変形照射野で，線束中心線上で深さ10 cmの点に200 [cGy]を照射する時，基準深における吸収線量値を求めよ。

（答え）等価正方形照射野を，4・25式を用いて計算する。
A/P＝112.5/44＝2.56
等価正方形照射野の一辺の長さ：10 cm
TPR(10, 10×10)＝0.738（付表4-8より）
基準深の吸収線量
D(1.2, 10×10)＝200/0.738
　　　　　　＝271 [cGy]

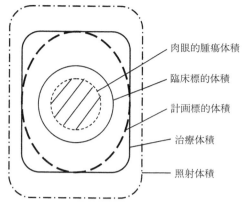

図 4-42 治療体積の定義

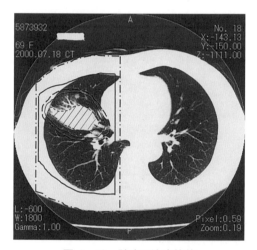

図 4-43 肺癌の治療体積

tumor), 転移性リンパ節 (metastasis in lymph node) 腫脹などが含まれる。この肉眼的腫瘍体積の位置や大きさは触診や内視鏡などによる臨床検査, X線CT, MRIやその他の画像検査で決定することができる。

肉眼的腫瘍体積は図4-42で最も内側の腫瘍体積として設定される。図4-43は肺野に原発巣を持つ肺癌のX線CT画像で, 原発巣の斜線領域（細い破線）が肉眼的腫瘍体積となる。肉眼的腫瘍体積は正確にその領域を決定する必要があり, その理由を下記に示す。

① TNM分類による病期決定にも肉眼的腫瘍体積が用いられる。
② 根治照射（radical irradiation）においては, 肉眼的腫瘍体積全体に均一な線量を投与しなければならない。
③ 治療期間中に肉眼的腫瘍体積縮小を指標とした治療効果を観察しなければならない。

### 2. 臨床標的体積

**臨床標的体積**（clinical target volume：CTV）は, 前述した肉眼的腫瘍体積（GTV）に根治しなければならない亜臨床的腫瘍病巣を加えた体積で, 画像上肉眼的腫瘍体積の外側を取り巻くように設定される（図4-42）。亜臨床的腫瘍病巣とは今日の画像検査では検出されないが, ある確率で癌細胞が存在すると思われる組織で, 癌が浸潤していると考えられる領域や原発巣に傍系リンパ節（$N_0$）を加えた領域をいう。傍系リンパ節は肺癌の場合, 上縦隔リンパ節, 傍気管リンパ節, 肺門リンパ節, 気管分岐リンパ節などが入り, 原発巣の位置や大きさなどにより臨床的にどの領域までを臨床標的体積に加えるかが決定される。図4-43に肺癌の症例の臨床標的体積を示す。

このように, 肉眼的腫瘍体積と臨床標的体積は治療方法や照射法が選択される前に定義されなければならない解剖学的・臨床的概念である。

### 3. 内的標的体積

**内的標的体積**（internal target volume：ITV）は臨床標的体積に呼吸移動（respiratory movement）, 腸管運動, 膀胱充満その他の生理的な体内の動きによる**内的マージン**（internal margin：IM）を加えたものをいう。頭蓋内では内的マージンほぼゼロとしてよく, 肺や肝臓などでは呼吸性移動で臨床標的体積が大きく変動する。

### 4. 計画標的体積

**計画標的体積**（planning target volume：PTV）は体内標的体積にセットアップマージン（set-up margin：SM）の誤差, 照射中の患者の動き, ビームサイズおよび形状の変動などによる誤差を見積もって体内標的体積の外側を取り巻くように決定される（図4-42）。しかし, 線束の半影については計画標的体積に加えることができない。また, 肉眼的腫瘍体積（GTV）と臨床標的体積（CTV）は計画標的体積の中で可動することができるが, 計画標的体積を超えて設定することができない。図4-43に, 上記肺癌の症例について計画標的体積を太い破線で示している。一方, 下垂体腫瘍の照射の場合, 頭部固定具を使用することにより, セットアップや患者の動きによる誤差は小さく, また呼吸による腫瘍の動きも少ないので, 臨床標的体積（CTV）と計画標的体積（PTV）はほとんど一致した状態で設定される。

### 5. 治療体積

**治療体積**（treated volume：TV）は癌の根治照射や姑息照射などの治療目的を達成するために, 放射線治療医により等線量曲線で選択される体積

をいう。治療体積は 90 % または 95 % 等線量曲線で表示され，**処方線量**（prescribed dose）が絶対線量値で表示される。

理想的には計画標的体積（PTV）と治療体積とが一致することが望まれるが，実際には治療体積が計画標的体積の外側をとりまくように決定されることが多い（図 4-42）。また，肺癌を対向二門照射した時の治療体積を図 4-43 において太い実線で示す。

### 6. 照射体積

**照射体積**（irradiated volume：IV）は正常組織が耐容線量（tolerance dose）を受けると考えられる組織の体積で，一般に 50 % 等線量曲線で表わす。また，この線量は処方線量に対する絶対線量値で表示しなければならない。そして照射体積は治療体積（treated volume）の外側に表示される（図 4-42）。

図 4-43 に肺癌の対向二門照射法における照射体積を太い一点破線で示し，50 % 等線量曲線を示す。

### 7. リスク臓器

**リスク臓器**（organ at risk：OR）は決定器官ともよばれ，処方線量や照射方法に大きな影響を与える放射線感受性の高い正常組織である。リスク臓器には水晶体，脊髄，小腸などがあげられる。しかし，脊髄は感受性の高い臓器であるが，脊髄の一部が照射される場合，限界耐容線量以上に照射しても障害が生じないことが多い。この他，計画標的体積（PTV）に対する時と同じ不精度と変動に対する補正をリスク臓器に加える必要がある。

## 4・4・2 体積内の吸収線量

計画標的体積内（PTV）の等線量分布の精度は +7 % ～ −5 % 以内にあることが望まれる。その他，体積内で表示する吸収線量について次に示す。

### 1. 標的基準線量

**標的基準線量**（target reference dose）は治療計画時に決定される計画標的体積（PTV）内の ICRU 基準点における線量であり，臨床標的体積（CTV）へ投与される予定線量で，放射線治療の指標となる線量である。

### 2. 最大線量

**最大線量**（maximum dose：$D_{max}$）には計画標的体積（PTV）内の最大線量，計画標的体積外で組織における最大線量（例えば，リスク臓器の線量），およびホットスポット（hot spot）がある。正常組織の最大線量は，放射線治療による有害事象（adverse event）を評価したり，有害事象を抑制するために重要である。一般に，三次元線量分布計算によって最大線量を示す体積は，直径 15 mm 以上ならば臨床的に意味があると考えることができる。しかし，肺，肝，腎，皮膚などの大きな正常組織の耐容には小さな体積の最大線量はあまり関係しない。一方，眼，視神経，喉頭などの小さな臓器では，直径 15 mm 以下の体積の最大線量も考慮しなければならない。

計画標的体積内の線量分布均等性を評価するためには，その最大線量を考慮しなければならない。**最大標的線量**（maximum target dose：$D_{T. max}$）とは計画標的体積内で最も多く照射される線量である（図 4-43）。

### 3. 最小線量

**最小線量**（minimum dose：$D_{min}$）とは，定義された体積（例えば計画標的体積）内の最も小さな線量である（図 4-44）。最大線量と異なり，この

[問題 4-31]

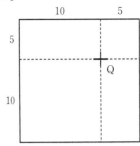

上図に示すように 1 辺が 15 cm の正方形照射野において，$^{60}Co\gamma$ 線，SSD：80 cm，点 Q で 5 cm 深における深部量百分率を求めよ。
（答え）付表 4-1 より，
PDD（5，10×20）= 79.7 %
PDD（5，10×10）= 78.5 %
PDD（5，20×20）= 80.8 %
PDD（5，20×10）= 79.7 %
$PDD_Q$（5，15×15）=（79.7 + 78.5 + 80.8 + 79.7）/4
= 79.7 %

[問題 4-32] 4 MVX 線を用いて，SAD 法の照射法で，照射野：8×8 cm，45°くさびフィルタにて 5 cm の深さに 180 cGy を照射したい。モニタユニット値を求めよ。ただし，照射野係数：0.98，くさび係数：0.7，出力線量：0.6 [cGy/MU]，TPR（5，8×8）：0.917
（答え）基準深線量：180/0.917
出力線量：(0.6×0.98)/0.7
モニタユニット値：[180/0.917]/
[(0.6×0.98)/0.7] = 234

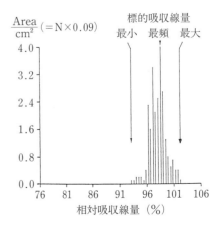

図 4-44 標的容積内吸収線量値の度数分布表

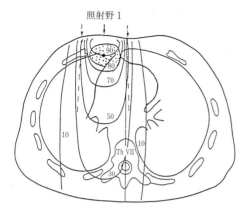

図4-45 一門照射法における標的吸収線量の中心点

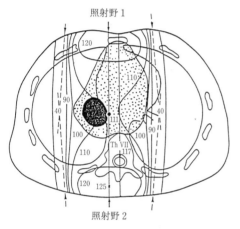

図4-46 等荷重の対向二門照射法における標的吸収線量の中心点

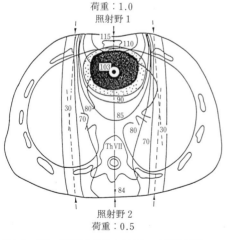

図4-47 荷重の異なる対向二門照射法における標的吸収線量の中心点

最小線量を記述する場合には，特にその体積は記述しなくて良い。**最小計画標的線量**（minimum planning target dose）あるいは**最少標的線量**（minimum target dose：$D_{T, min}$）は計画標的体積内の最小線量である。

### 4．平均線量

**平均線量**（mean dose：$D_{mean}$）を求めるには，体積線量ヒストグラム（dose volume histogram）から，問題とする体積内で等間隔に分布する任意点格子点の線量平均値として計算され，これを次式に示す。

$$D_{T,mean} = \frac{1}{N}\sum_{V} D_{i,j,k} \qquad (4・66)$$

$N$：格子点の数
$i$：格子の行番号
$j$：列番号
$k$：断面番号
$D_{i,j,k}$：体積内の格子点（i, j, k）の吸収線量

平均標的線量（mean target dose：$D_{T, mean}$）とは，計画標的体積内における平均線量である。

### 5．中央線量

**中央線量**（median dose：$D_{median}$）は全格子点の線量値を大きい順に並べた時，その線量値の中央値である。図4-44で最小相対吸収線量は93％，最大相対吸収線量は102％であるとすると，中央線量は97.5％となる。中央標的線量（median target dose：$D_{T, median}$）とは，計画標的体積内における線量値の中央値である。

### 6．最頻線量

**最頻線量**（modal dose：$D_{modal}$）とは，線量体積ヒストグラムである体積内の格子点における最も度数の多い線量値である（図4-44）。その値は採用する計算法（たとえば格子点の間隔）に依存する。**最頻標的線量**（modal target dose：$D_{T, modal}$）とは，計画標的体積（PTV）内における最頻線量であり，ある特定の患者において例外的に数個の最頻線量があるかもしれない。なお，平均線量，中央線量，最頻線量の値を求める場合には，完全な三次元線量分布計算が必要となる。

### 7．ホットスポット

計画標的体積（PTV）の外側の組織が比較的高い線量で照射される場合がある。その領域を**ホットスポット**（hot spot）と呼び，ホットスポットは100％の標的基準線量よりも高い線量を受ける領域である。ホットスポットは前頁の最大線量で述べたように，等線量曲線で囲まれた面積が直径15 mmの大きさを超える場合のみ臨床的に意味があると考えられている。しかし，眼窩や喉頭などの小さな臓器では直径15 mmよりも小さくても考慮しなければならない。

## 4・4・3 標的基準点

治療記録には，計画標的体積（PTV）内の最大線量（maximum dose）と最小線量（minimum dose）の他に，計画標的体積の中心またはその近くの吸収線量を表示することが望まれる。この計画標的体積の中心またはその近くの吸収線量を示す位置を**標的基準点**（target reference point）または**ICRU基準点**（ICRU reference point）と定義し，等線量曲線で100％線量としてノーマライズされる点となる。これから代表的な照射法について

標的基準点を述べる。
①一門照射法（single field irradiation）：図4-45に示すように線束中心軸上で計画標的体積の中心となる位置。
②対向二門照射法（two opposed fields irradiation）：図4-46に示すように両照射野とも等しい線量で照射した場合（等荷重），線束中心軸上で患者の体厚の中間点に位置する。不均等荷重の場合（図4-47），線束中心線上で計画標的体積の中心となる位置。
③多門照射法（multiple fields irradiation）：各照射野の線束中心線のなす交点。
④全回転照射法（full rotation irradiation）：図4-48に示すように線束の回転中心軸上で計画標的体積の中心となる位置。
⑤振子照射法（pendulum irradiation）：図4-49に示すように計画標的体積の中心となる位置。振子角が小さくなるほど，100％以上の高線量領域が回転中心軸からはずれて線源側へ移動する。

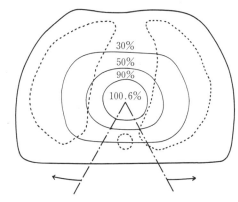

図4-48　270°以上の回転照射法における標的吸収線量の中心点

## 4・5　照射方法と等線量曲線

　放射線治療の外照射法（external irradiation）では，ガントリ角度を固定して1方向から照射（1門）する場合と多方向からの照射（多門）を組み合わせて最適な空間的線量分布を作成する方法がある。これらを固定照射法（fixed field irradiation）と呼び，3門以上の照射法を多門照射法（multiple field irradiation）という。また照射中にガントリが回転する運動照射法（moving field irradiation）や三次元的にビームを入射させるノンコプラナー照射法（non-coplanar irradiation）などさまざまな種類があり，それらを組み合わせて臨床標的体積に対し最適な等線量曲線（isodose curve）となる照射方法が決定される。

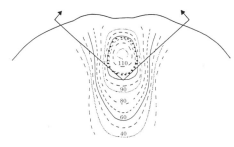

図4-49　270°以下の回転照射法における標的吸収線量の中心点

　等線量曲線は，ある照射法にて照射された固体ファントムまたは被験者内の吸収線量分布において，ICRU基準点の吸収線量値を100％として，照射野内の等しい相対吸収線量値を結んだ曲線をいう。この等線量曲線分布図は個々の患者の放射線治療計画において必ず必要とされるもので，それは等線量曲線の分布図を用いて下記のことをチェックするためである。
①計画標的体積（4・4・1章参照）が90％または95％以上の等線量曲線で囲まれているか。
②治療体積内の等線量曲線内でホットスポット（4・4・2章参照）が存在していないか。
③正常組織やリスク臓器への照射量をできるだけ少なくし，さらに等線量分布曲線を用いて計画標的体積への総線量から正常組織の放射線障害の予測を立てる。
　ここでもし上記の条件が満たされない時，照射方法を再検討し，上記の条件が満たされる最適な照射方法を選択しなければならない。

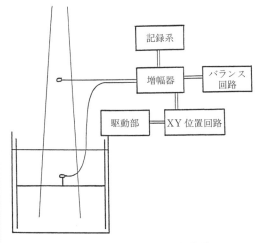

図4-50　等線量曲線測定機構

### 4・5・1　等線量曲線の作成

**1．ファーマ形電離箱または半導体線量計による方法**

　一門照射法で放射線エネルギー，線源表面間距離や照射野などを因子とした等線量曲線は，治療計画用コンピュータが多門照射法と運動照射法における等線量曲線を作成する基礎データともなり，また治療装置の経年変化が深部線量分布におよぼす影響などをチェックするためにも，治療装置設置時に一度は計測しておかねばならない基礎データである。
　この一門照射法における等線量曲線の測定は図4-50に示すように，水

[問題4-33] 4MVX線を用いて，照射野：10×10 cm，基準深における吸収線量率がモニタ指示値当たり0.6［cGy/MU］であった。また，45°ウエッジフィルタを線束中に挿入した時，基準深における吸収線量率がモニタ指示値あたり0.42［cGy/MU］であった。この時，45°ウエッジフィルタのウエッジ係数を求めよ。

（答え）4・68式により，
$k_{wedge} = 0.42/0.6 = 0.7$

ファントム中に防水されたファーマ形電離箱または半導体線量計を挿入し，光子線束を連続照射しながら，記録系と連動する線量計からの電気信号を下に作成される。ファーマ形電離箱は時定数が大きく，そのために記録系の位置信号と線量計からの位置信号の間において応答性が悪く，測定位置に誤差が生じるので注意を要する。これに代わりシリコン，ゲルマニウム，ダイヤモンドなどの半導体線量計は位置信号に対する線量値の応答性が良く，X線束の平坦度の測定にも良く用いられている。しかし，この半導体線量計の使用に当たっては，この線量計の持つ線量特性やエネルギー特性，温度効果などの諸特性について十分に考慮した上で使用しなければならない。

## 2．フィルム法

多門照射法や運動照射法の等線量曲線の作成方法には，フィルムによる方法と治療計画用コンピュータによる方法がある。フィルム法による等線量曲線は70％以上の高線量領域では比較的正確なので，治療計画用コンピュータで得られた等線量曲線の精度を確認するためにも，代表的な照射方法について，一度はフィルム法で得た等線量曲線とチェックしておく必要がある。

フィルム法にて等線量曲線を作成する手順を下記に示す。

①まず，濃度－線量曲線の作成を行う。一定の線源表面間距離で，照射野を10×10 cm程度とし，ファントム内でチェレンコフ効果（Cherenkov effect）による感光を防止するためにフィルムを遮光紙で包み，組織等価固体ファントムの校正深（calibration depth）にフィルムを挿入し，モニタ指示値（MU）をいろいろと変えて照射する。その後，自動現像機にて現像処理を行い，濃度測定を行う。次に校正深にファーマ形電離箱を挿入し，フィルムを照射した時と同じモニタ値で照射し線量値を求める。そして濃度－線量曲線を作成する。

②人体模型の固体ファントム（またはランドファントム）に遮光紙で包まれたフィルムを挟み，計測しようとする照射法にて照射後，①と同じ条件で現像処理を行う。この時，最高濃度が2.5～3.0の直線部に入ることが望まれる。ランドファントムを使用する時，目的とする被験者の体形と合わない場合が多く，低線量領域で誤差が生じるので注意を要する。この他，ファントムとフィルムの圧着についても配慮しなければならない。

③②で得たフィルムを等濃度記録装置にセットし，このフィルムの最高濃度を見つける。

④①で得た濃度－線量曲線を用いて，③で得た最高濃度に対応する最高線量値を求め，最高線量値に対する90～10％線量値を求め，濃度－線量曲線から90％線量に対する濃度から順次80％，70％と10％線量まで各線量に対する濃度を得る。

⑤④で得た濃度を等濃度記録装置にセットし，この装置を作動して目的とする等線量曲線を得る。

このフィルム法で得た等線量曲線は，90～70％の高線量領域では電離箱で得たデータとよく一致し信頼性が高いが，50％以下では誤差が大きくなる[31]。そこで人体模型ファントムのX，Y軸上にファーマ形電離箱が入る穴を開け目的とする照射法にて線量を測定し，フィルム法で得た等線量曲線を補正するとさらに測定精度が向上する。

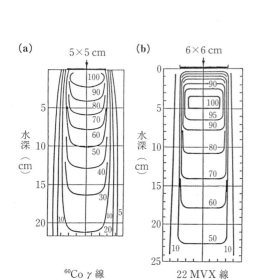

図4-51　$^{60}$Co$\gamma$線と22MVX線の等線量曲線

## 4・5・2　治療装置が等線量曲線に及ぼす影響

### 1. 線源

放射線治療に用いられる光子線束の線源は2種類のタイプに分かれる。その一つはコバルト遠隔治療装置に代表されるように放射性同位元素による密封小線源，他は直線加速器で代表されるようにタングステンなどで作られたターゲットと呼ばれる線源（source）である。

$^{60}$Coの密封線源は111 TBq程度の放射能に対し直径12.5 mmの大きさで，線源が大きいことにより線束の半影が大きく，このために線束の等線量曲線全体が丸みを示し，線束の両端は半影により，より丸みを示す（図4-51a）。また，$^{60}$Co$\gamma$線は線源内，線源を包むカプセル，遮蔽，コリメータなどから発生する低エネルギー成分の散乱線を含み，その量は全体の線量の約10％といわれている。そしてこれらの散乱線は被験者に皮膚放射線障害（skin radiation injury）をもたらす。

直線加速器の場合，直径3 mm程度の加速電子が，タングステンの透過型焦点に衝突してX線が放出されるので，焦点が小さくその結果，線束の半影が小さい。また加速条件が安定していると，平坦度の良い等線量曲線（isodose curve）となり（図4-51b），線束の両端が線束に沿ったシャープな形状となっている。

しかし，焦点に衝突する電子線エネルギーとその均一性，焦点の厚さや材質，平坦フィルタ，コリメータなどによりX線束エネルギー及びX線束に含まれる散乱線量が大きく変化するので，これらの因子により等線量曲線に変化が生じる。

### 2. ビーム平坦用フィルタ

医療用加速器においてターゲットから放射されるX線束は，線束中心線上でX線強度が最も大きく，線束の両端で線量値が小さくなる凸形の線強度分布を示す（図4-52a）。この不均一な強度分布を持ったX線束を放射線治療に用いると，計画標的体積内の線量分布が不均一になるためにこのままでは使用されない。そして，この凸形の線強度分布を平坦にするためにビーム平坦用フィルタ（beam flattening filter）が使用されている（図4-52b）。またこのビーム平坦用フィルタはフラットニングフィルタ（flattering filter），イコライザ（equalizer）とも呼ばれる。

ビーム平坦用フィルタは鉛で作られ，その形状は等線量曲線の形状に大きな影響を与える。その他，直線加速器では日々の電子加速状態も等線量曲線の形状に大きな影響を与えるので，加速状態のチェックが常に大切となる。

### 3. 絞り機構

照射野は治療装置の絞り機構（collimator system）の開閉で決められるが，これが等線量曲線の形状に大きく影響を与える。この絞り機構の絞り（ハネ）は主としてタングステン合金で作られていて，その内表面は線束の半影（penumbra）をより効果的に除去させるために，絞りの線束面が線束に対し平行になった球面絞り機構となっている。コバルト遠隔治療装置でも半影除去のための球面絞り機構が用いられ，さらに線源−絞り機構間距離をできるだけ大きくとり，半影除去をより効果的にしている。そしてこの半影除去効果が等線量曲線の形状に大きく影響を与える。

## 4・5・3　固定一門照射法

固定一門照射法（fixed single field irradiation）は照射ヘッド（ガントリ）

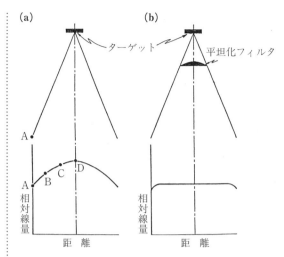

図4-52　X線強度分布を均一にする平坦フィルタ

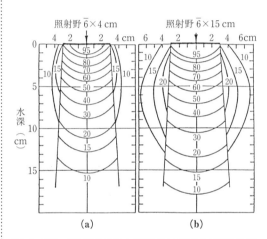

図4-53　照射野の長さの異なる等線量曲線の比較

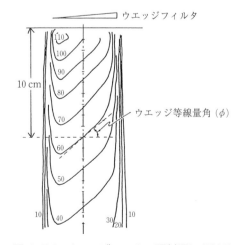

図4-54　ウエッジフィルタ照射野における等線量曲線

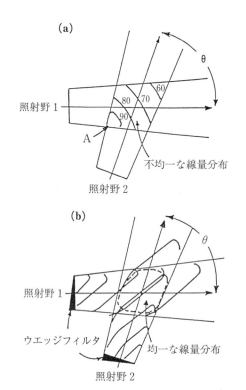

図4-55 二門照射法とウエッジフィルタを用いた二門照射法における等線量曲線

を固定し，一定の線源表面間距離，入射角，照射野で照射する方法で，腫瘍病巣が比較的皮膚面に近く，線束内にリスク臓器（organ at risk）がない場合に用いられる。照射に際し，線束内の放射線強度分布や二次電子平衡深を変化させて照射することも多く以下に述べる。

## 1. 光子線束エネルギー

4・1・3章にて述べたように，深部量百分率（PDD）は同じ幾何学的条件の下で，光子線束エネルギーの増大に伴い大きくなり，これが等線量曲線の形状に影響を及ぼす。200 KV以下の低エネルギー光子線束では側方散乱が大きく，低線量領域で線量分布が大きく広がった形状をしている（図4-53）。$^{60}$Coγ線の場合では，線源が大きいため，線束の両端は低線量領域が拡がった等線量曲線を示す（図4-51a）。これに対し22 MVX線束では，側方散乱が非常に少なく，線束の端が非常にシャープな等線量曲線の形状となっている（図4-51b）。

次に，一辺の照射野幅が同じでも他辺の照射野の大きさが異なる長方形照射野の場合，等線量曲線は散乱線量の影響で異なる。この影響は低エネルギーになるほど大きくなり，200 kV，HVL 1.5 mm CuのX線束について，4×6 cmの照射野の長軸と6×15 cmの短軸の一辺がそれぞれ等しい照射野における等線量曲線の違いを図4-53に示す。

## 2. ウエッジフィルタ

ウエッジ（くさび）フィルタを用いた照射法は図4-54に示すように，物体中で任意の傾きを持った等線量曲線を作るために，放射線束中にくさび形の高原子番号物質を挿入して照射する方法である。くさび照射法に用いる**ウエッジフィルタ**（wedge filter）の材質は高エネルギー光子線束では鉛が多く用いられ，フィルタから発生する散乱線による皮膚障害を軽減するために，フィルタは皮膚面より15 cm以上離してセットされる。

**ウエッジ（くさび）等線量角**（wedge isodose angle）は，水ファントム表面に対し直角に入射した線束が，水ファントム中である基準とする深さにおいて，線束中心線と直角に交わる等線量曲線が，線束中にウエッジを挿入したことにより傾いた角度（$\phi$）で示される。ウエッジフィルタで生じた線束中の散乱線量は，ファントム中において深くなると共に減少し，また，線束中の低エネルギー光子が多く減弱することから，そのために深さと共にウエッジ等線量角が大きくなる。低エネルギーX線ではこの現象が特に顕著で，$^{60}$Coγ線においても多少この傾向が生じるが，10 MV以上のX線束エネルギーにおいてはあまり問題とならない。

ファントム中でウエッジ等線量角を決める基準とされる深さについて，ICRU Report 24（1976）[19]では10 cmの深さと報告している（図4-54）。

ウエッジフィルタを用いた等線量曲線において，100%となる位置は，一門照射法においては線束中心

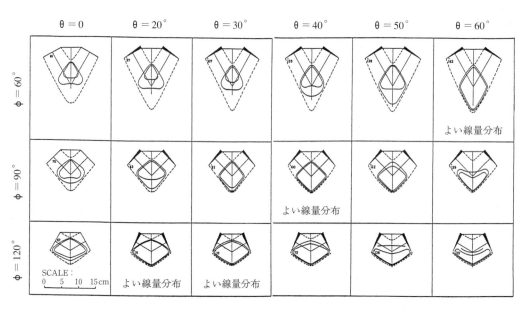

図4-56 ウエッジ二門照射法においてθとφとを変えたときの等線量曲線[32]

線上のピーク吸収線量の位置となる。二門照射法にてくさび照射法が用いられる時，病巣中心と線源回転軸と一致させて用いられるので，前述したように，それぞれの照射野の線束中心線の交点が 100 % となる。

ウエッジ照射法では 100 % 以上の高線量域が等線量曲線内に生じる。ウエッジフィルタを用いた一門照射法や二門照射法において，100 % 以上の高吸収線量域で 1.5 cm² 以上の面積がある時，この範囲をホットスポット（hot spot）と称している。このホットスポットはくさび等線量角度が大きくなるに従い，照射野が大きくなる従い大きくなるが，逆に光子線束のエネルギーが大きくなると小さくなる。

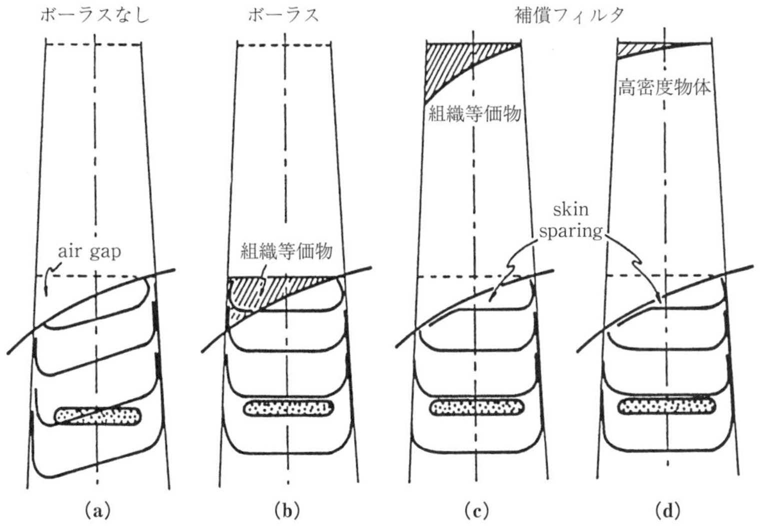

図 4-55 はウエッジフィルタを用いた場合と用いない場合の二門照射法における等線量曲線を示す。図 4-55a はウエッジフィルタを用いない場合で，点 A にホットスポットが生じ，両照射野が重なった領域では不均一な線量分布となっていて，このままでは理想的といえない線量分布である。これに対してウエッジフィルタを用いた線量分布図は図 4-55b に示され，両照射野が重なった所では均一な線量分布が得られている。この時，ウエッジフィルタの設置方向に注意が必要である。

次にウエッジ等線量角を $\phi$，2 つの照射野の線束中心線の交わる角度を $\theta$ とすると，$\phi$ と $\theta$ との間で下式の関係が成り立つ時，両照射野の交わった領域において均一な線量分布が得られる。

$$\phi = \left(90° - \frac{\theta}{2}\right) \pm 5° \qquad (4\cdot67)$$

上式にて，例えば $\phi = 45°$ のウエッジ等線量角を持つフィルタを使用する時，両照射野の中心軸が 90° で交わると上式を満たすので，両照射野が交わる領域では均一な線量分布が得られることを意味している。図 4-56[32]) は ⁶⁰Co γ 線束を用いて照射野幅が 6 cm の時，ウエッジ等線量角（$\phi$）と 2 つの照射野の交わる角度（$\theta$）をそれぞれ変化させた時の等線量曲線の変化を示している。図 4-56 において最も内側の実線は 90 %，その外側は 80 %，破線は 50 % の等線量曲線を示している。その結果，4・67 式を満している照射法，すなわち $\phi = 60°$ と $\theta = 60°$，$\phi = 90°$ と $\theta = 40°$，$\phi = 120°$ と $\theta = 20°$ を組み合わせた照射法において両照射野が交わった領域内で均一な線量分布が得られている。

線束中にウエッジフィルタを挿入すると線束中心線上の出力吸収線量（率）が減少する。この時，モニタ線量値（MU）を同じにして，線束中心線上の基準深において，フィルタがない時の出力吸収線量（率）[$D(d_0, 10\times10)$] とフィルタを挿入した時の出力吸収線量（率）[$D_{wedge}(d_0, 10\times10)$] の比をウエッジ（くさび）係数（wedge factor：$k_{wedge}$）とし，これらの関係を 4・68 式に示す。そしてウエッジ照射法において，線束中にウエッジフィルタを挿入することにより出力線量が減弱するので，出力吸収線量補正を行わなければならない。

$$k_{wedge} = \frac{D_{wedge}(d_0, 10\times10)}{D(d_0, 10\times10)} \qquad (4\cdot68)$$

### 3. ボーラス

肺尖部や頸部を照射する時，光子線束は皮膚表面に対し斜めに入射し，計画標的体積が不均一な線量分布で照射される（図 4-57a）。この等線量

図 4-57 ボーラスと補償フィルタ

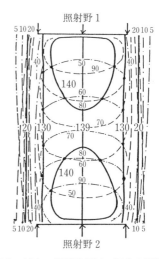

図 4-58 対向二門照射法における等線量曲線

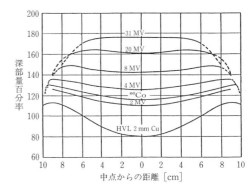

図 4-59 対向二門照射法における線束中心軸上の深部量百分率

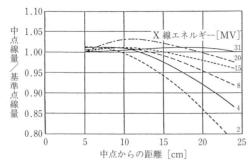

図4-60 各エネルギーにおける基準深と対向二門照射法

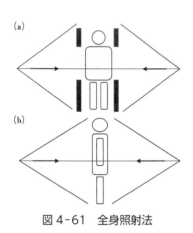

図4-61 全身照射法

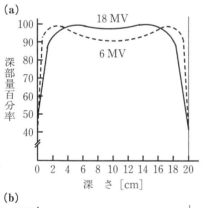
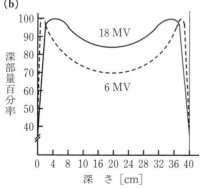

図4-62 全身照射法の線量分布

曲線の傾きを修正するために，図4-57bに示すように，エアギャップ中に組織等価物質で作られている**ボーラス**（bolus）を皮膚面に密着するようにして挿入し照射される。しかし，この照射法はボーラス内で生じた散乱線により，皮膚放射線障害（skin radiation injury）を発症するので適切な方法ではない。

### 4. 補償フィルタ

等線量曲線の傾きを修正するためにボーラスを用いた照射法では，ボーラス内で生じた散乱線による皮膚障害が大きいので，これを少なくするために図4-57cに示すようにシャドウトレイ（shadow tray）の上にボーラスを置いて照射することができる。しかし，このボーラスは組織等価物質で厚いために散乱線が多く放出される。そこでボーラスに代わるものとして，鉛のような高原子番号物質で作られた薄いフィルタが用いられる（図4-57d）。このように，ボーラスに代わる高原子番号で作られたフィルタを**補償フィルタ**（compensating filter）という。

## 4・5・4 固定二門照射法

### 1. 対向二門照射法

二門照射法においては**対向二門照射法**（two opposing fields irradiation）が臨床に多く用いられる。この対向二門照射法は，高エネルギー光子線束を用いて体の中心部に位置する臨床標的体積への照射に対して有効な方法で，両照射野が重なった領域においてほぼ均一な等線量分布で照射される。図4-58は$^{60}$Co $\gamma$線束を用いた病巣中心とガントリ回転中心と一致させた対向二門照射法の等線量曲線で，この線量分布はそれぞれの一門照射法による線量分布を合成して作られたものである。この対向二門照射法による等線量曲線は，①光子線束エネルギー，②焦点表面間距離，③照射野の大きさなどにより変化する。

1) 光子線束エネルギー

図4-59はいろいろなエネルギーの光子線束において，線源回転軸間距離：100 cm，照射野：10×10 cm，厚さ20 cmの水ファントムを用いて対向二門照射を行った時の線束中心線上の深部量百分率を示す。その結果，線束中心線上の深部線量率はファントムの中央部で低く，基準深近くで最大線量値を示し，低エネルギー光子線束である程この傾向は強くなる。また，高エネルギー光子線束では表面吸収線量値は低エネルギー光子線束に比べて小さいが，実際には装置の絞り機構からの散乱線により，表面吸収線量値が大きいことがあるので注意を要する。なお図4-59で破線はビルドアップ領域外の深部量百分率を示す。

2) その他の因子

図4-60は線源回転軸間距離100 cm，照射野10×10 cm，光子線束のエネルギーを2～31 MVに変化させた時，一門照射法の基準深における深部線量と対向二門照射法にてファントムの中点における深部線量との比をプロットしたものである。この結果から，光子線束が高エネルギーになるほどファントムの中央部における線量値が一門照射法の基準深線量値に近くなり，均一な等線量領域が大きくなる。

### 2. 全身照射法[33)～35)]

急性リンパ性白血病二次寛解時と急性非リンパ性白血病初回寛解時に，強力な化学療法（chemotherapy）による前処置後に**全身照射法**（total body irradiation）を含む骨髄移植療法が行われる。これは全身に分布する白血病細胞を放射線により根絶することと**移植された骨髄に対する免疫抑**

制（immunosuppression）を目的としている。全身照射法は，図4-61に示すように左右対向二門照射法か前後対向二門照射法，分割照射法にて総線量12〜13Gy，1日2回6分割から1日3回11分割までのさまざまなプロトコルにより行われる。

この照射法は全身を含める大照射野が必要となり，線源回転軸間距離が3〜4mのlong SAD法による側方からの照射が一般的であるが，被験者の長軸方向に十分な距離がとれない場合は照射中に治療ベッドを往復移動させる照射方法もある。

線量測定でまず確認しなければならないことは，一次線束の**平坦度**（flatness）である。全身照射が行われる照射野内のアイソセンタ上で，線束の平坦度が悪い場合は体厚が薄い部分に吸収体を置いたり，補償フィルタを取り付けるなどして線量をなるべく均一にしなければならない。

図4-62に6MVと18MVX線束の前後方向と側方向の対向二門照射法で，焦点皮膚間距離が300cm，照射野が120cmにおける正中線上の深部量百分率を示す。その結果，線量分布は高エネルギーであるほどファントム内で均一性に優れ，側方向からの対向二門照射法では18MVX線束でも骨盤など40cmの厚さとなると線量均一性が悪い。そのため，放射線治療では線量の不均一度が±5%であることが望まれるが，この全身照射法では線量の不均一度が±10%以内にすることが望まれる。

深部量百分率（PDD）や組織最大線量比（TMR）は，照射野が少なくとも50×190cmの大きさが必要とされ，照射野が大きいため，床や壁からの散乱線が多く含まれるので，実際に治療が行われる幾何学的条件の下で測定が行われることが望まれる。その他，出力線量値測定も同じことで，決して焦点から1mの出力線量値から距離逆二乗法を用いた値を使ってはならない。

深部量百分率や組織最大線量比は，側方散乱や後方散乱が十分に考慮された条件の下で測定されている。しかし，実際の照射時における患者の厚さでは後方散乱が十分でないため，患者内における深部量百分率や組織最大線量比が小さくなる。図4-63では，11cmの厚さの中心部では，後方散乱が十分な厚さの時と比べて約5%線量が少ないことがわかる。

肺組織の密度は0.35〜0.25程度であるため，肺野の被曝線量が多くなる。そのため肺野を何かで防護しないと過照射により**放射線肺炎**（radiation pneumonia）が生じる可能性が高いので要注意である。

また，電子線による全身照射も進行した菌状息肉腫（mycosis fungoides）に対して行われ，この場合も延長SSD法が用いられる。放射線は6MeV以下の低エネルギー電子線が用いられ，線量分布改善のため複数の体位（立位で）をとりながら4〜8門で照射が行われる場合が多い（5・6・1章参照）。

### 3. 直交二門照射法

二門照射法において，各照射野の線束中心線が互いに90°で交わる場合を**直交二門照射法**（two right angle fields irradiation）という。

前章で述べたように両照射野が交わる領域では線量分布が均一でないため，45°のウエッジ等線量角を持つ鉛製のフィルタを用いて均一な線量分布を得ている（図4-64）。

吸収線量を評価する基準点は両照射野の線束中心線の交点とされ，基準点における線量を100%とした時，90%等線量曲線が臨床標的の体積と一致していることが確かめられ，さらに総線量を照射した時，低線量領域における正常組織の障害程度を推定し，線量分布の最適化が図られる。

指示された基準点吸収線量を投与するためには，あるモニタ値（MU）に対する出力吸収線量率，放射線エネルギー，照射野サイズ，基準点深により得られた組織最大線量比，出力係数，ウエッジ係数などが必要となる。

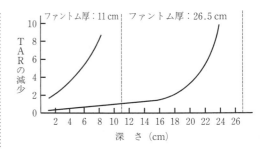

図4-63 後方散乱が考量されない時の深部線量の減少

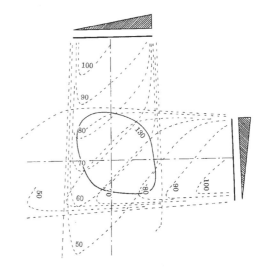

図4-64 45°ウエッジ等線量角を用いた直交二門照射法

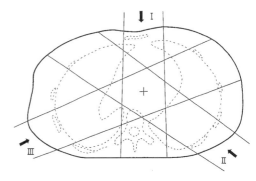

図4-65 三門照射法

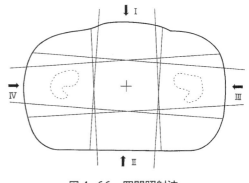

図4-66 四門照射法

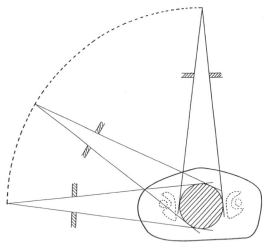

図 4-67　全回転照射法

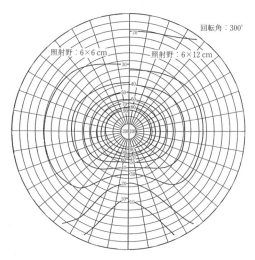

図 4-68　照射野長の変化に伴う等線量曲線の変化

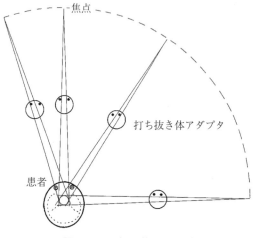

図 4-69　打ち抜き照射法

この直交二門照射法は上顎癌（10・4・2章参照），限局した脳腫瘍（10・1・2章参照）の外照射法に用いられる。

### 4・5・5　固定多門照射法

放射線の照射中は架台（gantry）を固定させ，3門以上の照射野で病巣に線量を集中させ照射する方法を**多門照射法**（multiple fields irradiation）という。

#### 1. 三門照射法[32]

**三門照射法**（three fields irradiation）は，高エネルギー光子線束を用いた**食道癌**に対する照射法があげられ，脊髄に対する放射線障害を軽減したい場合に用いられる。三門照射法において等線量曲線に影響を及ぼす因子として，各照射野の線束中心線が交わる角度，線束中心線の交点の位置，交点への投与線量，照射野の大きさ，放射線エネルギー，被検者の体形などに影響され等線量曲線が変化する（図 4-65）。

#### 2. 四門照射法

**四門照射法**（four fields irradiation）は，高エネルギー光子線束を用いた骨盤腔内の病巣に対する照射法がその代表例としてあげられ，四門の照射野の線束が互いに 90°で交差している時，**十字火照射法**（cross fire irradiation）とも呼ばれている（図 4-66）。

四門照射法において等線量曲線に影響を及ぼす因子として，各照射野の線束中心線が交わる角度，線束中心線の交点の位置，交点への投与線量，照射野の大きさ，放射線エネルギー，被検者の体形などに影響され等線量曲線が変化する。

しかし，一方では計画標的体積とリスク臓器間との線量分布の勾配が極めて急になっているので，セットアップの精度や照射中の臓器の動きに対して注意が必要である。

### 4・5・6　回転照射法[41]

円柱ファントムに対し，幾何学的照射野で照射野の大きさを一定にしたまま全回転照射を行った時，寝台による線量減弱を無視できるなら，その時の等線量曲線は回転中心軸を中心に照射野幅を直径とした 90 %の等線量分布曲線が得られる（図 4-67）。

この**回転照射法**（rotation irradiation）の等線量曲線に影響を及ぼす因子として，①光子線束エネルギー，②照射野の大きさ，③被検者の体形，④ガントリの回転角度，⑤半影の大きさなどがあげられる。

回転照射法において，照射野幅（field width）が最も大きく等線量曲線に影響する。また若干ではあるが照射野長（field length）が変わっても僅かであるが影響する。この照射野長が線量分布にもたらす影響を図 4-68 に示す。

その他，回転照射法が等線量曲線におよぼす効果は被検者の体形，回転角度，回転中心位置の変化，半影効果などにより変化する。

### 4・5・7　振子照射法

**振子照射法**（pendulum irradiation）は回転照射法である角度の範囲内を回転しながら回転中心点に向けて運動照射する照射法である。回転角度が小さくなるほど 90 %等線量曲線が回転中心点からはずれ線源側へ移動す

る。甲状腺癌など，浅在性の標的体積に治療体積を集中させる時に用いられる（図4-49）。

### 4・5・8 打ち抜き照射法[42]

**打ち抜き照射法**（rotatory hollowout irradiation）は回転照射法において，照射体積の中に水晶体や骨髄などのリスク臓器が入ることがある。この時，これらのリスク臓器を線源が回転照射しながら，鉛やタングステンなどの高原子号物質で線束を覆うことによりリスク臓器の被曝線量を少なくし，一方では計画標的体積と90％等線量曲線が一致するように照射しようとするものである。

打ち抜き照射法の照射原理を図4-69に示す。打ち抜き体アダプタの中心は線源回転軸軸間距離の1/2の距離上にガントリ（gantry）に取り付けられ，打ち抜き体の位置は実寸大に拡大されたX線CT横断画像上の危険臓器の中心に対し，回転中心軸上よりx, y方向にそれぞれ1/2の距離に設定される。鉛やタングステンなどの打ち抜き体の大きさ（直径）は放射線エネルギーとリスク臓器上の照射線量によって異なる。ガントリがどの回転角度においても打ち抜き体アダプタは水平な位置に保たれていて，リスク臓器を線束から覆いながら回転して病巣を照射していることがわかる。

下垂体腫瘍を全回転照射で治療する時，両眼に対し打ち抜き照射法を用いた時の等線量曲線を図4-70に示す。両眼は低線量で照射され，さらに下垂体腫瘍に適正な線量分布で照射されている。そしてこの打ち抜き体が等線量曲線に及ぼす影響は，打ち抜き体の位置，その大きさ，その材質に大きく影響されるので注意を要することと，打ち抜き体により回転中心軸上の照射線量が減少するので，打ち抜き体による線量補正を行う必要がある。

### 4・5・9 原体照射法[43], [44]

照射野を一定の大きさにして全回転照射を行うと，回転中心軸上に同心円を持つ等線量曲線を作る。しかし，一般の臨床的なケースにおいて計画標的体積の断面は正円形でない場合が多く，照射野を一定の大きさにした全回転照射法では，90％等線量曲線が計画標的体積と一致しないことが生じる。このために，横断像上いろいろな形をした計画標的体積に90％等線量曲線を一致させる照射法として考案されたのが原体照射法である。

**原体照射法**（conformal irradiation）の原理は図4-71に示すように，斜線で囲まれた計画標的体積に接する大きさで，絞り（コリメータ）がガントリの回転に伴い開閉することにより行われる。

しかし，計画標的体積の外周の一部が鋭角で突出している時，90％等線量曲線は鋭角に突出した分布にならず，標的体積の中へ落ち込む傾向がある。その他，外周が凹形の計画標的体積に対し，90％等線量曲線が一致しなくなるのが欠点である。また，ガントリの回転スピードが早いとコリメータ機構の動きに遅れが生じ，そのために等線量曲線の中心軸がガントリの回転方向と反対に少し傾くので注意を要する。

#### 1. 三次元原体照射法

原体照射法は横断面上で二次元的にひろがった計画標的体積に線量分布を一致させる照射法であったが，計画標的体積が三次元的に矢状面上で変化している場合，マルチリーフコリメータを用いて原体照射が行われる時，**三次元原体照射法**（three dimensional conformal irradiation）という。

**マルチリーフコリメータ**（multi leaf collimator）はタングステンで作ら

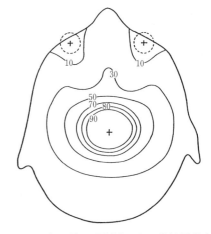

図4-70 打ち抜き照射法による等線量分布図

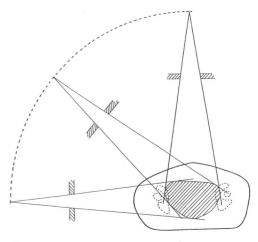

図4-71 原体照射法

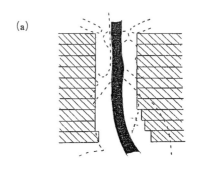

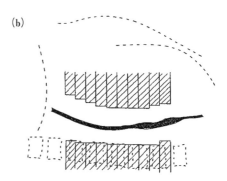

図4-72 マルチリーフコリメータによる3D原体照射法

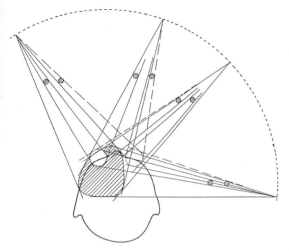

図4-73 3D原体打ち抜き照射法

れた矢状方向で，下段絞りの左右の絞りそれぞれが1〜2cm幅にカットされ（図4-72），カットされた細い絞りはそれぞれ独立して計画標的体積に沿って，コンピュータの指示で可動する絞り機構である。図4-72はx, y, zの3方向に病巣が変化している食道癌に対する三次元原体照射法で，マルチリーフコリメータにより病巣に一致して原体照射法の照射野が定められている。

### 2. 三次元原体打ち抜き照射法

三次元原体照射法で計画標的体積に隣接してリスク臓器が存在する時，三次元原体照射法に打ち抜き照射法を加えると，三次元原体打ち抜き照射法が行われる。図4-73は上顎癌に対する**三次元原体打ち抜き照射法**（three dimensional conformal hollowout irradiation）で，患側の眼球では線量低下が計画標的体積上の線量分布に影響しないように鉛より放射線減弱率の小さいアルミニウム製のブロックが使用されている。

この照射法では凹形の計画標的体積に対し，よく一致した90％等線量曲線が得られている。

### 4・5・10 強度変調放射線照射法[39), 40)]

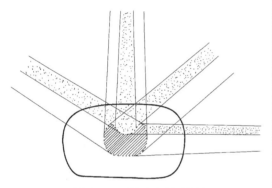

図4-74 強度変調照射法

**強度変調放射線治療**（intensity modulated radiotherapy：IMRT）は照射野内の線量強度分布を変化させた不均一な線量分布の線束を多方向から照射することにより，計画標的体積（PTV）に沿った形の線量分布が得られる照射野法である。原体照射法では計画標的体積の形状に凹面がある場合，凹面のところで90％等線量分布曲線と一致しなくなるという欠点があり，これに対し強度変調照射法はその欠点を補うものとして，計画標的体積の形状が凹面の場合，計画標的体積の近傍にリスク臓器（organ at risk：OAR）がある場合に用いられる（図4-74）。

この強度変調放射線治療は前述した三次元原体照射法と比べて**適合指数**（conformity index）をより小さくすることができる。その分，腫瘍への照射線量を多くすることができ，このことから腫瘍制御率（tumor control probability：TCP）を上昇させることができる。

強度変調放射線治療の主な治療対象疾患は前立腺癌，頭頸部癌などで，いずれもリスク臓器と腫瘍が近接していたり複雑な位置関係にあったりするため，従来の照射法では最適な線量分布が計画しにくかった領域である。前立腺癌では直腸，膀胱線量の低減が図られ，頭頸部癌では脊髄，唾液腺，視神経，眼球，脳幹部などへの線量低減が図られるため，リスク臓器の温存と腫瘍への高線量投与との両立が可能となった。

しかし一方では計画標的体積と危険臓器間との線量分布の勾配が極めて急になっているので，セットアップの精度や照射中の臓器の動きに対する対策が必要となる。

照射野内の線量強度分布を変化させる手法について次の方法があげられる。

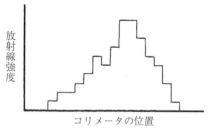

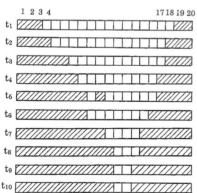

図4-75 分節的多段絞り

### 1. 分節的多段絞りIMRT

**分節的多段絞り強度変調照射法**（segmental multileaf of collimator-IMRT）は従来，**ステップアンドシュート**（step and shoot）**法**や**ストップアンドシュート**（stop and shoot）**法**と呼ばれていた方法で，マルチリーフコリメータ（MLC）によりいくつものスリット状の照射野をセグメント（MLC分節）として積み木のように重ね合わせる手法で，放射線照射時はMLCが静止した状態で，次のセグメントが形成されるまで放射線が放出されない方式である。

図4-75は一対のマルチリーフコリメータが時間$t_1 \sim t_2$の間に各セグメントに沿って開閉を行い，その結果，放射線強度分布の異なった線束を作っている。これを各対のコリメータについて行えば，二次元的に放射線強度分布の異なった線束が得られる。

### 2．動的多段絞りIMRT

**動的多段絞り強度変調照射法**（dynamic multileaf collimator-IMRT）は**スライディングウインド**（sliding window）**法**と呼ばれる手法で，MLCの開度を照射中連続的に変化させる事により強度変調を行う方法である。

図4-76は一対のマルチリーフコリメータが時間$t_1 \sim t_2$の間にそれぞれ開閉し，放射線強度の異なった線束を作っている。これを各対のコリメータについて行えば，二次元的に放射線強度分布の異なった線束が得られる。

### 3．フィルタ法

**フィジカルフィルタ**（physical filter）法は金属製のフィルタを照射野内に挿入して，照射野内の強度分布を変調させる方法である。強度変調放射線治療を実現するために，従来のシステムでない治療計画装置が必要である。

### 4．インバース計画装置

**インバース計画**（inverse plan）装置は目的とする最高線量，最低線量，リスク臓器の上限線量など理想的な線量分布を指定し，これらの線量制約を満たす最善の強度変調を得る条件を，治療計画装置に計算させる方法である。

従来の治療方式では処方線量の基準点はアイソセンタ（isocenter）であるが，この方式では計画標的体積（PTV）の95％をカバーする線量（$D_{95}$）が処方線量として与えられる。

### 5．フォワード計画装置

**フォワード計画**（forward plan）装置は複数の治療計画を立案して，比較しながら理想の線量分布に近づけていく方法で，通常の治療計画の方法である。

## 4・5・11　定位放射線照射法

**定位放射線照射法**（stereo tactic irradiation：STI）とは，体内の小病巣に対して多方向から細い放射線束を選択的に集中させて治療する方法で，**固定多門照射法**（fixed multiple fields irradiation），または**集光照射法**（convergent irradiation）が用いられ，いずれも**ノンコプラナー照射法**（non-coplanar irradiation）である（図4-77b，c）。通常の放射線治療と比較して病巣に高線量を照射することができ，しかも病巣周辺の正常組織には低い線量で照射できる照射法である。

定位放射線照射法には標的体積に1回の照射で治療が終了する**定位手術的照射法**（stereotactic radio surgery：SRS）と，分割して照射を行う**定位放射線治療**（stereotactic radio therapy：SRT）に分類される。この照射法で，頭蓋内の小さな腫瘍（動静脈奇形，転移性脳腫瘍，聴神経腫瘍，髄膜腫など）に対し実施されていたが，近年は体幹部の腫瘍（肺癌，肝臓癌など）に対しては呼吸により移動する臓器対策として**呼吸同期照射法**（respiratory gated irradiation）を用いるなどしてその適用が広がっている。

定位放射線治療では装置や固定精度は2mm以内が求められ，治療期間中も同様の固定精度が要求される．定位手術的照射では頭蓋内腫瘍ではヘッ

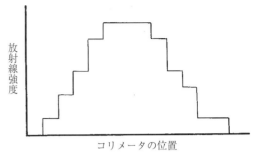

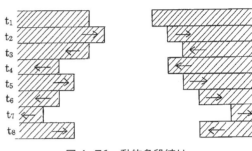

図4-76　動的多段絞り

[問題4-34] 最も関係の少ない組み合わせはどれか。
1. 術中照射…膵臓癌
2. 原体照射…前立腺癌
3. 接線照射…乳　癌
4. 振子照射…喉頭癌
5. 定位照射…脳動静脈奇形

（答え：2）

[問題4-35] 体幹部定位放射線照射法の適応はどれか。2つ選べ。
1. 肺癌
2. 胃癌
3. 肝癌
4. 子宮癌
5. 前立腺癌

（答え：1，3）

[問題4-36] 誤っているのはどれか。
1. 対向二門照射の2つのビームの交叉角は90°である。
2. 多門照射は重要臓器を避けて3門以上の線束を多方向から照射する方法である。
3. 原体照射には病巣形状に合わせた照射野で回転照射する方法である。
4. 定位放射線照射は治療台の角度を変えて照射する方法も用いられる。
5. IMRTは病巣形状と一致した至適線量分布で照射するための治療法である。

（答え：1）

[問題 4-37] 疾患と照射法の組み合わせで誤っているのはどれか。
1. 髄芽腫………………全中枢神経照射
2. 聴神経腫……………ラジオサージャリー
3. 甲状腺癌転移………$^{131}$I 内用療法
4. 乳　癌………………原体照射
5. 膵　癌………………術中照射

（答え：4）

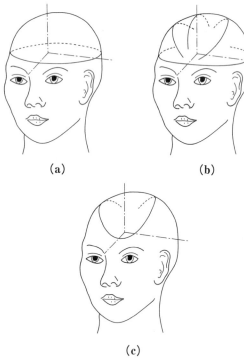

図4-77　定位放射線照射法

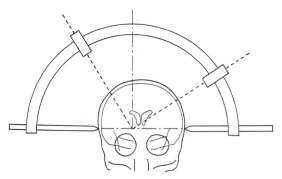

図4-78　定位放射線照射法用フレーム

ドリングを頭蓋骨に固定し，そのリングの座標でターゲットを定位して手術同様1回の照射で高線量を投与する。一方，定位放射線治療は分割照射で行われ，ヘッドリングに代わり非侵襲的に着脱可能なフレーム（図4-78）やシェル（shell）（図4-79）による固定方法となる。

移動や固定再現性などの問題がある。しかし，分割照射であるため，正常組織の回復が期待でき，腫瘍に対し分割照射による生物学的効果が期待できる。

定位放射線照射法にはガンマナイフ装置による $^{60}$Co γ 線を用いる方法とライナック装置やサイバーナイフ装置によるX線を用いる方法がある。

### 1. ガンマナイフ

定位放射線照射に関してLeksellによる定位手術的照射の概念（1951）[36]の提案が最初であるが，その目的で開発されたのが**ガンマナイフ**（Gamma Knife）で，この装置の概要に関して2・4・1章で述べている。

ガンマナイフを用いて定位放射線照射が行われる時，成人患者に対しては局所麻酔下で頭蓋骨外板に達する深さまでのヘッドピンを4か所打ち込み，フレーム（frame）が頭部に装着・固定される。この時，フレームの中心がなるべく病巣部位に近づくように固定されることがポイントである。

次にフレームを取り付けた状態で，病巣の種類に応じて血管造影，X線CT，MRI撮像などを行い，病巣の位置確認や照射範囲を決定し，使用するコリメータヘルメットを選択する。

プラスチックヘルメットを着用させ，24点についてフレームの中心から頭部表面までの距離を計測する。この計測値を下に治療計画コンピュータにより二次元の線量分布が横断像，矢状像，冠状像の3方向について作成され，画像上に重ね合わせて表示される。

201個の線源からの線量値は計算マトリックスの各点に対しコンピュータにて計算され等線量分布図が作成される。Wu[37] は18 mmコリメータヘルメットについて，直径16 cmの球形ポリスチレンファントムを用いて201個の線源からファントム中心点の線量測定を行っている。0.07 ccの電離箱は399.7 [cGymin$^{-1}$]，熱蛍光線量計（LiF：3×3×1 mm）では397.8 [cGymin$^{-1}$]，半導体線量計では399.3 [cGymin$^{-1}$] であった。その他，コリメータヘルメットからの漏洩線量は，1.4 [Gymin$^{-1}$] で焦点の線量率の0.35 %であったと報告している。

### 2. 直線加速器

ライナック装置による方法は，X線束を細くして限局した疾患に放射線を三次元的に集中照射する方法である。

この照射法の対象疾患としては脳疾患が主であるが，今日では動体追跡放射線治療装置により，肝臓癌や肺癌の体幹部への定位放射線治療が可能となっている。

この照射法には，まずリニアックの機械的精度が非常に高いことが要求され，ガントリ回転における線束軸の相対的なズレや治療台精度がいずれも1 mm以内，アイソセンタとレーザービームのズレが0.2 mm以内の精度であることがあげられる。これに関連して，患者の固定精度が必然的に要求される。これは図4-78に示すような定位的フレームを用いることにより，頭蓋内の任意の部位に対し標的体積の正確な位置決めが可能となり，治療中を通じて固定精度を保ち位置的にも正確に照射することが可能となる。

線束は直径5～40 mm程度の大きさが用いられるので，図4-80に示すアダプタが照射口に取り付けられる。この細いX線束の線量測定にはマイクロチェンバ（空洞直径2.2 mm，空洞長2.4 mm）が用いられ，治療計画に

必要な組織最大線量比（TMR），出力係数（output factor），軸外線量比（off center ratio）などが測定される。

照射法を図4-77に示す[38]。単一平面内における全回転照射法（図4-77a）では，計画標的体積内に線量があまり集中しない。4アーク法（図4-77b）は横断面で260°アーク，寝台角が+45°と-45°において100°アーク，正中矢状面で100°アークの照射が行われる。このように，治療寝台を左右に振ると加速器のガントリ回転面と患者の横断面（axial section）が振り角度だけ交差した状態で照射する方法を，**ノンコプラナー照射法**（noncoplanar irradiation）と呼ぶ。

その他，**ダイナミックローテーション**（dynamic rotation）法（図4-77c）は照射装置と寝台を同時に可動する方法で，ガントリは30°～330°，寝台は+75°～-75°連続的に可動させる。

ライナックによる定位放射線照射法は，ガンマナイフによる定位手術的照射に比べ，分割照射が行えること，体幹部の疾患に対応できるなどの長所がある。

### 3．サイバーナイフ

**サイバーナイフ**（cyber knife）はロボットに直線加速器を備え付けた装置で，ロボットが6つの関節を持っていることから，治療寝台を回転させることなくあらゆる方向から病巣へ照射が可能となっている（2・4・2章参照）。定位放射線照射法はもともと頭蓋内病変に対する治療方法であるが，今日では肺癌，肝臓癌などの体幹部腫瘍の治療にも定位放射線照射法が応用されている。

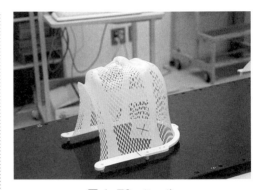

図4-79　シェル

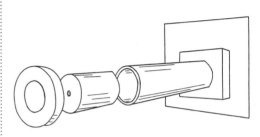

図4-80　定位放射線照射法におけるコリメータ

[問題4-38]　定位放射線照射の適応はどれか。2つ選べ。
1. 食道癌
2. 早期肺癌
3. 子宮頸癌
4. 前立腺癌
5. 転移性脳腫瘍

（答え：4，5）

[問題4-39]　SSD法にて照射する照射方式は次のどれか。2つ選べ。
1. 接線照射法
2. 逆Y字照射法
3. 振子照射法
4. 原体照射法
5. マントル照射法

（答え：2，5）

## 参考文献

1) Mayneord W, Lanerton LF. A survey of depth dose data. Brit. J. Radiol. 1944; 14: 255-264.
2) Johns HE. The physics of radiology; Scatter function. Charies C. Thomas Publisher. 1964; 317-320.
3) Meredith WJ. The production of isodose curves and the calculation of energy absorption from standard depth dose data 1. Brit. J. Radiol. 1944; 17: 75-82.
4) Johns HE, et al. A survey of dosimetry for rotation therapy with typical rotation distribution. J. Can. Assoc. Radiol. 1953; 4: 1.
5) Johns HE, et al. The dependence of depth dose on focal skin distance. Brit. J. Radiol. 1958; 31: 254-260.
6) Holt JG, et al. The extension of the concept of tissue air ratios(TAR)to high-energy X-ray beams. Radiology. 1970; 96,437-444.
7) ICRU Report 23. Measurement of absorbed dose in a phantom irradiated by a single beam of X or gamma rays. International Comission on Radiation Units and Measurements. Washington DC. 1973.
8) 日本医学物理学会・編. 外部放射線治療における吸収線量の標準測定法(標準測定法01). 通商産業研究社. 2002.
9) Gupta SK, Cunningham JR. Measurement of tissue air ratios and scatter functions for large field size for cobalt-60 gamma radiations. Brit. J. Radiol. 1966; 39: 7-11.
10) Sterling TD, et al. Automation of radiation treatment planning 4; Derivation of a mathematical expression for the percent depth dose surface of cobalt 60 beams and visualisation of multiple field dose distribution. Brit. J. Radiol. 1964; 37: 544-554.
11) Wrede DE. An intercomparison between two methods of obtaining PDD for irregular shaped fields and comparison of each method with experimental data for cobalt-60 and 10 MV X-rays. Brit. J. Radiol. 1979; 52: 398-404.
12) Pagelr, et al. Physical and dosimetric of the radiotherapic of malignant lymphomas. Radiology. 1970; 96: 609-618.
13) Clarkson JR. A note on depth dose in fields of irregular shape fields. Brit. J. Radiol. , 1941; 14: 265-268.
14) Day MJ. A note on the calculation of dose in X-ray fields. Brit. J. Radiol. 1950; 23: 368-369.
15) ICRU Report10 d. Clinical Dosimetry. International Commission on Radiation Units and Measurements. Washington DC. 1963.
16) Dyk J.et al. Half body radiotherapy; the use of computed tomography to determine the dose to lung. Int. J. Radiat. Oncol. Biol. Phys. 1980; 6: 463-470.
17) Phelps ME, et al. Correlation of effective atomic number and electron density with attenuation coefficients measured with polychromatic X-ray. Radiology. 1975; 117: 585-588.
18) Sontag MR, et al. Implications of computed tomography for inhomogeneity corrections in photon beam dose calculations. Radiology. 1977; 124: 143-149.
19) ICRU Report24. Determination of absorbed dose in a patient irradiated by beams of X or gamma rays in radiotherapy procedures. International Commission on Radiation Units and Measurements. 7910 Woodmont Avence, Washington DC, 200014, USA, 1976.
20) Batho HF. Lung correctionsin cobalt 60 beam therapy. J. Canad. Assn. Radiol. 1964; 15: 79-83.
21) Young MEJ, Gaylord JD. Experimental tests of corrections for tissue inhomogeneities in radiotherapy. Brit. J. radiol. 1970; 43: 349-355.
22) Sontag MR. Cunningham JR. Corrections to absorbed dose calculations for tissue inhomogeneities. Med. Phys. 1977; 4: 431-436.
23) Cunningham JR. Computed tomography in radiation therapy; Current and future development of tissue inhomogeneity corrections for photon beam clinical dosimetry with the use of CT. Reven Press. NewYork. 1983.
24) NCRP Report 69. Dosimetry of X-ray and Gamma-ray beams for radiation therapy in the Energy range 10 keV to 50 MeV. National Commission on Radiation Protection and Measurements. 7900 Woodment Avanue, Washington DC. 1981.
25) AAPM Radiation Therapy Committee.Task Grroup 21.A protocol for the determination of absorbed dose from high-energy photon and electron beams. Med. Phy. 1983; 10: 741-771.
26) ICRUReport 10d. Clinical Dosimetry. International Commission on Radiation Units and Measurements. Washington DC. 1963.
27) John BM. Manual of dosimetry in radiotherapy. Technical Report Series No. 110. IAEA. 1970.
28) ICRU Report 29. Dose specification for reporting external beam therapy with photons and electrons. International Commission of Radiation Units and Measurements. Washington DC. 1978.
29) ICRU Report 50. Prescribing, recording and reporting photon beam therapy. International Commission of

Radiation Units and Measurements. WashingtonDC. 1993.
30) ICRU Report 62. Prescribing, recording and reporting photon beam therapy (supplement to ICRU Report 50). International Commission of Radiation Units and Measurements.Washington DC. 1999.
31) 渡部洋一・他 フィルム法によるコバルト60 γ線の線量分布測定法の検討. 日放技学誌. 1974；30：13-18.
32) Cohen M, Martin SJ. Atlas of radiation dose distribution, Vol.2; Multiple field isodose charts. IAEA. 1966.
33) Dyk JV.et al. Dosimetric considerations of very largy cobalt-60 fields.Int. J. Radiat. Oncol. Biol. Phys. 1980; 6: 758-764.
34) Rider WD, Dyk JV. Total and Partial body irradiation. Radiation Therapy Planning. Marcel 160 Dekker. INC. 1983; 559-594.
35) Curran WJ. A simple dose calculation method for total body photon irradiation. Int. J. Radiation Oncology Biol. Phys. 1989: 17: 219-224.
36) LeksellL. The stereotactic method and radiosurgery of the brain.Acta Chir. Scand. 1951; 102: 316-319.
37) Wu A, et al. Physics of Gamma Knife Approach on Convergent Beams in Stereotactic Radiosurgery. Int. J.Radiation Oncology Biol. Phys. 1990; 18: 941-949.
38) Podgorsak EB, et al・Radiosurgery with high energy photon beams; A comparison among techniques.Int. J.Radiation Oncology Biol. Phys. 1989; 16: 857-865.
39) Steve Webb. Intensity-modulated radiation Therapy. Instirure of Physics Publishing.
40) Intensity Modulated Radiation Therapy Collaborative Working Group.Intensity-mmdulated radiotherapy; Current status and issue of interest. Int.J.Radiat. Oncol. Biol. Phys. 2001; 51: 880-914.
41) Tsien KC, et al. Atlas of radiation dose distribution, Vol. 3; Moving field isodose charts. IAEA. 1967.
42) 高橋信次・他. 打ち抜き照射法. 日医放会誌. 1961；21：126-131.
43) 高橋信次. 子宮癌の原体照射法. 日医放会誌. 1961；20：2746-2753.
44) 植田俊男. 原体照射法の技術と応用. 日放技学誌. 1976；32：217-248.

# 第5章
# 電子線

　電子線(electron beam)が放射線治療に用いられたのは，1947年におけるベータトロンの完成後であった。そして1950年代に入ってからベータトロンによる電子線治療が行われ，1970年代に入ってから直線加速器の導入に伴い多くの施設で，直線加速器による電子線治療が行われた。その他，マイクロトロンによる電子線治療も行われている。

　現在，放射線治療に主として使われている電子線エネルギーは4～20 MeVで，その電子線による治療の特徴は，高エネルギー光子線と比べて，次のことがあげられる。

①皮膚表面における深部量百分率が大きい。
②深部量百分率曲線で90％領域が広いため，表在性腫瘍に対しその計画標的体積内を高深部線量率で照射することができる。
③深部量百分率曲線で，ピーク深を過ぎてから深部線量率は深さに伴い急激に小さくなるため，計画標的体積より深部に存在する正常組織への被曝線量が少ない。

　これらのことから，電子線治療は皮膚癌，乳癌，舌癌など，表在性の腫瘍に対する放射線治療法として多く用いられている。

　この電子線束が水など組織等価物質中の減弱率は，電子線エネルギーすなわち電子線のエネルギースペクトル(energy spectrum)に依存している。そしてこの電子線エネルギースペクトルは，直線加速装置のガントリ内にある散乱箔の材質や厚さ，モニタ線量計などの散乱体，コリメータ機構などにより大きく影響される。従って，電子線束の深部線量測定には下記の特徴を把握しておくことが必要とされる。

①電子線束は，加速管からファントム表面に到達するまでに，ガントリ内の散乱箔やモニタ線量計などの散乱体を透過する時，これらの物質と吸収・散乱することにより電子線エネルギーが低下し，深部量百分率が低下する。従って，各施設では，使用する装置，エネルギー，照射筒ごとに，吸収線量や深部量百分率などの線量測定を行い，各施設において測定データを保有しなければならない。
②直線加速器が示す電子線の公称エネルギー(nominal energy)が同一でも，各加速器の散乱箔の材質や厚さの違いによって電子線スペクトルは大きな影響を受け，ファントム表面における電子線エネルギーが異なる。
③電子線の校正深(calibration depth)における深部線量評価には，電子線の平均入射エネルギー(mean entrance energy：$\bar{E}_0$)が必要である。
④電子線束は水ファントムを透過するに伴い電子線エネルギーが低くなり，電子線束の深部量百分率の計算には水/空気の平均制限質量衝突阻止能比 [mean restricted collision mass stopping power ratio：$(\bar{L}/\rho)_{water,air}$] を使用しなければならない。

　本章では，電子線治療計画に必要な電子線束のエネルギー測定，深部線量測定，深部量百分率の計算方法などについて述べる。

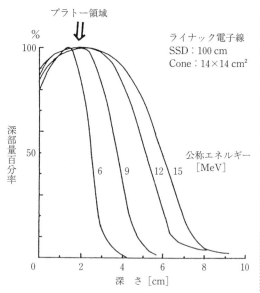

図5-1　6, 9, 12, 15 MeV 電子線の深部電離量百分率

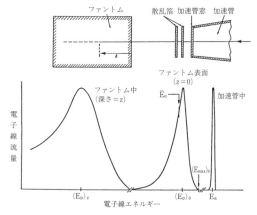

図5-2　電子線束がファントム表面まで到達する時のエネルギースペクトルの変化[1]

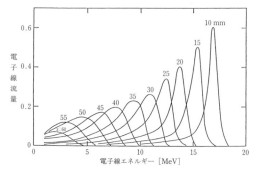

図5-3　電子線束が炭素を透過する時のエネルギースペクトル[1]

# 5・1　電子線エネルギー

## 5・1・1　電子線エネルギーの定義

電子線が放射線治療に用いられる大きな特徴は，電子線束の**深部量百分率曲線**（percentage depth dose curve）にある。それは高エネルギー光子線束と比べて電子線束は入射表面における深部量百分率が大きく，深部量百分率で90〜100％のピーク吸収線量領域が広く，ピーク吸収線量領域を過ぎると深さに伴い深部量百分率が急激に小さくなり，標的体積より深部の正常組織への放射線被曝が少ないところにある（図5-1）。

加速管から細い線束で放射され，散乱箔で広い線束に広げられた電子線束が，ファントム表面に到達するまでの電子線スペクトルの変化の様子を図5-2に示す。加速管内の電子線束スペクトルは非常に均一で，その後，電子線束は水ファントムまたは人体表面に到達するまでにガントリ内で加速管窓，散乱箔（scattering foil），モニタ線量計（monitor chamber）などを透過し，さらにコリメータなどで吸収・散乱を繰り返す。その結果，電子線エネルギースペクトルは低エネルギーの方向へ向けてだんだんと広がり，電子線束の平均エネルギーはより低くなってファントムや人体表面に達する。そして水ファントムや人体内では電子線束はさらに吸収・散乱を繰り返すために，深さと共にエネルギースペクトルがさらに低エネルギーの方向へ拡がり，その結果，電子線束の平均エネルギーが小さくなってゆく（図5-3）。

電子線束のエネルギー値は次のように定義され図5-2に示す。

①**加速管エネルギー**（accelerator energy：$E_a$）：加速管内の電子線束エネルギーで，この時，電子線束エネルギーはほぼ均一で，エネルギー幅が非常に狭いスペクトル分布を示す。

②**最大エネルギー**（maximum energy：$E_{max}$）：加速管から放出された電子線束は水ファントムに到達するまでに，ガントリ内で散乱箔やモニタ線量計などいろいろな物質を透過し，その間に吸収・散乱を繰り返し，その結果，低エネルギーの方向へ拡がった電子線スペクトル分布を示す。最大エネルギーはこの拡がった電子線スペクトルにおいて最大エネルギーの値を称し，ファントム表面の所では$(E_{max})_0$と表示する。

③**最頻エネルギー**（most probable energy：$E_p$）：電子線束のスペクトルにおいて，最大エネルギーから最小エネルギーまで各エネルギーごとに小区分された電子線の流量（フルエンス）が，最大値を示す所のエネルギー値で，ファントム表面における電子線束の最頻エネルギーは$(E_p)_0$と表示する。

④**平均エネルギー**（mean energy：$\bar{E}$）：電子線束のスペクトルにおいて平均となる電子線のエネルギー値で，最頻エネルギーより少しエネルギーが低いところに位置する。ファントム入射面における電子線束の平均エネルギーは平均入射エネルギー（mean initial energy：$\bar{E}_0$）と表示する。

⑤**公称エネルギー**（nominal energy：$E$）：直線加速器に表示されたエネルギー

## 5・1・2　電子線エネルギーの測定

放射線治療に用いられる電子線エネルギーは，人体または水ファントムに入射する電子線の平均入射エネルギー（mean initial energy：$\bar{E}_0$ [MeV]）で表す。平均入射エネルギー（$\bar{E}_0$）は深部電離量半価深 $I_{50}$ [gcm$^{-2}$] と深部吸収線量半価深 $R_{50}$ [gcm$^{-2}$] から得られる。

## 1. 深部電離量半価深の測定

水中における**深部電離量半価深**（half value depth of the ionization：$I_{50}$）の測定手順を述べる。

① 30×30×30 cm 以上の大きさの水ファントムまたは水等価固体ファントム（water equivalent static phantom）を用意し，水ファントムの場合，水温と室温をほぼ同一にする。

② 電子線コーンを水ファントムまたは水等価固体ファントムの表面に付けるか，これらファントムから離れた線源方向の所定の位置に設定する。

③ 照射野はファントム表面における幾何学的照射野 $A_0$（電子線コーンの内面の大きさ）とし，水中の**深部吸収線量半価深**（half value depth of the absorbed dose：$R_{50}$）が $R_{50} \leq 7$ [gcm$^{-2}$] の時，照射野は 10×10 cm，$R_{50} > 7$ [g cm$^{-2}$] の時，照射野は 20×20 cm としなければならない。これは電子線束エネルギーが大きくかつ照射野が小さいと，コリメータからの散乱線が測定系に影響を及ぼすためである。ただし，10×10 cm と 20×20 cm の照射野における深部電離量半価深 $I_{50}$ の差が 0.1 [gcm$^{-2}$] 以下であれば，10×10 cm の照射野で測定してもかまわない。

④ 出力の測定に際し，線量計はコバルト校正定数（$N_c$）が与えられるリファレンス線量計を用いる。水中における深部吸収線量半価深（$R_{50}$）が $R_{50} \leq 4$ [g cm$^{-2}$] の時，平行平板形電離箱を使用し，深部吸収線量半価深が $R_{50} > 4$ [g cm$^{-2}$] の時，平行平板形電離箱またはファーマ形電離箱を使用しなければならない。

⑤ 水ファントムを用いる場合，防水加工した平行平板形電離箱またはファーマ形電離箱を線束中心軸上にセットし，一定のモニタユニット（MU）で電子線照射を行い，表面より深部に向けて線束の中心線上を 5 mm 間隔にて相対電離量（relative ionization）を計測する。そして最大電離量値の 50 %電離量値の水深を水中における深部電離量半価深 $I_{50}$ とする（図 5-4）。

## 2. 深部吸収線量半価深の計算

水中における深部吸収線量半価深（$R_{50}$）は水中の深部電離量半価深（$I_{50}$）を用いて 5・1 式または 5・2 式から得る。

$I_{50} \leq 10$ [gcm$^{-2}$] の時，

$$R_{50} = 1.029 \cdot I_{50} - 0.06 \quad (5・1)$$

$I_{50} > 10$ [gcm$^{-2}$] の時，

$$R_{50} = 1.059 \cdot I_{50} - 0.37 \quad (5・2)$$

## 3. 平均入射エネルギーの計算

水ファントムに入射する電子線束の**平均入射エネルギー**（mean initial energy：$\overline{E}_0$）は水中の深部吸収線量半価深（$R_{50}$）を用いて次式から得る。

$$\overline{E}_0 = 2.33 \cdot R_{50} \quad (5・3)$$

## 5・2 深部線量の測定

水ファントム中の校正点（calibration point）ならびに基準点（reference point）における電子線束の深部線量の測定法について述べる。

---

[問題 5-1] 治療に電子線を用いないのはどれか。2つ選びなさい。
1. 口腔癌
2. 食道癌
3. 子宮体癌
4. 乳癌胸壁再発
5. 膵癌術中照射

（答え：2, 3）

[問題 5-2] 高エネルギー電子線治療に関する記述で正しいのはどれか。
1. 散乱箔を厚くするとエネルギーは高くなる。
2. 水/空気の質量阻止能は深部ほど大きくなる。
3. 高エネルギーになるほど表面線量は少なくなる。
4. 線量最大深はエネルギーが低い程，深くなる。
5. 15 MeV 電子線の治療に有効な深さは約 3 cm である。

（答え：2）

[問題 5-3] 電子線治療で校正深の吸収線量を求める時に関係の無いものはどれか。
1. 深部電離百分率
2. 深部吸収線量半価深
3. 平均入射エネルギー
4. 線質変換係数
5. 校正定数比

（答え：1）

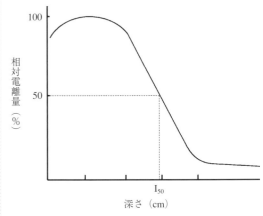

図 5-4 深部電離量半価深

[問題 5-4] あるエネルギーの電子線束を水ファントムを用いて測定したところ 5.0[gcm⁻²] であった。このとき電子線束の平均入射エネルギーを求めよ。

（答）深部吸収線量半価深は深部電離量半価深が 10 cm 以下であるので、5・1 式を用いる。
$R_{50} = (1.029 \times 5) - 0.06$
$= 5.085 \,[\text{gcm}^{-2}]$
5・3 式を用いて
$\overline{E}_0 = 2.33 \times 5.085 = 11.8\,\text{MeV}$

[問題 5-5] 例題 5-1 の電子線で、深部電離量半価深が 5.0[gcm⁻²] の電子線束の校正深を求めよ。

（答）深部電離量半価深が 5.0[gcm⁻²] であるので 5・4 式を用いて、
$d_c = (0.6 \times 5.0) - 0.1 = 2.9\,[\text{gcm}^{-2}]$

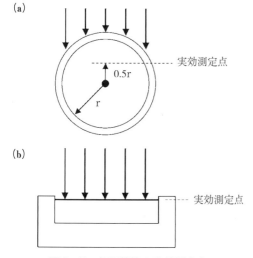

図 5-5 各電離箱の実効測定点

## 5・2・1 校正点吸収線量の測定

① 5・1 式, 5・2 式から得られた水中の深部吸収線量半価深（$R_{50}$）を用いて, 次式より校正深（calibration depth：$d_c$ [gcm⁻²]）を決定する。

$$d_c = 0.6 \cdot R_{50} - 0.1 \tag{5・4}$$

② 線束中心軸上の校正点に平行平板形電離箱またはファーマ形電離箱をセットする。この時, 平行平板形電離箱では電離箱空洞前壁を校正点に（図 5-5b）, ファーマ形電離箱では電離箱の中心電極より 0.5 $r_{cyl}$（$r_{cyl}$：電離箱空洞半径）だけ, 線源側へ移動した点を校正点とする（図 5-5a）。すなわち線量計の実効測定点と校正点と一致させる。

③ 電子線コーン（照射野）を測定する照射野の大きさにセットする。

④ モニタ線量計指示値であるモニタユニット（MU）を一定にして電子線を照射し, 校正点における線量計の平均読み値（$\overline{M}_{raw}$）を得た時, 校正点におけるリファレンス線量計指示値（$M$）を次式に示す。

$$M = \overline{M}_{raw} \cdot k_{TP} \cdot k_{pol} \cdot k_s \cdot k_{elec} \tag{5・5}$$

$k_{TP}$：温度・気圧補正係数（3・76 式参照）
$k_{pol}$：極性効果補正係数（3・88 式参照）
$k_s$：イオン再結合補正係数（平行平板電離箱使用の場合 3・86 式参照）
$k_{elec}$：電位計校正定数（電離箱と電位計を一体として校正した線量計は 1.0 になる）

## 5・2・2 校正点吸収線量の計算

水ファントムの校正点吸収線量［absorbed dose at calibration point：$D_c(A_0)$］は 5・5 式から得たリファレンス線量計指示値（$M$）を用いて次式より得る。

$$D_c(A_0) = M \cdot N_{DW} \cdot k_Q \tag{5・6}$$

$N_{DW}$：**水吸収線量校正定数**（absorbed dose to water calibration factor）。$N_{DW} = N_c \cdot k_{DX}$ で求められ, $N_c$ は測定に用いたリファレンス線量計のコバルト校正定数, $k_{DX}$ は**校正定数比**（ratio of calibration factor）で市販されている電離箱に対し**付表 3-1** に示す。

$k_Q$：リファレンス線量計の ⁶⁰Co γ 線に対する**線質変換係数**（beam quality conversion factor）で市販されている電離箱について付表 3-4 に示す。

## 5・2・3 基準点吸収線量の計算

**基準点吸収線量**［absorbed dose at reference point：$D_r(A_0)$］は次式より求める。

$$D_r(A_0) = 100 \cdot D_c(A_0) / PDD_c(A_0) \tag{5・7}$$

ここで $PDD_c(A_0)$ は校正深 $d_c$, 照射野 $A_0$ における**深部量百分率**（percentage depth dose）で通常 100% に近い値である。なお, 電子線の平均入射エネルギー（mean entrance energy：$\overline{E}_0$）に対する最大深（基準深）を下記に示す。

$5 \leq \overline{E}_0 < 10\,\text{MeV}$　　1.0 cm
$10 \leq \overline{E}_0 < 20\,\text{MeV}$　　2.0 cm

$20 \leq \overline{E}_0 < 30 \text{ MeV}$　3.0 cm

### 5・2・4　単位モニタ値当たりの基準点吸収線量

モニタ値（MU）を順次大きく変化させ，モニタ指示値と基準点吸収線量 $D_r(A_0)$ が比例関係にあることを確かめる。単位モニタ値あたりの基準点吸収線量 $[DMU(A_0)]$ を次式に示す。

$$DMU(A_0) = D_r(A_0)/MU \tag{5・8}$$

## 5・3　深部量百分率の測定

電子線束の深部量百分率の測定はファントム内で，深部線量変化率が大きいため空洞の小さい平行平板形電離箱が用いられる。ファーマ形電離箱では空洞が大きいため，ファントム中に空洞の存在に対し，電子線の擾乱による空洞補正係数（cavity correction factor）を求めることができなく，このことからファントム中の吸収線量を求めることができないからである。

使用するファントムは，水ファントムを基準とする。しかし，平行平板形電離箱は防水問題などわずらわしい点が多く，電子線の深部量百分率の測定には，水等価固体ファントムが使用される。

### 5・3・1　測定の手順と深部量百分率の表示

①平均入射エネルギーが 10 MeV 未満の低エネルギー電子線（電子線深部量半価深 $R_{50}$ が 4.3 $[\text{gcm}^{-2}]$ 未満）や非防水性平行平板形電離箱を使用する時，水等価固体ファントムを用意する。
②ファントムサイズは光子線束の測定と同じように，測定する最も大きな照射野より一片が 5 cm 以上の大きさで，深さ方向は測定最大深より 10 cm 以上の厚さとする。
③ファントム中に測定点と線量計の実効測定点を一致させた状態に線量計を設置する。
④コリメータをファントム表面に接した位置にセットする。照射野はファントム表面における幾何学的照射野（$A_0$）で表す。
⑤一定のモニタ線量計指示値（MU）で一定の線量を照射する。
⑥電離箱の読み値 $M_{raw}$ から深部量百分率の計算は，5・3・6 章を参照されたい。

### 5・3・2　水等価固体ファントムの水等価深

水等価固体プラスチックファントムを用いた場合，プラスチックファントムは水ファントムと比べて平均原子番号や質量衝突阻止能（mass collision stopping power）が一致しないため，電子線束の吸収や散乱特性が異なり，吸収線量値が水ファントムの場合と異なってくる。そのため，プラスチックファントムの測定深を水等価深への変換のために**深さスケーリング係数**（depth scaling factor）を，また水と材質が異なることによる電子フルエンスの違いの補正に**フルエンス・スケーリング係数**（fluence scaling factor）を測定値に乗じて吸収線量値が補正される。

#### 1．深さスケーリング係数

水ファントムの深さ（$d_w\ [\text{gcm}^{-2}]$）は，次式より水等価固体ファントム

---

[問題 5-6] Capitec PS-033 平行平板形電離箱をファントムの校正深にセットし，モニタ線量計にて 200 MU を照射したところ 6.38 nC の線量計読み値を得た。校正深における吸収線量を求めよ。ただし，大気補正係数：1.00
極性効果補正係数：1.01
イオン再結合補正係数：0.97
コバルト 60 補正係数：0.015 $[\text{Ckg}^{-1}\text{nc}]$
深部吸収線量半価深：5.0 $[\text{gcm}^{-2}]$
（答）付表 3-4 より電子線校正深における線質変換係数：$k_Q = 0.916$
付表 3-1 より Capitec PS-033 平行平板形電離箱の校正定数比：$k_{DX} = 38.52$
線量計指示値は 5・5 式より
$M = 6.38 \times 1.00 \times 0.970 \times 1.01 = 6.25$
校正点吸収線量は 5・6 式より
$D = 6.25 \times 38.52 \times 0.015 \times 0.916 = 3.31 \text{ Gy}$

空洞補正係数：
　ファントム中に電離箱の空洞が存在することによる，電子フルエンスの変化を補正する係数。

[問題 5-7] タフウォータファントムを用いて電離量半価深を測定したところ，4.5 $[\text{gcm}^{-2}]$ であった。この時の電子線束の平均入射エネルギーを求めよ。
（答）表 5-1 よりタフウォータファントムの深さスケーリング係数は 0.953，5・11 式を用いて水ファントムの電離量半価深は $I_{50} = 4.5 \times 0.953 = 4.29$ $[\text{gcm}^{-2}]$
深部吸収線量半価深は 5・1 式を用いて
　$R_{50} = (1.029 \times 4.29) - 0.06 = 4.35 [\text{gcm}^{-2}]$
平均入射エネルギーが 5・3 式を用いて
　$\overline{E}_0 = 2.33 \times 4.35 = 10.1 \text{ MeV}$

表5-1 深さスケーリング係数とフルエンス・スケーリング係数

| ファントム材質 | 密度 | 深さスケーリング係数 | フルエンス・スケーリング係数 |
|---|---|---|---|
| 水 | 1.0 | 1.0 | 1.0 |
| Solid water RMI-457 | 1.030 | 0.946 | 1.008 |
| Plastic water | 0.013 | 0.982 | 0.998 |
| Virtual water | 1.030 | 0.946 | 1.014 |
| Tough water WE211 | 1.017 | 0.953 | 1.019 |
| Polystyrene | 1.060 | 0.922 | 1.026 |
| PMMA | 1.190 | 0.941 | 1.009 |
| A-150 | 1.127 | 0.948 | ― |
| MixDP | 1.0 | 0.972 | 1.037 |

の深さ $[d_{pl}(\text{gcm}^{-2})]$ に深さスケーリング係数 $C_{pl}$ を乗じて得られる。

$$d_w = d_{pl} \cdot C_{pl} \qquad (5 \cdot 9)$$

深さスケーリング係数は同じ深さにおける水ファントムと水等価固体ファントムの電子線束透過力の比で，主な水等価固体ファントムについて表5-1に示す。

## 2．フルエンス・スケーリング係数

水等価固体ファントムで深さ $(d_w)$ における線量計読み値 $(M_{\text{raw,pl}})$ を得た時，水ファントムにおける線量計読み値 $(M_{\text{raw,w}})$ は次式よりフルエンス・スケーリング係数 $(h_{pl})$ を乗じて得られる。

$$M_{\text{raw,w}} = M_{\text{raw,pl}} \cdot h_{pl} \qquad (5 \cdot 10)$$

いろいろな水等価固体ファントムに対するフルエンス・スケーリング係数を表5-1に示す。

### 5・3・3 水等価固体ファントムによる深部量半価深の計算

水等価固体ファントムを用いて深部電離量百分率（percentage depth of ionization）を求め，この曲線から水等価固体ファントムの深部電離量半価深 $(I_{50,pl})$ が得られれば，これに深さスケーリング係数 $(C_{pl})$ を乗じて水ファントムにおける**深部電離量半価深**（half value depth of the ionization：$I_{50}$）が得られる。これを次式に示す。

$$I_{50} = I_{50,pl} \cdot C_{pl} \qquad (5 \cdot 11)$$

さらに，水ファントムにおける深部吸収線量半価深（half value depth of the absorbed dose：$I_{50}$）は 5・1 式または 5・2 式を用いて得られる。

### 5・3・4 吸収線量計算

電子線束中心線上の深さ（d）の測定点における電離箱の読み値 $(M_{\text{raw,d}})$ が測定されると，その点の電離箱の指示値 $(M_d)$ は次式を用いて得られる。

$$M_d = M_{\text{raw,d}} \cdot k_{TP} \cdot k_{pol} \cdot k_s \cdot k_{elec} \qquad (5 \cdot 12)$$

$k_{TP}$：温度気圧補正係数（3・79 式参照）
$k_{pol}$：極性効果補正係数（3・89 式参照）
$k_s$：イオン再結合補正係数（集電極が可変の場合 3・81 式参照）
$k_{elec}$：電位計校正定数

線束中心線上で深さ d の測定点の吸収線量 $D(d, A_0)$ は電離箱指示値 $M_d$ を用いて，次式から得られる。

$$D(d, A_0) = M_d \cdot N_{D,W} \cdot k_{Q,d} \qquad (5 \cdot 13)$$

$N_{D,W}$：水吸収線量校正定数（医用原子力技術研究振興財団線量校正センターではリファレンス線量計校正に対してこの値で与えられる）
$k_{Q,d}$：線質変換係数（平行平板形電離箱線量計を用いると，$k_{Q,d} = k_Q$ となる）

---

[問題5-8] Capintec PS-033 平行平板形線量計をタフウォータファントムの校正深にセットし，モニタ線量計にて 200 [MU] を照射したところ 7.0 [nC] の線量計読み値を得た。校正深における吸収線量を求めよ。ただし，
大気補正係数：1.01
極性効果補正係数：1.01
イオン再結合補正係数：0.97
コバルト60 補正係数：0.015 [Ckg$^{-1}$nC]
深部吸収線量半価深：4.5 [gcm$^{-2}$]
（答）タフウォータファントムのフルエンス・スケーリング係数は表5-2より1.019，水ファントム校正深の線量計読み値は5・11式より
　$M_{\text{raw,w}} = 7.0 \times 1.019 = 7.13$ [nC]
付表3-4より線質変換係数は $k_Q = 0.916$
校正定数比 $k_{DX} = 38.52$
線量計指示値は5・12式より
　$M = 7.13 \times 1.01 \times 1.01 \times 0.97 = 6.98$
校正点吸収線量は5・13式より
　$D = 6.98 \times 38.52 \times 0.015 \times 0.916$
　　$= 3.69$ [Gy]

[問題5-9] 高エネルギー電子線の水吸収線量計算で正しいものはどれか。
1．線質表示は $I_{50}$ を用いる。
2．校正深は 10 gcm$^{-2}$ である。
3．照射野はエネルギーによらず一定である。
4．エネルギーによらずファーマ形電離箱線量計を用いる。
5．平行平板形電離箱を使用する場合の基準点は電離箱空洞内前壁である。
（答え　5）

## 5・3・5 深部電離量百分率

**深部電離量百分率**（percentage depth of ionization：$PDI(d, A_0)$）は，電離箱の実効中心として変位法を用いて測定すれば，次式から得られる。

$$PDI(d, A_0) = 100 \cdot \frac{M_d}{M_r} = 100 \cdot \frac{(M_{raw} \cdot k_{TP} \cdot k_{pol} \cdot k_s)_d}{(M_{raw} \cdot k_{TP} \cdot k_{pol} \cdot k_s)_r} \quad (5 \cdot 14)$$

ファントム中の種々の測定深 d や基準深 $d_0$ で得られる線量計の指示値（$M_d$）や（$M_r$）は，電離箱中で集められた電離量に比例するので，必要に応じて線量計読み値（$M_{raw}$）に温度・気圧補正係数（$k_{TP}$），極性効果補正係数（$k_{pol}$），イオン再結合補正係数（$k_s$），電位計補正係数（$k_{elec}$）の補正を行って得られる。一般に温度・気圧補正係数（$k_{TP}$）は，測定時間が短時間なら各測定深でほとんど変化せず，測定深によるそれらの比は 1.0 とみなす場合が多い。極性効果補正係数（$k_{pol}$）およびイオン再結合補正係数 $k_s$ の補正は，測定深により変化する。電位計補正係数（$k_{elec}$）の補正は，一般に電位計一体として線量校正されている場合，1.0 である。

基準深（最大深）に対する電離量の百分率として，ファントム中の深さに対しプロットすれば，深部電離量百分率が得られる。これより深部電離量半価深（$I_{50}$）が求められ，深部量半価深（$R_{50}$），平均入射エネルギー（$\bar{E}_0$），各深さにおける平均エネルギー（$\bar{E}_d$）を求めることができる。

## 5・3・6 深部量百分率

深部量百分率 $PDD(d, A_0)$ を次式に示す。

$$PDD(d, A_0) = 100 \cdot D(d, A_0) / D_r(A_0) = 100 \cdot \frac{M_d \cdot N_{D,W} \cdot k_{Q,d}}{M_r \cdot N_{D,W} \cdot k_{Q,r}}$$

$$= 100 \cdot \frac{[M_{raw} \cdot k_{TP} \cdot k_{pol} \cdot k_s \cdot k_{elec}]_d}{[M_{raw} \cdot k_{TP} \cdot k_{pol} \cdot k_s \cdot k_{elec}]_r} \cdot$$

$$\frac{[(\bar{L}/\rho)_{W,air} \cdot P_{wall} \cdot P_{cav} \cdot P_{dis} \cdot P_{cel}]_d}{[(\bar{L}/\rho)_{W,air} \cdot P_{wall} \cdot P_{cav} \cdot P_{dis} \cdot P_{cel}]_r} \quad (5 \cdot 15)$$

ここで，電子線の各深さの水/空気の**平均制限質量衝突阻止能比**［mean restricted mass collision stopping power ratio：$(\bar{L}/\rho)_{W,air}$］は次式を用いて得られる。

$$\left(\frac{\bar{L}}{\rho}\right)_{W,air}(R_{50}, d) = \frac{a_1 + a_2 x + a_3 x^2 + a_4 y}{1 + a_5 x + a_6 x^2 + a_7 x^3 + a_8 y} \quad (5 \cdot 16)$$

（ただし，$1 \text{cm} \leq R_{50} \leq 19 \text{cm}$，$0.02 \leq d/R_{50} \leq 1.2$）

ここで，x = lnR50 = ln (5.06) = 1.622
  y = d/$R_{50}$ = d/5.06

また，回帰式の各係数は，

  $a_1$ = 1.0752     $a_2$ = −0.50867     $a_3$ = 0.088670
  $a_4$ = −0.08402    $a_5$ = −0.42806     $a_6$ = 0.064627
  $a_7$ = 0.003085    $a_8$ = −0.12460

である。

## 5・4 等線量曲線

**等線量曲線**（isodose curve）は治療計画において患者の計画標的体積が 90% 等線量曲線と一致しているかどうか確認する時に必要とされ，また，正常組織の有害事象の推定にも必要とされる。

[問題 5-10] 標準測定法01で放射線の種類と校正深［g・cm$^{-2}$］との組み合わせで誤っているのはどれか。
1. $^{60}$Co の γ 線………10
2. 4 MV の X 線………10
3. 10 MV の X 線………10
4. 4 MeV の電子線……最大深
5. 10 MeV の電子線…（0.6×線量半価深）−0.1
　　　　　　　答え　4

**チェレンコフ効果：**
電子等の荷電粒子が透明な誘電物質（水やアクリル）中に入射し，荷電粒子の速度が光速より大きい時に可視光を発光する。この現象を云い，この可視光をチェレンコフ放射光という。従って，高エネルギーのX線や電子線の線量分布をフィルム法にて測定する時，ファントムから放出されるチェレンコフ放射光を遮光する黒紙がフィルムに対し必要となる。

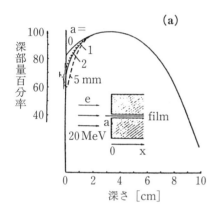

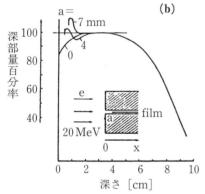

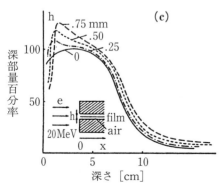

図5-6　電子線束のフィルム法における測定誤差要因[3]

以下，等線量曲線の特徴・作成・補正法などについて述べる。

### 5・4・1　等線量曲線の特徴

等線量曲線は中心線束上にて最大線量値の位置を100％とし，以下90％，80％，……，10％，5％と線束内で等しい吸収線量値を結び作成される。

90％等線量曲線は患者の計画標的体積（PTV）と一致しているかどうか確認のために用いられ，5％等線量曲線はコリメータからの散乱線量や吸収体内で発生した制動放射線量を示す指標として用いられる。

この等線量曲線の形は電子線エネルギー，コリメータの形状，散乱箔などにより変化する。そして等線量曲線に大きく影響をおよぼす電子束の均一性は，ある深さで線束に対し直角をなす面（照射野）で評価される。一般には，ピーク深において線束中心軸上の電離量を100％とした時，90％の電離量を示す等線量曲線の面積とファントム表面における幾何学的照射野（geometrical field）の面積比で与えられ，10×10 cmの照射野において0.80が与えられている。また，90％等線量の範囲内で103％以上の高線量領域があってはならないとされている。この他，電子線束は低エネルギー電子線が混入しているため，この平坦度は深さに伴い変化するので均一性の指標が与えられている。これは100 cm$^2$以上の照射野で90％と50％の等線量面積比が0.70以上であることが勧告されている。

### 5・4・2　等線量曲線の作成

等線量曲線や線束平坦度など相対的な線量測定にフィルムが用いられ，フィルム法（film dosimetry）は吸収線量などの絶対線量測定には用いられない。そのため，深部量百分率を平行平板形線量計にて測定し，これにフィルム法で得た等線量曲線を深さ方向で一致させたものを深部等線量曲線として用いることが多い。フィルム法による等線量曲線を高い精度で測定するために，その取り扱いには十分に注意しなければならない。

まず，フィルム法では物質への吸収線量と濃度の関係を明示した線量-濃度曲線が必要とされる。この曲線はフィルム乳剤と現像処理条件に大きく影響され，同じ銘柄のフィルムでも乳剤番号により感度曲線が異なることはよく知られている。従って，用いられるフィルムの乳剤番号ごとに線量-濃度曲線を作成し，現像条件による誤差を最小にするために同時現像が行われる。

使用するフィルムは，感度曲線において吸収線量と濃度の関係ができる限り広く直線的であることが望まれる。

フィルム法はファントム中で**チェレンコフ効果**（Cerenkov's effect）による感光を避けるために黒紙で覆われ，線束方向に対し水平または直角方向にセットして用いられ，線束に対し平行にフィルムをセットする場合，水等価固体ファントム表面にファントム端を正しくセットしないといけない。例えば，フィルム先端がファントムの中に入れてセットされた場合，浅い所の線量値が過大評価され，反対にフィルム先端がファントムより突き出た場合，浅い所の線量値が過小評価される（図5-6a, b）。この他，フィルムとファントムとの圧着が悪いと，線量が過小評価される（図5-6c）。

### 5・4・3　等線量曲線の補正

一般に，等線量曲線は表面が平らな水等価固体ファントムに対し，直角に入射した線束で測定される。しかし，実際の放射線治療時においては被検者の体表面は彎曲になっていることが多く，そのために体表面に対し斜

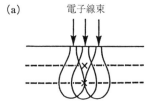
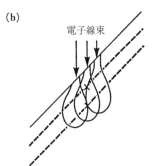
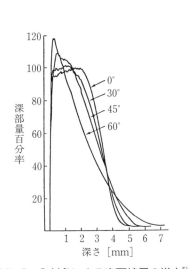

図5-7　電子線束の斜入射時の散乱分布[4]　　図5-8　入射角による表面線量の増大[5]

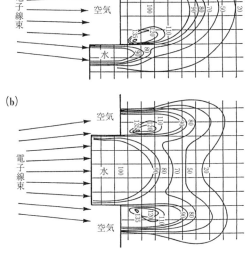

図5-9　表面の凹凸による等線量曲線の歪み[6]

入射で照射されることが多い。この他，体内では骨や空洞や肺など密度の異なった組織が存在するために電子線束の吸収・散乱が異なり，その結果，等線量曲線に歪みが生じることが考えられる。

電子線束の吸収は物体の密度に依存し，散乱は物体の原子番号に依存するといわれている。その結果，物体密度の相違による吸収の差異は深部線量曲線の深さ方向に歪みを生じ，不均一物質（inhomogeneity material）の近くでは電子線の散乱により等線量曲線に歪みを生ずる。このために治療計画時においては原子番号や密度の異なる物体に対して補正計算を行う必要があり，治療計画に際し，X線CTにて被験者の外周，不均一物質の大きさ，位置，形，原子番号，密度などを知ることが肝要である。

不均一物質による電子線束の補正法は不均一物質の密度がおよぼす減弱法が用いられ，電子線の散乱については多重小角散乱理論により考えられてきた。特に小さい不均一物質ではその表面付近で生じる散乱に大きな影響を与え，肺のような大きい不均一物質では吸収が大きな影響をもたらす。以下にこれらの物質が等線量曲線に及ぼす影響について述べる。

## 1．エアーギャップの補正

照射部位のほとんどは，患者の体表面が曲がっているために治療コーンが皮膚面に密着せず，照射野の端でエアーギャップ（air gap）を生ずることが多くある。

EkstrandとDixon[4]はこのエアーギャップが存在する時の等線量曲線において，ピーク深で側方散乱線が増大すること，焦点の方向へピーク深が移動すること，透過線量が増大することを示した。それは図5-7aに示すように，大きい照射野の電子線束がペンシルビーム（pencil beam）の集まりであると考えると，図5-7bのように斜入射で電子線束が入ると，浅い所でそれぞれのペンシルビームから側方散乱を受け，浅いところへ散乱ピーク深が移動する。その結果，図5-8に示すように，電子線束の入射角が大きくなる程，ピーク深は浅い方へ移動する。

次に，表面が凹凸していると，電子線束の散乱により凹面は内側で，凸面は外側で高線量域を作る（図5-9）。

## 2．小さい不均一物質

図5-10bに示すように，均一な物質中に骨などの高密度物質が存在す

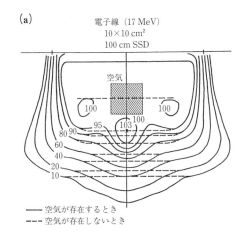
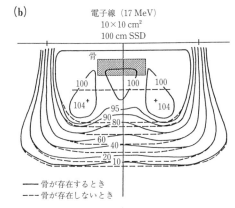

図5-10　密度の異なる不均一物質による電子線束の散乱[7]

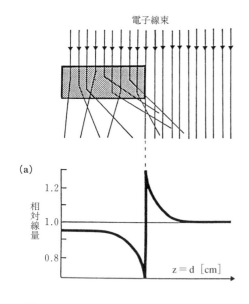
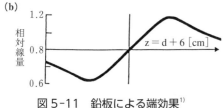

図5-11 鉛板による端効果[1]

[問題5-11] 電子線治療の適応はどれか。2つ選べ。
1. ケロイド
2. 前立腺癌
3. 肺癌の脳転移
4. 直腸癌の脳転移
5. 舌癌

（答え　1，5）

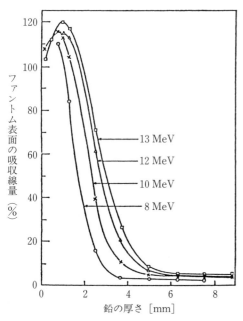

図5-12 皮膚面に鉛板を置いた時の表面吸収線量[8]

る時，一次電子線束はこの物質の透過後においては線量が少なくなり，また高密度物質中における側方散乱により物体透過後の側方で線量が多くなる。その結果，不均一物質透過後に高線量域と低線量域が生じ，これらの線量は深さに依存する。一方，空洞のような低密度の不均一物質が均一な物質中に存在すると（図5-10a），低密度物質透過後に高線量域が存在する。

### 3. 不均一物質の端効果

図5-11に示すように，均一物質中に一辺の鉛箔が存在した時，電子線束の吸収・散乱が周辺の物質におよぼす効果を考える。この時，鉛箔の下方の線量領域は鉛箔により一次線束が吸収され，さらに均一物質からの散乱線もない低線量領域と，鉛箔により一次線束が散乱された線量と均一物質を透過してきた線量が加わる線量領域からなり，その結果は図5-11aに示すように，鉛箔のすぐ下の深さの所では鉛箔の端の所で最大と最小線量域が生じる。さらに端効果による電子線線量変化は鉛箔より深くなるに従い，最大と最小線量域の変化率が小さくなる傾向を示す（図5-11b）。

### 4. 大きい不均一物質

大きい不均一物質は，小さいものと比べて異なった電子線の吸収・散乱を行う。この時，不均一物質の密度が大きく影響するが，その他にも不均一物質の位置，厚さ，電子線エネルギーにも影響し，その電子線束の分布は複雑である。肺のような低密度の組織では一次電子線束の吸収が少ないために，等線量曲線は深部の方向へ伸びた分布をする。さらに肺と均一組織の境界において，肺組織内からの後方散乱量が少ないため，均一組織と肺組織の境界面において線量が少なくなっている（ビルド・ダウン効果）。

一方，骨のような高密度の組織が均一組織中に存在すると，一次電子線束の吸収が大きいために，等線量曲線は皮膚表面の方向へシフトする。さらに骨と均一組織の境界では，骨組織内から後方散乱量が多いために，均一組織と骨組織の境界で線量が増大する。

## 5・5　治療計画

### 5・5・1　遮蔽

計画標的体積の大きさや形状により，いろいろな大きさや形状の照射野が治療の際に必要とされる。この時，正常組織を保護するために鉛板を皮膚面上または治療コーンの端に取り付けて治療が行われる。この時の鉛板の厚さは，10 MeV以下の電子線エネルギーにおいて，5 %以下の透過度にするために3 mm厚が必要とされている。また，10 MeV以上の電子線エネルギーにおいては3 mm以上の鉛板が必要とされるが，厚いために鉛板が皮膚に密着しない場合が多く，そのために治療コーンの端に鉛板を取り付けて治療されることが多い。

この遮蔽法は，鉛板が皮膚面に置かれる場合と口腔内などに用いられる場合があり，これらの場合の特徴について述べる。

### 1. 外遮蔽 (external shield)

図5-12に皮膚面に鉛板を置いた時の表面吸収線量（surface absorbed dose）を示している。1 mm程度の薄い鉛板を遮蔽に用いた時，電子線が前方散乱（forward scattering）されるため，皮膚表面で吸収線量が多くなるので注意を要する。

鉛板透過後の皮膚近傍の吸収線量はファントムを用いた実測で得る方法

が最も良い。特に鉛板透過後の浅い所でピーク吸収線量を生じるために，測定器には平行平板形電離箱を用いなければならない。また鉛板を用いた変形照射野にて照射を行う時，出力線量と線量分布に変化が生じる。この変化量はブロックの大きさ，鉛板の厚さ，電子線エネルギーに大きく依存する。一般的には遮蔽板を用いて照射野が小さくなると出力線量が小さくなるが，ピーク深では鉛からの散乱線により出力線量が増大することがあるので注意を要する。

### 2．内遮蔽（internal shield）

口唇，歯肉，眼瞼に発症した病巣を電子線で治療を行う時，計画標的体積を越えた所に存在する正常組織を電子線から保護するために鉛板に内遮蔽を行う。この時，遮蔽に十分な厚さの鉛板を使用することが困難な場合が多く，鉛板による電子線後方散乱により遮蔽付近の組織への線量が増大する（図5-13）。

この後方散乱線量は遮蔽物体の原子番号が大きくなると共に大きくなり，電子線エネルギーの増大と共に小さくなる。そしてこの後方散乱線を少なくするため，鉛板の周りを低原子番号の物体で覆うことが必要で，水晶体防護の時は特にこの配慮が必要となる。

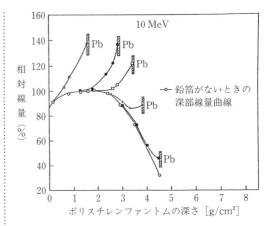

図5-13 均一物質中の鉛板による電子線束の後方散乱[8]

## 5・6 特殊な照射法

### 5・6・1 全身照射法

菌状息肉腫はリンパ系の皮膚癌で，進行すると全身の体表面に拡がる疾患である。この病気に対する放射線治療には2～6MeVの電子線を用いた**全身照射法**（whole body irradiation）が行われる。この低エネルギー電子線は組織内で1cmの深さを越えると深部線量が急激に減少し，しかもX線含有率が1％以下と非常に少なく，深部の正常組織を放射線障害から保護できるからで，この照射法は架台が回転移動する方法と，Stanford法（図5-14）がよく知られている。そして後者は線量が比較的均一に照射されることから多くの施設で用いられる。

線源は水平より±20°の方向に角度がつけられ，電子線エネルギーを下げて照射するために1cmの厚さのプラスチックを照射口に取り付け，患者を立位で6方向に換え，患者の体力に応じ分割照射を行う。そして照射時には患者の皮膚面に蛍光ガラス線量計を線量モニタとして取り付けられる。その結果±10％の不精度内で照射を行うことができ，また大腿部や両腋窩部では照射線量が少なくなるので，その部位に対し追加照射が必要である。その他，水晶体の防護が必要とされ，0.2mmくらいの厚さの鉛が用いられる（10・12章参照）。

### 5・6・2 術中照射法

開創照射法とも呼ばれる。手術室で開腹して，清潔なシーツで覆い，全身麻酔下で放射線治療室に患者を移送して，電子線を20～30Gyの照射を行う。電子線エネルギーは臨床標的体積が90％線量域に含まれるように決定され，臨床標的体積深［cm］を3倍したエネルギー［MeV］としている。電子線コーンは2～3種類用意し，前日にオートクレーブで滅菌し，その取扱いには注意が必要である。**術中放射線療法**（intraoperative radiation therapy：IORT）が行われる疾患として膵癌，胃癌，大腸・直腸癌などがあげられる。しかし，最近の粒子線治療の発展と普及で，術中照射が減っている。

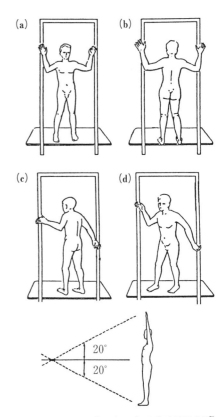

図5-14 Stanfordによる全身照射法[9]

[問題5-12] 表面から3cmの深部までの病巣に照射するとき，最も適切な放射線はどれか。
1. 200KVX線
2. $^{60}$Coγ線
3. 4MVX線
4. 3MeV電子線
5. 10MeV電子線

（答え：5）

## 参考文献

1) ICRU Report 21. Radiation dosimetry; Electron with initial energies between 1 and 50 MeV. International Commission on Radiation Units and Measurements. Washington DC. 1972.
2) 日本医学物理学会・編．外部放射線治療における吸収線量の標準測定法（標準測定法01）．通商産業研究社．2002.
3) Dutreix J, Dutreix A. Film dosimetry of high energy electrons. Ann. NY Acad. Sci. 1969; 161.
4) Ekstrand KE, Dixon RL. The problem of obliquely incident beams in electron beam treatment planning. Med. Phys. 1982; 9.
5) Ekstrand KE, Dixon RL. Obliquely incident electron beams. Med. Phys. 1982; 9.
6) Dutreix. Symposium on high energy electrons. Madrid. General Directorate of Health. 1970.
7) Hogstrom KR. Dosimetry of electron heterogeneities, in advance in radiation therapy treatment planning. Medical Physics Monograph, 1983; 9.
8) Khan FM, et al. Field shaping in electron beam therapy. Br. J. Radiol. 1976; 49.
9) Page V, et al. Patient dosimetry in the electron treatment of large superficial lesions. Radiology. 1979; 94.

# 第6章
# 粒子線

　原子核あるいは原子核構成粒子イオンを加速して得られる放射線を**粒子線**（particle beam）と呼ぶ。そして陽子より質量の大きい粒子イオンを加速した放射線を**重荷電粒子線**（heavy charged particle beam）という。

　陽子は水素原子核で，その質量は電子の1,836倍であり，重粒子線の中で最も軽い原子核である。重粒子線は荷電の有無により**非荷電粒子線**（uncharged particle beam）と**荷電粒子線**（charged particle beam）に分けられ，荷電粒子線は負の電荷を持つ負π中間子線と，正の電荷を持つ陽子線（Z=1），ヘリウムイオン線（Z=2），炭素イオン線（Z=6），ネオンイオン線（Z=12），シリコンイオン線（Z=14），アルゴンイオン線（Z=18）などに分類され，荷電粒子線の中でπ中間子の質量は電子の267倍であり，最も軽い粒子である。そして正の荷電粒子の中で，ヘリウムの原子核より大きな原子核の粒子線を**重イオン線**（heavy ion beam）と呼び，陽子線，ヘリウムイオン線を**軽イオン線**（light ion beam）と呼んでいる。さらに軽イオン線を**低LET放射線**（low-LET radiation）と呼び，中性子線，負π中間子線，重イオン線を**高LET放射線**（high-LET radiation）と呼んでいる（図6-1）。

　粒子線治療（particles therapy）の中で，**速中性子線治療**（fast neutron radiation therapy）が最も歴史が古く，速中性子線は深部量百分率が$^{60}$Coγ線とほぼ同じで，腫瘍治癒に必要な深部線量が病巣に十分に到達しにくいという線量分布の悪さから今日使用されない。そして1950年代の半ばより低LET放射線で，ブラッグピークによる線量分布の長所を生かした**陽子線治療**（proton radiation therapy）が始められ，現在でも世界で約20以上の施設以上において治療が行われている。現在，日本では陽子線治療が11施設，**炭素線治療**（carbon radiation therapy）が5施設で稼働している。

　図6-2は低LET放射線から高LET放射線に対する線量分布，生物学的効果を示している。低LET放射線である200KVのX線は線量分布が悪く，生物学的作用が小さく，低LET放射線の陽子線は線量分布において優れているが生物学的作用が悪く，高LET放射線の炭素線などの重粒子線は，線量分布と生物学的作用に優れた特性を持っていることを示している。しかし，陽子線や炭素線治療の医療費は現時点では高度先進医療下でも300万円と高額であり，小児腫瘍について粒子線治療が保険適応となっているが，他の腫瘍についても保険診療への発展が望まれる分野である。

　これから中性子線（ホウ素中性子捕捉療法を含む），粒子線（陽子線，炭素線）治療について述べる。

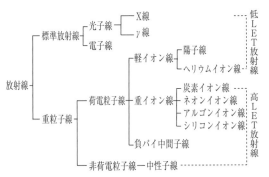

図6-1　低LETと高LET放射線の分類

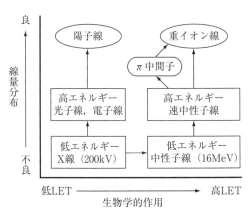

図6-2　重粒子線の線量分布と生物学的作用

## 6・1　中性子線

### 6・1・1　中性子の性質

　**中性子**（neutron）は**陽子**（proton）とほぼ同じ質量を持ち，陽子と共に原子核を構成する核子であるので，物質中では核力（nuclear force）が働く。電気的には中性の粒子であるので，物質中ではクーロン力が働かないから，

[問題6-1] 高LET放射線はどれか。
1. 陽子線
2. ヘリウムイオン線
3. 速中性子線
4. 電子線
5. β線

(答え：3)

表6-1 中性子の名称とそのエネルギー

| 中性子名 | エネルギー |
|---|---|
| 熱中性子 | 0.025 [eV] |
| 低速中性子 | 1 [eV]〜10 [eV] |
| 中速中性子 | 100 [eV]〜0.5 [MeV] |
| 高速中性子 | 0.5 [MeV]以上 |
| 超高速中性子 | 20 [MeV]以上 |

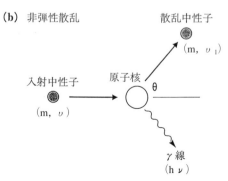

図6-3 中性子の弾性散乱と非弾性散乱

中性子が物質を構成する軌道電子などを直接電離することはなく，光子のように間接電離放射線または間接電離粒子（indirectly ionizing particles）と呼ばれている。

ある物質を構成している原子の中性子の質量は陽子と電子の和よりも大きい。このため中性子 $n$ は単独では不安定で，12分程度の半減期で下式のように陽子（$p$），電子（$\beta^-$），反ニュートリノ（$\nu^-$）に壊変する。

$$n \rightarrow p + \beta^- + \nu^-$$

中性子はその運動エネルギーにより熱中性子，低速中性子，中速中性子，高速中性子など表6-1のように区分される。なかでも**熱中性子**（thermal neutron）は常温の気体分子と熱平衡状態になった時のエネルギー分布で，約0.025 eVのエネルギーである。

### 6・1・2 中性子の発生

中性子自体は電荷（electric charge）を持っていないことから，加速器（accelerator）では加速されない。中性子線束の発生源には，次のものがあげられる。

① 重陽子（deuteron）や陽子をサイクロトロンで加速し，ベリリウム（$^9$Be）やトリチウム（$^3$H）のターゲットに当てる。
② 原子炉：ウラン $^{238}$U などの物質を核反応させると，多くの核反応生成物と中性子が放出される。
③ $^{252}$Cf：半減期2.64年で，α壊変および自発核分裂を行う。自発核分裂1壊変あたり2.35 MeVの速中性子を，平均3.8個を放出する放射性同位元素。
④ 10 MV程度の高エネルギーX線束が高原子番号の物質に衝突することにより，光中性子（photo neutron）がコリメータや治療室の壁などから放出される。

中性子の発生は①の方法が多く用いられ，重陽子を10〜20 MeVに加速して，ベリリウム（beryllium）のターゲットに当て中性子を作り出す方法（$^9$Be (d, n)$^{10}$B）である。また，陽子をベリリウムに当て中性子を作り出す方法は，線量率が少ないが高エネルギーの中性子を得られる点が長所である。その他，重陽子をトリチウム（tritium）に当てる方式（$^3$H (d, n)$^4$He）では，重陽子の加速が200〜300 keVで14〜15 MeVの中性子が得られ，装置が簡単であるが，線量率が少ないことが欠点であるといわれている。

### 6・1・3 中性子と物質との相互作用

中性子は電気的に中性で電荷を持っていないため，物質内に入射すると物質を構成している原子の原子核のクーロン力（Coulomb's force）に影響されることなく，原子核に容易に近づくことができ，原子核と衝突し，弾性散乱や非弾性散乱を行いながらエネルギーを失い，低エネルギーになると原子核に捕獲されて原子核反応（nuclear reaction）を生じたりする。

低エネルギー領域の中速中性子は弾性散乱によりそのエネルギーを減少させ，高エネルギー領域の速中性子は非弾性散乱によりエネルギーを失う。弾性散乱は中性子が原子核の中にいったん入り込んで複合核をつくるものの，エネルギー的に不安定なためにただちに中性子を放出する現象とみなされるので，核反応の形は（n, γ）で表される。

**弾性散乱**（elastic scattering）は図6-3aに示すような反応で，質量m，速度 $v$ の中性子が，静止している質量 $m_1$ の原子核に衝突し，その後，中

性子は速度 $v_1$ で $\theta$ の方向へ散乱し，原子核は速度 $v_2$ で入射中性子に対し $\phi$ の方向へ反跳し，このとき原子核は励起状態ではないとする。また，中性子と原子核が正面衝突したとき，反跳原子核のエネルギーはより大きくなる。また，中性子と質量がほぼ等しい陽子（水素の原子核）と衝突したとき，中性子の持つ運動エネルギーのほとんどが陽子に与えられ，中性子は静止する。

弾性散乱の際，反跳原子核は高エネルギーで放出され，物質中で重イオンと同じように振る舞い，付近の原子や分子を電離・励起しながら飛跡に沿ってエネルギーを失ってゆく。このように中性子は間接的に電離・励起を生じるので間接電離粒子と呼ばれる。

**非弾性散乱**（inelastic scattering）は図6-3bに示すような反応で，中性子が原子核と衝突したとき入射中性子の運動エネルギーの一部が原子核に吸収され，中性子は散乱される。中性子の衝突によりエネルギーを受けた原子核は励起状態となり，この状態が安定となるために$\gamma$線を放出する。そのほか，（n, p）や（n, $\alpha$）などの核反応が生じる。そして非弾性散乱のほうが弾性散乱よりも入射中性子のエネルギーの減り方が大きい。

熱中性子のような非常に運動エネルギーの小さい中性子は，多くの核種と核反応を行う。入射中性子が原子核に近づくと原子核に捕獲され，原子核は励起状態となる。そして原子核がこの励起状態（excited state）から基底状態（ground state）に戻るとき，$\gamma$線を放出する。この現象を**中性子捕獲**（neutron capture）あるいは（n, $\gamma$）反応という。基底状態になった原子核はそのまま安定核となる場合があるが，一般に$\beta^-$壊変を起こし安定核になる。

中性子捕獲断面積は低エネルギー中性子に対して，そのエネルギーの平方根に比例し，中性子の速度$v$に逆比例する。これを$1/v$法則（$1/v$ law）という。熱中性子は速度が異常に遅く，そのため捕獲断面積（capture cross section）が大きく，熱中性子と$^{233}$U，$^{235}$U，$^{239}$Puによる核分裂はよく知られている。

中性子の衝突によりエネルギーを受けた原子核は励起状態となり，この状態が安定となるために$\gamma$線を放出する。この反応は低エネルギー準位を持つ原子核で生じやすい。

そして中性子線の組織中の減弱は$^{60}$Co$\gamma$線または4MVX線とほぼ同等な減弱率を示すことから，食道癌や子宮頸癌など深部の病巣に対し十分な線量を投与できない。

### 6・1・4　中性子の生物効果比と酸素増感比

中性子線は高LET放射線に属する。反跳陽子のエネルギーは小さく，生物学的効果比（relative biological effectiveness：RBE）は2～3と大きく，酸素増感比（oxygen enhancement ratio：OER）は15MeVの$d^+ \rightarrow T$（$^3$H）中性子で1.5～1.8である。このことから放射線抵抗性癌に対して，従来得られなかった大きな効果が期待できる。

中性子線治療の有意性は酸素増感比にある。中性子線は深部へ到達するほど酸素増感比が小さくなる。図6-4は各中性子エネルギーに対する酸素増感比の変化を示している。300keVの単色エネルギー中性子線の酸素増感比は1.3である。これは弾性散乱により生ずる反跳陽子（LET：100keV/$\mu$m）によるもので，さらに中性子線束のエネルギーが増大すると，反跳陽子（recoil proton）のエネルギーが増大し酸素増感比が下降する。

14MeV重陽子線をトリチウムターゲットに当てて発生する中性子線は，1.6～1.8の酸素増感比で，さらに中性子線束エネルギーが増大すると酸素増感比値は下降する。これは中性子線束の非弾性散乱による核捕獲のため

[問題6-2]　中性子で正しいのはどれか。2つ選べ。
1. $\beta^+$壊変する。
2. 直接電離放射線である。
3. 原子核のクーロン場で放出される。
4. $^{252}$Cfの自発核分裂で放出される。
5. 熱中性子の速度は2,200m/sである。

（答え：4，5）

[問題6-3]　$^{10}$B（n, $\alpha$）$^7$Liの反応を用いる治療の生物学的効果で正しいのはどれか。
1. 回復が小さい。
2. $^7$Liには治療効果がない。
3. 正常組織の障害が大きい。
4. 多分割照射が有効である。
5. 低酸素細胞増感剤が有効である。

（答え：1）

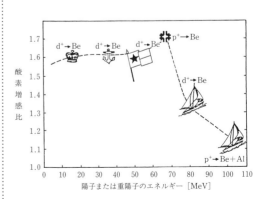

図6-4　中性子エネルギーに対するOER

[問題6-4] ホウ素中性子捕捉療法で正しいのはどれか。2つ選べ。
1. ホウ酸を投与する。
2. 速中性子が必要である。
3. $^{10}$B (n, α)$^7$Li 反応を利用する。
4. シンクロトロンが必要である。
5. $^{252}$Cf からの中性子が用いられる。
（答　2，3）

[問題6-5] 高LET放射線の特徴として正しいのはどれか。2つ選べ。
1. 線量率依存性が高い。
2. 低酸素性腫瘍の治療に適する。
3. ヘリウムイオン線は高LETである。
4. DNAの二本鎖切断を生じやすい。
5. 細胞周期依存性が高い。
（答　2，4）

である。

### 6・1・5 ホウ素中性子捕捉療法

体内で熱中性子は**核反応断面積**（cross section of nuclear reaction）の大きい原子核に捕獲されると，原子核反応（nuclear reaction）を誘発し，核分裂により生じた放射線粒子が生物学的効果（biological effect）を生む。熱中性子が$^{10}$B（ホウ素）に捕獲されると下式の反応が生じる。

$$^{10}B+n \rightarrow {^7Li}+ \alpha +2.79\,\text{MeV}\,(6.1\%)$$
$$\rightarrow {^7Li}+ \alpha +2.31\,\text{MeV}\,(93.9\%)$$
$$\rightarrow {^7Li}+ \gamma +0.478\,\text{MeV}$$

このように熱中性子（thermal neutron）が$^{10}$Bに捕獲されると，$^7$Liとα粒子と0.478 MeVのγ線を放出する。特にこのα粒子が大きな生物学的効果を生む。予め，患部の腫瘍細胞に対し選択的に$^{10}$Bを含むBorocaptate（BSH）またはBoronopheny（BPA）体内に投与して，これを腫瘍に取り込ませておき，原子炉からの速中性子（fast neutron）を患部に照射し，体内でこの速中性子がエネルギーを減弱させ熱中性子になると，上式のように核反応により生じるα粒子により腫瘍細胞を死滅させることができる。この治療法が**ホウ素中性子捕捉療法**（boron neutron capture therapy：BNCT）である。BSHは正常脳細胞に集積しない。血液脳関門が破壊されていることにより，BSHが脳腫瘍に相対的に集積することを利用している。BPAは必須アミノ酸のチロシンにホウ素原子が結合したもので，癌細胞のアミノ酸取り込み亢進を利用したものである。α粒子の組織内での飛程が10〜14 μmで，癌細胞の直径にほぼ相当することから，ホウ素化合物が選択的に腫瘍に集積するなら，正常組織に障害を与えることなく腫瘍を破壊できる。効率良く腫瘍を死滅させるには病巣部へのホウ素集積濃度を調べなければならない。そのために，$^{18}$F-BPAを用いたPET画像により，病巣部のホウ素濃度が周辺組織より高いことを確かめられ治療が行われる。核反応で放出される$^7$Li反跳核とα粒子の生物学的効果比（RBE）は2.5〜5.0で，酸素増感比（OER）は1.0である。

この治療法で悪性黒色腫が80%以上の局所制御が得られ，5年生存率で50%を超える治療成績をあげている。

最近，ホウ素に代わってガドリニウム（$^{157}$Gd）を用いた治療法の開発が行われている。$^{157}$Gdは$^{10}$Bと同様に中性子捕獲断面積が大きく，この場合，**ガドリニウム中性子捕捉療法**（gadolinium neutron capture therapy：GNCT）と呼ばれる。

## 6・2　陽子線

### 6・2・1　陽子線の特性

陽子線を物質に照射した時，物質を構成する原子とのクーロン力による電離作用により運動エネルギーを損失する。この運動エネルギーの損失は**阻止能**（stopping power）と呼ばれ，阻止能は運動エネルギーの大きさに反比例する関係を持つ。

陽子線や炭素線が物質を構成する原子の軌道電子と衝突する時，軌道電子に比べて陽子や炭素の質量が非常に大きく，そのために弾性散乱（elastic scattering）し入射エネルギーを小さくしてゆく衝突損失（collision loss）

の場合が多い。この衝突により弾き出された電子は、そのエネルギーの全てを消失するまで、軌道電子などと衝突して電離作用を行ってゆく。

陽子や炭素が多くの入射エネルギーを原子核や軌道電子との衝突によりエネルギーを失い、飛程の終端近くで急に大きな電離を生じる。その結果、**比電離曲線**（specific ionization curve）がピークとなって現われ、このピークを**ブラッグピーク**（Bragg peak）という。この領域は線量が多いところでもある（図6-5）。

図6-6は160 MeVの陽子線が水中に入射した時のエネルギー減弱曲線を示していて、水中に深く入ると共に入射エネルギーを大きく損失し、エネルギー損失に伴い線阻止能が大きくなり、陽子線の飛程終了付近では急激に線阻止能が増大する。

臨床に用いられる深部線量曲線（S）は（A）～（E）の深部線量曲線の合成により得られる。曲線（A）から（E）までのピークの位置は、厚さの変化するリッジフィルタ（ridge filter）を射出口に置くことにより容易に変化することができる。鋭いブラッグピークを示した陽子線束は、リッジフィルタによりブラッグピークの幅が広くなり、深さ方向の腫瘍の大きさと一致した照射が可能となる。この広がったブラッグピークを拡大ブラッグピーク（spread out Bragg peak）という。陽子線束は側方散乱線（side scatter radiation）を放出せず、5 cmの鉛で線束を容易にコリメートできることから複雑な照射野がとれ、半影がない。また、不均一物体の密度などについて線量評価を考慮しなくて良いなどの長所があげられる。

図6-7は$^{60}$Co$\gamma$線、20 MeV X線、陽子線束を対向二門照射したときの線量分布図で、陽子線束は標的領域を越えた所で線量分布が急激に落ちるため正常組織内の線量が非常に少なく、20 MV X線と比べて正常組織の体積線量は2～5倍小さくなる。

入射粒子が物質中を単位長さあたり進行する間に失うエネルギーは**線阻止能**（linear stopping power）と定義され、入射粒子が物質中を進行する時に、物質が単位長さあたりに吸収するエネルギーを**線エネルギー付与**（linear energy transfer）と定義している。ここで陽子や炭素線の場合、線阻止能と線エネルギー付与は近似的に等しくなる。

### 6・2・2 加速装置

陽子線治療で使用される加速器はサイクロトロン加速器とシンクロトロン加速器である。陽子線治療において患者の体内で30 cm深まで治療を可能にするには220 MeVのエネルギーが必要になる。このことから陽子線では円盤型のサイクロトロンまたはリング型のシンクロトロンにより約80～250 MeVに加速されたものが使用される。

サイクロトロン加速器で加速される陽子線エネルギーは固定であるため、これより浅い病巣の治療にはエネルギーを調整する必要がある。それには加速器から出たビームライン上にグラファイト製のエネルギー吸収体を用いることで4種類程度のエネルギーに可変して治療に用いている。

**サイクロトロン**（cyclotron）は上下に均一な磁場をつくりだす巨大な電磁石が設置され、この間に銅板でつくられたD字型の加速管（ディー）があり、中空で電極が向かい合っていて、この中を正電荷イオン粒子が円軌道を描きながら加速される。これらディー（Dee）は真空タンクに封入され、高周波発振器と結線され、ディーの向かい合った間隙（加速間隙）に時間と共に交代する高周波電圧を発生させる。

加速しようとする正電荷イオンが荷電粒子発生装置から生じる（図6-8）。この時、ディーⅠが負ならば、発生した正電荷イオンはディーⅠの方向へ向かう。ディーの内部では銅板で電場が遮蔽され電気力がなく加速

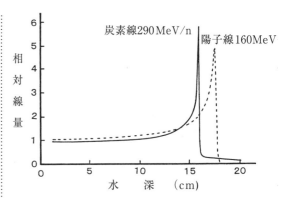

図6-5 陽子と炭素線の水中の線量分布図

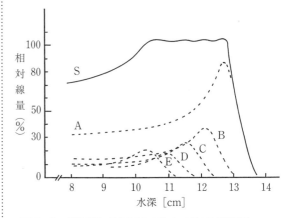

図6-6 陽子線（160 MeV）における深部量曲線

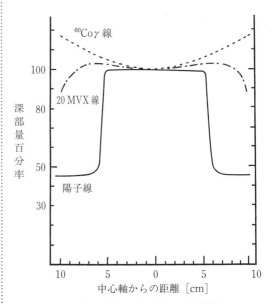

図6-7 光子と陽子線の対向二門照射法による線量分布

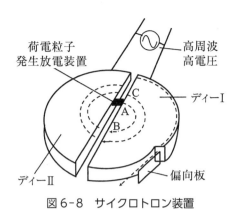

図6-8 サイクロトロン装置

されない。しかし，非磁性体の銅でつくられたディーは磁場を遮蔽しない。従って，ディーの内部に入った正電荷イオンはディーの平面に垂直に作用している磁場によって軌道が曲げられ半円を描いて加速間隙のB点に出てくる。この時，ディーⅡは負になると正電荷イオンは加速間隙で加速され，ディーⅡに入る。今度は前回より速度が大きいから前回より大きい半円を描いて加速間隙のCに達する。この時，運動方程式から各半円を通過する所要時間は半径に関係なく，加速間隙で加速される毎に正電荷イオンの描く半円は次第に大きくなってゆく。

最後に，正電荷イオンがディーの周辺部に達すると，負に電荷した偏向板により取り出される。

### 6・2・3 照射装置

陽子線治療の照射システムは三次元（側方方向と深部方向）的に均一な線量分布の形成が必要であり，そのため照射ヘッドに数多くの照射野形成装置や線量モニタ系が設置されている。

加速器より放射された粒子線束は非常に細い線束であるため，これを放射線治療に用いるためには照射野方向と深部方向に均一な線量分布の形成が必要とされ，数多くの照射野形成装置が設置されている（図6-9）。

[問題6-6] 陽子線治療用照射装置で誤っているのはどれか。
1. 加速器はサイクロトロンかシンクロトロンである。
2. 陽子線エネルギーは70〜250 MeVが使用される。
3. 治療室は回転照射室と水平照射室の療法が設置されている。
4. ブラッグピークを病巣厚さに広げるためにボーラスが使用される。
5. 照射野の整形には多葉コリメータと患者コリメータが使用される。

（答え：4）

照射野内の均一線量分布形成には一対の偏向電磁石を用いるワブラー法（Wobbler's method）や，大きく線束を広げるために鉛の散乱体を組み合わせた二重散乱法（double scatter method）がある。前者は一対の垂直方向および水平方向への偏向電磁石によって線束を円形に走査し，形成したドーナッツ形状のビームを散乱体で大きく散乱させることで，均一な線量分布の照射野を形成する方法である。後者は第一散乱体で細い線束を広いガウス分布状に拡大させ，散乱した線束の中心部分を遮蔽して，次の第二散乱体でさらに線束の中心部分を大きく散乱させて均一な線量分布の照射野を形成する方法である。

深部方向においてはアルミ製で楔形状のリッジフィルタ（ridge filter）を上下に動かすことにより，吸収の多い部分と少ない部分をつくることにより，鋭いブラッグピークを浅い方向へシフトさせ，腫瘍病巣の厚さに応じた線量の均一な**拡大ブラッグピーク**（spread out Bragg peak：SOBP）を形成する（図6-10）。

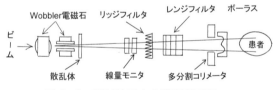

図6-9 照射装置内の機器配置図

その他，組織と均等な物質を用いて腫瘍の形状，大きさ，位置に適した線量分布を得ている。さらに投与線量を制御するための線量モニタ，ビームの飛程を微細に調整するレンジシフタが用いられている。

そして陽子線治療では照射ヘッドが患者周囲を回転することで，回転照射を可能としている。

### 6・2・4 臨床

陽子線を体内に照射すると体を構成する酸素原子，炭素原子はそれぞれ $^{16}O$ (p, pn)$^{15}O$, $^{12}C$ (p, pn)$^{11}C$ の反応で，ポジトロン核種が生じるが $^{15}O$ は半減期2分，$^{11}C$ は半減期20分であるため，陽子線照射後のPET画像では $^{11}C$ の体内分布が撮像されている。

150 MeVの陽子線の線エネルギー付与（linear energy transfer：LET）は0.5 keV/$\mu$mで，$^{60}Co\gamma$ 線の0.2 keV/$\mu$mとほぼ同様であることから，低LET放射線と呼ばれている。その他，ヘリウムイオン線も低LET放射線である。しかし，ヘリウムイオンは陽子より重く，線量分布も陽子線よりも優れ，生物学的効果比（RBE）も1.26〜1.56と陽子線を上回っている。また陽子線の生物学的効果比（RBE）は1.0〜1.2と報告されていて，従来

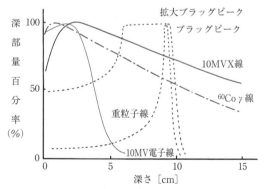

図6-10 重粒子線の深部量百分率

の光子線治療とほとんど同じである。このことから，これまでγ線やX線を用いた放射線治療の経験をもとに陽子線治療を行うことができる。そして陽子線のもつブラッグピークを利用すれば，病巣周囲の正常組織を最小限度におさえながら病巣に高線量を集中できる（**図6-10**）。照射方法も1回2Gyの多分割照射法が基本となっているが，1回3〜5Gyの高線量の小分割照射法（hypo fractionation irradiation）も試みられている。

眼の悪性黒色腫に対し，局所制御率が96%，5年生存率が80%と良い治療成績である。その他，頭蓋底の脊索腫や軟骨肉腫，脊髄腫瘍，膠芽腫，前立腺癌などの治療がおこなわれている。近年では食道癌，肺癌，膵臓癌などの放射線治療も行われている。

## 6・3 炭素線

### 6・3・1 炭素線の特性

**炭素線**（carbon beam）が物質中の飛程の終端付近で，物質を構成する原子の原子核と核反応が生じる。炭素などの重粒子線は核反応により小さい原子核に壊れ，これを**核破砕反応**（fragmentation）という。炭素イオン線は水深20cmに到達するまでにその60%が物質の原子核と反応し，炭素イオンより軽い原子核になる。これらは核破砕粒子と呼ばれ，炭素と同じ速度で物質内を進む。そして炭素の飛程の所では核破砕反応で生じた粒子の方が炭素の飛程より長い。このことは図6-5に示すように，ブラッグピークより深部側に飛程が広がって10%程度の線量を生じる。これは**フラグメンテーションテイル**（fragmentation tail）と呼ばれ，質量の軽い粒子線ほど小さくなる。

炭素線の物理的特徴は，単位あたりに物質が炭素線から受け取るエネルギー（線阻止能）が陽子線より数十倍大きいことにあり，[keV/μm]で示される。これは生物学的効果（RBE）に直接関係することで，炭素線が高LET放射線と呼ばれるゆえんである。

この高LET放射線は粒子の飛程に沿って起こる高密度の電離により，DNAの二重らせんを直接切断できる。このため，重イオン線は細胞を殺傷する効果がX線に比べて2〜3倍高く，放射線による細胞障害が回復しにくく，酸素効果比（OER）が小さいため，低酸素細胞に対しても効果がある。

### 6・3・2 加速装置

炭素イオン線は陽子6個，中性子6個から構成される炭素原子核の流れである。炭素イオンは陽子より12倍重いため，炭素の加速には陽子より12倍の力を必要とする。しかし，炭素イオンは陽子より6倍の電荷を持つので，加速器の電磁場で炭素イオンは陽子より6倍の力を受ける。よって炭素イオンを加速するには陽子の2倍の電磁気力が必要ということになる。

**シンクロトロン**（synchrotron）は粒子の加速エネルギーに伴い磁場の強度を徐々に強めることにより，加速が常に同一の軌道をとるようにしたものである。

このようにシンクロトロンは荷電粒子の軌道が一定しているため，加速器全体を1つの磁石に収める必要がなくなり，軌道に沿ってビームの偏向や収束を分担した**偏向電磁石**（bending electro magnet）が配置され，前段加速器で荷電粒子を光速近くまで加速し，シンクロトロンに入射すると，加速管の途中に高周波をかけて加速し，これらの電磁石が荷電粒子の加速に同調して磁場強度を強めていく高周波加速空洞から構成されている（図

[問題6-7] ブラッグピークを呈するのはどれか。
1. 陽子線
2. 光子線
3. 速中性子線
4. 重イオン線
5. 負π中間子線

（答え 1, 4, 5）

[問題6-8] 重荷電粒子と物質との相互作用で正しいのはどれか。2つ選べ。
1. 物質中でクーロン力による偏向を受けやすい。
2. 衝突阻止能は物質の密度に反比例する。
3. 物質中で停止寸前に比電離が最大になる。
4. 同一エネルギーの陽子とα粒子の飛程は等しい。
5. 衝突阻止能は重荷電粒子の電荷の2乗に反比例する。

（答え 1, 3）

[問題6-9] 粒子線治療装置に関する記述で正しいものはどれか。2つ選べ。
1. 本邦での照射野の拡大法はワブラ電磁石のみである。
2. 炭素線はサイクロトロンもしくはシンクロトロンで加速される。
3. 粒子線イオンはイオン源から放出後，そのままシンクロトロンに入る。
4. 陽子線と炭素線を比較した時，ピークプラトーの比は陽子線の方が大きい。
5. 拡大ブラッグピークはさまざまなエネルギーの集合体により形成される。

（答え 4, 5）

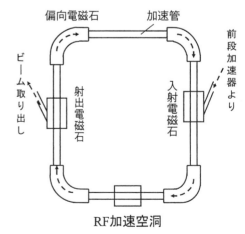

図6-11 シンクロトロン装置

[問題6-10] 拡大ブラッグピーク（SOBP）に関する記述で正しいものはどれか。2つえらべ。
1. SOBPの形成はエネルギー変調の1つである。
2. レンジシフタはSOBPの形成に使用される。
3. リッジフィルタはSOBPの深さ方向の位置を変更させるために用いられる。
4. 陽子線は炭素線に比べてSOBPの深さ方向の拡がりは小さい。
5. 炭素線では物理線量に加えて生物学的効果も考慮したSOBPを形成する。

（答え：1, 5）

[問題6-11] 高LET放射線の特徴として正しいのはどれか。2つ選べ。
1. 線量率依存性が高い。
2. 低酸素性腫瘍の治療に適する。
3. ヘリウムイオン線は高LET放射線である。
4. DNAの二本鎖切断を生じやすい。
5. 細胞周期依存性が高い。

（答え2, 4）

[問題6-12] 重粒子線治療で誤っているものはどれか。
1. OERが小さい。
2. LETが高いがRBEは小さい。
3. リッジフィルタを用いて、病巣幅を線量分布のピーク幅を一致させることができる。
4. 陽子線は高LET放射線ではない。
5. 中性子線はブラッグピークがない。

（答え：2）

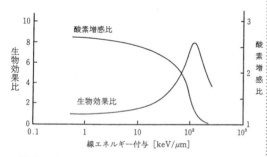

図6-12　LETを因子にしたOERとRBEとの関係

6-11）。

炭素イオンを加速するためにシンクロトロンが用いられる。炭素イオンはイオン源で生成され、前段の直線加速器で加速されシンクロトンに投入される。シンクロトンリングの1か所に加速空洞があり、そこを通過するたびに炭素イオンが加速される。リング内の磁場は加速に同期して上昇し、炭素イオンをリング内に閉じ込める。そして一定のエネルギーになったところで取り出され治療室へ導かれる。このため、ビームはパルス状となり、200〜420 MeV/nに加速される。

照射ヘッドは大きく、そのため、固定で水平、垂直、斜め45°などのように固定され、これらを組み合わせて照射が行われる。このように、装置が大きい事、ランニングコストが高価であることが欠点である。

### 6・3・3　照射装置

炭素イオン線を側方に拡大するにはワブラー法が用いられる。ワブラー法は散乱体によって若干広がったビームを電磁石によって、もとの軸の周りに周回させることで、平坦な照射野を形成する（図6-9）。

病巣の大きさとブラッグピークを一致させるための拡大ブラッグピーク（SOBP）の形成にはリッジフィルタが用いられる。照射機器の配置は陽子線の場合とほぼ同じである（図6-9）。

### 6・3・4　臨床

炭素線が体内に入射すると、体内で炭素線が**破砕現象**（beam fragmentation）により$^{11}C$となり、炭素線照射後のPET画像では$^{11}C$の体内分布が撮像される。

炭素線は物質中で飛程までエネルギーが変化することから、線エネルギー付与（LET）が変化し、生物学的効果比（RBE）も大きく変化する。図6-12に示すように線エネルギー付与（LET）の増大と共に生物学的効果比（RBE）も増大し、線エネルギー付与（LET）が150 keV/μmでピーク値を示す。治療領域では線エネルギー付与（LET）は15 keV/μm程度で、生物学的効果比（RBE）は1.0程度である。ブラッグピークでは線エネルギー付与（LET）は100 keV/μm程度になり、生物学的効果比（RBE）は3.0〜3.3である。そして線エネルギー付与（LET）が100 keV/μm以上になるとオーバキル（over kill）現象のため生物学的効果比（RBE）はさがる。そして酸素増感比（OER）は1.0に近づく（図6-12）。このことはブラッグピーク内では、光子線に対し比較的比較的抵抗性のある腫瘍に対し治療効果が期待され、放射線損傷は回復しにくく、組織内の酸素濃度に関係しない特徴をもっている。

高エネルギーX線では難治と考えられる骨軟部組織の肉腫系腫瘍、頭頸部の腺癌系腫瘍、悪性黒色腫に対し良好な結果を示していて、その他、肺癌、前立腺癌、肝臓癌において、短期間の治療で手術に匹敵する成績が報告されている。

### 参考文献

1) Hall EJ. High-LET radiations. Cancer. Plenum press. New York. 1987; 6.
2) Koehler AM, Preston WM. Protons in radiation therapy. Radiology. 1972; 104: 191-195.
3) Curtis SB, Raju MR. A calculation of the physical characteristics of negative pion beam Energy loss distribution and Bragg curves. Radat. Res. 1968; 34: 239-255.
4) Hall EJ. High-LET radiations. Cancer. Plenum press. New York. 1977; 6: 307.
5) 辻井博彦. 重粒子線治療の基礎と臨床. 医療科学社. 2000.
6) 日本放射線腫瘍学会. 臨床放射線腫瘍学. 南江堂. 2012.
7) 上坂充・他. 医学物理の理工学. 養賢堂. 2012
8) 大西洋・他. がん・放射線療法, 篠原出版新社. 2010.

# 第7章
# 密封小線源による照射法

密封小線源（small sealed source）は，γ線，β線や中性子線などを放出する放射性同位元素を，プラチナ，白金，ステンレスなどの金属管に封入したものである。密封小線源による照射法には，密封小線源を腫瘍病巣に直接刺入する**組織内照射法**（interstitial irradiation），腫瘍病巣の腔内に密封小線源を留置する**腔内照射法**（intracavitary irradiation），腫瘍病巣の平面から線源まで一定の距離または線源の配置で照射するために**モールド**（mould）をつくり，これを病巣の表面に密着させる**表面照射法**（planar irradiation）などの方法がある。この密封小線源照射法は外部照射法と比較して容易に癌病巣に深部線量を集中することができ，治療可能比（therapeutic ratio）が大きい。中でも子宮頸癌の放射線治療は外部照射法と腔内照射法の組み合わせで治療されるが，子宮頸癌の原発巣治癒には腔内照射法の果たす役割の方が大きい。

**密封小線源治療**（brachytherapy）は線量率によって，0.4〜2 Gy/hr の低線量率（low dose rate：LDR）治療と 12 Gy/hr 以上の高線量率（high dose rate：HDR）治療とこの中間の中線量率（middle dose rate：MDR）治療に区分されるが，今日では密封小線源による低線量率治療と遠隔操作式後充填法（remote after loading system：RALS）による高線量率治療が主流である。

密封小線源治療の長所は第1に空間的な線量分布が良いことである。密封小線源から放射されるγ線エネルギーが低いことから，線源に近い腫瘍病巣には高線量が照射されるが，線源から離れた正常組織には低線量であることから晩発性障害が少ない。第2は腫瘍病巣に対し正確に照射できる。小線源治療では腫瘍病巣に密着固定して照射するため，呼吸などによる臓器移動の影響を受けない。第3は空間線量分布が良いため，1回大線量小分割の照射が可能である。一方，短所として刺入照射の場合，麻酔など手術的操作を必要とする。

本章では，密封小線源の線量分布計算とコンピュータによる計算システムを主体として，線源の種類，出力線量測定，照射法について述べる。特に臨床応用への手助けとなるように，最適化手法の節では具体的に簡単な例を用いて計算手順を示す。

## 7・1　線源の種類[1),2)]

放射線治療に用いられている密封小線源を表7-1に示す。このうち $^{226}$Ra, $^{192}$Ir, $^{137}$Cs, $^{60}$Co, $^{198}$Au, $^{103}$Pd, $^{125}$I はγ線源，$^{90}$Sr はβ線源，$^{252}$Cf は中性子線源として用いられ，これらは体腔内の腫瘍に近接して一時的に挿入されるもの（$^{192}$Ir, $^{137}$Cs, $^{60}$Co），組織内の腫瘍に一時的に刺入されるもの（$^{192}$Ir, $^{137}$Cs），組織内の腫瘍に刺入され永久的に留置されるもの（$^{198}$Au, $^{125}$I, $^{103}$Pd）などに分類される。また線源の形はシード，針，管，ワイヤ，ピン，平面，凹面状などに分類される。

表7-1　密封小線源の種類

| 核種 | 半減期 | 放射線エネルギー［MeV］ |
|---|---|---|
| $^{60}$Co | 5.27年 | γ：1.17, 1.33（1.25） |
| $^{90}$Sr | 28.8年 | $^{90}$Sr β：0.546, $^{90}$Y β：2.27 |
| $^{103}$Pd | 17日 | γ：0.021 |
| $^{125}$I | 59.4日 | γ：0.035, 0.027（0.027） |
| $^{137}$Cs | 30年 | γ：0.662 |
| $^{192}$Ir | 74.2日 | γ：0.13〜1.06（0.35） |
| $^{198}$Au | 2.7日 | γ：0.42 |
| $^{226}$Ra | 1622年 | γ：0.047〜2.44（0.78） |
| $^{252}$Cf | 2.68年 | n：2.35 |

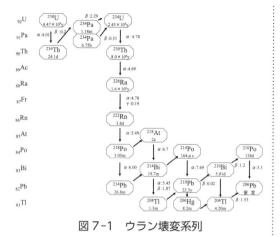

図7-1 ウラン壊変系列

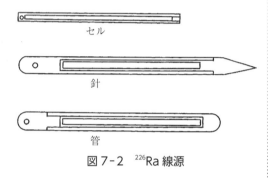

図7-2 $^{226}$Ra線源

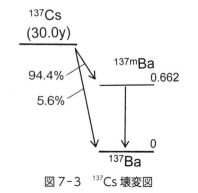

図7-3 $^{137}$Cs壊変図

## 1. $^{226}$Ra

$^{226}$Ra（ラジウム）は$^{238}$U（ウラン）に始まり$^{206}$Pb（鉛）に終わるウラン系生成物として自然界に存在する放射性物質で，ウランの壊変系列を図7-1に示す。このウラン系生成物である$^{226}$Raはキュリー夫妻により発見された元素としても有名である。$^{226}$Raは$^{230}$Th（トリウム）のα壊変（α-disintegration）により生成され，次式に示されるようにして壊変して行く。

$$^{226}Ra \rightarrow {}^{222}Rn + {}^{4}He \rightarrow {}^{218}Po + {}^{4}He \rightarrow$$

$^{226}$Raは1600年の半減期で壊変し，0.18 MeVのγ線とα粒子を放出することにより不活性ガスの$^{222}$Rn（ラドン）に変わる。さらに$^{222}$Rnは3.8日の半減期で壊変し，$^{218}$Po（ポロニウム）になる。

$^{226}$Raが密封小線源として使用されるためにプラチナや白金などの針や管などに封入されると，$^{226}$Raの娘核種である$^{222}$Rnが短時間後に生成され，密封後15日で$^{222}$Rnの含有率は93.4%，30日後で99.9%となり，線源カプセル内で放射平衡（radioactive equilibrium）に達した後は$^{226}$Raの半減期によりウラン系列の元素は壊変していく。

$^{226}$Raの密封小線源で最も大きく線量に寄与するのは$^{214}$Biからの2.2 MeVと2.4 MeVのγ線で，$^{226}$Ra線源からのγ線平均エネルギーは0.5 mmPtフィルタが使われている場合，0.83 MeVと計算され，$^{226}$Raの1壊変につき2.22本のγ線が放出される。$^{226}$Ra線源の使用に際し，フィルタの破損などにより$^{222}$Rnガスの漏洩が生じると，医療従事者に対し$^{222}$Rnガスの吸入による体内汚染（internal contamination）が生じるだけでなく，線源カプセル内の放射平衡が崩れ$^{226}$Ra線源からの線量率が低くなり，治療効果が下がることになる。また，$^{226}$Raはα壊変して$^{222}$Rnガスになるが，年月が経つと娘核種の$^{222}$Rnガスにより線源カプセル内圧が上昇して密閉状線源が破壊され，環境汚染をもたらす可能性があるため，ICRP Publication 33により$^{226}$Ra線源の廃棄が勧告され，現在は使用されていない。

$^{226}$Raの放射性粉末はBa塩と混合されてカプセル容器に封入されているが，これはBa塩が管内で$^{226}$Ra塩を均一にするための作用をしている。

$^{226}$Ra線源は刺入照射用としてラジウム針が，腔内照射用としてラジウム管が用いられた（図7-2）。$^{226}$Raはラジウム塩の形で1 cmの円筒状の厚さ0.1～0.2 mmの金のセルに封入され，さらにその外側に0.5～1 mm厚の白金＋イリジウムの容器に入れられ，金属容器はα線やβ線の遮蔽の作用をしている。

かつては$^{226}$Raから生成される$^{222}$Rnガスが37 MBq（1 mCi）の放射能で純金パイプに封入され，ラドンシード（radon seed）として舌癌などに対し**永久刺入線源**（permanent implant source）として使用されていた。1 mCiの$^{222}$Rnを永久刺入した時の放射線量は，$^{226}$Raと$^{222}$Rnから放出される放射線が同じであることから，$^{222}$Rnの**平均寿命**（mean life）を乗じることにより得られ，$3.7 \times 10^7$ [Bq] $^{226}$Ra $= 4.9 \times 10^9$ [Bq] $^{222}$Rnとなる。今日ではこの線源は，製造過程における作業者の被曝などに問題があるために，製造中止となっている。

## 2. $^{137}$Cs

$^{137}$Cs（セシウム）はウラン燃料棒の核分裂生成物から得られる。この時，$^{134}$Csも混入していてその分離には困難であるが，$^{134}$Csは1%以下の放射能であるために，分離の必要性がないとされている。

$^{137}$Csの半減期は30年と長く，放射能の減衰に対する線量補正は年2%の補正で良く，線量計算にもさほど困難さを伴わない。この$^{137}$Csは安定した不溶解性の物質で，粉末としてIr-Pt合金の容器に封入され，舌癌などに使用する針状のもの，子宮頸癌治療用に腔内に挿入する管状の線源が用い

られた。$^{137}$Csは図7-3に示すように$\beta^-$壊変し，その内94.4％が0.512 MeVの$\beta^-$粒子を放出してBaの準安定状態である$^{137m}$Baになる。残りの5.6％が1.17 MeVの$\beta^-$粒子を放出して安定状態の$^{137}$Baになる。$^{137m}$Baから放出される0.662 MeVの$\gamma$線が放射線治療に利用される。また，この時に放出される$\beta^-$粒子は線源容器で遮蔽される。

$^{137}$Csは比放射能（specific activity）が小さいので線源容積が大きくなり，高線量率腔内照射用の線源には適していないが，低線量率の腔内照射用には適しており1 GBq前後の線源が使用されていたが，現在では製造が中断されている。

## 3. $^{60}$Co

$^{60}$Co（コバルト）は下式のように（n, $\gamma$）反応により原子炉で生成される。

$$^{59}Co(n,\gamma)^{60}Co$$

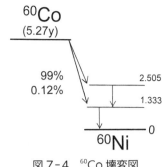

図7-4　$^{60}$Co壊変図

この$^{60}$Coは下式に示すように5.26年の半減期で$\beta$線（318 keV）と$\gamma$線（1.17 MeV，1.33 MeV）を放出してNiになる（図7-4）。

$$^{60}Co \rightarrow {}^{60}Ni + {}^0e + \gamma$$

$^{60}$Coは比放射能が高いので，小さな線源として使用でき，しかも空気カーマ率定数（air kerma rate constant）が大きく高線量率遠隔操作式後充填法（high dose rate RALS）に用いることができる。半減期が5.27年で，1か月に約1％が減衰することから，高線量率遠隔操作式後充填法でRALS線源として使用する場合，患者を照射する時間が長くならないように線源は適宜更新しなければならない。利用する$\gamma$線はエネルギーが1.17 MeVと1.33 MeVであり，エネルギーが高いので遮蔽が重要である。$\beta$線エネルギーは0.318 MeVであり，線源容器で遮蔽される。

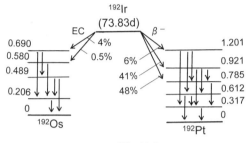

図7-5　$^{192}$Ir壊変図

## 4. $^{192}$Ir

$^{192}$Ir（イリジウム）は安定な$^{191}$Irから（n, $\gamma$）反応で生成され，半減期は73.8日で，$\beta^-$壊変で$^{192}$Ptに，軌道電子捕獲で$^{192}$Osになり，平均0.38 MeVの$\gamma$線を放射する（図7-5）。

$^{191}$Irは中性子捕獲断面積（neutron capture cross section）が大きく，従って核反応により高放射能（high activity）の線源が得られ，ワイヤ（a），シングルピン（c）やヘアピン（b）など（図7-6）の低線量率線源から遠隔操作式後充填治療装置用の高線量率線源など，さまざまなものがあり，組織内照射法や腔内照射法に利用されている。しかし半減期が短いため，3か月毎に線源を更新する必要がある。一方，$\gamma$線のエネルギーが低いので放射線防護が簡単で，正常組織への被曝もあまり問題とされない。

$^{192}$Ir線源は柔軟な金属で，0.3 mm直径のワイヤで，使用時にこのワイヤを切って治療に使用される。この他，0.6 mm直径のヘアピンまたはシングルピンの形で用いられる。

$^{192}$Ir線源のナイロンリボン法は1954年にHenschkeとMahanにより始められ，手術のできない腫瘍の根治または対症治療に用いられる。この線源はステンレスで二重に遮蔽され，長さ3 mm，直径0.5 mmのシードの形をしたもので，外径0.75 mm，長さ1 mのナイロンリボンに入れられる。図7-7に示すように最初17ゲージのステンレスが麻酔下で挿入される。次にアフターローディングナイロンチューブが通り，ステンレスのゲージが抜かれ，ナイロンチューブの両端がステンレスで止められ，組織内照射が行われる。

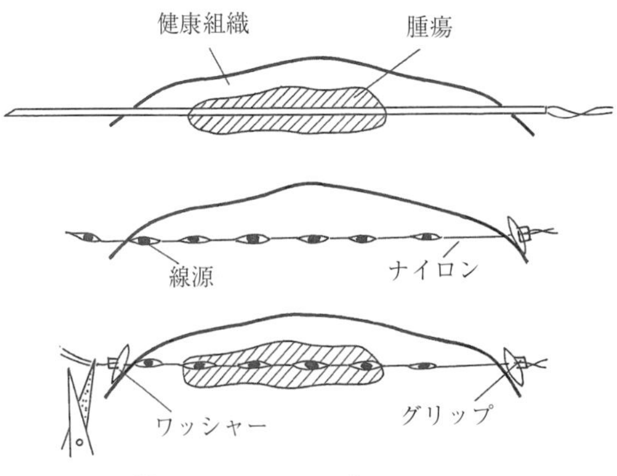

図7-6　$^{192}$Ir線源

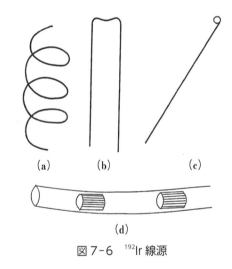

図7-7　$^{192}$Irのナイロンリボン入りシードによる照射法

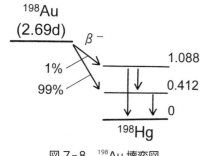

図7-8　$^{198}$Au 壊変図

[問題7-1]　物理的半減期が最も長いものはどれか。
1. $^{60}$Co
2. $^{131}$I
3. $^{137}$Cs
4. $^{192}$Ir
5. $^{198}$Au

（答え：3）

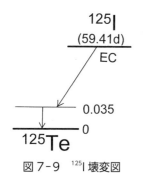

図7-9　$^{125}$I 壊変図

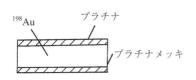

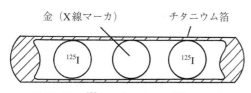

図7-10　$^{198}$Au グレインと $^{125}$I シード

### 5. $^{198}$Au

$^{198}$Au（金）は $^{197}$Au から（n, γ）反応で生成され，半減期は2.7日で $\beta^-$ 壊変して，$\beta$ 線（966 keV）と $\gamma$ 線（420 keV）を放出し，$^{198}$Hg となる（図7-8）。

$^{198}$Au 線源は永久刺入線源に用いられ，線源は0.15 mm の白金で包まれたシード型で供給される（図7-10）。そしてこの線源専用の銃を用いて病巣へ刺入される。また線源のエネルギーが低く，そのために防護が簡単で，そのうえ半減期が短く，1か月で放射能が全くなくなる長所を持ち，今日では $^{222}$Rn シードに代わって用いられている。

### 6. $^{103}$Pd

$^{103}$Pd（パラジウム）は安定な元素 $^{102}$Pd に中性子を照射して作られる。$^{103}$Pd は電子捕獲で壊変し，$^{103m}$Rh の励起状態になり内部転換で安定状態になる。

$^{103}$Pd は半減期が17日で，1壊変当たり20.1 keV の光子を65.6 %，23.0 keV の光子を12.5 % 放出し，その平均エネルギーは21 keV といわれている。

$^{103}$Pd 線源は $^{125}$I 線源の封入方法とほぼ同じように封入された永久刺入線源で，長さが4.5 mm，直径0.8 mm で厚さが0.05 mm のチタン管に封入されていて，放射能は0.6 mm の直径で0.9 mm 長の2つのグラファイトペレットで覆われ，放射能ペレットの間には1 mm 長の鉛マークにより，X 線写真により線源の位置が確認できるように作られている。

### 7. $^{125}$I

$^{124}$Xe（キセノン）を（n, γ）反応により $^{125}$Xe が生成され，$^{125}$Xe が16.9 時間の半減期で $^{125}$I（ヨード）に壊変する。

$$^{124}Xe(n,\gamma)^{125}Xe \rightarrow ^{125}I + ^{0}e$$

$$^{125}I \rightarrow ^{125}Te + kc + \gamma$$

$^{125}$I は59.4日の半減期でオージェ電子（Auger electron）と27.4 と31.4 keV の特性X線（characteristic X-ray）と35.5 keV の $\gamma$ 線を放出する（図7-9）。

$^{125}$I 線源は長さ：4.5 mm，直径：8 mm，厚さ：0.05 mm のチタンで封入され，さらに1個の放射能が2.6〜3.0×10$^7$ Bq でイオン交換樹脂により包まれている。さらに X 線写真で線源を確認しやすくするために，$^{125}$I 線源の間に0.6 mm 直径の金が封入されている（図7-10）。

$^{125}$I は $\gamma$ 線エネルギーが低いので，他の線源に比べれば放射線防護が容易と云える。金の X 線マーカと共にカプセルに封入され，前立腺癌のシード線源（seed source）治療として永久刺入される低線量率線源である。

### 8. $^{90}$Sr

$^{90}$Sr（ストロンチウム）はウラン（U）の（n, f）反応の**核分裂片**（fission product）として得られる。$^{90}$Sr は半減期28.8年で $\beta^-$ 崩壊して $^{90}$Y になる。$^{90}$Sr と $^{90}$Y は平衡状態で $^{90}$Sr からの $\beta$ 線（0.54 MeV）はフィルタで吸収され，$^{90}$Y からの $\beta$ 線（2.27 MeV）がフィルタを透過し，治療に用いられる（図7-11）。

$$^{90}Sr \rightarrow ^{90}Y + ^{0}e \quad （最大エネルギー：546 keV，平均エネルギー：196 keV）$$
$$^{90}Y \rightarrow ^{90}Zr + ^{0}e \quad （最大エネルギー：2.27 MeV，平均エネルギー：970 keV）$$

$^{90}$Sr 線源は主として眼の角膜腫などの治療用 $\beta$ 線源として眼科用アプリケータに用いられ，$^{90}$Sr は15 mm 半径の球形の銀に埋め込まれ，0.1 mm の銀フィルタで低エネルギー $\beta$ 線をカットし，フィルタを透過した高エネル

ギーの電子線のみを表在性治療に用いている。4 mm の深さで表面線量の約5％に減弱する。このアプリケータと線量分布を図7-12に示す。

## 9. ²⁵²Cf

²⁵²Cf（カリホルニウム）は人工的に作られた放射性同位元素で、1 μg 当たり毎秒 2.34×10⁶ 個の速中性子を放出し、壊変図を図7-13に示す。半減期は2.64年で中性子線は酸素増感比（OCR）が1に近いので、低酸素腫瘍細胞に効果があるとされ、密封小線源治療用である。しかし現在、速中性子線（fast neutron beam）による治療としてほとんど使用されていない。

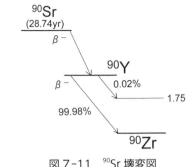

図7-11 ⁹⁰Sr 壊変図

# 7・2 出力線量測定

密封小線源を用いて放射線治療行う場合、腫瘍病巣への処方線量率は計算で求められるのが一般的であり、そのために密封小線源の出力線量率（または放射能）を正確に把握する必要がある。ここでは標準的な方法であるウエル形電離箱による方法とファーマ形電離箱を用いる方法を述べる[3]。

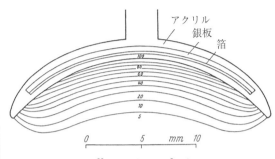

図7-12 ⁹⁰Sr 眼科用アプリケータ

## 7・2・1 ウエル形電離箱による方法

図7-14は**ウエル形電離箱**（well type ionization chamber）[4]であり、中央の円柱状のホルダーに密封小線源を挿入して測定する。電離容積は凹形をしており幾何学的効率が良く、低線量率密封小線源の出力線量測定に適している。校正された標準線源と出力線量の比較により同種の線源の出力線量測定を行う。ウエル形電離箱はエネルギー依存性が大きいので核種が異なるごとに**標準線源**（standard source）を用意しなければならない。

電離箱の構造上、線源の形状により幾何学的な効率が異なるので、その形状毎に標準線源を準備する。標準線源には産業技術総合研究所あるいは認定事業者により校正を受けたものを使用する。線源はウエル内の位置あるいは設置状態によって計数効率が大きく変わるので、ホルダーにセットしてウエル内での線源状態の再現性を良くし、幾何学的効率を一定にすることが必要である[5]。

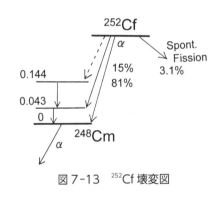

図7-13 ²⁵²Cf 壊変図

### 1. 測定手順

①標準線源を測定する。
②出力を調べる線源（被測定線源）の出力線量を測定する。
③被測定線源の出力（強度）$S$ は $S:S_s = M_m:(M_s \cdot k_h)$ の関係から次式を用いて求める。

$$S = (M_m \cdot S_s)/(M_s \cdot k_h) \tag{7・1}$$

$M_m$：被測定線源の読み値
$M_s$：標準線源の読み値
$S_s$：標準線源の校正値
$k_h$：標準線源の減衰補正係数

ただし、標準線源の代わりに参照線源を用いる場合は、参照線源の読み値を標準線源の強度に換算する。このためには予め換算係数を求めておくことが必要である。

### 7・2・2 ファーマ形電離箱による方法

線量計は医用原子力技術研究振興財団線量校正センターの標準線量計と

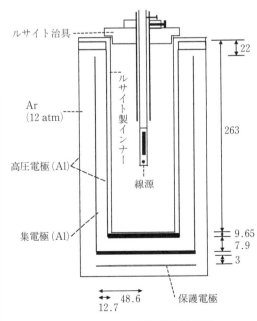

図7-14 ウエル形電離箱線量計

[問題7-2] 放射線治療用核種で正しいのはどれか。
1. $^{125}I$ は $^{131}I$ より γ 線エネルギーが高い。
2. $^{131}I$ は γ 線を治療に利用する。
3. $^{137}Cs$ 線源は合金となっている。
4. $^{198}Au$ は壊変で γ 線のみを放出する。
5. $^{226}Ra$ は壊変で放射性ガスを発生させる。
（答え：5）

[問題7-3] 小線源治療で高線量率と低線量率との両方に用いる核種はどれか。
1. $^{60}Co$
2. $^{90}Sr$
3. $^{125}I$
4. $^{192}Ir$
5. $^{226}Ra$
（答え：4）

校正を受け，コバルト校正定数（exposure calibration factor for cobalt-60 gamma rays）を持ったリファレンス線量計（reference dosimeter）を使用する。

固定器具により線源と検出器間の距離を精度良く設定する。

### 1．測定手順

① 固定器具を床上 1 m，壁と大きな構造物から 1.5 m 離す。
② 固定器具と遠隔操作式後充填治療装置本体を線源用ガイドチューブで接続し，線源が所定の位置に停止することを確認する。
③ 線量計を固定器具の所定の位置にセットし，線源から放射される光子エネルギーに適合したビルドアップキャップを必要であれば装着する。
④ タイマを照射時間 $t$ にセットして照射する。そして照射時間 $t$ にて照射した時の線量計の指示値を $M_1$ とする。
⑤ 次にタイマを $2t$ にセットして，照射した時の線量計指示値を $M_2$ とする。
⑥ $M_1$ と $M_2$ には線源が所定の位置で停止して照射した時の指示値 M に線源の送り出し中の寄与と，引き戻し中の寄与が含まれる。これを $M_e$ とすると，

$$M_1 = 2M_e + M \tag{7・2}$$

$$M_2 = M_e + M \tag{7・3}$$

が得られる。これらより，

$$M = 2M_2 - M_1 \tag{7・4}$$

$$M_e = M_1 - M_2 \tag{7・5}$$

が求められる。線源が所定の位置で停止して照射した時の単位時間当たりの指示値 $\dot{M}$ を次式に示す。

$$\dot{M} = (M_2 - M_1)/2t \tag{7・6}$$

上式は $^{60}Co$ 治療装置のタイマによる端効果（4・3・4章）と同じである。

⑦ 基準距離における照射線量率 $\dot{X}$ を7・7式に，空気カーマ率 $\dot{K}_{air}$ を7・8式に示す。

$$\dot{X} \text{（at 1 m）} = \dot{M} \cdot N_X \cdot d^2 \cdot k_{TP} \cdot k_g \cdot k_s \tag{7・7}$$

$$\dot{K}_{air} \text{（at 1 m）} = \dot{M} \cdot N_k \cdot d^2 \cdot k_{TP} \cdot k_g \cdot k_s \tag{7・8}$$

$\dot{M}$：線量計の単位時間当たりの指示値
$N_x$：照射線量校正定数（exposure calibration factor）（表7-2参照）
$N_k$：空気カーマ率校正定数（air kerma rate factor）（表7-2参照）
$d$：線源と検出器間距離
$k_{TP}$：大気補正係数（3・3・1章参照）
$k_g$：線量勾配に対する補正係数
$k_s$：イオン再結合補正係数（3・3・1章参照）

### 2．サンドイッチ法

1）2つの検出器を用いる方法[7]

小線源治療に用いられる線源の出力は外部照射法に比して小さいので，線源と検出器間の距離は小さい方が測定精度は良いが，その分その距離による誤差が大きく測定値に影響する。この誤差を小さくするに

表7-2 密封小線源の照射線量率定数と空気カーマ率定数

| 核種 | 照射線量率定数 | | 空気カーマ率定数 | |
|---|---|---|---|---|
| | mRh$^{-1}$mCi$^{-1}$m$^2$ | Ckg$^{-1}$s$^{-1}$Bq$^{-1}$m$^2$ ($\times 10^{-18}$) | μGyh$^{-1}$MBq$^{-1}$m$^2$ | Gys$^{-1}$Bq$^{-1}$m$^2$ ($\times 10^{-17}$) |
| $^{60}Co$ | 1.307 | 2.536 | 0.308 | 8.574 |
| $^{103}Pd$ | 0.148 | 0.287 | 0.035 | 0.972 |
| $^{125}I$ | 0.145 | 0.281 | 0.036 | 0.951 |
| $^{137}Cs$ | 0.328 | 0.635 | 0.077 | 2.148 |
| $^{182}Ta$ | 0.687 | 1.333 | 0.162 | 4.507 |
| $^{192}Ir$ | 0.649 | 0.910 | 0.111 | 3.077 |
| $^{198}Au$ | 0.238 | 0.462 | 0.056 | 1.561 |
| $^{222}Rn$ | 1.027 | 1.992 | 0.242 | 6.737 |
| $^{226}Ra$ | 0.825 | 1.600 | 0.195 | 5.412 |

は，線源と検出器の距離の誤差の影響を小さくすれば良い。

その1つの方法に，川島らによるサンドイッチ法（sandwich method）があり図7-15に示す。これは2つの検出器を正確な距離に配置し，線源を検出器の間にセットして測定するもので，線源と検出器の距離の誤差を2つの検出器間で互いに相殺させるものであり，原理的には1つの検出器で通常の測定をする場合に比べて位置の誤差が測定値に与える影響を非常に小さくできる。この場合，線源は2検出器間の中間にセットするのが一番誤差を小さくできる。この方法は，前もって2つの検出器の距離が正確にわかっていれば良いので検出器の設定の不確かさの影響は小さい。

検出器にファーマ形線量計を使用して得た2つの照射線量率値を $\dot{X}_1$ と $\dot{X}_2$，または空気カーマ率値を $\dot{K}_{air1}$ と $\dot{K}_{air2}$ とする時，真の照射線量率との関係 $\dot{X}$ を7・9式に，**空気カーマ率**（air kerma rate）との関係を7・10式に示す。

$$\dot{X} = \left(\dot{X}_1 + \dot{X}_2\right)/2 \tag{7・9}$$

$$\dot{K}_{air} = \left(\dot{K}_{air1} + \dot{K}_{air2}\right)/2 \tag{7・10}$$

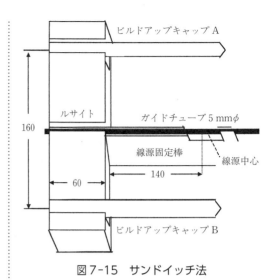

図7-15 サンドイッチ法

2) 2つの線源を用いる方法[8]

強度が同じ線源を2つ用いて1つの検出器で測定する方法で，距離の誤差は同様に小さくできるが，測定値は2つの線源の出力の和として得られるので，この方法が適用できるのは限られた場合のみである。

## 7・3 線量分布計算

小線源治療における出力は一般に計算で求められる。その場合，線源形状を考慮して計算する方法と物理的形状を反映した測定値を基本データとして用い，これらから計算する方法がある。

### 7・3・1 点線源による照射線量率と空気カーマ率[9),10)]

線源の自己吸収，線源容器や空気の吸収が無視できて，さらに点線源とみなせる場合，線源から距離 r [m] の位置における照射線量率（exposure rate：$\dot{X}$）[Ckg$^{-1}$s$^{-1}$] を次式に示す。

$$\dot{X} = A \cdot \Gamma_\delta / r^2 \tag{7・11}$$

　　$A$：放射能（activity）[Bq]
　　$\Gamma_\delta$：エネルギーが $\delta$ 以上の光子による**照射線量率定数**（exposure rate constant）[Ckg$^{-1}$m$^2$s$^{-1}$Bq$^{-1}$]

また空気カーマ率 $\dot{K}_{air}$ は上式において，$\Gamma_\delta$ を**空気カーマ率定数**（air kerma rate constant）[Gym$^2$s$^{-1}$Bq$^{-1}$] に置き換えれば求めることができ，これらの関係を次式に示す。

$$\dot{K}_{air} = A \cdot \Gamma_\delta / r^2 \tag{7・12}$$

### 7・3・2 線源形状を考慮した計算方法

小線源治療では，線状線源あるいはペレット状線源を線源カプセルに格納したものが使用されている。線状線源は点線源とみなせる程度に分割し，またペレット状の線源は点線源として格納されているとみなして計算できる。このことから，線源とその容器の形状や材質などの詳細なデータを必

表7-3 WARの係数値

| 核種 | A | B | C | D | a | b |
|---|---|---|---|---|---|---|
| ⁶⁰Co | $9.9423 \times 10^{-1}$ | $-5.318 \times 10^{-3}$ | $-2.610 \times 10^{-3}$ | $1.327 \times 10^{-4}$ | 0.0100 | 0.0145 |
| ¹³⁷Cs | $1.0091 \times 10^{0}$ | $-9.015 \times 10^{-3}$ | $-3.459 \times 10^{-4}$ | $-2.817 \times 10^{-5}$ | 0.0083 | 0.0108 |
| ¹⁹²Ir | $1.0128 \times 10^{0}$ | $5.019 \times 10^{-3}$ | $-1.178 \times 10^{-3}$ | $-2.008 \times 10^{-5}$ | — | — |
| ¹⁹⁸Au | $1.0306 \times 10^{0}$ | $-8.134 \times 10^{-3}$ | $1.111 \times 10^{-3}$ | $-1.597 \times 10^{-4}$ | — | — |
| ²²⁶Ra | $1.0005 \times 10^{0}$ | $-4.423 \times 10^{-3}$ | $-1.707 \times 10^{-3}$ | $7.448 \times 10^{-5}$ | 0.0068 | 0.0097 |

要とし，これらは線源の供給社から提供されなければならない。

線源が図7-16のような場合，容器に格納された小線源からの光子による組織内の吸収線量率は，照射線量率から次式により計算される[11]。

$$\dot{D}_P = \sum_{i=1}^{n} \frac{f \cdot \dot{X}_i \cdot WAR(r_i) \cdot \{\exp(-\mu_{eff} \cdot t_i)\} \cdot h(t_i)}{r_i^2} \quad (7 \cdot 13)$$

n：線源のペレット数（線状線源では分割数）
$\dot{D}_P$：組織内の点Pにおける吸収線量率
*f*：**吸収線量変換係数**（absorbed dose conversion factor）
$r_i$：i番目の点状線源から点Pまでの距離
$\dot{X}_i$：i番目の点状線源による基準距離における空中照射線量率（in-air exposure rate）
$WAR(r_i)$：**水空気照射線量比**（water air exposure ratio：WAR）で組織による吸収と散乱の補正係数（**表7-3**）
$\mu_{eff}$：線源カプセルの実効線源減弱係数
$t_i$：線源カプセル（ペレットを含む）を通過する距離
$h(t_i)$：その他の補正係数

ただし，線源強度が放射能$A_i$で与えられている場合，空中照射線量率$\dot{X}_i$は照射線量率定数$\Gamma_\delta$を用いて次式より得る。[9]

$$\dot{X}_i = A_i \cdot \Gamma_\delta \quad (7 \cdot 14)$$

また水空気照射線量比（WAR）[12]は密封小線源から放射される光子の組織（水）中と空気中の照射線量率の比であり，距離が1～10 cmの間ではMeisbergerら[12]により多項式が与えられていて，これを次式に示す。

$$WAR = A + Br + Cr^2 + Dr^3 \quad (7 \cdot 15)$$

ここで$A, B, C, D$はMeisbergerによる係数であり，*r*は線源からの距離である。一方，Van Kleffensら[13]は係数$a$と$b$により次の実験式を与えている。

$$WAR = (1 + ar^2)/(1 + br^2) \quad (7 \cdot 16)$$

これらによる値の差は1～9 cmの距離では1％以内である。**表7-3**に水空気照射線量比（WAR）の係数値を示す。

また$\dot{X}_i$を基準距離における空気カーマ率$\dot{K}_{air}$に置き換え，*f*を空気カーマから組織吸収線量に変換する変換係数に置き換えれば，同様に組織の点Pの吸収線量率$\dot{D}_P$が得られる。

### 7・3・3　物理的形状を反映した測定値を用いる方法[14), 15)]

極座標で表した水中における吸収線量率$D(r, \theta)$を次式に示す。

$$D(r, \theta) = S_k \cdot \Lambda \cdot g(r) \cdot F(r, \theta)[G(r, \theta)/G(r, \pi/2)] \quad (7 \cdot 17)$$

*r*：線源中心と測定点間の距離

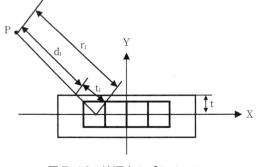

図7-16　線源内のパラメータ

$\theta$：線源（長軸方向を0°とする）と測定点の角度
$S_k$：**空気カーマ強度**（air kerma strength）
$\Lambda$：**線量率定数**（dose rate constant）
$g(r)$：**放射状線量関数**（放射量関数）（radial dose function）
$F(r, \theta)$：**非等方性関数**（anisotropy function at point）
$G(r, \theta)$：**線源幾何学係数**（source geometry factor）
$\Lambda$：1Uの強度の線源について，基準線量（$r=1\,\mathrm{cm}$, $\theta=\pi/2$）の吸収線量を与える定数
$U$：空気カーマ強度の単位で，1U = 1 空気カーマ強度
 $= 1[\mathrm{cGy\,cm^2\,h^{-1}}] = 1[\mathrm{\mu Gy\,m^2\,h^{-1}}]$

線源幾何学係数 $G(r, \theta)$ は，距離の逆二乗則と線源内部の放射能強度分布に関するパラメータであり，図7-17の場合を次式に示す。

$$G(r,\theta) = (\theta_2 - \theta_1)/L \cdot r \cdot \sin\theta \tag{7・18}$$

点線源では，

$$G(r,\theta) = r^{-2} \tag{7・19}$$

となる。本方法の詳細は文献15)に詳しく述べられている。

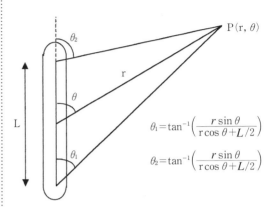

図7-17　線源の形状と変数

## 7・4　コンピュータによる計算方法

かつて密封小線源による治療は個々の患者に対し線量分布を確認することなく，放射線治療医の経験に頼っていたこともあった。線量分布計算を行うにしても各計算点の間隔は粗く，小線源治療のように線源近傍における線量分布が重要であるにもかかわらず，その分布の精度はかなり低かった。しかし今日では，コンピュータの計算速度は信じがたい程のスピードで日増しに速くなっている。このお蔭で外照射法では，線量分布計算に光子や電子の量子力学的な確率的振る舞いに基づいて計算するモンテカルロ法（Monte Carlo method）が取り入れられ高精度の計算が実用化されている。小線源治療でも，今日コンピュータなしで治療計画を行うことなどは考えにくい。小線源の線量分布計算は市販の治療計画装置に取り入れられており，これからさらに発展すると思われる論理的最適化手法に基づく計算法の概略について主として述べる。

### 7・4・1　通常の計算法

古くからよく知られている子宮頸癌の腔内照射には，**マンチェスタ法**[16] (Manchester system)，**パリ法**（Paris system），**ストックホルム法**（Stockholm system）などがある。これらは線源配置と使用する線源強度の組み合わせが決められており，放射線治療医がこれらの中から選択する。これらの中ではマンチェスタ法が最も良く知られている。治療に用いられた小線源は$^{226}$Raであった。通常の小線源治療では，線源配置を決めた後で線源強度と照射時間から病巣線量を計算して，それが治療に適切かを判定し，もし適さなければ最初からやり直して妥協できる線源配置と病巣線量が得られるまで繰り返された。

### 7・4・2　最適化手法を用いた計算法

最適化手法には種々あるが，まず何を最適化するのかが問題となる。ここでは物理的な投与線量に限定し，小線源治療に現在使用されていて，今

パリ法：
　子宮頸癌腔内照射法。66.4 mgのRaを5日間連続で照射する弱線長時間照射法。

ストックホルム法：
　子宮頸癌腔内照射法。3週間の間隔をおいて前後1回ずつ照射する120～160 mgの大量のRaを用いた濃縮照射法。

マンチェスタ法：
　子宮頸癌腔内照射法。40～60 mgのRaを用いて4日連続して照射，3～7日休んで再び4日連続して照射。

[問題 7-4] 放射能が $3.7\times10^{10}$ Bq の $^{60}$Co 点線源で 2 分間照射した時,線源より 3 cm の距離における組織の吸収線量を求めよ。ただし,放射能は容器厚を考慮した値で,補正係数 h (t) は 1 とする。ここでは WAR に多項式の値を用いる。

（答え）WAR $= 0.99423 - (0.005318\times 3)$
$- (0.00261\times 3^2) + (1.327\times 10^{-4}\times 3^3) = 0.958$

① 空気カーマ率定数を用いた吸収線量 D
$\Gamma_\delta = 0.308$ （$\mu$Gym$^2$h$^{-1}$MBq$^{-1}$）で
$f = 1.112$ とする。
$D = [\{0.308\times (3.7\times 10^{10}\times 10^{-6})/(0.03)^2\}\times \{(1/3600)\times (2\times 60)\}]\times 10^{-6}\times 1.112\times$ WAR
 $= 0.469\times$ WAR $= 0.469\times 0.958$
 $= 0.449$ Gy

② 照射線量率定数 $\Gamma_\delta$ を用いた吸収線量 D
$\Gamma_\delta = 2.536\times 10^{-18}$ （Ckg$^{-1}$s$^{-1}$Bq$^{-1}$m$^2$）で $f = 37.6$ とする。
$D = \{2.536\times 10^{-18}\times (3.7\times 10^{10})\}/\{(0.03)^2\times (2\times 60)\times 37.6\times$ WAR$\}$
 $= 2.536\times 3.7\times (100/3)^2\times 120\times 37.6\times 10^{-8}\times$ WAR
 $= 0.470\times 0.958 = 0.450$ Gy

後ますます実用化が進むと思われる方法について述べる。ここで述べる方法は物理的な吸収線量に限らず他のものを対象としても応用できる。しかし,いかなる最適化手法で得た照射条件であっても,放射線治療医により最終的な線量分布の確認をした後で治療に用いなければならず,放射線治療医の確認なしで照射してはならない。

### 1．視覚的な最適化法

これは種々の線源の強度と照射時間を組み合わせて線量分布を計算し,治療に使用できるかを放射線治療医が視覚的に判断を下すものであり,放射線治療においては最も基本的な方法といえる。MR 画像や X 線 CT 画像上に線量分布を描きながら最適な線量分布をもたらす照射条件を探索することもできる。しかし,これは医師がかなり対話的に介入しなければならず,かつ数多くの照射条件による線量分布を検討するので,その判断基準に安定性が求められ医師の精神的負担が大きい。

### 2．即時最適化法[17]-[20]

これは超 LSI（大規模集積回路）の利用で,照射条件を入力すると線量分布が即座に計算されて映像モニタに表示されるので,照射条件を連続的に変えてもそれに追随して線量分布も連続的に表示される。そのため,視覚的に最適に近い照射条件をまず探索し,その後最適な線量分布をもたらす照射条件を求める。もちろん,この方法でも放射線治療医が最適線量分布であるかどうかを判断しなければならないが,医師は最適と思える照射条件だけに集中すれば良い。

### 3．逐次近似法

この方法は即時最適化法に含めるべき方法かもしれないが,本質的な点が異なる。それはあらかじめ最適であるという判断基準がコンピュータに入力されており,この基準に合った線量分布計算をもたらす照射条件が自動的に選択される。選択された線量分布が最適かどうかは医師が判断して,満足できるなら最終的にその照射条件で治療することになる。過去に報告されたコンピュータを利用した方法では,医療施設で保有している小線源の組み合わせで,最初に設定した線量分布に最も近い線量分布をもたらす組み合わせを求めている[21],[22]。

### 4．論理的最適化法

最適化手法には,数理計画が最も一般的に用いられている。医療で実用化されている方法には最小二乗最法,線形計画法,二次計画法などがある。中でも最小二乗法は最もなじみ深いものであり,一般的に広範な領域で重宝されている。しかし,問題によってはその使用法に注意しないと重大な問題を引き起こすことになりかねない。ここでは小線源治療の場合を想定するが,基本的には外部照射にも応用できる簡単な例を示すので,参考にして実際に臨床に応用していただきたい。

1) 最小二乗法[23]

**最小二乗法**（least square method）の基本は,希望する値と得られる値の差の二乗和が最も小さくなるようにするものであり,得られる解は希望する値の近傍に存在する。

小線源治療において,前もって放射線治療医によって設定された最適な線量分布を得るには,使用する線源の強度とその照射時間の積が重要となる。線源の形状も問題となるが,これらも考慮した上で線源の選択と照射時間が決定できる。しかし,ここで述べる方法は線源の照射位置を未知数として扱わない限り,線源の形状には本質的によらないのでその詳細には

触れない。

　組織内に設定された線量 $Q_i$ と，計算で得られる吸収線量 $D_i$ の二乗和 $F$ を最小にする各線源の照射時間を求める。

$$F = \sum_{i=1}^{M} W_i (D_i - Q_i)^2 \quad (7 \cdot 20)$$

ただし $W_i$ は重みであり，組織内の相対的な重要度に応じて決めれば良いが通常は1とする。組織の吸収線量 $D_i$ は次式から得られる。

$$D_i = \sum_{j=1}^{M} d_{ij} \cdot t_j \quad (7 \cdot 21)$$

二乗和 $F$ を最小にする各線源の照射時間は次式を満足する。

$$dF/dt_k = 0 \qquad k = 1, \dots, N \quad (7 \cdot 22)$$

次の関係式が得られる。

$$\sum_{i=1}^{M} d_{ij} (d_{ij} \cdot t_j - Q_i) = 0 \qquad j = 0 \dots, N \quad (7 \cdot 23)$$

これより得られる連立方程式を次式に示す。

$$t_1 = \sum_{i=1}^{M} d_{iN} d_{i1} + t_2 \sum_{i=1}^{M} d_{iN} d_{i2} + \cdots + t_N \sum_{i=1}^{M} d_{iN} d_{iN} = \sum_{i=1}^{M} d_N Q_i \quad (7 \cdot 24)$$

　　$i$：吸収線量を設定した組織内の点（抽出点）の番号
　　$M$：抽出点の数
　　$j$：線源の番号
　　$N$：線源の数
　　$t_j$：線源 $j$ の照射時間
　　$d_{ij}$：計算あるいは実測値から求めた抽出点 $i$ が線源 $j$ から単位時間に吸収する線量
　　$D_i$：抽出点 $i$ の計算で得られる線量
　　$Q_i$：抽出点 $i$ の最初に設定された線量

最小二乗法は簡便である反面，扱う問題によっては得られた解が実用上物理的に意味をなさない場合もあるので注意を要する。

以下に長所，短所とその対策を示す。

　長所：連立方程式を1回解くだけなので計算時間は非常に短く，簡単であり，工夫することで容易に臨床応用できる。時間に余裕があるなら手計算で照射条件を求められる症例もある。

　短所：小線源治療のこの問題では，求めたN個の照射時間の中に負の値となる線源が含まれる場合がかなりの頻度で生じる。負の照射時間では実際の治療は不可能であり，小線源の配置を変えるかあるいは抽出点の位置や数を変えて再度計算しなければならない。

筆者の経験では，使用する線源の数（問題によっては照射する位置）が増す程，または線源と設定した抽出点の距離が大きくなる程，負の照射時間が含まれやすくなる。

対策1：負の照射時間を避けるには線源の数をなるべく少なめにする。あるいは抽出点を等線量曲線上に設けるなら，線源になるべく近いところに抽出点を設定する。まだ負の照射時間が含まれるなら，負の照射時間となった線源に最も近い抽出点の重みを1以上に増すことで，正の照射時間が得られるようになる。それでも問題が解決しないなら，線源の数を減らし，線源を再配置して計算をし直し，負の照射時間が生じなくなるまでこれらを繰り返すと良い。

対策2：多少計算量が多くなるが Lagrange の未定乗数法を使用することができる。最小二乗法を用いた場合における負の照射時間の問題は，多くの小線源を使用する組織内照射では非常に深刻になる。

[問題7-5] $^{60}$Co 点線源が2個の場合：下図に示すように直線上に2個の点線源 $S_1$, $S_2$ を2cm 離して配置し，さらに吸収線量を指定するための抽出点を組織内に3点選んだ。両端の線源から 1.5 cm と 2 cm 離れた点 $P_1$ と $P_3$ の点，さらに $P_1$ と $P_3$ を結ぶ直線上を2等分する点 $P_2$ の吸収線量 D をそれぞれ 6 Gy にしたい。線源はそれぞれ $3.7 \times 10^{10}$ Bq であり，各線源の照射時間 $t_1$, $t_2$ をいくらにすれば良いか。最小二乗法で求めよ。ただし，ここでは $\Gamma_\delta = 0.306$（$\mu$Gy$^2$cm$^3$MBq$^{-1}$h$^{-1}$）で $f = 1.112$ とせよ。

（答え）線源位置を $S_1$ (0, 0, 0), $S_2$ (0, 2, 0) とすると，抽出点は $P_1$ (1.5, 0, 0), $P_2$ (1.75, 1, 0), $P_3$ (2, 2, 0) となる。$d_{ij}$ は抽出点 $P_i$ が線源 $S_j$ から受ける単位時間（1秒）当たりの吸収線量を計算する。以下に計算機の出力を示す。

$d_{11} = 0.1524530 \text{E} - 1$,
$d_{21} = 0.8384721 \text{E} - 2$,
$d_{31} = 0.4204419 \text{E} - 2$,
$d_{12} = 0.5409228 \text{E} - 2$,
$d_{22} = 0.8384721 \text{E} - 2$,
$d_{32} = 0.8517664 \text{E} - 2$

これより以下の $t_1$, $t_2$ についての連立方程式が得られる。

$t_1 \times 0.32038299 \text{E} - 3 + t_2 \times 0.18856364 \text{E} - 3$
$\quad = 0.16699463$
$t_2 \times 0.18856364 \text{E} - 3 + t_2 \times 0.17211390 \text{E} - 3$
$\quad = 0.13386968$

各線源の照射時間 $t_1 = 178.7$ 秒，$t_2 = 582.1$ 秒
抽出点の吸収線量　$D_1 = 5.87$ Gy,
$D_2 = 6.38$ Gy, $D_3 = 5.71$ Gy
抽出点が3つとも 6 Gy になるように最小二乗法で求めたが，6 Gy からのずれがそれぞれ 2.2 %，6.3 %，4.8 % となった。

```
・                           ×
S₂ (0, 2, 0)              P₃ (2, 2, 0)

                             ×
                          P₂ (1.75, 1, 0)

・                           ×
S₁ (0, 0, 0)              P₁ (1.5, 0, 0)
```

2線源（・）と抽出点＜線量計算法（×）＞の座標

[問題7-6] 照射時間が負の例（$^{60}$Coの点線源使用）：放射能が$3.7\times10^{10}$[Bq]の点線源を下図のごとく直線上に5個1cmごとに配置し，抽出点を線源と平行に2cm離れた直線上に9点設定する。線源はS1 (0, 0, 0), S2 (0, 1, 0), S3 (0, 2, 0), S4 (0, 3, 0), S5 (0, 4, 0) に配置し，抽出点P1 (2, 0, 0), P2 (2, 0.5, 0), P3 (2, 1, 0), P4 (2, 1.5, 0), P5 (2, 2, 0), P6 (2, 2.5, 0), P7 (2, 3, 0), P8 (2, 3.5, 0), P9 (2, 4, 0) にそれぞれ6 [Gy] を与えたい。
（答え）
最小二乗法で求めた照射時間は順に599.4，−225.7,477.1，−225.7,599.4秒となり，2番目と4番目の線源が−225.7秒となって物理的に意味のない負の照射時間となり，臨床には適用できない結果となった例である。このまま最小二乗法で照射時間を求めるなら，線源配置や抽出点の選定に工夫を要する。

```
・
S₅ (0, 4, 0)                       ×P₉ (2, 4, 0)
                                    ×P₈ (2, 3.5, 0)
                                    ×P₇ (2, 3, 0)
・
S₄ (0, 3, 0)
                                    ×P₆ (2, 2.5, 0)
                                    ×P₅ (2, 2, 0)
・
S₃ (0, 2, 0)
                                    ×P₄ (2, 1.5, 0)
                                    ×P₃ (2, 1, 0)
・
S₂ (0, 1, 0)
                                    ×P₂ (2, 0.5, 0)
                                    ×P₁ (2, 0, 0)
・
S₁ (0, 0, 0)
```

線源（・）と抽出点＜線生計算点（×）＞の座標

### 2) 線形計画法[24]

目的関数と制限条件から成り，小線源治療への応用としては，Jayaraman[25]がシミュレーションにおいて，線源位置と等線量分布曲線を与えて，各源線の放射能×照射時間を直接求めたが，そこで得られた結果は臨床にはとても使用できず，あくまでシミュレーションで終わっていた。しかし，次に述べる二次計画法より計算量は少なく，さらに工夫すればその実用性があるので本方法の要旨と特徴を述べる。目的関数$F$は得られる線量$D_i$の和で与えられる。

$$F = \sum_{i=1}^{N} D_i \quad (7\cdot25)$$

$Q_i^{\max}$と$Q_i^{\min}$は得られる$D_i$の上下限の設定値であり，次の制限条件の下で目的関数Fが最大となる解を得ている。

$$Q_i^{\min} \leq D_i \leq Q_i^{\max} \quad i=1, \cdots, N \quad (7\cdot26)$$

しかし等線量曲線上の抽出点の線量は，許容幅を持った設定線量値の上限の値をとることを目標としている。外照射法ほどには，線形計画法を小線源治療で使用している報告は多くない。有害事象が発生しそうな部位や，また線量が不足している部位に制限条件を設けることができる。

留意点：原理的には，得られる線量分布は設定した等線量値の周囲を一様には分布しない。解として得られる照射時間の値は，必ず0以上の正となるのが大きな特徴である。負の解は得られないが無理な制限条件を設定すると，解の中に照射時間が0となる小線源が多くなり，抽出点の線量は満足できても抽出点以外の部位の線量が満足されなくなる。また物理的に不可能な制限条件を設定すると，コンピュータがエラーを生じたり正しい演算結果をもたらさない。罰金法といわれる線形計画法を用いる場合は，制限条件を破った解が得られることがあるので注意を要す。

対策：あまりにも無理な制限条件を設定しないことである。あるいは，次の二次計画法のところで述べる制限幅の自動設定が有効である。

### 3) 二次計画法[26]

小線源による腔内照射の治療計画を二次計画法で行うことで，医療に実際に役立つ有用な結果が示されている。二次計画法は目的関数と制限条件からなる。目的関数は二次関数で表され，制限条件を満たしながら目的関数の値が最小になるようにする。線形計画法と同じく，解は0以上で必ず正となる。最小二乗法と親戚関係にあり，二次計画法の答えが最小二乗法 (least mean squares) のものと一致することがある。普通は次の目的関数と制限条件が用いられる。

$$F = \sum_{i=1}^{N} (D_i - Q_i)^2 \quad (7\cdot27)$$

$$Q_i^{\min} \leq D_i \leq Q_i^{\max} \quad (7\cdot28)$$

$Q_i^{\max}$と$Q_i^{\min}$は，得られる$D_i$の上下限を設定する。しかし，これらの設定値が解の存在しない条件をなすことがたびたびみられ，臨床応用への妨げとなっている。これを避けるのに臨床上問題にならない程度に7・29式の制限条件を自動的に緩和するために次のようにする。

$$F = \sum_{i=1}^{N} (D_i - Q_i)^2 + K(g^2 + h^2) \quad (7\cdot29)$$

$$Q_i(1-g) \leq D_i \leq Q_i(1+h) \quad (7\cdot30)$$

gとhは2次計画法による解となるので0以上の正の未知数であり，照射時間と同時に求められ，$D_i$の上・下限を自動的に設定する。これは，設定線量と計算で得られる線量の差を小さくすると共に，設定線量の許容幅も自動的に小さくする。Kは7・30式の第1項と第2項の寄与の割合を調

整するための定数である。ここでは，K は抽出点の設定線量値の二乗の総和に等しくした。著者らの経験では 7・28 式，7・29 式の組み合わせではほとんど実用にならなかった。しかし，目的関数を 7・30 式，制限条件を 7・31 式のようにしたことにより臨床に使用できるようになった[27]。

特徴：有害事象が発生しそうな部位や，また線量が不足している部位に制限条件を設けてそれらを回避することも可能であるが，線源位置を修正しなければならない場合が生じてくる。線源の位置も未知数とした照射条件を最初から求めるのは困難であるが，最初に配置した線源の位置をよりよい位置に修正することができる。まず，最初に配置した線源位置で照射時間を求めた後，その線源位置と照射時間を修正するという考えの下に最適な照射条件を求める。

線型計画法より計算量が非常に多く，計算による丸め誤差が大きくなるので注意を要する。対策としては，線源の数と抽出点の数をむやみに多く用いないことである。腔内照射条件を求めるシステムを実用化した初期の頃は，各種のデータを入力した後 30 秒から 2 分ぐらいの計算時間を要していた。多数の線源による組織内照射の照射時間の計算も可能である。

### 7・4・3 最適線量分布

光子や電子線による通常の放射線治療においては，正常組織への照射を避けて腫瘍組織のみを照射するのは不可能である。そのため，正常組織の線量が耐容線量以下のできるだけ小さな値になり，原発巣には十分な線量を与えれば良い。その方法として，治癒と障害を考慮して組織の主だった部位の線量をまず設定し，この線量をもたらす照射条件を求め，これを至適照射条件として使用する。腫瘍の状態は個々の患者ごとに異なり，その腫瘍状態に応じて線量配分を決定する治療計画がなされるべきである。

一般に子宮頸癌の放射線治療は，外部照射と腔内照射の組み合わせで行われている。その腔内照射には，マンチェスタ法（Manchester system）のような古くから使われていて治療に実績のある標準的な照射システムがある。このシステムのもたらす線量分布は結果的に治癒と障害を考慮した場合の最適線量分布と云える。例え標的体積の他に治療体積に正常組織が含まれていたとしても，それは QOL（quality of life）を含めた意味で耐容線量以内だったと思われる。

それゆえ，よく知られた実績のあるマンチェスタ法の線量分布を参考にして，個々の患者に適した標準的な至適線量分布を設定するのも一方法である。これらの考えの下に，二次計画法で治療計画をするシステムが埼玉県立がんセンターと放射線医学総合研究所で共同開発され，現在もこれを基本にした商用システムがラルス最適化システムとして使用されている[28]。

### 7・4・4 市販の治療計画装置

治療計画装置（treatment planning system）は，治療を実施する前の治療計画で予め線量分布を計算するために用いられる。計算された線量分布からその適否を判定し，治療時に用いる線量分布及び照射条件が決められる。治療後，実施した治療の線量，線量分布が評価される。小線源治療の場合の線量分布は，相対的線量より，実際に照射する線量，線量分布で評価される。外部照射法の線量分布計算には，測定した線量分布データが用いられるのに対し，小線源治療の場合は計算式を用いるのが一般的である。治療計画装置はそれらの作業を実施する上で利用される。また，コンピュータ技術の進歩によりデータ保存・管理，治療の装置とのデータ転送などが容易に行えるようになった。

[問題 7-7] 最小二乗法で照射時間が負となった例の二次計画法による計算例題 7-6 の場合について，臨床に適用できるように二次計画法で照射時間を求めるとどうなるか。
（答え）
通常の二次計画法で求めた照射時間は，順に 505，0.203.5，0.505 秒と求まり，負の照射時間はないのでこの条件での線量分布が臨床的に承認できるなら治療できる。さらに得られる照射時間があまり変化しない条件をつけて求めた結果は，384.5，139.3，154.1，139.1，384.5 秒となった。

[問題7-8] 密封小線源治療で正しいのはどれか。
1. 前立腺癌の治療では $^{131}$I を用いる。
2. $^{192}$Ir は永久刺入に用いられる。
3. 線量計算法に微小体積法を用いる。
4. $^{131}$I から出る γ 線の平均エネルギーは $^{192}$Ir より低い。
5. 子宮頸癌の治療では $^{198}$Au リモートアフターローディングが用いられる。

（答え：4）

[問題7-9] 密封小線源治療に関する記述として正しいものはどれか。2つ選べ。
1. $^{125}$I 線源はガンマ線源である。
2. $^{192}$Ir 線源の半減期は 74 日である。
3. $^{131}$I 線源は永久挿入に用いられる。
4. $^{137}$Cs 線源は一時挿入に用いられる。
5. $^{60}$Co 線源エネルギーは 35 keV である。

（答え：1, 4）

[問題7-10] リモートアフターローダーによる腔内照射で用いられる線源はどれか。2つ選べ。
1. $^{60}$Co
2. $^{125}$I
3. $^{137}$Cs
4. $^{192}$Ir
5. $^{198}$Au

（答え：1, 4）

小線源治療の治療計画装置は，一般的な小線源治療の治療計画用に作成されたものが多く，近年，RALS 治療装置専用のプログラムを組み込んだ治療計画装置も見受けられる。CMS 社（Computerized Medical Systems, Inc.）の FOCUS[29] は前者の例で，Nucletron 社の PLATO-BPS[30] は後者の例であるが，前者のプログラムも保有している。これらの治療計画装置は国内外でも普及しており，代表的治療計画装置の1つである。

国内で利用された市販の小線源治療計画装置に，Modulex（兼松エレクトロニクス社，CMS 社），THERAC（NEC），RALPLAN（東芝メディカル社，東芝医用システム社）などがあげられる。海外で使用されている Cadplan，Buchler 社の治療計画装置もあるが，国内で使用台数はまだ少ない。近年，最適化手法を取り入れた治療計画プログラムが開発されているが，市販の治療計画装置に組み込まれたものはまだ少ない。2社の治療計画装置には独自に開発した最適化プログラムが組み込まれている。

ここでは，先にあげた2社の小線源用治療計画装置について紹介するが，PLATO-BPS は RALS 治療装置専用のプログラムについてのみとする。

### 1. FOCUS

FOCUS は米国 CMS 社の治療計画装置で，Modulex 版の治療計画プログラムも組み込まれている。

Modulex は二次元の線量分布を計算し表示する治療計画装置であるのに対し，FOCUS は三次元線量分布の計算・表示が可能で，治療計画時に自由に利用でき，線源位置や線量分布を把握する上で非常に有効である。

Modulex の線量分布は計算式を用いて計算される。線量分布計算式の組織/空中照射線量率比（WAR）は Meisbeger[12] の多項式（polynomial），指数関数（exponential），またはそれらを併用した式が用いられる。

線源データ，計算に必要なデータ・パラメータは予め登録されるが，その値を自由に登録できる点に特徴がある。線源データには，放射性同位元素，半減期，放射能，校正日，線源の形状，長さ，照射線量率定数，吸収線量変換係数などが含まれる。RALS 治療の場合は，それらの線源の組み合わせを線源プロトコルとして登録しておき，線量計算時に選択する方式がとられている。例えば子宮頸癌の場合，タンデム及びオボイドの組み合わせとして登録された線源プロトコルを選択することにより線源データが呼び出される。

FOCUS の WAR 計算式は，Meisberger の式，指数関数の他，放射量関数[31),32)] を用いた計算式，線状線源の計算に用いられるシーベルト積分（Sievert integral）の計算式も含まれている。すなわち，より線源の形状に合った線量分布計算が可能で，線源の直径，長さ，壁厚・両端の厚さなどの値が含まれる。登録されたパラメータを用いて各線源毎に線量率分布データとして計算され，線源近傍では細かく，線源から離れると荒く計算された線源分布データのマップとして保存される。RALS 治療で使用される線源は，Modulex では線源プロトコルと呼ばれたが，FOCUS では，カテーテルテンプレート（catheter template）と呼ばれている。

線源・アプリケータ，患者の関心点（interest point）及び特定臓器（patient point）などの座標位置の入力には直角法，ステレオ法などが用意されているが，通常は直角2方向で撮影された写真が用いられる。計算された線量分布は二次元及び三次元で表示され，プロッタには二次元線量分布が描記される。ハードコピー機があれば表示された CRT 画面が複写される。線源の数，登録するパラメータ数は気にすることなく登録・利用でき，計算時間・線量分布の表示も即時化されている。

FOCUS/Modulex には子宮頸癌の RALS 治療用に特別に作られた最適化プログラムがあり，タンデム及びオボイド線源のアプリケータ位置を入力

するだけで，A点線量を目的として線量の値にしたマンチェスタ法に準じた線量分布が計算され，同時にその線源配置となる照射条件も自動的に求めることができる[29]。線量分布の適否を判定・評価するための線量・体積ヒストグラム（dose volume histogram）の計算プログラム，CT画像上での表示及び外部照射との合成線量分布計算プログラムも用意されている。

## 2. PLATO-BPS

PLATO-BPS（brachy therapy planning system）は，オランダNucletron社が開発した治療計画装置である。FOCUSと同様の低および中線量率小線源を用いた治療計画用プログラムがあるが，国内ではNucletron社製 Micro Selectron-HDR用治療計画装置が数多く導入されている。Micro Selectron-HDRは高線量率（HDR）のRALS治療装置で，線源には$^{192}$Irが用いられている。

Nucletron社製RALS治療装置には，この他，micro Selectron-PDRとSelectron-HDR, LDRがあり，前者はパルス低線量率照射用（PDR）で$^{192}$Ir線源が，後者の高線量率用（HDR）は$^{60}$Co線源が，低線量率用（LDR）は$^{137}$Cs線源がそれぞれ用いられている。専用のアプリケータを用いると腔内照射の他，組織内照射も可能である。PLATO-BPSはこれらのRALS用4機種専用に作られたプログラムがあるが，ここでは，国内で普及していて，しかもアプリケータ内の線源位置及び照射（滞留）時間を任意に設定できるmicro Selectron-HDR用プログラムについてのみ述べる。

PLATO-BPSの線源データおよび線量分布計算式のパラメータはほぼ決められていると云って良く，パラメータの値もPLATO-BPSのマニュアルに記載され，その値を使用するよう勧告している。治療装置及び線源データ，パラメータには，線源のステップ距離，放射性同位元素，半減期，放射能，校正日，ガンマ（γ）係数，非等方性（anisotropy）データ，組織/空中の平均質量エネルギー吸収係数比，水空中照射線量比（WAR）などがあり，治療計画を行う際は，治療装置と線量率（HDR，LDR）を選択することにより，線源及び線量分布のパラメータの値が自動的に決められる。線量分布計算式の水空気照射線量比（water air exposure ratio）は，Van Kleffens[13]らの式が用いられる。

線源位置は，アプリケータに挿入された模擬線源の位置と停留される線源位置を入力することにより計算される。位置の撮影法としては，①直角2方向，②ステレオシフト法，③任意角度2方向による方法に対する計算プログラムが利用でき，その他，Nucltron社が独自に開発した小線源位置撮影用フレーム，再構成ボックス（reconstruction box）を用いて撮影するとフィルム上に写った十字のマーカから拡大率などを入力することなく計算できる専用のプログラムも用意されている。位置入力にはディジタイザの他，フィルムスキャナも利用できる。

子宮頸癌のA点，B点などを指定するために，座標系をある特別な線源に合わせた座標系（アプリケータ座標）を指定し，特定点（アプリケータポイント）をその座標系で読み取ることや治療線量，線量分布を評価する上での線量計算点（ドーズポイント）を線源位置からの距離を指定することにより容易に入力でき，さらにはそれらの点での線量を目的とする線量に規格化し，目的とする値となるように求める最適化手法を取り入れた最適化プログラムが組み込まれている。最適化プログラムには，体積内での線量の均一化を幾何学的最適化（geometrical optimization）と指定点の最適化（dose point optimization）とにより行う方法があり，基準点あるいは指定点での線量を規格化した後，最適化される。

計算された線量分布は，CRT画面およびプロッタに任意の面での二次元線量分布を縮尺，拡大しての表示，三次元線量分布および線源配置をCRT

[問題7-11] 高線量率（HDR）小線源治療が適応となるのはどれか。2つ選べ。
1. 胃癌
2. 膵癌
3. 食道癌
4. 大腸癌
5. 子宮頸癌

（答　3，5）

に任意の方向に回転し，また拡大，縮小し表示する事も可能である。

近年，CT画像を利用した治療計画が可能で，線源アプリケータの入力から，計算された線量分布をCT画面上に表示することもできる。線量分布の評価法として，線量・体積ヒストグラム（DVH）としての表示，さらには外部照射との合成線量分布の計算・表示も可能である。

## 7・5　照射法

密封小線源を利用した照射には腔内照射，組織内照射，表面照射がある。治療計画では標的体積（target volume）と処方線量（prescribed dose）を下に線源配置と照射時間が決められる。標的体積の形状は種々あり，それに合わせて線源を配置しなければならないが，所有する線源の種類や治療技術上の関係で計画どおりに配置できない場合もある。標的体積に対する線源配置と線量計算法は，マンチェスタ法[33]，パリ法[34]，クインビー法[35]，メモリアル法[36]，次元平均法（dimension averaging system）[37]などが報告されている。症例としてはまれにある$^{90}$Srを用いた眼の照射もあるが，近年血管内照射も登場してきている。

### 7・5・1　腔内照射法

**腔内照射**（intracavitary irradiation）には，①小線源照射保持具（アプリケータ）に直接本線源を挿入する方法，②**模擬線源**（dummy source）でまず位置を確認してから本線源を挿入する**後充填法**（after loading system），遮蔽処置が施されている別室などで遠隔操作によって後充填法を行う遠隔操作式後充填法（remote after loading system：RALS）などがある。最もよく腔内照射で治療されている腫瘍の1つに，子宮頸癌がある。その照射法には$^{226}$Ra線源を使用して早くから実施されていたマンチェスタ法[33]が最も良く知られており，良い治療成績を残している。その方法は，子宮腔内に**タンデム線源**（tandem source），腔内に**オボイド線源**（ovoid source）を配置して照射する方法である（図7-18）。部位に投与される線量を下にして照射条件が決められていた。低線量率治療の目安になる組織内の部位として**A点**（A point）と**B点**（B point）が示され，これらの部位に投与される線量を下にして照射条件が決められている。かつては低線量率で数日にわたり体内に線源が挿入されたが，最近は遠隔操作式後充填法により腔内照射が行われるのが主流である。

本線源を直接挿入する方法は，中空であるポリエチレン製または金属製の**小線源照射保持具**（applicator）をまず体内に挿入し，模擬線源でその位置を確認後，線源をその中に入れて線源を配置し照射する方法である。術者が放射線を出している線源を直接扱うので，ある程度の被曝は避けられない。照射の設定を術者が全て手動で行う腔内照射では，低線量率の$^{137}$Cs管あるいは$^{192}$Ir針ワイヤなどの線源が用いられる。長時間の連続照射の間は法的基準にかなった病棟で患者は管理されるが，線源を挿入したまま管理区域外に患者が出るケースもあるので，注意を要する。

アフターローディング法（後充填法）はアプリケータに本線源と同じ形状をした放射能のない模擬線源を挿入し，線源の確認および線量計算のためのX線撮影を行い，放射線防護（radiation protection）のために遮蔽を施した特別な病室に患者を移し，治療に必要な全ての準備が終わるまで模擬線源が利用され，最後にRI線源と交換される方式である。1960年代にアメリカのFletcherら[38]や日本の田崎，荒居，尾立[39]によってそれぞれ独立にアプリケータ（applicator）が開発された。田崎らはマンチェスタ法の線源配置に基づいたTAO式アプリケータを作成した。アフターローディ

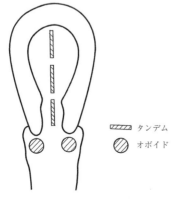

図7-18　子宮頸癌の腔内照射法

ング法では位置確認時の術者の被曝が避けられ，この方式を使用することにより1回の治療における医師の被曝線量はそれまでの直接線源使用法に比べて1/7に減少したと荒居は報告している。

RALSはHenschkeら[40]により開発されたが国内では若林ら[41]が最初に使用した報告がある。臨床上，荒居らは慎重な治療を行い，多分割のRALS治療は，従来の低線量率治療と比較して60%の線量で治療すれば良いことを見出した。

最適線量として，A点を基準にした場合1回5～7Gyで，週1回治療で4～5回分割が適当であると報告している。医療従事者の被曝がなく，高線量率の線源を使用すると10分ぐらいで1回の照射が終了するので患者の負担も軽減できる。線源の照射位置は線源の軌道上なら数mm単位でどこにでも設定でき，さらに照射時間も秒単位で任意に設定できるので，患者の負担を別とすれば線源の減衰の影響は受けない。そのため，照射位置と照射時間の組み合わせを選択することで治療に適用できる線量分布を得ることができる。子宮頚癌の放射線治療では，線源に$^{60}$Coを用いたRALSで治療されていたが，最近は$^{192}$Irがよく使用されている。食道癌，胆管癌にも腔内照射が用いられることがあるが，これらの場合は線源と照射したい部位との距離が短いので逆二乗則の影響が大きく作用する。その，線源が腔内の中心に配置されないとホットスポット（hot spot）やコールドスポット（cold spot）が生じやすく，バルーン（balloon）を用いて線源を腔内の中央に固定されるようにしている。線源として$^{192}$Irは比放射能が大きく容量が小さくても高線量率の線源が得られるので，細い線源で気管支癌なども治療されているが，半減期が短く線源更新費用が無視できない。一方，中線量率の照射法に$^{137}$Cs線源も用いられており，他の線源に比べて半減期が長いという利点がある。

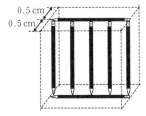

(a) 1平面刺入

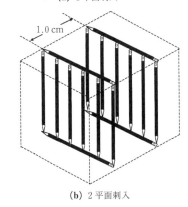

(b) 2平面刺入

図7-19　組織内照射刺入例

## 7・5・2　組織内照射法

**組織内照射法**（interstitial irradiation）は腫瘍内に線源を直接刺入する方法であり，線量を腫瘍に限局させることができる。かつては舌癌（cancer of tongue）によく用いられた方法であり，良い治療成績を残している。線源は一時刺入あるいは永久刺入される。マンチェスタ法の線源配列の一例を図7-20に示すが，クインビー法，パリ法，メモリアル法などの配列は文献を参照していただきたい。

マンチェスタ法の平面刺入は線源を平面状に刺入し，線源面と0.5 cm離れた平面上の線量分布が均一になるように線源が配置される。線源は1 cm以内の間隔で並べ，線源の有効長端を他の線源で直角に交叉させて刺入する。二平面刺入は腫瘍を平行な2つの線源面で挟んで照射する方法で，線源面間隔が1 cmの時，線量計算は一平面の場合と同じで良い。治療される部位の厚さが2.5 cmを越えると二平面刺入では中間の線量が少なくなるので，腫瘍内の線量を均一にするために立体刺入（volume implant）が行われる。

### 1. 一時刺入法

一時刺入法（removable implant）は先端が針状の線源を組織内に刺入して照射終了後に抜去する。線源として$^{226}$Ra針，$^{60}$Co針，$^{137}$Cs針が用いられていたが，最もよく用いられていた$^{226}$Ra針は娘核の$^{222}$Rnガスの漏洩が問題とされ使用停止が勧告されている。$^{226}$Ra針に代わって$^{137}$Cs針での低線量率による舌癌の治療は現在でも行われており，よい結果を示している（図7-20）。医療スタッフの一時刺入による治療時の被曝が問題であったが，組織内照射にRALSが用いられるとその問題は解決された。組織内照射における高線量率のRALSには$^{192}$Ir線源が用いられており，従来の後充填法

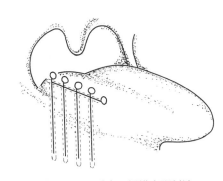

図7-20　舌癌の組織内照射法

[問題7-12]　永久刺入線源として用いられるのはどれか。2つ選べ。

1. $^{60}$Co
2. $^{125}$I
3. $^{137}$Cs
4. $^{192}$Ir
5. $^{198}$Au

（答え：2, 5）

[問題7-13]　密封小線源治療用線源で誤っているのはどれか。

1. $^{60}$Co線源は腔内照射に使用される。
2. $^{137}$Cs線源は$^{60}$Co線源より半減期が長い。
3. $^{198}$Auグレインはγ線源として使用される。
4. $^{192}$Ir線源はβ線源として使用される。
5. $^{90}$Sr線源は眼科疾患に使用される。

（答え：4）

[問題 7-14] 密封小線源治療で誤っているのはどれか。
1. $^{90}$Sr 線源は眼科疾患に使われる。
2. 適応となる腫瘍の体積は限定される。
3. 高線量率遠隔操作式では術者の被曝がない。
4. $^{192}$Ir は永久刺入が可能である。
5. $^{198}$Au グレインは永久刺入が可能である。

(答え：4)

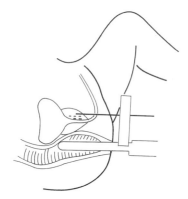

図 7-21　前立腺癌の永久線源刺入法

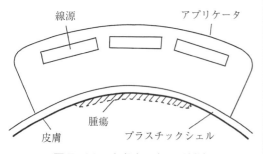

図 7-22　皮膚癌の表面照射法

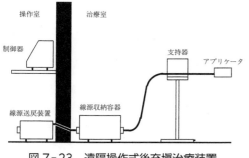

図 7-23　遠隔操作式後充塡治療装置

（アフターローディング法）(after loading method) と基本的に変わらないが放射線防護を考慮した小線源治療患者用の特別な病室を必要としない。この方法では線源ガイドチューブを挿入された状態で一般患者と過ごすことができる。高線量率の RALS は，舌癌や頰粘膜癌などの口腔癌に対して常時介護を要する高齢者などの治療には向いているが，早期舌癌初回治療症例に対しても用いられている。口腔癌のパターソン・パーカー法 (Paterson-Parker system) によると線源間隔は 10 mm，治療域は挿入点から 5 mm，線源配置では周囲に 80% を，中央部には 20% を配置し，総線量は 7 日で 70 Gy を基準とされている。

### 2. 永久刺入法

永久刺入法 (permanent implant) は半減期が比較的に短い**粒状線源** (seed source) を病巣組織内に刺入して照射し，線源は抜去せず組織内に永久埋没される（図 7-21）。患者が線源を刺入されたまま社会復帰するので，公衆の被曝や環境汚染の恐れがあり退院時期が問題となる。線源としては $^{198}$Au グレイン，$^{125}$I シードなどが用いられている。

### 7・5・3　表面照射法

表面照射法 (planar irradiation) は組織表面を照射面とし，線源と表面の距離を適切にして皮膚癌などの浅在性病巣を照射する方法で，**モールド治療** (mould treatment) ともいわれる。組織等価物質で作成された線源固定具を使用し，その表面または内部に基準に従って線源を固定して照射面に装着する。組織表面が照射面とされ，組織表面に一定の線量を与えるために線源と表面の距離や線源配列を正確に保たねばならない。平面モールド照射では照射面が不整形や曲面の場合は，線源は不整形の輪郭に合わせ，また組織の曲面と平行な曲面上に線源が配置される。マンチェスタ法における平面モールド照射の基準として，照射面に 10 Gy を与えるのに必要な $^{226}$Ra の [mg・h] が照射面の面積と線源面までの距離に基づいて与えられている。線源量を求めた後，照射面の形状に従って線源は長方形配置あるいは円形配置される。図 7-22 は皮膚癌の表面照射法を示している。

## 7・6　遠隔操作式後充塡治療装置

密封小線源治療では後充塡方式が用いられ，線源挿入用導管を病巣組織に挿入し，模擬線源を用いて線源の位置確認後線量計算を行い，挿入用導管に線源を手動で挿入して治療を行っており，線源挿入時や患者介護による医療従事者の放射線被曝が避けられなかった。

この被曝問題を解決するために，O'Connell（1965 年）らは Cathetron 装置を，若林（1966 年）らは RALSTRON 装置を開発した。これらの装置は，線源挿入用導管に別室から**ガイドチューブ** (guide tube) で遠隔操作により密封小線源を送り込む方式のため，医療従事者への放射線被曝が解消され，線源を紛失することもなく放射線管理が容易になった。

**遠隔操作式後充塡治療装置** (remote after loading system：RALS) は密封小線源，線源収納遮蔽容器，ガイドチューブ，線源支持器などで構成され（図 7-23），線源には $^{60}$Co，$^{137}$Cs，$^{192}$Ir が用いられている。線源の放射能により高線量率照射法と低線量率照射法に区分され，小線源で低エネルギー γ 線を放射する線源を病巣に接近して照射するため，腫瘍を根治するために必要な線量を狭い範囲にのみ照射でき，健常組織への影響を最小に抑えられる特徴を持つ。

### 参考文献

1) 日本アイソトープ協会. アイソトープ手帳(改訂9版). 丸善；1996.
2) Godden TJ. Physical aspects of brachytherapy. Medical physics handbooks. Adam Hilger Bristol. 1988; 19: 844.
3) 日本医学物理学会・編. 放射線治療における小線源の吸収線量の標準測定法. 通商産業研究社；2000.
4) Williamson JF, et al. Methods for routine Calibration of brachy therapy sources. Radiology. 1982; 142: 511-515.
5) 佐方周防. 密封小線源のQA. 放射線医学物理. 1996；16：105-120.
6) 日本医学放射線学会物理部会・編. 放射線治療における高エネルギーX線および電子線の吸収線量の標準測定法. 通商産業研究社；1986.
7) 川島勝弘, 星野一雄, 平岡 武・他. 高線量率アフターローダの出力測定. 日本医学物理学会誌. 1981；1：3-10.
8) 佐方周防. 密封小線源治療の線量測定法. 放射線医学物理. 1997；Suppl. 50：6-43.
9) グリーニング・著. 森内和之, 高田信久・訳. 放射線計測量の基礎. 地人書館；1988：112-114.
10) 尾内能夫, 入船真二・著, 田坂 浩・編. 線源の量および線量分布の測定. 放射線物理学. 放射線医学体系 34. 中山書店；1984：227-234.
11) 佐方周防, 稲邑清也・他. RALSの線量計算基準. 放治システム研究. 1986；3：43-55.
12) Meisberger LL, Kwller RJ, et al. The effective attenuation in water of the Gamma-rays of Gold198, Iridium192, Cesium137, Radium226 and Cobalt60. Radiology. 1968; 90: 953-957.
13) Van Kleffens HJ, Ster WM. Application of stereo X-ray photo grammetry(SRM)in the determination of absorbed dose values during intracavitary radiation therapy. Int. J. Radiol. 1982; 748-757.
14) Nath R, Anderson LL, Luxton G, et al. Dosimetry of interstitial brachytherapy source; Recommendation of the AAPM radiation therapy committee Task Group No. 43. Med. Phys. 1995; 22: 209-234.
15) 垣花泰政, 戸板孝文, 小川和彦・他. HDR-RALS用Ir-192線源の水中での線量分布特性. 放射線医学物理. 1995；15：249-255.
16) Tod M, Meredith WJ. Treatment of cancer of the cervix uteri-A revised"Manchester method". Br. J. Radiol. 1953; 26: 252-257.
17) 井上武宏, 井上俊彦, 堀 信一・他. 子宮頸癌ラルス治療のコンピュータによる即時計算・即時補正法について. 臨放26. 1981；705-709.
18) 佐方周防, 池田道雄, 平林久枝. 子宮頸癌腔内照射時の直腸のdose volume histogram；小線源治療. 日放腫会誌. 1990；2・12：179-183.
19) 伊津野格, 今井 迅, 武井一事・他. 迅速なRALS線量分布図作成システムの開発. 日医放会誌. 1987；47：1514-1521.
20) 尾川浩一, 国枝悦夫, 土器屋卓志・他. パーソナルコンピュータによる小線滞治療計画システムの開発. 日医放会誌. 1987；47：945-953.
21) Rosenstein LM. A simple computer program for optimization of source loading in cervical intracavitary applicators. Br. J. Radiol. 1977; 50: 119-122.
22) Anderson LL, Mohan R, Hilaris BS. et al. Brachytherapy optimization at memorial hospital. 1984 Proc. 8 th ICCR, 390-394. IEEE Computer Society. Los Angels. 1984.
23) 近藤次郎. 最適化法. コロナ社；1988：243-248.
24) 近藤次郎. 最適化法. コロナ社；1988：73-99.
25) Jayaraman S. Shaping of isodose curve in intracavitary irradiation using the afterloading method. Radiology. 1976; 120: 435-437.
26) McMillan C Jr. Mathematical Programming(前田功雄・訳：2次計画法. 数理計画入門). 東京図書；1972：167-174.
27) Tabushi K, Itoh S, Sakura M, et al. A method for calculating the optimum irradiation condition for intracavitary radiotherapy using quadratic programming. Phys. Med. Biol. 1988; 33: 515-527.
28) 砂倉瑞良, 田伏勝義, 伊藤 進・他. 子宮頸癌至適腔内照射条件の自動計算プログラムの臨床使用経験. 癌の臨床. 1989；35：365-370.
29) Brachtherapy RALS(Remote afterloading system). 治療計画/最適化計算操作手順書. 兼松メディカルシステム.
30) PLATO brachytherapy software user manual 090. 405. Brachytherapy planing system. V1 3.0, Nucletron-Oldelft.
31) Meigooni AS, Nath R. A comparison of radial dose functions for Pd-103, I-125, Sm-145, Am-241, Yb-169, Ir-192 and Cs-137 brachytherapy sources. Int. J. Radiat. Oncol. Biol. Phys. 1992; 22: 1125-1130.
32) Moss DC. Improved analytical fit to the TG-43 radial dose function, g(r). Med. Phys. 2000; 27: 659-661.
33) Meredith WH(ed. ). Radium dosage, Manchester system. 2 nded, E&S Livingston, Edinburgh・1967・
34) Pierquin B, Dutreix A, Paine CH, Chassagne D,

Marinello G & Ash D. The Paris system in interstitial radiation therapy. Acta Radiol. Oncol.1978; 17: 33-48.
35) Quimby EH. Dosage calculations in radium therapy. In; Physical foundations of radiology(ed・by Glasser O Quimby EH, Taylor LS, Weatherwax JL & Morgan RH.). 3 rded.; 336-381, Harper&Row, NewYork. 1961.
36) Laughlin JS, Slier WM, Holodny EI, Ritter FW.A dose description system for interstitial radiation therapy. Seed implant. AJR. Rad. Therapy&Nuclear Med. 1963; S9: 470-490.
37) Henschke UK, Ceve P. Dimension averaging a simple method for dosimetry of interstitial implants. Rad. Biol. Ther. 1968; 9; 287-298.
38) Suit HD, Moore EB, Fletcher GH. Modification of Fletcher ovoid system for afterloading. Using standard-Sized radium tube. Radiology. 1963; 81: 126-131.
39) 田崎瑛世, 荒居竜雄, 尾立新一郎. 子宮頸癌腔内照射支持器について. 臨床放射線. 1965；10：768-775・
40) Henschke UK, Hiralis BS, Mohan GD. Remote afterloading with intracavitary applicator. Radiology.1964; 83: 344-345.
41) 若林　勝, 入江五郎, 菅原　正・他. 遠隔操作式Afterloading装置の試作. 臨床放射線. 1966；11：678-684.
42) 小塚隆弘, 井上俊彦. 小線源放射線治療. 中山書店. 1993.
43) 山下孝. 小線源治療. 篠原出版新社. 2002.
44) 日本放射線腫瘍学会小線源治療部会. 密封小線源治療：診療・物理QAマニュアル. 金原出版. 2013.

# 第8章
# 温熱療法

温熱療法 (hyperthermia) は腫瘍組織に対し，加温により腫瘍組織温度を人為的に上昇させることにより腫瘍細胞を死滅させる治療法で，ハイパーサーミア，加温療法または高温療法とも呼ばれている。

腫瘍組織に対する温熱療法は紀元前2000年頃に腫瘍の焼灼法があったといわれている。そして近代ではドイツの医師 W. Busch（1866年）は，「顔に生じた肉腫が丹毒による2回の発熱で消失したことから，正常体温以上の温度で腫瘍細胞を殺すのに使えるかも知れない」と提案した[1]。そして1960年後半からマイクロ波 (microwave)，高周波 (high frequency wave)，温水槽などを用いて科学的な研究が行われた。放射線療法では腫瘍組織は，血流の少ない低酸素状態の細胞やDNA合成期（S期）の細胞に対し放射線抵抗性を示す（第1章参照）。これに対し，温熱療法では細胞のpHの低いもの，DNA合成期（S期）の細胞，血流の少ない低酸素細胞に対し感受性が高く，これらのことから温熱療法は放射線療法の弱点を補い，さらに放射線療法と温熱療法の併用で癌組織の致死効果が増強されることが期待された。しかし，温熱療法は腫瘍組織の温熱耐性により，基礎研究で得られたような成果が上がらず，今日では温熱療法はあまり用いられていない。これから温熱療法による生物学的効果，加温方法，温度測定法などについて述べる。

## 8・1 生物学的効果

### 8・1・1 細胞生存率曲線

腫瘍細胞を加温すると**致死効果** (lethal effect) が生じ，この腫瘍細胞の致死効果は加温温度により大きく依存し，42.5℃を超えると致死効果は非常に大きくなり，その後，温度の上昇に伴い癌細胞致死効果がさらに上昇する。このことは細胞生存率曲線 (cell survival curve) では加温温度と加温時間の上昇に伴い急激に細胞生存率が低下する（図8-1）。また，加温時間 - 生存率曲線が片対数方眼紙上で肩の部分がなく，直線となることから，加温は亜致死損傷 (sublethal damage) の回復を阻止しているといえる。

細胞生存率 $S$，加温時間 $t$，その温度における細胞温熱感受性を $t_0$ とすると，これらの関係を次式に示す。

$$S = e^{-(t/t_0)} \tag{8・1}$$

細胞温熱感受性は人類を含む大部分の哺乳動物細胞株では42.5℃で200〜300分，44℃で7〜8分の加温となる。

### 8・1・2 細胞周期位相による感受性

**細胞周期位相** (cell cycle phase) によって細胞は細胞温熱感受性が異なる（図8-2）。加温のみによる細胞の生存率はDNA合成準備期（$G_1$）期で高く，DNA合成期（S）後半で低く，分裂準備期（$G_2$）期で中程度の1峰

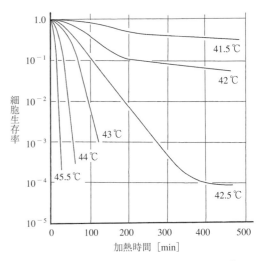

図8-1 X線・温熱併用時のチャイニーズハムスター細胞の生存率曲線[2]

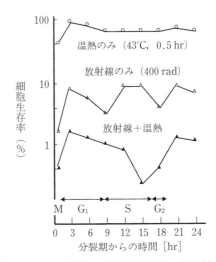

図8-2 HeLa細胞における放射線と加温併用に対する細胞周期依存性[3]

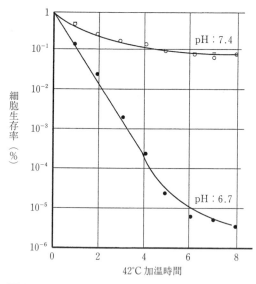

図8-3 CHO細胞の42℃温度感受性に対するpH効果[4]

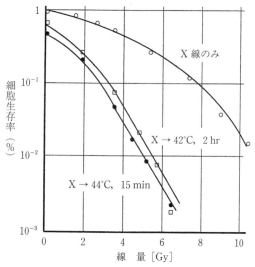

図8-4 X線照射と加温併用によるチャイニーズハムスターV-79細胞の生存率曲線[5]

性の曲線を描く。このことはS期後半で加温のみの感受性が高い。これに対しX線のみの照射では，$G_1$期とS期後半で細胞周期位相が高い2峰性の細胞生存率曲線を示す。このことはS期後半で抵抗性を示す。

### 8・1・3　pH効果

培養されている細胞環境のpHが細胞の温度感受性を変える。通常細胞はpHが7.2～7.4で培養されているが，このpHを下げ酸性側にして加温すると細胞の致死効果は増大する。

図8-3はpHが6.7と7.4において，チャイニーズハムスター卵巣細胞（CHO）を42℃で加温した時の加温時間に対する細胞生存率を示している。その結果，pHの低下により温度感受性は著しく増大している。さらにpHによる温度感受性は高温度（43℃～45℃）より低温度（41℃～42℃）において著しいことが知られている。

腫瘍は一般に嫌気性代謝（anaerobic metabolism）により酸性に傾いており，腫瘍が大きくなる程pHが低くなり，そのために熱感受性が高くなる。また，グルコースを与えることにより細胞内糖代謝を好気的解糖（aerobic glycolysis）から嫌気的解糖に変え，pHを下げて熱感受性を高めることができる。

### 8・1・4　血流による効果

温熱による腫瘍の**血流量**（blood flow）の変化は腫瘍の大きさ，種類，部位などによりそれぞれ異なっている。正常組織の血流は44℃～45℃までの温度で著明に増加し，さらに高い温度では減少する。しかし，腫瘍の血流量は41℃～42℃前後では少し増加するが，それ以上の温度では減少すると報告されている。このように加温により腫瘍血流量が低下することは，嫌気的解糖が増加するためpHがいっそう低下し，加温による血流量とpHの関係は温熱療法にとって好都合となる。

腫瘍が大きくなると血流が正常組織に比べて遅いために熱拡散が少なく，腫瘍を加温した時，周辺の正常組織よりも温度が高くなることから熱感受性が高くなる。また一度上昇した温度は冷めにくく，温熱療法に好都合となる。さらに腫瘍の中心部ではその周辺部よりも血流量はさらに少ないためにより高い温度となり，熱感受性が高くなる。

### 8・1・5　放射線増感効果

放射線の照射前，照射中そして照射後に温熱処理を行うと，著しい**細胞致死効果**（cell lethal effect）が得られる。図8-4はチャイニーズハムスターV-79細胞を用いて，X線照射のみと，X線照射後42℃で2時間加温，X線照射後44℃で15分加温をして得られた**線量-細胞生存率曲線**（dose-cell survival curve）を示している。その結果，放射線と加温を併用することにより，細胞生存率が著しく低下していて，増感効果（sensitization）が大きくなっている。

また線量率の違いによっても加温の**放射線増感効果**（radiosensitization effect）が異なり，線量率が低いほど加温による増感効果が大きい。その他，放射線線質の違いによっても加温による放射線増感効果は異なり，低LET放射線に対し増感効果は大きい。従って，高LET放射線治療（high LET radiotherapy）と温熱療法の併用は得策ではないといえる。

## 8・1・6 抗癌剤の併用

温熱療法にある種の抗癌剤を併用することにより，細胞致死効果が著しく増強されることがある。しかし，ある種の抗癌剤（anticancer agent）との併用ではまったく増感効果を示さないことがあるので注意が必要である。抗癌剤と加温の相乗効果を有する代表的な抗癌剤として，ブレオマイシン（Bleomycin）やドキソルビジン（アドリアマイシン）があげられる。図8-5はチャイニーズハムスター HA-1 細胞を用いて，ブレオマイシンと加温を1時間併用した時の細胞生存率曲線を示す。

## 8・1・7 治療可能比

温熱療法は腫瘍に対して致死効果を与えるのみでなく，正常組織に対しても障害をもたらす。そして温熱が正常組織よりも癌に対してより大きい治癒効果がある時，温熱療法が有効となる。

ある腫瘍の 50 % が治癒した時の加温時間を $TCD_{50}$ として，実験に用いた動物の正常組織の 50 % が障害を受ける時の加温時間を $RD_{50}$ とすると，**治療可能比**（therapeutic ratio：$TR$）との関係を次式に示す。

$$TR = RD_{50}/TCD_{50} \tag{8・2}$$

温熱療法に放射線を併用する時は，**治療利得係数**（therapeutic gain factor：TGF）で評価されなければならない。

温熱による腫瘍に対する**温熱増感比**（thermal enhancement ratio：TER）を次式に示す。

$$温熱増感比（腫瘍）= \frac{TCD_{50}（放射線単独）}{TCD_{50}（放射線＋温熱）} \tag{8・3}$$

また正常組織について温熱増感比を次式に示す。

$$温熱増感比（正常）= \frac{RD_{50}（放射線単独）}{RD_{50}（放射線＋温熱）} \tag{8・4}$$

治療効果比は次式より得られる。

$$治療効果比 = \frac{TER（腫瘍）}{TER（健常）} \tag{8・5}$$

## 8・1・8 温熱耐性

加温により次回の加温時に細胞が温熱に対し抵抗性を示す現象を**温熱耐性**（thermo tolerance）という。この耐性は人では数時間から1日で最高となり，1〜2週間で消失する。このため，臨床では週1回の加温療法が行われる。

# 8・2 加温方法

加温方法として，全身を加温する全身温熱療法と局所に限局した癌病巣のみを加温する局所温熱療法に分けられ，局所温熱療法はラジオ波（radiofrequency），マイクロ波（microwave），超音波（ultrasound）を用いて加温が行われる。

## 8・2・1 全身温熱療法

**全身温熱療法**（whole body heating）は熱したワックスや水で全身を包み込み，外からの熱伝導により加温する方法と，体外循環により血液を直

---

ブレオマイシン：

抗癌性抗生物質の内，ブレオマイシン類に属する薬剤で，二価鉄と酸素の存在下でDNA鎖を切断して合成障害を起こす。

アドリアマイシン：

抗癌性抗生物質の内，アントラサイクリン類に属する薬剤で，腫瘍細胞と複合体を合成し，DNAポリメラーゼ反応，RNAポリメラーゼ反応を阻害することで，DNA，RNAの合成を抑制する。

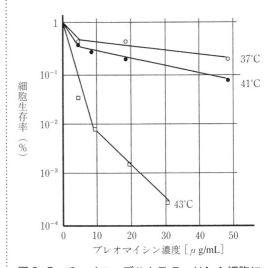

図 8-5 チャイニーズハムスター HA-1 細胞における1時間加温とブレオマイシンの同時併用効果[6]

[問題 8-1] 温熱療法で誤っているのはどれか。
1. RFやマイクロ波が用いられる。
2. 放射線療法と併用することが多い。
3. 42.5°C以上で10分間加温する。
4. 通常数回に分けて治療を行う。
5. 低血流で壊死を有する腫瘍ほど効果がある。

（答え：3）

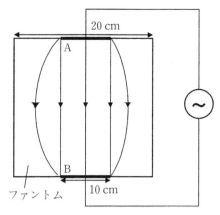

図 8-6　誘電型加温法

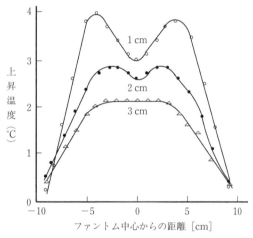

図 8-7　誘電型加温法による縁端効果

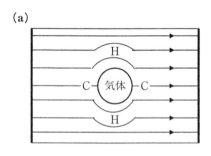

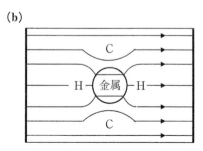

図 8-8　気体・金属により生じるホットスポットとコールドスポット

接加温し，体外より温度上昇を図る方法に分類される。

　後者の血液を直接加温する方法は，大腿動脈，静脈内にシャントを造設し，これを介して動脈血を体外回路に導き，熱交換器によって加温された血液をポンプで静脈内に還流し，全身温度が 41.5℃～42℃ になるようにコントロールするものである。この方法は全身麻酔下で直腸温度を 2～10 時間，41.5℃～42℃ に保つ治療を 1～4 週間間隔で計 2～5 回行われる。

　この全身温熱療法は，通常の化学療法では治療効果が期待できない種々の進行癌（advanced cancer）が適応となっている。

### 8・2・2　RF 加温

　RF 加温（radiofrequency heating）は電波による加温で，電磁波（電波）は電極に交流の電源を結線することにより発生する。交流の電圧または電流は空間に電界と磁界を誘起しそれが伝播する。このような電磁波のうち 300 MHz 以下をラジオ波といい，300 MHz 以上をマイクロ波と呼んでいる。

**1．誘電型加温**

　**誘電型加温**（dielectric type heating）は，図 8-6 に示すように電極 AB 間に身体を挿入して加温する方法で，通常 13.56 MHz の RF 電流で加温を行う。

　電極の大きさによる加温の影響であるが，電極の直径がファントムの厚さより大きければ，その中心軸上はほぼ均等な温度分布で加温される。ファントム中央部の加温範囲はほぼ電極の直径に等しい。また電極の大きさが異なる一対の電極では，小電極側が選択的に加温される。

　図 8-7 に示すように，ファントムが電極より大きい時，ファントム内における温度分布は，電極辺綾部の浅い所で高温領域が生じる（図 8-7）。これを**エッジ効果**（edge effect）という。しかし 3 cm 程度の深さになると電極の大きさの領域において均一に加温される。またファントム表面と電極の大きさが等しい時，エッジ効果が生じない。このエッジ効果による皮膚の火傷を防ぐには，電極と皮膚間にボーラスを挿入して皮膚面を深くすると良い。

　脂肪層への影響であるが，筋肉と比較して脂肪は電気伝導度，誘電率が小さく，血流が少なく，熱伝導率が小さく，熱容量が小さいことなどが影響し，脂肪層への温度を上昇させる方向に作用する。そのため，皮下脂肪については電極と皮膚間に挿入したボーラスで冷却することにより，深部加温が可能となる。

　均一な物質中に気体が存在すると電流は気体を避けて流れるので，気体の上下方向にホットスポット（H）が，気体の前後にコールドスポット（C）が発生する（図 8-8a）。その他，均一な物質中に金属が存在すると金属の上下方向にコールドスポット（C）が，金属の前後にホットスポット（H）が発生する（図 8-8b）。

　これらのことから，誘電型加温の長所として下記のことがあげられる。
①RF パワーの深部到達性が良い。
②表在性腫瘍および深部腫瘍を加温できる。
③電極の大きさによって加温領域を変えることができる。

　一方，短所として下記のことがあげられるので，臨床に際し十分に注意しなければならない。
①脂肪層の発熱が大きい。
②電極辺縁付近が過剰に発熱する。
③電極に近い所の発熱が大きい。

## 2. 誘導加温

**誘導加温**（induction heating）は同中心コイルと円筒コイル型が用いられる。図8-9に示すように，同中心コイルにファントムを挿入すると，コイルの一部を流れる交番電流によりAの周囲にはその変化を打ち消すように電界が誘起し，これを実線の矢印で示す。一方，Bの周囲には破線の矢印で示した電界が誘起する。その結果，電界の強さはファントム中心では0となり，コイルに近い表面で増大する。

図8-10は円筒コイルを用いて加温する方式で，コイル表面は被検者から離して用いる。発熱は深さと共に急激に低下し，コイルの中心軸上では0であるが，それより離れるに従い増大し，コイルの半径に相当する所で最大となる。この誘導加温方式の長所として下記のことがあげられる。
① 脂肪層の発熱が小さい。
② コイルが被験者と非接触にて加温できる。
③ 大きな腫瘍病巣を加温できる。

一方，短所として下記のことがあげられる。
① コイルの中心軸上が加温されない。
② 発熱分布が不均一である。
③ 小組織の加温は扱いにくい。

## 3. 加温針

加温針は組織に1cm間隔で中空の針を刺し，それを2列に並べRFを供給することにより，列に挟まれた組織を加温する方法である（図8-11）。

この加温針の長所として下記のことがあげられる。
① 深部の加温が可能である。
② 腫瘍を選択的に加温することができる。
③ 腫瘍内の温度分布が均一となる。

一方，短所として下記のことがあげられる。
① 針の刺入に伴う苦痛が生じる。
② 皮膚刺入部に火傷が生じやすい。

### 8・2・3 マイクロ波加温

周波数が300MHzから30GHzの電磁波をマイクロ波（microwave）と呼んでいて，**マイクロ波加温**（microwave heating）では主として300MHzから3GHzのUHF（ultrahigh frequency）が用いられる。マイクロ波による加温は表在性で，しかもある程度局在化した腫瘍に対し簡便な装置が用いられる所に特徴がある。

マイクロ波による外部加温は，アプリケータ（applicator）が生体組織に密着して照射する接触型（図8-12）と，アプリケータが生体組織から離して照射する非接触型に分類される。接触型はアプリケータと生体組織の整合がとりやすく，また電磁波が目的組織内に限局して印加されるので，エネルギー効率の良い加温が行える。一方，非接触型は空中に放射した電磁波で加温することになり，エネルギー効率が悪い。しかし体表面の凹凸の激しい部位への適応が容易である。その他，マイクロ波による加温の長所として下記のことがあげられる。
① 非侵襲的である。
② 局所加温ができる。
③ 脂肪層の発熱が少ない。
④ 発熱効率が良い。

一方，短所として下記のことがあげられる。
① 筋肉層内での減衰が大きく深部まで達しない。

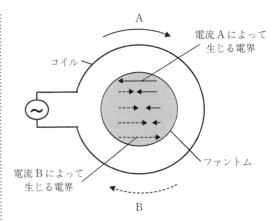

図8-9　誘導加温法においてコイル内に生じる電界コイル

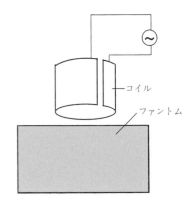

図8-10　非接触型誘導加温法

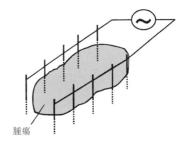

図8-11　加温針法

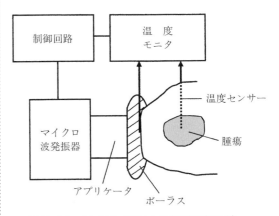

図8-12　マイクロ波による接触型加温法

[問題8-2] ハイパーサーミアで誤っているのはどれか。
1. 治療の対象となる腫瘍部位を42.5℃以上に加温しなければならない。
2. 加温方法にはラジオ波，マイクロ波，超音波がある。
3. ハイパーサーミアでは放射線治療と併用したとき，相加効果が得られる。
4. 放射線線質の相違により放射線増感効果が異なり，放射線に対する増感効果は大きい。
5. ハイパーサーミアによる細胞分裂曲線は肩の部分が無い。

(答え：3)

② 脂肪・筋肉境界で反射が生じることにより，ホットスポットの可能性がある。
③ アプリケータの形状が周波数に依存するので各種アプリケータが必要となる。

### 8・2・4 超音波加温

超音波（ultrasound）は，0.5 MHzでは体表面から約10 cm，1 MHzで5 cmぐらいまでの加温が可能で，収束性（focusing）はマイクロ波に比べてはるかに良い。さらに装置が簡単で，脂肪があまり加温されない長所がある。しかし，音響インピーダンスの著しく異なる骨や肺では大部分の超音波が反射されるので，用いられる部位が限られるのが短所となる。しかし，臨床的にはマイクロ波加温より使われていないのが現状である。

## 8・3 温度測定

温熱療法において治療の対象となる腫瘍部位を一定温度（42.5℃）以上に加温し，正常部位の温度を一定限界以下に保たなければならない。このことから，温度を測定し加温過程を制御することが必要とされる。

温度測定には加温中に温度を測定し，その測定結果により加温装置を制御する方法があるが，この方法は侵襲的であり，その上高い測定精度が要求される。これに対し，臨床に入る前にファントムなどを用いて正確な測定をしておいて，臨床時には温度測定をせず温熱療法を行う方法がある。

温度測定系には温度計精度と温度分布の空間分解能が必要とされる。温度計精度は±0.2℃，空間分解能は0.5～1.0 cmのものが望まれる。

### 参考文献

1) Lerch JA. The heat treatment. Science. 1980; 15: 18-29.
2) Hamazoe R, et al. Intraperitoneal thermo-chemotherapy for prevention of peritoneal recurrence of gastric cancer. Final results of a randomized controlled study. Cancer. 1994; 73: 2048-2052.
3) Kim SH, et al. The enhanced killing of irradiated HeLa cells in synchronous culture by hyperthermia. Radiat. Res. 1976; 66: 334-345.
4) Gerweck LE, et al. Influence of pH on the response of cells to single and split doses of hyperthermia. Cancer Res. 1980; 40: 4019-4024.
5) Miyakoshi J, et al. Cellular responses to hyperthermia and radiation in Chinese hamster cells; In modification of radio sensitivity in cancer treatment. Academic Press, Tokyo. 1984; 335-350.
6) Hahn GM, et al. Thermo chemotherapy; Synergism between hyperthermia(42-43℃)and adriamycin(or bleomycin)in mammalian cell in activation. Proc. Natl. Acad. Sci. USA. 1975; 72: 937-940.
7) 柄川　順. 癌・温熱療法. 篠原出版. 1982.

# 第9章
# 放射線治療計画システム

## 9・1 放射線治療計画システムの構成

放射線治療計画システム（radiation treatment planning system：RTPS）は，治療計画専用コンピュータシステムである治療計画装置，治療計画専用画像取得装置であるX線シミュレータ（X-ray simulator）やX線CTシミュレータなどに代表される撮像装置，治療計画に必要な基本データを取得する三次元水ファントム・システムやフィルム・ディジタイザ，水等価固体ファントム，またそれらと共に使用されるリファレンス線量計やその他の線量測定器などから構成されている（図9-1）。さらに放射線治療計画システム（RTPS）には，照射位置を照合する時，患者に皮膚マークを付けるためのマーカーペンやシール，シェルシステム（shell system）など，患者の毎回の照射体位を精度良く再現するための各種補助具，治療計画どおり照射されるかを確認するためのポート写真システム（port film system）やポータルイメージ装置（electronic portal imaging device system：EPID）なども含まれる。これらは通常,治療装置も含めたローカル・エリア・ネットワーク（local area network：LAN）及び専用回線を介して繋がっているか，または小型の外部記録媒体を介して情報の送受信を行っている。近年 DAICOM[1] や DAICOMRT[2] といった放射線治療及び診断機器の共通規格が整備されたことにより，以前よりもネットワークの構築が容易になり，コンピュータ処理能力向上も背景にして加速度的に進歩している。

治療計画装置には**中央演算装置**（central processing unit：CPU）やメモリに代表されるコンピュータ本体部分，サーバーを含めた外部情報記憶装置，映像モニタなどの画像や情報の表示装置，各種図形入力のためのディジタイザ，ハードコピー出力のためのプリンタやプロッターが含まれる。中規模以上のシステムでは作業の効率化と経済性を図るため，別途情報入力端末なども装備される。

## 9・2 放射線治療計画の必要性

**放射線治療計画**（radiation treatment planning：RTP）とは狭義には技術的に放射線治療を行う各治療範囲や照射方法などを決定すること，広義には個々の患者の治療において，正常組織の有害事象を最小限に抑えつつ癌治療の完了を望むという生命の質の確保に他ならない。

治療計画を実践するには，腫瘍病巣に治癒または症状寛解に必要とされる適切で均一な処方線量（prescribed dose）を確実に与え，かつ理想的には正常組織に線量を与えないことが必要である。つまりこれは臨床標的体積（clinical target volume：CTV）と90％等線量領域が一致するということに繋がるが，電離放射線が透過力を持つことから，特に光子線による治療では物理的に不可能であるため，現実には病巣線量分布を許容範囲に抑えつつ，照射範囲の正常組織には最小線量に抑え，これを保全する最適化（optimization）の作業が必要である。これらの定義は ICRU report 50[3] や

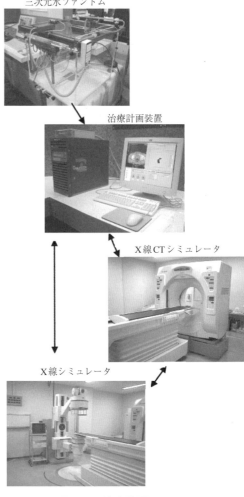

図9-1 治療計画システム

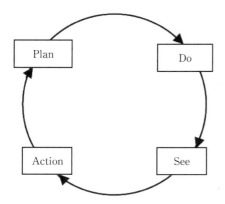

図9-2 plan/do/see/action サイクル

ICRU report 62[4] の他，4・4章を参照されたい。
　長期的な展望に立っては，plan/do/see/action サイクルといわれる QC・QA の手法（図9-2）を使い，治療結果のフォローアップから照射方法の改善・確立に向かわなければならない。治療計画システムには個々の治療計画の質の向上と迅速性が求められ，また優れた操作性と安定性，サポート性が求められる。

## 9・3 外部放射線治療における治療手順

　放射線治療における外部照射法（external irradiation）の一般的な治療手順を（図9-3）に示す。ただし，各臨床の現場において，治療計画に用いられる装置の構成が必ずしも同一でないなど，この例に当てはまらない場合も数多く存在すると思われる。

### 9・3・1 患者情報の確認

　悪性腫瘍の治療は腫瘍の組織型分類，悪性度分類，進行度分類，患者の容態，その他，総合的な判断を包含した臨床診断により手術療法（operative treatment），放射線療法（radiotherapy），化学療法（chemotherapy），ホルモン療法（hormone therapy）などの中から選択される。悪性腫瘍に対する治療が放射線治療と決まると，その患者の過去の放射線治療歴を含むこれまでの治療歴の確認，今回の治療が根治的治療（radical treatment）なのか，姑息的治療（palliative treatment）なのか，予防的治療（prophylactic treatment）なのか，あるいは化学療法を併用した集学的治療（multidisciplinary therapy）なのか，照射方法（irradiation method）や処方線量（prescribed dose）はいかにするのかなどの基本的な放射線治療方針が決定される。この時，すでに放射線治療計画に必要なバイオプシーなどで得た病理診断や X 線 CT や MRI 検査で得た画像診断など各種診断情報の収集がされているが，特に悪性腫瘍の浸潤や転移巣など悪性腫瘍のひろがりの範囲を知るための画像情報は必須である。

### 9・3・2 解剖学的データの取得

　放射線治療計画の手法には X 線シミュレータに代表される二次元画像を取り扱う方法（図9-4），もう1つは X 線 CT シミュレータ（X-ray CT simulator）に代表される三次元データを取り扱う方法（図9-5）に分かれる。現在市販されている商用の放射線治療計画システムでは，そのほとんどが**三次元放射線治療計画**（three dimensional radiotherapy planning）を行うことが可能である。ただし，四肢の照射や骨転移巣への対症的な照射などでは，あえて三次元データを用いた放射線治療計画を行う必要がない場合も有り得るので，その場合には X 線シミュレータによる二次元画像を取り扱う治療計画が行われるであろう。また，X 線 CT シミュレータと X 線シミュレータを同室に設置し，一つの寝台を共有させたシステムも存在する。この場合には，X 線 CT シミュレータで決定した撮像条件を X 線シミュレータで実現することが可能である。
　三次元放射線治療計画では，まず患者の容積的な**解剖学的データ**（anatomical data）を必要とする。これには X 線 CT 画像や MR 画像などが適応となるが，画像の歪みや組織の**電子密度情報**（electron density information）の取得条件から，主に使用されるのは X 線 CT 画像である。撮像に当たっては十分に治療領域を含むように撮像が行われなければなら

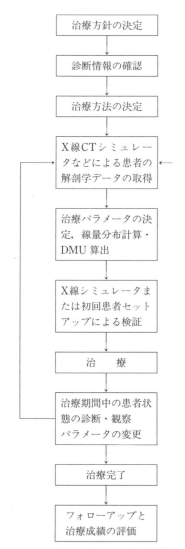

図9-3 外部放射線治療における治療手順の例

ない。幸いなことに，現在市販されているX線CT装置は短時間撮像が可能となっている。また放射線診断部門においては，より短時間に広い領域の画像を取得可能な螺旋スキャン方式のX線CT装置が主流であり，さらに短時間にデータ収集が可能な多層リング型検出器を有するマルチディテクタ装置も存在する（図9-7）[5]。現在購入可能なX線CTシミュレータ装置はほとんどがこれに対応している。またX線CTシミュレータ装置を保有していない場合でも，同タイプのX線CT装置が多くの施設に普及している。ただし，**螺旋スキャンX線CT装置**（spiral scan X-ray CT unit）から得られる断層画像には，螺旋スキャン方式固有の原理的な歪みが加わることや，アーチファクトの出方が異なることなどを理解する必要がある。MR装置でも描出すべき画像の目的に依存するが，近年短時間撮影の撮像シーケンスは進歩し続けている。

### 9・3・3　X線シミュレータ

X線シミュレータ（X-ray simulator）（図9-4）は放射線治療を行う上で，悪性腫瘍の位置や照射範囲を決定するために利用されることを目的とした専用のX線テレビジョン装置である。X線シミュレータが備えるべき必要条件は，X線シミュレータヘッド部と放射線治療装置の照射ヘッド部と幾何学的な条件を同一にできること，放射線治療装置と同等かそれ以上の機械的精度を有することである[6]。X線シミュレータの基本的な構造はX線透視装置の構造と同じであるが，ヘッド内部の照射野中心を示すクロスヘア（cross hair），開度目盛，ワイヤ・コリメータ（wire collimator）の機能は必須である。ワイヤ・コリメータは直交するクロスヘアのそれぞれに対し平行な2対が装備され，クロスヘアとの平行性を保ったまま単独またはそれぞれの対が対称に可動する。放射線治療医はX線透視装置を扱うのと同様に，テレビモニタ（CRT）を通して悪性腫瘍の状態を観察しつつ，遠隔操作にてワイヤ・コリメータ，ガントリ角度，コリメータ角度，寝台などを操作し照射範囲を決定する。現在使用されているイメージ・インテンシファイアは9〜12インチ程度で，小径のものではI.I.可動型であることが多い。本来であれば治療装置の最大照射野が透視画像上で確認できることが望ましく，近い将来はより広大な視野が得られるアモルファス・セレン（amorphous selenium）やアモルファス・シリコン（amorphous silicon）といった半導体検出器（semiconductor detector）の導入も予想される。その他，レーザー投光器やブロックトレイなども治療装置と同様に必要である。複数の線源-皮膚間距離を実現できるように，位置決め装置（simulator）の線源-皮膚間距離は可動式で変更可能である。I.I.に関しても，近接機構により障害物を自動的に退避するシミュレータも存在する。X線シミュレータの作業では，ワイヤ・コリメータで照射範囲を決定した後，照射部位にマークを付けると同時にX線フィルム撮影を行うが，追加機能としてI.I.からの画像の歪み補正を行い，この画像から直接絞りX線管回転軌道や**多分割絞り**（multileaf collimator：MLC）の設定が可能な装置や，多分割絞りの入力装置で設定した多分割絞り照射野をレーザー光にて皮膚面に投影可能な装置，X線シミュレータではあるがX線CT画像を撮像可能な装置も普及している。

### 9・3・4　X線CTシミュレータ

以前より放射線治療における線量分布を作り出すためには，治療部位における何らかの横断面画像が必要であった。1971年にHounsfieldらがX線CT装置を開発するまでは，いくつかの方法が採用されていた。

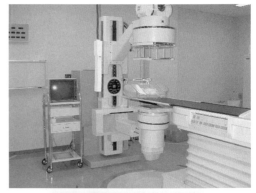

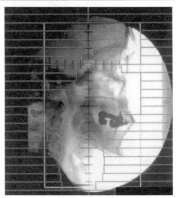

図9-4　X線シミュレータ

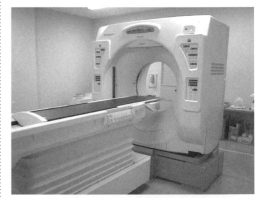

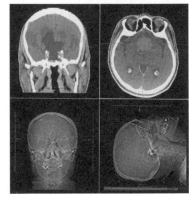

図9-5　X線CTシミュレータ

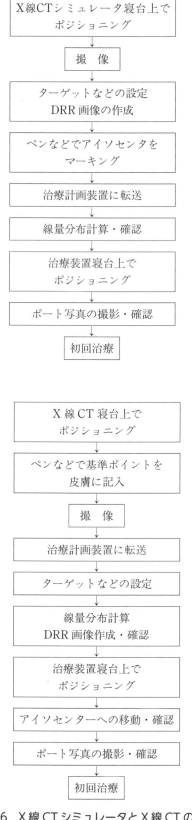

図9-6 X線CTシミュレータとX線CTの標準的な治療計画手順

Murphy[7]らが報告している薄い鉛版や鉛線を使って実際の患者照射部位の形取りを行う方法，またBecker[8]らが報告している照射部位を覆うのに十分な径の半円弧状の金属板に並んだピンを患者の体表面まで密着させ，この並びを写し取るピンアンドアーク法（pin and arc method），さらにX線を利用した回転横断撮影法（axial transverse tomography）がある。仰臥位による回転横断撮影法は1950年に高橋が完成させ[9]，その後の原体照射法（conformation irradiation）[10]への足懸りとなった。ただ，回転横断撮影法では体輪郭や骨など大まかな構造は判別できたが，各臓器の位置や大きさ，病巣の広がりについては，X線CT画像のようなコントラスト分解能は持ち合わせていなかった。X線CT装置が開発されるとすぐに放射線治療分野で利用されるようになった。X線CTシミュレータ（X-ray CT simulator）と通常のX線CT装置の構造的な違いは，その幾何学的精度または機械的精度にあるといえる[6),11),12)]。ただし，現在の商用のX線CTシミュレータの基本構造は診断用X線CTそのものであり，これを改良したものであるともいえる。外観的な違いは，放射線治療台と同様な平面天板台とレーザー投光器である。平面天板台は基本的に加重や送り出し位置に依存せず，たわみが生じない強度でなくてはならない。実際には多少のたわみが生じる。治療装置とまったく同じ寝台が使用可能であれば，そのたわみを無視することも可能であり，実際に治療装置と同じ寝台を有するX線CTシミュレータも存在する。**レーザー投光器**（laser alignment system）は診断用X線CTでも装備されるようになったが，X線CTシミュレータのレーザー投光器の精度は，治療装置で使用されているレーザー投光器と同等かそれ以上の性能を要求される。ガントリ内部に組み込まれたレーザー投光器は距離の関係から高精度を得やすいともいえるが，壁面取り付けのレーザー投光器などが追加されている場合では，前述のベッドの送り出しによりたわみが加わるため，ガントリ内部のレーザー投光器の指示位置と誤差を生じる可能性がある。X線CTシミュレータとX線CTによる治療計画手順について図9-6に示す。

X線CTシミュレータと通常のX線CT装置の機能的な相違は，X線CTシミュレータではターゲットの登録が可能なことで，これによりベッドが自動的に指示位置まで移動し，決定されたアイソセンタをレーザー投光器で投光することが可能である。X線CT装置では，アイソセンタ（isocenter）とは必ずしも一致すると限らないレーザー投光器に依存する基準ポイントをマークするのに対し，X線CTシミュレータではアイソセンタと一致することから，X線CT装置を使用した治療の場合に必要なアイソセンタ位置の移動・確認やマークの修正の必要がない。放射線治療計画の行程の中で，おおよそシミュレート作業は長時間を要し，そのために患者の体位変化の可能性が伴うというジレンマに陥りがちであった。最近では，短時間で広い領域の画像を取得可能な螺旋スキャン方式やさらにはマルチディテクタのX線CT装置またはX線CTシミュレータが使用できるようになったため，以前より短時間で作業が完了し，被検者にも医療従事者にとっても負荷が少なくなった。

X線CT装置にてシミュレート作業を行う場合では，後にアイソセンタが決定・確認できるように予め撮影部位にマークを付け，さらにX線撮像可能な樹脂カテーテルなどをその上に貼り付けなければならない。X線CTシミュレータを利用する場合では，原則的に**撮像視野**（field of view：FOV）上の任意の点と座標が合致し，またベッドの位置精度も保証されているので前述の作業を省き，撮像後に決定したアイソセンタを装置の指定したアイソセンタにマークするだけで良い。ただし，一連の作業の中で患者が同じ体位を取れず動いてしまう場合があるので，何等かのマークを予め付けてから撮像することを薦める。特に螺旋方式のX線CT装置では，

表示されている断層面に全ての実投影データがないこと，スライス厚は断面感度分布（section sensitivity profile：SSP）の形状によって決定されること[13]，呼吸などの動きによるアーチファクト（artifact）がこれまでの線ではなくボケ像として現れることなど，これまでのX線CT装置とは異なる点に留意すべきである。

X線CT装置のスライス間隔は，目的とする治療計画結果の精度如何ではあるが，容積的な等方向性を持たせるのであれば，少なくとも治療計画装置の計算領域の1ピクセル分が必要となる。しかし，計算結果の精度を求めないのであればこの間隔を広げることは可能である。逆に位置精度の向上やディジタル再構成画像（digital reconstructed radiograph：DRR）の画質向上や位置精度の向上を図るには，細かなスライス間隔が必要となる。治療計画装置における線量計算の面におけるスライス内の空間分解能については，治療・計画装置の計算領域の分解能と比較すると十分であり問題とならない。

### 9・3・5　螺旋方式X線CT装置の原理と特徴

螺旋スキャン方式（spiral scan system）のX線CT装置（図9-7）や画像再構成の考え方は，X線CT装置開発時期にはすでに存在していた。しかし当時は，従来のスキャンのように1スライスの再構成データが，同一寝台位置での1回転分を必要とするラドンの定理に合わないことや，コンピュータを含めた装置能力が伴わなかったため不可能とされていた。しかし，1980年代にスリップリング機構を備えた連続回転型X線CT装置の出現により，休止時間のない連続ダイナミック・スキャンが可能となるなど，実現可能な技術的背景が整った。

螺旋スキャン方式のX線CT装置と従来型X線CT装置との機械的な違いは，連続ダイナミック・スキャン中に一定の速度で寝台が動くことである。螺旋スキャン方式のX線CT装置では，従来型X線CT装置のようにスキャンが断続的に行われることがなく，どの寝台位置でも任意に再構成ができる。また，スキャン中に寝台が移動するため，従来のX線CT装置に比べスキャン時間が短いという利点がある。そのため，連続性に優れた画像が短時間に広範囲で得られる。診断領域では1回の呼吸停止で目的部位のスキャンが可能となり，呼吸位相の違いによる臓器のズレがなく，また長時間の静止が困難な患者についても撮像が可能である。

螺旋スキャン方式のX線CT装置では，被写体に対してX線管球は螺旋状の軌道をスキャンするため，目的断面にはX線ファンビームは一瞬しか存在しない。従って，画像再構成のための投影データは目的断面の全周には存在しないため，補間再構成を行う。補間再構成では目的断面の1回転分の投影データを得るために，前後の寝台位置での投影データを利用する。現状で用いられている補間再構成法には，投影データ作成に前後それぞれ360°のデータを使用し，X線管球2回転分の寝台の移動距離のデータを反映する360°補間法と，前後の180°＋ファンビーム角度分のデータを使用し，1回転＋αの寝台の移動距離のデータを反映する180°対向ビーム補間法の2種類がある。

螺旋スキャン方式のX線CT装置のスライス厚は，断面感度分布（SSP）の形状によって決定される[11]。そのため，寝台移動速度が大きくなる程，また補間に使用するデータ範囲が大きくなる程，180°対向ビーム補間法より360°補間法の方が画像のスライス厚は厚くなる。つまり，設定スライス厚が同じでも，寝台移動速度，補間再構成により実際の画像のスライス厚が変化する。

そのため，実際のスライス厚を，設定スライス厚に対して実効スライ

[問題9-1]　シミュレータで誤っているのはどれか。2つ選べ。
1. 治療装置と治療台の持つ幾何学的，機械的及び光学的特性を再現出来る装置である。
2. X線シミュレータでは任意の角度からの透視，撮影が出来る。
3. X線シミュレータのX線焦点の寸法は治療装置と同じである。
4. X線シミュレータは照射野確認照準写真の撮影に用いられる。
5. CTシミュレータには患者の標的中心をマークするための装置が付いている。

（答え：3，4）

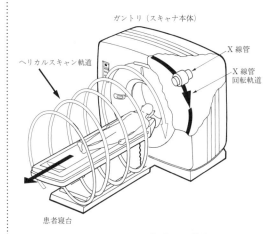

図9-7　らせん方式CT装置

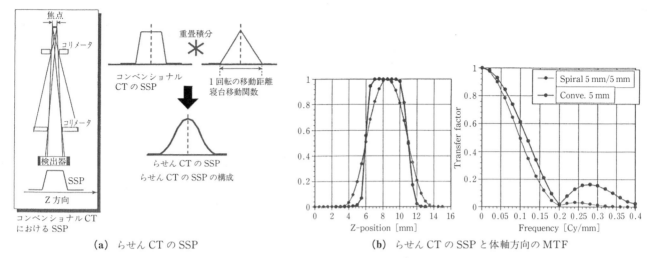

**図9-8 らせん方式X線CT装置の断面感度分布（SSP）と実効厚スライス**

厚と呼ぶ（図9-8）。1スライスの画像のみを比較した場合，螺旋スキャン方式のCT装置は決して優れている訳ではない。螺旋スキャン方式のCT装置が優れている点は，スキャンの始めから終わりまでの体軸方向のデータが繋がっていることにある。螺旋スキャン方式X線CT装置の1枚の画像は，スキャンした全体積データの中から切り出した一画像であり，どの部分からでも切り出すことが可能である。従来型X線CT装置は，離散的な一連のデータであり，連続性の観点から見れば螺旋スキャン方式のX線CT装置は従来型X線CT装置より優れているといえる。

### 9・3・6　ディジタル再構成画像

**ディジタル再構成画像**（digital reconstructed radiograph：DRR）（図9-9）の作成手法は，X線CTデータからX線シミュレータで撮像されたかのようなビーム方向像の二次元画像を投影し作り出すことである。ディジタル再構成画像はX線CT装置の標準機能である**スカウト画像**（scout view）と異なり，仮想焦点を決定しX線CTデータを投影するため，X線CTガントリの焦点検出器間距離や線源回転半径などの幾何学的な構造に影響されず，例えば任意の線源アイソセンタ間距離を設定することが可能である。

ディジタル再構成画像の利用により，三次元治療計画から設定された各照射野に対する**ポート写真**（portal film）の照合がX線シミュレータを利用せずに可能となり，精度良く効率的となった。ただし，X線CTのスカウト画像の利用でも断層画像との組み合わせにより精度の高い照射野設定が可能である。

実際にディジタル再構成画像の空間分解能が向上し，X線シミュレータの画像と同等にするために必要とする位置精度を維持するためには，ボクセルの等方向性を改善するため，少なくとも2mm以下のスライスで連続したデータが必要であると思われる。

また，X線CT画像からディジタル再構成画像を再構成した場合に発生する階段状アーチファクトにも注意を払う必要がある[14]。らせんスキャン方式のX線CT装置さらにマルチスライスX線CT装置の導入で改善が進んでいる。ただし，処理を行うコンピュータやアプリケーションの制限によっては，十分な画質で治療域全体を含むディジタル再構成画像が作成困難な場合もあり得る。またディジタル再構成画像（DRR）をX線シミュレータの代わりに用いる場合もあり得るが，この場合にはディジタル再構成画

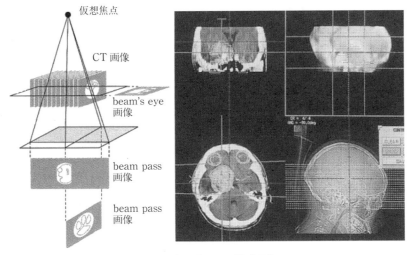

図9-9 ディジタル再構成画像

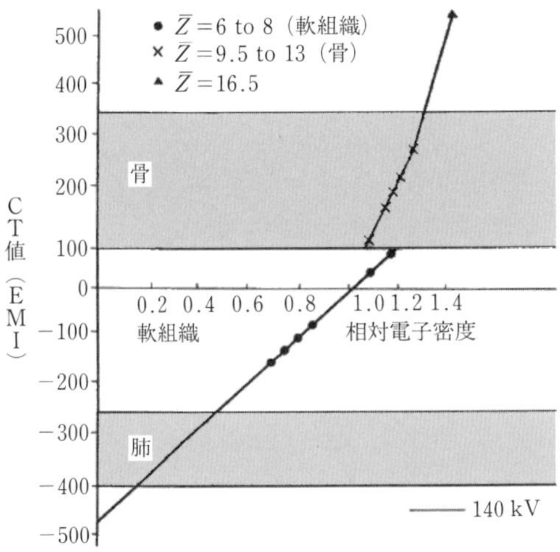

図9-10 CT値と電子密度の関係

像計算の迅速性やリアルタイム性が求められる。以前はディジタル再構成画像作成にはかなりの時間を必要としたが，コンピュータ技術の発達により，最新X線CTシミュレータや治療計画装置では，ほぼリアルタイムに表示させることが可能となった。

ディジタル再構成画像作成の際には，必要とされるデータのみを投影し表示させる機能もあるため，ポート写真の照合のみならず，腫瘍病巣や各臓器組織の位置や大きさを確認など，広く治療計画に有効な手段である[15]。

## 9・3・7　CTデータの利用と電子密度への変換

放射線治療計画では肺組織の密度を知るためにCT値（Hounsfield unit）が利用されるが，定量的に取り扱うには補正が必要である。CT値はX線の減弱に関係した値で次式のように表わされる。

$$（CT値）\ t = \frac{\mu_t - \mu_w}{\mu_w} \cdot 1000 \qquad (9・1)$$

$\mu_t$：組織減弱係数，
$\mu_w$：水の減弱係数

Brooksら[16]は，測定したCT値（$H_m$）を定量的に扱うために次式のように変換した。

$$H = 1000 \cdot \frac{(H_m - H_w)}{(H_w - H_a)} \qquad (9・2)$$

$H_w$：水のCT値
$H_a$：空気のCT値

この原因は，組織における実効原子番号（effective atomic number）とX線と組織との相互作用に関係する。X線CT撮影におけるX線エネルギー領域では，X線と組織の相互作用はコンプトン効果と光電効果である。低原子番号の軟部組織ではコンプトン効果がほとんどで，その結果，CT値と**電子密度**（electron density）の関係は直線的である。しかし，骨のように実効原子番号が大きくなるにつれ光電効果の割合が増し，軟部組織と同じ電子密度であってもCT値は大きくなる。よって軟部組織と骨のように実効原子番号が大きく異なる場合では，先のCT値と電子密度の直線関係は成立しない（図9-10）[17]。X線CT撮影時にX線管電圧を変化させると，X線の線質が変化するため，X線CT値と電子密度の関係も変化する。また，撮像するファントムなどの被写体が同一素材であってもその大きさが異なれば，X線CT装置の検出器に入るX線の線質がビームハードニング（beam

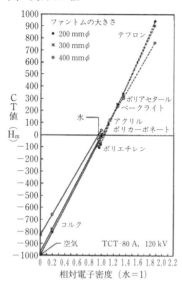

(a) 実測CT値

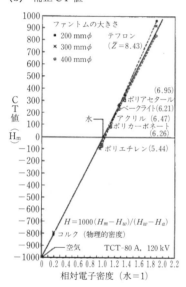

(b) 補正CT値

図9-11 ファントムの大きさや密度の違いによるCT値の変化[19]

**タギング**：
MR装置により撮像された画像に臓器の局所の機能診断をする目的で，格子や平行線状の縞の標識を付けること。

hardening）により変化するため，X線CT値と電子密度の関係は変化する[18]。

図9-11はファントムの直径を変化させた場合の，代表的なファントムのX線CT値と**相対電子密度**（relative electron density）の関係である。

軟部組織で4％，骨で10％，肺で15％の密度の精度があれば，3％の計算不確定精度が得られる[19]。実際にはCT値-電子密度変換のためのQA・QCファントムを用いてX線CT画像ごと，撮影管電圧ごとに計測し放射線治療計画装置へ登録する必要がある。

X線CT画像のCT値から電子密度を求める際に**ピクセル・バイ・ピクセル法**（pixel by pixel method）を用いる。線量計算における計算量を減らすため，X線CT画像の元画像よりも実ピクセル長を長くして画素を粗くする手法がとられる。高エネルギーX線の場合，空間分解能が5 mm程度であれば3％程度の誤差で線量計算ができる[19]。例えばこの3％の誤差をもって計算を行うためには，計算マトリックスを仮に64とした場合，実寸で320 mmとなる。体幹部の側方や斜入，回転照射などでは計算領域としては不足となる場合があるため，さらに多くの計算マトリックスを必要とする。反面，計算マトリックスの数を増やすほど計算ポイント数が増え計算時間が長くなる。

### 9・3・8　MR画像の利用

**MR画像**（magnetic resonance image）はX線CT画像と共に三次元治療計画（3D radiotherapy treatment planning）において期待される容積データである。MR画像はそのコントラスト分解能が良い長所を期待され，放射線治療分野への応用が叫ばれて久しくなるが，現状での治療計画への関わりは限定されるといわざるを得ない。MR装置がX線CT装置のような専用シミュレータ装置が開発されない背景には，MR装置特有の治療用シミュレータとしては相容れない特徴がある。

MR画像には，
① コントラスト分解能が優れ，病巣の広がりを把握しやすい。
② CT画像と異なり任意断面を直接取得できるため，ノンコプラナー・アーク照射法（noncoplanar arc irradiation）の治療に有利である。
③ 形態学的な情報のみならず生理学的な情報を取得出来る。
といった利点がある反面，特有の欠点を持ち合わせていることを知っておく必要がある。

#### 1. 画像歪みの問題

MR画像の歪みの主な原因は，静磁場の均一性不足，傾斜磁場の均一性不足，人体内磁化率の変化による。最近ではMR装置の性能向上により，条件によっては画像の歪みがほぼ無視できることがファントム実験などで確認されているが[18]，個々の装置の性能に依存するため，ファントムによる歪みの確認を推奨する。

その他には**タギング**（tagging）を用いる方法がある。タギング画像は空間的な位置に従って**RFパルス**などを用い，磁気的な信号付けを行った後に画像化を行う方法で，結果としてMR画像上に格子状のスリットが示される。タギング画像を用いることでそのMR画像がどの程度歪んでいるのかを客観的に捉えることができるが，理論的には時間的・空間的に必ずしも正しい結果を得られないことを知っておく必要がある。

現状では，いくつかの問題を抱えるMR画像単独で治療計画を立てることは稀であると考える。現実的にはX線CT画像との**重ね合わせ画像**（fusion image）としての利用となるであろう。この場合X線CT画像を基準として，

解剖学的マーカーや体表面の任意の位置に設置した物理的なマーカーの位置を利用して，MR画像の歪みを修正する方法がある（図9-12）。

コイルによっても，歪み量や歪みの方向が異なるため注意が必要である。基本的にボディコイルのような大きなコイルほど歪みは大きい。コイルの中心よりも辺縁に近づくに従って，歪みは大きくなる。これは，体表面を欠損しないという治療計画画像の基本にとって不利な要因である。またコイルが体表面に接触した場合，いわゆる感度抜けという画像欠損現象が起こるので，安易に小さなコイルを用いる訳にはいかない。

### 2．座標軸を持たない問題

診断用MR装置には明らかな座標軸は存在しない。そのため，予め硫酸銅やその他のMR造影剤（MR contrast agent）などを封入した物理マーカーを3点以上体表面に付けるなどして，座標軸を基準化する必要がある。

### 3．治療体位を再現できない問題

まず，MRI装置が治療装置と同様のベッドの機能や精度が確保できているのかという問題がある。現状では定位放射線治療用固定具であるレクセルフレームを使用した撮像が定位放射線治療（stereotactic radiotherapy）に先立ち行われているが，より簡易に一般的な放射線治療に用いられるシェルシステム（shell system）や，乳房接線照射などの挙上体位で用いられている腕のサポートシステム，また，今後利用が盛んになる可能性のあるボディシェルやボディフレームシステムなどでは，通常の診断用撮影に用いられるサーフェスコイルをそのままでは利用することができない場合が考えられる。

また，ガントリ前面に基準位置を示すレーザーなどのロカライザーシステム（localizer system）を設置しても，撮像するガントリ内での位置は実際には確認ができないという問題がある。そして何より，**インターベンショナルMR**（interventional MR）で使用される器具と同様に，前述した諸々の器具がMR撮影室内で使用できる素材や性能であるという条件も必要となる。これらは，ガントリ内径の拡大や専用のコイルの導入が可能であれば解決できるであろう。またインターベンショナルMRで使用される開放型MR装置にも期待ができる。

### 4．電子密度を直接得られない問題

MR画像では，その撮影原理から各臓器組織の電子密度（electron density）を導き出すことができない。そのため，不均一組織の補正には対応するX線CT画像よりデータを得るか，または標準的な電子密度の値を代入することになる。

### 5．呼吸による画質低下の問題

MR画像はコントラスト分解能が優れ，病巣の広がりを把握しやすいという長所を持つが，呼吸による臓器の動きにより，特に上腹部の画像では期待する程の情報が得られない。これは短時間に十分な量のMR信号が得られないことに起因する。これに対しては，着々と改良が進んでいる高速撮像シーケンスの利用が期待される。ただし高速撮像シーケンスのkスペースへのデータの埋め方が，新たな歪みを発生する可能性も考えられる。呼吸同期による対応も考えられるが，これに関しても検査時間を長くし，被検者の動きを誘発しかねないという問題がある。

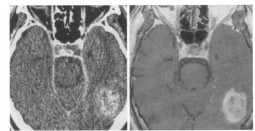
CT画像　　　　　　　　MR画像

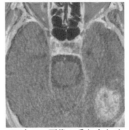
CTとMR画像の重ね合わせ

**図9-12　MR画像の利用**

## 9・4 放射線治療計画装置

放射線治療計画装置（radiation treatment planning system）は放射線治療計画を行うために特化したコンピュータシステムであり，その構成はコンピュータ本体の他，画像も含んだデータ転送装置，フィルム・ディジタイザ，プリンタ，プロッター，映像モニタ，外部データ記録装置などである。

放射線治療計画装置から得られるものとして，等線量曲線（isodose curve）やモニタ値（monitor unit：MU），線量体積ヒストグラム（dose volume histogram：DVH）などがあげられ，基本的には放射線治療計画に必要な全ての情報を作り出すことが可能である。放射線治療計画装置は現在，X線CTシミュレータやその他の診断装置，放射線治療装置，ポータルイメージ装置（EPID）などと統合され，**ローカル・エリア・ネットワーク**（local area network：LAN）で接続されている場合が多い。

コンピュータシステムとしての放射線治療計画装置が導入されるまでは，患者の体輪郭を針金などで型取ってこれを紙面に書き写し，この上に入射される放射線の線量分布を門数分重ね合わせて，線量分布の最終的な結果を得ていた。

その後コンピュータシステムが導入され，人的な労力が軽減されると同時に複雑な計算アルゴリズムが使用可能となった。回転横断撮影装置やその後のX線CT装置の普及により，簡単に目的の断層像が得られ，二次元の治療計画装置が確立されたといえる。その後のコンピュータの処理能力の発達や標的体積（target volume）に治療体積（treated volume）を一致させる照射法の要求などを背景に，体積的なデータを取り扱うことのできる三次元の治療計画装置が出現し，今日に至っている（図9-13）。

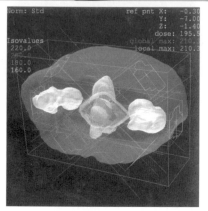

図9-13 治療計画装置と三次元線量分布

### 9・4・1 線量分布の計算方法と表示方法（二次元か三次元か）

三次元治療計画計算法とは，ある立体的な計算空間を用い，そこに置かれた照射体に対して放射線を照射した場合の計算を体積的に行う方法であり，X線CT画像などのあるスライス断面ごとに計算を行う二次元治療計画とは異なっている。

スライス断面内の計算のみを取り扱う二次元放射線治療計画計算法では，隣り合うスライスごとの放射線治療計画結果の関連性・連続性が乏しいのに対し，三次元放射線治療計画では立体的な計算手法を用いるため，標準的な条件下ではどの方向に対しても同様な精度の高い計算結果を望むことができる。この場合，利用するデータはボクセル・データ（voxel data）である。二次元放射線治療計画計算であっても，スライス毎の計算結果で得られた分布の積み重ねにより，三次元表示が可能な放射線治療計画装置もあるので留意されたい。また三次元放射線治療計画計算を行った場合でも二次元表示で観察する場合もある（図9-14）。

二次元放射線治療計画装置は，臨床の現場ではまだ数多く稼動している。二次元放射線治療計画計算のみの装置であっても，等線量分布図を得られ臨床に用いられている。価額的にも三次元放射線治療計画装置よりも安価であるという有利性があるが，その精度をとってみると残念ながら能力不足と言わざるを得ない。現状でも二次元放射線治療計画装置を購入することが可能ではあるが，将来的には消えていく運命にあると思われる。

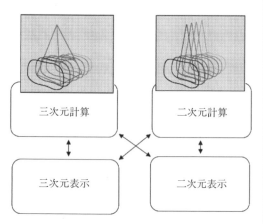

図9-14 線量分布の計算方法と表示法

### 9・4・2 基本データの入力と検証

AAPM TG 24[20]では，等線量分布計算において3％の不確定精度を要求しているが，放射線治療計画装置の精度は計算アルゴリズムの精度のみな

らず，放射線治療計画装置の初期設定や，個々の臨床例における設定誤差にも左右される。特に放射線治療計画装置の初期設定時の基本データ入力での誤差は，その後補正できる訳ではなく，また膨大な時間と労力を要するため，臨床の現場において度々変更することは困難であろう。基本データ入力時に，必要とされるデータの精度がどの程度必要であるのかよく理解し，また登録するデータの検証を行うことが重要となる。

放射線治療計画装置が必要とする基本データは，装置が異なっていても使用するアルゴリズム（algorithm）が同じであるならば，同様のデータを要求される。ただし，装置によっては同一データを実測しなければならない場合と，その他のデータから計算により導き出す場合などがあり，必ずしも同じとは限らない。

実測ベースのアルゴリズムでは，深部量百分率（PDD），組織空中線量比（TAR）や組織最大線量比（TMR）といった線束中心軸線量比，各深度でのプロファイル曲線（profile curve）からの軸外線量比（OCR），散乱空中線量比（SAR）や散乱最大線量比（SMR），ファントム散乱係数（FSF）やコリメータ散乱係数（CSF），またヘッド構造の幾何学的な配置や各構造の素材などのデータを必要とする。またモニタ値（MU）を算出するためには基準照射野の出力係数（OPF），全散乱係数（照射野係数）やウエッジフィルタ補正係数（wedge factor），シャドウトレイ補正係数（shadow tray correction factor）なども必要である（図9-15）。

基本データを取得した後，治療計画装置に登録する前にグラフ化するなどして見直し，登録するデータのそれぞれの関係に矛盾がないかどうか，論理的であるかどうかなどを検証する必要がある。また登録後も，均質ファントムや胸部標準ファントムへの一門照射など，幾つかの単純的なパターンの計算と実測データの比較をする必要がある。場合によっては合わせ込みの作業も必要となる。

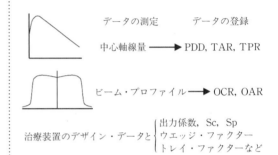

図9-15　治療計画装置に必要な基本データ

## 9・4・3　各種ビームデータの測定

**ビームデータ**（beam data）の測定にはいくつかの手法があるが，その骨格となる軸外線量比（off-axis ratio）と深部プロファイル（depth profile）の測定には，精度と効率の面から三次元水ファントム・システム（3D water phantom system）の利用を推奨する。水ファントムの利用が困難な条件下では，効率的ではないが水等価固体ファントム（water equivalent static phantom）の利用もあり得る。また，定位放射線照射のような極小照射野のビームデータや動的照射法（moving irradiation）のビームデータの測定には，フィルム測定システムを利用する場合もある。ただし，フィルム測定システム（film dosimetry system）は水ファントムの使用が困難な場合に用いられ，測定結果は現像処理条件に依存し，その他の不確定因子も多いことに注意すべきである[21]。

### 1．ビームデータ取得の準備

ビームデータ取得時の治療装置の配置は，場合によっては他の角度の測定も必要となるが，そのほとんどはビームを床面方向に向けた架台角0°の位置で行われる。特に三次元水ファントムを使用する場合には，中心軸線量測定ではビーム中心軸に沿って放射線検出器が移動するよう，またビーム・プロファイル（beam profile）の測定では検出器が水平に移動するように設置することが要求される。これらの位置確認は水準器を用いて，実際に放射線検出器を稼動させて行われるが，細かな作業となり時間を要する。治療装置の幾何学的な項目に関するQA・QCがすでに行われているかどうか，また水準器の目盛が実際の水平を示すかどうかなど，関連装置の事前

[問題9-2]　治療計画において，X線CT画像の役割で誤りはどれか。
1．生物学的効果比の把握。
2．肉眼的標的体積の把握。
3．電子密度分布の取得。
4．体表面の輪郭の描出。
5．計画標的体積の決定。

（答え：1）

[問題9-3]　治療計画システムで正しいのはどれか。2つ選べ。
1．標的体積の入力にはMR像を用いる。
2．相対電子密度はMR像から計算される。
3．計算した線量分布はCT像に重ねて表示される。
4．計算マトリックス間隔を大きくすると計算時間が増大する。
5．線量体積ヒストグラムで標的体積やリスク臓器の線量と表面積の関係を把握する。

（答え：3, 5）

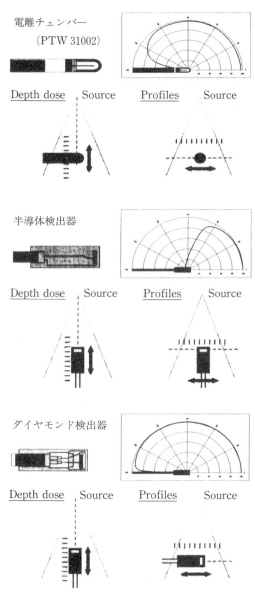

図9-16 各種線量計によるプロファイルの変化

のチェックが必要である。

ビーム・データの取得には水ファントム（water phantom）を使用することが基本であるが，幾何学的条件や測定器の関係などで水ファントムを利用することができない場合には，水等価固体ファントムを用いる場合もある。

三次元水ファントム・システムは，遠隔操作の検出器駆動装置と線量計システムが同一コンピュータにて統合的に管理できる装置で，測定方法の指示と記録が可能である。一般的に必要とされる可動範囲は水平駆動で約60 cm，垂直駆動で約40 cm程度であるが，最大照射野の最大深度では全有効プロファイルを測定不可能な場合もあり，線束の片側プロファイルのみの測定で代用することもある。位置分解能は定位放射線照射を行う場合であれば0.1 mm程度は必要である。極小照射野を用いない一般的な治療であれば1 mm程度でも許容できる。

放射線検出器としては，ファーマ形電離箱や平行平板形電離箱，半導体やダイヤモンドといった固体検出器が用いられる。特にファーマ形電離箱はよく用いられている線量計であり，使用方法がすでに確立され安定した結果が見込める。固体検出器は検出部位が小さく，電離箱に比べ感度が高く検出器の位置応答性が良いという長所がある反面，検出器によっては方向依存性や線量率依存性といった注意を要する特性を持ち合わせる（図9-16)[22]。水中での使用を前提とした場合には，これらの検出器は防水仕様でなければならない。

## 2. 中心軸深部線量の測定

中心軸深部線量を測定するには，ファーマ形電離箱と三次元水ファントムを用い，後にオンラインまたはオフラインでデータを放射線治療計画装置に転送するのが一般的である。水等価固体ファントムを用いる方法もあるが，作業が煩雑で長時間を有するため，推奨しかねる。三次元水ファントムを用いる場合の測定方法は測定装置に依存するが，線源表面間距離（SSD）法か線源検出器間距離（SCD）法を選択することになる。SSD法では連続した走査の中で中心軸における深部線量率曲線を得ることができる。この場合，直接得られるデータは深部量百分率（PDD）となる。

SCD法ではファントム容器内の水の量を変化させることにより，直接組織空中線量比（TAR）か組織最大線量比（TMR）を得ることになる。通常多く用いられる線量計はファーマ形電離箱であるが，ピーク線量付近などをより正確に測定したい場合などでは深部方向の位置分解能の良い平行平板形電離箱（parallel plate ionization chamber）などを用いる場合もある。また作業の実際として，走査により深部量のデータを得ようとした場合には，水面の振動や表面張力の影響を考慮すると深部から水面方向に走査すると良い。また，水の量を変化させることにより，水面を移動させ組織空中線量比（TAR）か組織最大線量比（TMR）を得ようとする場合にも水面の振動には注意が必要である。

## 3. ビーム・プロファイル（線量平坦度）の測定

ビーム・プロファイル（beam profile）も中心軸線量同様，三次元水ファントムとファーマ形電離箱を用い，測定データを放射線治療計画装置に転送するのが一般的である。測定に当たっては，使用する線量計の分解能が良くなるよう，考慮して設置すべきである。例えばファーマ形電離箱であれば，その長軸が走査方向に対し直交するように設置すべきである。三次元水ファントム・システムには，測定したプロファイルの中心が設定中心からどの程度ずれているか，何本かの深部方向へのプロファイルから測定器に傾きが疑われないかどうかなどといった補助機能が装備されているの

で，これらを利用することで作業の効率を上げることができる。上絞り方向と下絞り方向では，ビーム加速方向の影響や上段絞りと下段絞りの幾何学的位置の違いにより，プロファイルが異なるので注意を要する。

　深部量計算アルゴリズムの1つである**クラークソン・アルゴリズム**（Clarkson algorithm）においては，軸外線比（off-center ratio：OCR）のフラットニング・フィルタの影響を考慮するために，最大の照射野におけるビーム・プロファイルを必要とする場合がある。実際の測定では，上段絞りと下段絞りを最大に開きその対角線方向の測定を行う。この場合，広い範囲の測定が必要となり，一般的な手法として三次元水ファントムを偏心させて使用するため，中心軸や測定辺縁付近に十分な散乱体を確保することに留意する必要がある。

### 4．ウエッジフィルタやブロックトレイを使用した場合のビームデータ

　ウエッジフィルタ（wedge filter）やブロックトレイ（block tray）を使用した場合，その中心軸外線量比やビームプロファイル（beam profile）が異なる。ウエッジフィルタを使用した場合は線質の硬化，ブロックトレイを使用した場合は線質の軟化を伴い，単一の補正係数で正確に表現することは困難である[23]。単純な補正係数でウエッジフィルタやブロックトレイの使用を処理する場合もあるが，治療計画装置によってはこれらを装着した場合での一連のビームデータを要求するものもある。

### 5．全散乱係数（照射野係数・出力係数），コリメータ散乱係数（ヘッド散乱係数），ファントム散乱係数

　**全散乱係数**（total scatter factor：$S_{cp}$）は照射野係数（field factor）または出力係数（output factor）といわれ，治療装置の出力にかかわる係数である（4・3・5章参照）。これより実効一次線の成分である**コリメータ散乱係数**（collimator scatter factor：$S_c$）（ヘッド散乱係数）で除した値を**ファントム散乱係数**（phantom scatter factor：$S_p$）とする[24]。治療計画装置の計算アルゴリズムの多くは，コリメータ散乱係数とファントム散乱係数に分け計算を行っている。コリメータ散乱係数は最近ではミニファントムを用いての測定が主流である[25]。ファントム散乱係数は直接求めることは困難であるため，次式のように全散乱係数（total scatter factor）をコリメータ散乱係数で除して求める。

$$S_p = S_{cp} / S_c \qquad (9・3)$$

## 9・4・4　放射線治療計画システムへのビームデータ登録[26]

　放射線治療計画システム（RTPS）へのデータ入力は三次元水ファントム・システムからオンラインまたは記憶媒体を通じて行われることが多いが，キーボードによる数値入力やディジタイザを用いたグラフの入力なども考えられる。ただし，煩雑な作業であり作業手順も増加するなど，精度にも問題を含んでいるため，三次元水ファントム・システムからデータ登録を推奨する。使用するアルゴリズムによって，必要とされるビームデータの種類は異なる。また理論ベースのアルゴリズムでは，ビームデータを直接登録する必要はなくなっている。

### 1．中心軸線量の放射線治療計画システムへの登録

　中心軸線量から得られるデータは，深部量百分率（PDD），組織空中線量比（TAR），組織最大線量比（TMR）である。放射線治療計画装置の計算には，これらのデータをそのまま使用したり，変換して使用する。また必

---

[問題9-4]　X線位置決め装置で誤っているのはどれか。
1. 照射野は治療装置の照射野に一致する。
2. 照射野は透視下において遠隔操作で決定できる。
3. 決めた照射野は治療装置で撮影して再確認する。
4. 任意の角度でX線撮影ができる。
5. 治療装置と同一の遮蔽が必要である。

（答え：5）

要とされる位置のデータが存在しない場合には，その前後のデータからの内挿または外挿により得ることができる。

### 2. ビーム・プロファイル（線量平坦度）の放射線治療計画システムへの登録

放射線治療計画（RTP）システムへの登録では，まずデータテーブル（data table）を設定する必要がある。データテーブルはファン・ライン（fan line）とデプス・ライン（depth line）から成り，各々の決定が必要である。ファン・ラインとは線源から発生するビームの近似表現である。放射線治療計画システムによってはファン・ラインを設定照射野の中心軸から距離比で表現するものある。デプス・ラインとは任意設定深度のビーム・プロフィール・データ例である。

放射線治療計画システム内でのビーム・プロファイル・データ（beam profile data）は，軸外線量比（off center ratio：OCR）として登録される。軸外線量比とは，任意深度のビーム・プロファイル上の線量を同一深度の中心軸線量との比とする方法である。このデータテーブルを用い，数々の条件下での線量分布計算を計算する。ファン・ラインとデプス・ラインの設定を十分に細かくすることで，線量分布に実測データを正しく反映させることができる。逆に両ラインの設定が粗いと正しい線量分布が計算できない（図9-17）。

ただし，それぞれの放射線治療計画システムにはデータテーブルの最大容量が規定されており，また両ラインの設定が細かくデータ量が多い程，計算時間が長くなるため，実用に見合った設定を薦める。例えば，同一装置の同一線種に対し，粗いデータテーブルの設定と細かいデータテーブルの設定を用意し，さまざまなプランに対し初めは粗いデータテーブルを用いて計算し，最終的に選択したプランにのみ細かいデータテーブルを使用して計算し直すという使用方法も考えられる。また軸外線量（OCR）において，最大線量値$D_{max}$を含んだ実測プロファイルがデータテーブルに登録されるように設定すべきである。

### 3. 半影係数，透過係数の設定

半影係数と透過係数はプロファイル辺縁線量に関わる係数である。Clarksonアルゴリズム[27]やDayらの方法を基本としたアルゴリズム[28]などでは，測定から得られた軸外線量比（OCR）を直接使用せず，平坦部や辺縁部を共に関数化し計算にて導き出している。Clarksonアルゴリズムなどでは半影関数を用いて一次線の半影補正を行っているため重要である。半影係数はコリメータやブロック端での透過や減衰により辺縁線量がどのように修飾されるかを示している。透過係数はコリメータやブロックの透過率，つまり漏洩を示す係数でプロファイル辺縁のバックグランドを表す。半影係数はコリメータやブロックの素材や形状に影響され，特に形状はビームのファン・ラインに対しその遮蔽断面がどのような角度で接するのかにより大きく変化する。半影係数及び透過係数は上段と下段絞り，マルチリーフ・コリメータ（multi leaf collimator），各種ブロックに対し別々の値を用意する必要がある。また半影係数及び透過係数は実測データと計算結果を比較し，合わせ込みが必要となる場合もある。

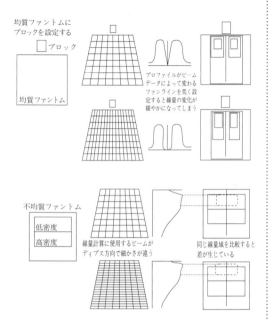

図9-17　ファン・ラインとデプス・ラインの設定の差異

## 9・5　深部線量計算アルゴリズム（光子線）

表9-1は過去から現在，また近い将来に利用されるであろう代表的な線量計算アルゴリズムである。

表9-1 深部線量計算アルゴリズム（光子線）

| 世代 | 計算方法 | 光子の補正 | | | 電子の補正 | | |
|---|---|---|---|---|---|---|---|
| | | 一次線 | 一回散乱線 | 多重散乱線 | 軸方向平衡 | 横方向平衡 | 境界領域 |
| I | 実効減弱法，TAR比法 | Z | | | | | |
| II | Batho法 | Z | | | | | |
| | 拡張Batho法 | E | A | | A | A | |
| III | 等価TAR比法 | E | A | | | | |
| | 微分SAR比法 | E | E | I | | | |
| | delta-volume法 | E | E | A | | | |
| IV | convolution法 | E | A | A | I | I | |
| | Monte Carlo法 | E | E | E | E | E | E |

Z：一次線光子の通過実行長補正，E：考慮済み，A：準実験式にて近似，I：低次にて部分計算

　第一世代には，**実効減弱係数法**（effective attenuation coefficient method），**TAR比法**（ratio of TAR method），**実効SSD法**（effective SSD method）などがあげられる[29]。この計算アルゴリズムは一次線束上の組織密度変化のみを考慮するだけで，不均質部の位置や広がりなどはほとんど考慮されず散乱線に対する扱いは少ない。あくまでも一次線上の変化のみに対する考慮である。単純なモデルであっても計算精度が悪く，TAR比法では条件によって±10～15％程度の誤差を認める場合もある[30]。

　第二世代には**散乱補正係数法**（scattering correction factor method）[31]，**べきTAR法**（power law TAR method）[32]などがあげられる。この計算アルゴリズムは不均一組織に対する散乱線の影響は考慮しているが，不均質部の横への広がりは考慮されていない。BathoのべきTAR法では，照射野より小さい不均質部がある場合などの複雑な条件下では5～10％の誤差を生じることがある[30]。

　第三世代には，**等価TAR法**（equivalent TAR method）[33]，**微分SAR比法**（ratio of differential SAR method）[34]，微小容積1回散乱法（delta volume first scatter method）[35]などがある。この計算アルゴリズムは一次線と散乱線を分けて計算を行い，最終的にこれらを加算している。等価TAR法では前述の世代とは異なり，密度尺度理論スケーリングを用い不均質部の位置や広がりを考慮しており，1回散乱及び多重散乱線の影響を表現でき，その計算精度は一般的に5％以内である[30]。

　第四世代には**モンテカルロ法**（Monte Carlo method）[36]や**重畳積分法**（convolution method）[37,38]などがあげられる。モンテカルロ法は光子フルエンスについての補正及び二次電子の振る舞いを含め，原則的に全ての条件を満たした計算方法である。第四世代では物理データを利用した線量計算を行うため，これまでは取り扱われなかった放射線のスペクトルが重要となる。ただし現状では，個々の治療装置のスペクトルを直接測定する手法は確立されていない。特徴として電子平衡や準電子平衡を満たす必要はない。線量計算の基本は物理的相互作用となり，理論的には線量計算精度は向上する。

　現在，商用に提供されている線量計算方式は多岐にわたっている。同じ世代にあっても細かなサブグループに分類される。またそれぞれのメーカーが商用化にあたりアルゴリズムの改良を行っているため，その分類はさらに複雑化し，いろいろな部分で重なり合い，決して1つの計算カテゴリーに収まるものではない。

実測ベースと物理理論ベースの比較にしても，計算方式のある部分では理論値を使用しているが，大きな分類は実測ベースになっているなどといったものが数多くある。ただし，現在商用で供給の始まった第四世代（理論ベース）のアルゴリズムと，それ以前の世代（実測ベース）のアルゴリズムでは，そのアルゴリズムの構造が大きく異なる。

## 9・6　各種照射法

### 9・6・1　フォワード・プランニングとインバース・プランニング

以前より行われてきた治療計画の手法は，フォワード・プランニング（forward planning）と呼ばれる。フォワード・プランニングは，オペレータの経験や技術に依存し，数十分から数時間をかけて試行錯誤の上，数種類のプランを作り上げ，その中から最良のものを採用するという方法である。照射方法のパラメータは照射門数，ガントリ角度，ベッド角度，それぞれのポートの強度配分，コリメータ角度を含んだ照射野開度，ウエッジフィルタなどのビーム修飾装置の有無などで決定される。出力された結果の定量的な優劣は，単純な線量の評価である体積線量ヒストグラム（dose volume histogram）を利用する場合が多い。

また生物学的効果（biological effect）を予測する評価方法も利用されつつある。放射線治療の原則では，腫瘍組織や所属リンパ節などの治療体積には決められた線量が均一に投与され，その周囲の正常組織に与えられる線量は限りなくゼロに近いことが理想である。

インバース・プランニング（inverse planning）はオペレータの経験や技術に依存せず，ターゲットやリスク臓器の許容線量などの条件を与えることで治療計画装置自体にその解を，つまりは最適な照射方法を導き出させる手法である（図9-18）。ただし，オペレータが何もせずに装置が照射方法を提示する訳ではなく，解を導き出すために必要な条件を規定する必要がある。第一に必要なことは，フォワード・プランニングと同様に計画標的体積（PTV），正常組織（nominal tissue），決定器官（critical organ）の抽出であり，次に必要なことはそれぞれの組織や臓器に対する線量とその許容範囲を決定することである。もちろん架台角度などの他，パラメータが決定済みであり，導き出す解の範囲が限定されている方が短時間で解が求まるといえる。また，逆に解が求められないような条件も考えられる。インバース・プランニングの解を求める方法としては，線形プログラミング，非線形プログラミング，発見的アプローチといった手法が考えられる。どの方法にも長所・短所があるため，注意が必要である。線形プログラミングは，現状で一番多く用いられている手法である。このプログラミングは，目的の解と制限条件の関係が線形であると仮定できる場合での解を求める方法で，必要な解を得ることが約束されている。非線形プログラミングは目的の解と制限条件の関係が非線形であり，単純な関数で表せない場合での解を求める方法で，問題と解との関係はわかりやすいが必ずしも解が得られるとは限らない。発見的アプローチは何度も条件を変えながら解を収束させる方法であり，計算に長時間を要し，また必ずしも解が収束するとは限らないが，単純な計算を繰り返すだけであるため，高次の解にも対応できる。

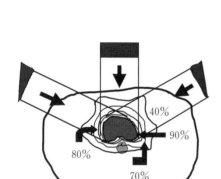

フォワードプランニング

治療計画者が治療方針に沿った照射条件を治療計画装置に設定し，線量計算を行わせる従来の方法

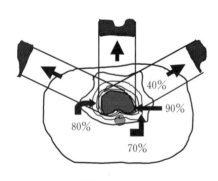

インバースプランニング

必要とする線量分布を想定し，治療計画装置に最適な照射条件を決定させる方法

図9-18　フォワードプラニングとインバースプラニング

## 9・6・2 強度変調放射線治療

　原体照射法など，ビームズ・アイ・ビュー（beam's eye view）での標的体積の形に照射野を合わせた放射線治療技術が確立され，三次元治療が臨床に利用されている。ただしこれまでの治療技術だけでは，線量分布内に高線量領域が出来てしまったり，標的体積と治療体積を最適化することが理論的に困難であったり，現実的でない程の煩雑さや治療時間を必要とする場合があった。強度変調放射線治療（intensity modulated radio therapy：IMRT）はインバース・プランニングを行うにあたり，以下の手法を用いることによりその最適化の適応範囲を広げるものである。反対に，複雑な治療技術である強度変調放射線治療はインバース・プランニングの利用を前提にして成り立っている。強度変調放射線治療は，放射線治療において元来均一な放射線を照射するという既定概念を取り除き，照射野内線量強度を任意に変化させることによって，個々の治療に必要とされる最適な線量強度分布を利用するというものである。一門照射における強度変調放射線治療もあり得るが，多くの場合は多門照射法（multiple fields irradiation）の適応が例示される。これまでに用いられてきたウエッジフィルタや補償フィルタを使用した放射線治療も広義には強度変調放射線治療といえる。

　またこれらとは異なり，一門あたりの照射中にコンピュータ制御の多分割絞り（MLC）を連続的あるいは断続的に動かすという，最新の技術を使って強度変調放射線治療を行う方法が近年注目を集め[39]，理論的に分析され検証されている[40]。この方法は任意の放射線強度パターンを，コンピュータあるいは放射線治療計画装置の操作のみで設計し多分割絞りによって具現化することができ，補償フィルタの作成や治療時の挿入を必要とせず，多門照射であっても応用しやすいという利点がある。強度変調放射線治療の三次元治療計画では，そのアルゴリズムが不均一な人間の体内で三次元線量分布を正確に表現できることを要求する。

　その能力は線量最適化（dose optimization）のため，線量体積ヒストグラム（dose volume histogram：DVH）などの評価法を利用し，病巣容積範囲での完璧な線量分布と正常組織の線量を低減・保護を実現する必要がある。さらに強度変調放射線治療は，正常組織やリスク臓器の線量を許容でき得る範囲内に収めつつ，病巣容積内の線量を引き上げる線量増加（dose escalation）を行い，結果として腫瘍の制御能を上げることを目的とするものである。

　多門照射法（multiple fields irradiation）において，コンピュータ断層撮影再構成アルゴリズムを応用することにより，線量を最適化することができることがわかった。これは放射線治療が数学上コンピュータ断層撮影のフィルタ補正逆投影法（filtered back projection method）に類似しているためである[50]。ただし実際の放射線を照射する強度変調放射線治療においては，コンピュータ断層撮影逆投影法のように負の値を投影つまり照射することはできない。また角度サンプリングつまり門数についても，一門当たりにおける最小照射単位の関係上の制約と全治療時間の現実な短縮という制約を受け，それほど多く設定できる訳ではない。

　インバース・プランニングと強度変調放射線治療の関係は密接である。インバース・プンニングを行う場合，前述のような均一な照射野強度，マルチリーフ・コリメータなどを用いた不整形照射野，既存のウエッジフィルタなどIMRTの導入を行うことにより大きな自由度を得ることになる。

　放射線治療計画装置におけるインバース・プランニングの設定では，通常の被照射体の外輪郭や計画標的体積（PTV），リスク臓器（OAR）の設定だけではなく，それぞれに対し線量制約を設定する必要がある。この線

量制約の主な項目は，最高線量，最低線量とそれぞれの許容可能容積などである。また，インバース・プランニングといえども，実際には照射門数とその角度などを設定しなければならない。これらの条件を下にインバース・プランニング・アルゴリズムが最適化を行う。条件によって最適化の解の収束時間に影響を受け，場合によっては解が見つからないことも考えられる。

そのため，予め逐次回数を規定するが，現在では収束の度合が経時的に観察できるユーティリティを備えた治療計画装置もある。

結果として各門の強度マップが得られ，その後強度変調放射線治療の照射法に対し補償フィルタを用いて行う場合には補償フィルタの作成を，マルチリーフ・コリメータ（multi leaf collimator：MLC）を用いて行う場合にはマルチリーフ・コリメータ（MLC）の順序付けアルゴリズムの計算を行う。

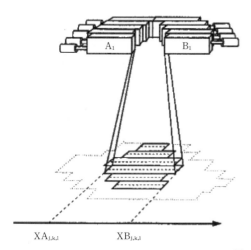

図9-19 MLCを用いたIMRTの説明モデル[51]

リーフ順序付けアルゴリズムは，リーフのスピードを変化させ相対的に線量率を変えビームを変調する**スライディング・ウインド法**（sliding window method）と，照射していない時間にリーフを動かすインスタンスとリーフを動かさないで照射をするインスタンスを交互に繰り返す**ステップ・アンド・シュート法**（step and shoot method）の2つが有望とみられている。後述のアルゴリズムは図9-19を用いて説明される。リーフBとリーフAをX軸に沿って左から右まで押しやることによって図9-20aで与えられたようなプロフィールに沿った強度が得られると考える。このインスタンスを細かく設定し条件を整えることで連続的な照射が可能となり，スライディング・ウインド法に近づくことになる。

(a) AとBのリーフが左から右に動く事によって照射される予定のプロフィールを示す。使用される強度レベルの数はそれぞれの幅はΔφである。
(b) 強度レベルの中心とプロフィールの交点を示す。白丸は正の勾配であり，黒丸は負の勾配である。丸には順番に番号が付けられている。
(c) それぞれのリーフ設定で照射された場合での積分線量を示す。
(d) (c)の各リーフ設定での軌道を示す。

強度変調放射線治療の問題点を以下に示す。

・各インスタンスにおいて，特に照射野辺縁部または極小照射野でのモニタユニット（MU）値が正確に算出できるか。
・各インスタンスでの実際の照射野均一性と放射線治療計画装置による計算での照射野均一性の差に対する補正。
・設定照射野を正確に実現できるか，また設定MUを正確に照射可能かなど強度変調放射線治療を行う治療装置の実際の性能。
・総合的なビーム出力の検証方法。

強度変調放射線治療の一連のインスタンスで，中では小照射野での照射が避けられない。またそれぞれのインスタンスでのMU値は正確でなければならず，例えば同一照射野であればコリメータ軸上に中心がある場合に限らず，偏心して遠く外れた場合にあっても，正確なモニタ線量計指示値（MU）の算出が可能でなければならない。また1つのインスタンスの範囲内において，放射線量は均一であるとして分割されていると実際のプロファイルとの差が生じる。特に小照射野の場合，照射野内の平坦度・均一性が崩れるために最小照射野を限定するか，または何等かの補正を行う必要がある。マルチリーフ・コリメータにて強度変調放射線治療を実現するにはマルチリーフ・コリメータの性能についての条件も重要となる。精度や再現性については従来よりもさらなる性能向上が期待される。

また治療装置自体についても，ビームの立ち上がりの早さや安定性，制御可能な最小モニタユニット（MU）値，つまり1パルス当たりの線量が問

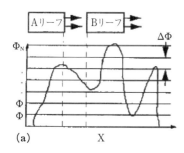

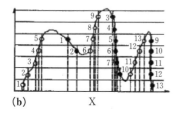

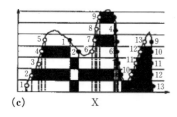

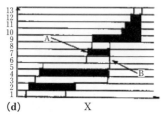

図9-20 リーフの順序づけアルゴリズムの具体例[51]

題となってくる。強度変調放射線治療は複雑な照射方法をとっているために，必要とする放射線プロファイルが実現できているかなど事前の検証が必須である。ステップ・アンド・シュート法はそれぞれのインスタンスを個々に検証することが可能である。スライディング・ウインド法ではプロファイルの細かな変化を実現できる反面，個々のインスタンスを検証することは困難である。毎回の臨床の照射時においてもマルチリーフ・コリメータの設定と実際との偏差，出力の偏差など随時モニタリングし，必要であればインターロックがかけられる用意が必要である（図9-19，図9-20）。

## 9・7　線量分布の評価法

### 9・7・1　体積線量ヒストグラム

三次元原体放射線治療や強度変調放射線治療のような治療技術の進歩で，今日では複雑な形の腫瘍に合わせて線量を投与し，周囲の正常な組織に線量を最小にすることが可能である。これらは三次元治療計画装置の導入によって成し遂げられたが，三次元治療計画で解析されるデータの量は非常に多量であるため，新しい評価方法や比較方法を新たに用意する必要がある。

　**線量体積ヒストグラム**（dose volume histogram：DVH）は，線量という物理的な単位に基づいた計画評価手段の1つである。線量体積ヒストグラム（DVH）には積分DVHと微分DVHがあり，通常は前者を用いる（図9-21）。

　線量体積ヒストグラム（DVH）は，1980年代前半にGoiteinやChenらによって提唱された。線量体積ヒストグラムを用いることにより三次元線量分布で得られた線量体積情報を評価しやすい形式に変換し，標的体積内線量均一性や病巣周囲の正常組織体積またはリスク臓器体積内の線量分布など，三次元線量分布の定量的な要約を得られる。

　しかし，競合している2つ計画の線量体積ヒストグラム（DVH）が拮抗する場合では，どちらか一方を選択することはしばしば困難である。さらに，線量体積ヒストグラムは正常組織の障害や腫瘍細胞の消失などの生物学的な情報を提供する訳ではない。例えば腫瘍制御率（TCP）が最大線量に依

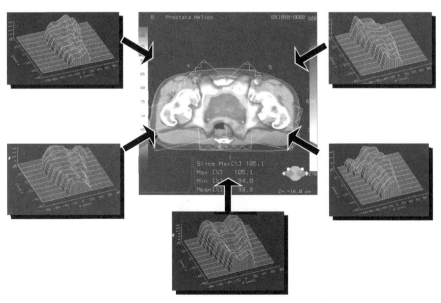

図9-21　IMRTの臨床例（前立腺5門照射法）

存する腫瘍もあれば，許容線量を超える体積に依存する腫瘍もある。
このように生物学的な評価では，解析に必要となる本質的な基準が異なっている場合がある。

### 9・7・2 正常組織障害発生率と腫瘍制御率

物理的な概念である線量体積ヒストグラム（DVH）はターゲットボリューム内の線量均一性や周囲の正常組織の照射状況を知ることができるが，治療上最も重要な腫瘍治癒の可能性や正常組織の障害の程度を予測することは困難である[41]。腫瘍制御率（tumor control probability：TCP）や正常組織障害発生率（normal tissue complication probability：NTCP）は，線量体積ヒストグラムを基に線量分布を生物学の結果に変換する。腫瘍制御率は Brahme や Goitein などいくつかのモデルが存在するが，ここでは Nahum らの報告を下に Webb らが提唱するモデルを用いて説明する[42]。

腫瘍制御率は腫瘍細胞の残存の予測に LQ モデル（linear-quadratic model）を使用する（1・3・3章参照）。この時，低い線エネルギー付与 LET 放射線で2Gy以下の低線量領域の分割照射では，二次の項 $\beta$ を無視することができると仮定する。

$$N_s = N_0 e^{-\alpha D}$$

$$TCP = e^{-N_s}$$

$N_s$：無限増殖細胞（clone genic cell）の照射後の細胞数
$N_0$：照射前の細胞数
$\alpha$：LQ モデルの一次項
$D$：細胞に照射される均一な吸収線量

このままでは，実際の臨床結果との間で腫瘍制御率カーブの勾配の違いという大きな隔たりが発生する。実際の臨床の腫瘍制御率カーブ勾配は先の数式で求めた腫瘍制御率カーブの勾配よりも緩やかになる。これは被検者間で $\alpha$ の値がゆらぎを持つためで，このゆらぎをガウス分布になると仮定し補正を行う。

また腫瘍体積の吸収線量は必ずしも均一とはなり得ないため，これを微分線量体積ヒストグラムにて補正する。さらに残った腫瘍細胞の再増殖（repopulation）を時間係数の概念を用い補正を行う。これらの補正を行うことで臨床結果と良い相関が得られる。

正常組織障害発生率（NTCP）は Lyman により提唱された正常組織の障害発生率モデルであり[54]，その根幹には組織全体あるいは一部への照射に対する生物学的障害発生率のデータを利用している。

$$NTCP = \frac{1}{2\pi} \int_{-\infty}^{t} e^{-t^2/2} dt$$

$$v = V/V_{ref}$$

$$t = D - TD_{50}(v)/m \cdot TD_{50}(v)$$

$TD_{50}$：臓器全体が均一に照射された時に確率的に障害が50％発生する耐容線量
$V$：照射された臓器の体積
$V_{ref}$：基準体積
$TD_{50}(v)$：平均値
$m \cdot TD_{50}(v)$：標準偏差

ただし，実際の三次元放射線治療では照射容積中の線量は不均一である

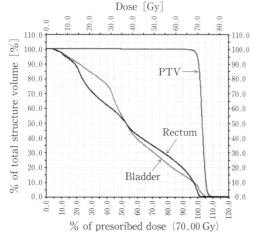

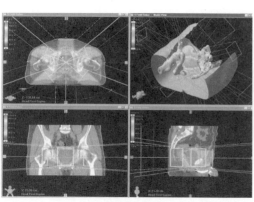

図9-22　DVH表示の一例

ので，Kutcher の実効体積法（effective volume method）[43] などを利用し補正を行い評価する。結果として腫瘍制御率（tumor control probability：TCP）と正常組織障害発生率（NTCP）は共にシグモイド曲線を描き，線量に対する確率の値を得ることができる（図9-22）。

　放射線治療計画システム（RTP）によっては現在，腫瘍制御率（TCP）と正常組織障害発生率（NTCP）を搭載はしているが，臨床利用を推奨していないものも存在する。これは基になっている臨床データの信頼性によるものであるかも知れない。

　使用している放射線治療計画システムの TCP/NTCP のアプリケーションが臨床に十分利用可能かどうか知っておく必要がある（図9-23）。

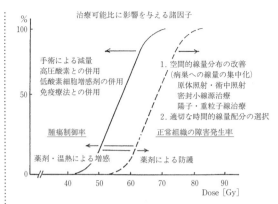

図9-23　TCP/NTCP と治療可能比

## 参考文献

1) Digital Imaging and Communications in Medicine (DICOM). National Electrical Manufactures Association. 1996; PS 3: 1-12.
2) Digital Imaging and Communications in Medicine (DICOM). Supplement 29. Radiotherapy Information Objects.
3) ICRU Report 50. Prescribing, Recoding and Reporting Photon Beam Therapy. International Commission on Radiation Units and Measurements. Bethesda, Maryland. 1996.
4) ICRU Report 62. Prescribing, Recoding and Reporting Photon Therapy (Supplement to ICRU Report 50). International Commission on Radiation Units and Measurements. Bethesda, Maryland. 1999.
5) 木村和衛, 古賀佑彦・監. ヘリカルスキャンの基礎と臨床—連続回転型CTの応用. 医療科学社. 1993.
6) AAPM Task Group 40. Comprehensive QA for radiation oncology; Report of American association of Physicists in Medicine Radiation Therapy Committee Task Group 40. Med. Phys. 1994; 21: 581-618.
7) Murphy WT. Radiation therapy. WB. Saunders. Philadelphia. 1959.
8) Becker, et al. Die Super volt therapie. Georg Thieme Verlag. Stuttgart. 1961.
9) 高橋信次・他. 廻転横断撮影法. 日本医放会誌. 1950; 10:1-9.
10) Takahashi S. Conformation radiotherapy rotation techniques as applied radiotherapy and radiotherapy of cancer. Acta Radiol. Suppl. 1965; 242.
11) Conway J, et al. CT virtual simulation. Br. J. Radiolo. 1997; 70: 106-118.
12) Nagata Y, et al. Development of a CT simulator and its current clinical status. J. Jpn. Soc. Ther. Radiol. Oncol. 2000; 12: 95-107.
13) 市川勝弘. ヘリカルCTの物理. INNERVISION. 1997;12・12:74-77.
14) 南部秀和. DRRの画質と精度. 放射線治療かたろう会会誌. 2001;6:69-80.
15) 都丸禎三. 線量計算アルゴリズム. 放射線医学物理. 1994;14・2:143-153.
16) Brooks RA, et al. On the relation ship between computed tomography number and specification gravlty. Phy. Med. Biol. 1981; 26: 141-147.
17) Parker RP, et al. The direct use CT numbers in radiotherapy dosage calculations for inhomogeneous media. Phy. Med. Biol. 1979; 24: 802-809.
18) 村上 徹. 画像取得と治療計画装置への利用. 放射線治療分科会誌. 2000;14・2:54-59.
19) 尾内能夫・著, 松田忠義・編. 放射線治療とCT. 秀潤社. 1982;36-42.
20) AAPM Radiation Therapy Task Group 24. Physical Aspect of Quality Assurance in Radiation Therapy. AAPM Report 13. AAPM. NewYork. 1984.
21) 平林久枝. 放射線治療領域におけるルムフィ線量測定法の有効利用と問題点. 日本放射線技術学会誌. 1995; 51・1:48-91.
22) 三津谷正俊. ビームデータ収集の実際とその精度. 放射線治療分科会誌. 2000;14・2:32-37.
23) Huang P, et al. Scattered photons produced by beam modifying filters. Med. Phys. 1986; 13・1; 57-63.
24) Khan FM, et al. Revision of tissue maximum ratio and scatter-maximum ratio concepts for cobalt 60 and higher energy X-ray beams. Med. Phys. 1980; 7: 230-237.
25) 保科正夫. 直線加速器での線量計算におけるX線の出力測定の評価. 日本放射線技術学会誌. 2000;56・4: 559-571.
26) 金子勝太郎. 放射線治療計画システムに於ける線量計算方式について. 愛知県放射線技師会標準的放射線技術研修会資料. 1996;33-37.
27) Clarkson JR. A note on the depth doses in fields of irregular shape. Br. J. Radiol. 1941; 14: 265.
28) Day MJ. A note on the calculation of dose in X-ray fields. Br. J. Radiol. 1950; 23: 368-370.
29) ICRU Report 24. Determination of Absorbed Dose in a Patient Irradiated by Beams of X or Gamma Rays in Radiotherapy Procedures. International Commission on Radiation Units and Measurements. Washington DC. 1996.
30) 入船真二. 放射線治療計画装置の問題点, 外部光子照射治療. 日本放射線腫瘍学会誌. 1993;5:153-163.
31) 尾内能夫・他. 最小の実測値を用いて等線量曲線を作成する方法に関する考察 3. 日本医学放射線学会誌. 1968;27:1480.
32) Batho HF. Lung corrections in cobalt 60 beam therapy. J. Can. Assoc. Radiol. 1964; 15: 79.
33) Sontag MR, et al. The Equivalent Tissue-Air Ratio Method for Making Absorbed Dose Calculations in Heterogeneous Medium. Radiology. 1978; 129: 787-794.
34) Edwards FH. A New Technique for the Calculation of Scattered Radiation from $^{60}$Co-Teletherapy Beams. Radiology. 1979: 132: 193-196.
35) Wong JW, et al. A New Approach to CT-pixel based Photon Dose Calculations in Heterogeneous Media.

Med. Phys. 1983; 10: 199.
36) Theodore MJ, et al. Monte Carlo Transport Electrons and Photons. Plenum Press. New York. 1988.
37) Mackie TR, et al. Convolution method of Calculating dose for 15-MV X rays. Med. Phys. 1985; 12: 188.
38) Ahnejoe A. Collapsed cone convolution of radiant energy for dose calculation in heterogeneous media. Med. Phys. 1989; 16: 577.
39) MODULEX Operation Manua 13.0. Computerized Medical System.
40) FOCUS Reference Guide 2.5.0. Computerized Medical System.
41) Wilkinson JM, et al. An extended source model for the calculation of the Primary component of a cobalt 60 radiation beam penumbral regions. AAPM Meeting, Chcago. IL. 1970.
42) Shrivastava PN.Isodose distributions in irregular Fields.Computers in Radiation Therapy Proc.6th ICCR.1977; 724-729.
43) 内山幸男・他. パソコンを主体とした放射線治療計画システムの利用状況と問題. 放射線治療分科会誌. 日本放射線技術学会. 1966；10・1：42-70.
44) Holmes T, et al. A filtered back projection dose calculation method useful for inverse treatment planning. Med. Phys. 1991; 21: 303-313.
45) Lyman JT. Complication probability as assessed from dose-volume Histograms.Radial Res. 1985; 104: S13-S19.

# 第10章
# 各臓器癌に対する放射線治療

悪性腫瘍の主な治療法として**手術療法**（operative treatment），**化学療法**（chemotherapy），**放射線療法**（radiotherapy），**ホルモン療法**（hormone therapy）などがあげられる。放射線療法はその長所として，原発巣臓器の「機能と形態の温存」と「低侵襲」があげられ，喉頭癌や舌癌など治療後それぞれの臓器の機能や形態が温存され，腫瘍のみが消失する。これに対し，手術療法は原発巣のみでなく浸潤している周囲の組織や原発巣周辺のリンパ節をも進行状態によっては摘出するため，術後，体に大きな負担をかけることになる。化学療法は腫瘍の縮小を目的とするが，白血病や悪性リンパ腫のように治癒をめざす場合と固形癌のように腫瘍の縮小と延命をめざす場合がある。

しかし放射線療法にもいろいろと短所があり，その一つは放射線に対し感受性の低い腫瘍組織がある。放射線に対し低感度の悪性腫瘍として胃癌，大腸癌，肝臓癌，骨肉腫などがあげられ，これらの悪性腫瘍に対し組織診断にもよるが放射線療法は用いられず，手術療法や化学療法が主体となる。その他，放射線療法でX線は透過力が強いため，腫瘍周辺の正常組織への放射線障害（有害事象）を考慮すると，病巣への処方線量（prescribed dose）に限界が生じることである。

今日では放射線療法は定位照射法や強度変調照射法などによる線量分布の改善，重粒子線治療による高生物効果比やブラッグピークによる高線量分布などにより，従来からの放射線療法の短所が克服されつつある。これから今日放射線療法が行われている主な臓器の腫瘍について，各悪性腫瘍の特徴，照射法や処方線量，有害事象などを中心に述べる。

## 10・1 脳腫瘍

**脳腫瘍**（brain tumor：BT）は脳，頭蓋内の組織から発生する原発性脳腫瘍と肺癌や乳癌など他臓器からの転移性脳腫瘍を総称している。

脳腫瘍の種類は多くあり，脳実質，下垂体，松果体，脳を包んでいる髄膜など，頭蓋内に発生した**原発性脳腫瘍**（primary brain tumor）の他に**転移性脳腫瘍**（metastatic brain tumor）が含まれ，脳原発の腫瘍では神経膠腫の34％，髄膜腫の23％，下垂体腺腫の16％，神経鞘腫の9％の発生率となっていて，年齢によってもその頻度は大きく異なっている。

転移性脳腫瘍は全脳腫瘍の15％を占め，脳に転移した腫瘍の原発巣は肺癌，乳癌，消化器系癌，腎癌の順に多く，約8割が大脳半球に2割が小脳に発生するといわれている。

原発性脳腫瘍は神経膠細胞や神経細胞など，神経組織を構成する細胞由来の腫瘍とそれ以外の細胞から発症する腫瘍とに分類される。前者は神経膠腫，上衣腫，髄芽腫などが，後者は髄膜腫，下垂体腺腫，悪性リンパ腫などがあげられる。

脳は頭蓋骨で囲まれているため，腫瘍が頭蓋内に発生しこれが次第に増

神経組織：
　2種類の細胞で構成されている。すなわち神経膠細胞と神経細胞である。神経膠細胞は神経をつなぎ止める糊（glue）である。中枢神経系に存在し，神経系の細胞のうち最も数が多い。グリア細胞は繊細なニューロンを支持し，保護し，電気的に絶縁し，栄養を与え，全般的に補助をする。グリア細胞のあるものは，食作用に関わっている。脳脊髄液の分泌を助けるものもある。しかし，グリア細胞は神経インパルスの伝導はしない。

大すると，頭蓋内圧（intracranial pressure）が上昇し，頭痛，嘔吐，視力低下，複視，耳鳴りなどを発症する。また，腫瘍が脳や神経中枢を圧迫したり浸潤したりすることにより，手足のしびれ，歩行障害，聴力低下，視野の異常，言語障害などを発症する。

原発性脳腫瘍は腫瘍の形態学，細胞学などの特徴をあわせて評価するWHOのグレード（grade）分類が知られている。悪性度（malignancy）の低い方から高い方にグレード1～4に分類され，各グレード分類は次のとおりである。

グレード1（低悪性度）：一般に増殖能力の低い腫瘍であり，髄膜腫，下垂体腺腫瘍，神経鞘腫などがこれに属する。

グレード2：一般に浸潤性の性質を持ち，増殖能力が低いにもかかわらず，しばしば再発する腫瘍。びまん性星細胞腫，乏突起膠腫などがこれに属する。

グレード3：核異型や活発な核分裂活性など，組織学的に悪性所見を示す腫瘍で，退形成性星細胞腫，退形成性乏突起膠腫などがこれに属する。

グレード4（高悪性度）：組織学的に極めて悪性で核分裂活性が高く，壊死を起こしやすい腫瘍で，膠芽腫，髄芽腫，松果体芽腫などがあげられる。

そして，どのような大きさの腫瘍が頭蓋内のどこに存在するかの診断には，X線CT画像やMR画像などが用いられている。

## 10・1・1　臨床

### 1. 神経膠腫

**神経膠腫**（glioma）は原発性脳腫瘍の中でも発生頻度が最も高く，男性にやや多い腫瘍であり，女性の1.2～1.5倍の頻度であるといわれている。X線CT検査やMRI検査による画像診断の進歩により診断能は格段に向上しているが，この腫瘍の発育様式が浸潤性（invasive）であることから，手術で原発巣を十分に切除できなくて，現在なお根治が困難な腫瘍である。

脳細胞は神経細胞（nerve cell）と神経細胞を支持するグリア細胞（glia cell）（神経膠細胞）とに分けられる（図10-1）。神経膠腫は神経上皮由来の腫瘍の内，グリア細胞由来と考えられる腫瘍で，脳実質内から発生し，周囲の脳組織に浸潤性に，「浸み込むように」発育する。

神経膠腫は病理学的に星細胞系腫瘍，乏突起膠細胞系腫瘍，上衣系腫瘍，脈絡叢腫瘍に分類されている。また，各腫瘍の悪性度を表したものが，星細胞系腫瘍を例にとるとグレード1から4までに分類されており，一般的にはグレード1及び2を良性星細胞腫，グレード3及び4を悪性星細胞腫と呼んでいる。

神経膠腫は放射線感受性が低く，血液脳関門（blood brain barrier）の存在で薬剤が癌病巣へ浸透せず，そのため化学療法も有効な方法でなく，手術が治療の第一選択となっている。神経膠腫は浸潤性腫瘍（invasive cancer）のため，手術による切除は腫瘍辺縁の正常脳組織を含めた切除になる。従って，正常組織の切除は手術後，重篤な後遺症を残す恐れがある。その反対に浸潤の境界が不明瞭で，切除した範囲を越えて浸潤巣が正常組織に存在している場合，再発（recurrence）の可能性が高くなることから，この場合，術後照射（postoperative irradiation）が行われる。悪性度分類でグレード3と4は比較的，放射線感受性が高いことから術後照射が行われるが，グレード1と2は放射線感受性が低いことから術後照射は行われない。術後照射法は計画標的体積を術前の腫瘍の範囲より外側に2cm程度のマージンをつけて設定し，6～10MVX線にて処方線量50～55Gy（5～6週）が対向二門照射法（two opposed field irradiation）にて照射される。また術後照射の時，内服薬としてテモゾロミドによる化学療法が併用される。その他，ホウ素中性子捕捉療法（BNCT）が行われ，治療成績の向上

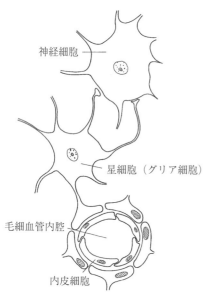

図10-1　神経細胞を支える星細胞

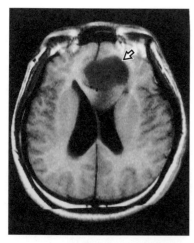

図10-2　神経膠腫（T1強調画像）

**血液脳関門：**
脳の毛細血管は内皮細胞間隙が狭く，蛋白質などの大分子や水素イオンなどの荷電粒子，電解質などは，ほとんど通過できない。このように，血液から脳に不要な物質の取り込みを阻止・抑制する血液と脳との間の物質移動を制限する機構をいう。

が報告されている（6・1・5章参照）。

図 10-2 は左前頭部に低信号を認め，大脳鎌（falx cerebri）に浸潤を認め，腫瘍摘出術を施行したが，腫瘍が広範囲に及んでいて全摘出は不可能であったため，術後放射線治療が行われた神経膠腫の症例である。

## 2. 髄芽腫

髄芽腫（medulloblastoma）は小児の小脳虫部（cerebellar vermis）に好発し（図 10-3），組織は神経外胚葉性の未分化な細胞のため，放射線感受性が高い。小児脳腫瘍の中では最も頻度が高く，5〜6歳にピーク値を示す。

治療は原発巣を手術による摘出を行い，切除後，放射線治療が行われる。髄芽腫の 30 %程度は髄液中に髄芽腫細胞が浮遊した状態の**脊髄播種**（spinal dissemination）を来たしているので，この場合，全脳と全脊髄に対する**全脳全中枢神経系照射法**（whole brain and whole spinal irradiation）が術後に行われる。この照射法は図 10-13 において全脳脊髄（A＋B＋C）には 30〜35 Gy が照射され，さらに後頭蓋窩（posterior cranial fossa）に 20 Gy 程度照射されることから，原発巣部位には 50〜55 Gy が照射されることになる。なお，図 10-13 において，A の領域には左右からの対向二門照射法，B と C の領域には背部へ一門照射法が用いられる。この時，各照射野のつなぎ目が過照射にならないようにすることが肝要で，照射期間中につなぎ目を 1 cm 間隔で照射のたびに変更することにより過線量の照射を防止することができる。その他，トモセラピー装置（2・6章）を用いれば照射野のつなぎ目の問題がなく，全脳全中枢神経系照射が行われる。また，髄芽腫は抗癌剤に感受性が高い腫瘍である。化学療法としてイホスファミド（ifosfamide）＋シスプラチン（cisplatin）＋エトポジト（etoposide）併用療法が行われる。小児に対して全脳全中枢神経系照射が行われた場合，長期生存者に対し晩期有害事象（late adverse event）として内分泌障害（成長ホルモン分泌障害），脊柱骨の発育障害，認知機能障害が問題となることから，髄膜播種を来たしていない場合，放射線治療を行わず大量の化学療法を用いる症例が多くなっている。

## 3. 髄膜腫

髄膜腫（meningioma）は髄膜のくも膜細胞から発生する良性の腫瘍で，原発性脳腫瘍の約 1/4 を占め，球形あるいは半球形をしていることが多く，血管に富み，充実性で固く，被膜を有し境界は明瞭で，硬膜（dura mater）に付着し，ゆっくりと増大して脳を圧迫するが，脳実質内へは浸潤しない腫瘍である。このことから手術で腫瘍を全摘できれば治癒する腫瘍である。40〜60 歳の女性に多く，円蓋部，大脳鎌，傍矢状洞，テントなどが好発部位とされている。

髄膜腫は脳の圧迫による症状が主であるため，単なる頭痛から，発生場所により精神症状，麻痺症状，失語，痙攣，知覚障害，視力視野障害，嗅覚障害などいろいろな脳障害症状を示すが，中でも頭痛の訴えが最も多い。

髄膜腫は良性腫瘍（benign tumor）であるため放射線感受性が低く，治療は手術により腫瘍を完全に摘出することである。不完全摘出例や局所再発を繰り返す症例，組織学的に高悪性度の症例には放射線治療が行われる。放射線治療に際し，計画標的体積（PTV）の設定は X 線 CT 画像や MR 画像で明らかな残存病変から 1〜2 cm 広くマージンが取られる。処方線量は 50〜60 Gy が必要とされている。

図 10-4 は硬膜に裾野状の腫瘤を認め，髄膜腫と診断され，腫瘍摘出術が施行された症例である。

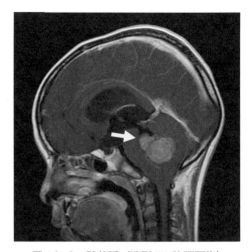

図 10-3　髄芽腫（造影 T1 強調画像）

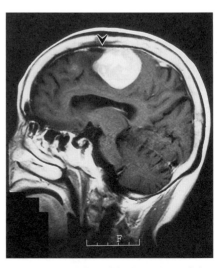

図 10-4　髄膜腫（造影 T1 強調画像）

### 4. 松果体部腫瘍

松果体 (pineal body) は第3脳室の後方に位置している。この部位から発生する腫瘍は非常にまれである。**松果体部腫瘍** (pineal tumor) は放射線感受性が高く,放射線療法が用いられていたが,近年の**顕微鏡手術** (micro surgery) の進歩により,組織診 (histological diagnosis) を得るためばかりでなく,腫瘍を全摘 (total extirpation) することも場合によっては可能となっている。

**松果体細胞腫** (pineocytoma) は完全切除例には放射線治療が行われない。不完全切除例には処方線量 50〜55 Gy の術後照射が行われる。

**胚細胞性腫瘍** (germ cell tumor) は脳室壁,髄膜に沿って発育する傾向があり,放射線感受性が高く,放射線療法単独で根治できることから,放射線療法が標準的治療法となっている。脊髄播種 (spinal dissemination) がない症例では,原発巣 (20〜30 Gy) + 全脳照射 (20 Gy) が行われ,脊髄播種がある症例では全脳全中枢神経系照射 (図 10-13) が行われる。

**松果体芽腫** (pineoblastoma) は脊髄播種の頻度が高く,髄芽腫と同様の術後全脳全中枢神経系照射が行われる。出来るだけ大きく病巣を切除後,全脳全脊髄に処方線量 35〜40 Gy が,さらに原発巣に 15〜20 Gy が照射される。

### 5. 上衣腫

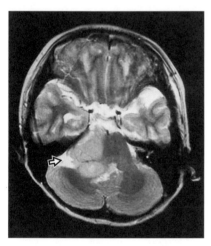

図 10-5 上衣腫 (T2強調画像)

上衣腫 (ependymoma) は脳室上衣細胞 (ependymal cell) から発生する腫瘍で,小児に多いが30%前後は成人にも発症する。頭蓋内上衣腫の60%は小脳テント (cerebellar tentorium) 下に,40%はテント上に発生する。テント下では第4脳室から発生することが最も多い。

臨床症状は腫瘍の発生部位によって変わる。脳室内腫瘍では頭蓋内圧亢進 (intracranial hypertension),水頭症 (hydrocephalia) を発症し,頭痛,嘔気,嘔吐,めまいなどの症状が見られる。脳室外のテント上腫瘍では腫瘍部の巣症状が認められる。頭蓋内及び脊髄播種が見られ,この場合は全脳全中枢神経系照射 (図 10-13) が行われる。

上衣腫は比較的良性で発育がゆっくりであるため,臨床症状が現れにくく,発見された時には腫瘍が脳室内に充満し,水頭症を合併していることが多い。

手術にて不完全切除例では,残存腫瘍と手術腔から 1.0〜2.0 cm 拡大した部位を臨床標的体積 (CTV) として処方線量 45〜55 Gy 程度の術後照射 (post operative irradiation) が行われる。図 10-5 は 9 歳の女児に発症した上衣腫で,開頭術 (craniotomy) にて腫瘍の摘出が行われた。

### 6. 下垂体腺腫 (腫瘍)

**下垂体腺腫** (pituitary adenoma) は下垂体前葉 (anterior pituitary) から発生する柔らかい腫瘍で,腺細胞由来の良性腫瘍である。ホルモン過剰分泌の有無により**機能性腺腫** (functioning adenoma) と**非機能性腺腫** (nonfunctioning adenoma) に大別される。

機能性腺腫の場合は過剰分泌されるホルモンにより特徴的な臨床症状が現れ,小病巣で発見されることが多い。**プロラクチン産生腫瘍** (prolactin-producing tumor) では,男性ではインポテンス,女性では乳汁分泌,無月経が主な臨床症状である。**成長ホルモン産生腫瘍** (growth hormone (GH) producing tumor) では発症年齢により末端肥大症,巨人症を発症する。**副腎皮質刺激ホルモン (ACTH) 産生腫瘍** (adrenocorticotropic hormone (ACTH) producing tumor) ではクッシング症候群を発症する。

非機能性腺腫では内分泌症状を有しないため,大きな病巣で発見されることが多く,下垂体前葉を圧迫することによる下垂体前葉機能低下症 (甲

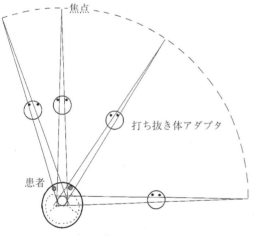

図 10-6 眼球打ち抜き全回転照射法

**クッシング症候群:**
副腎皮質機能亢進症とも呼ばれ,副腎皮質ホルモンの慢性過剰分泌により中心性肥満,満月様顔貌,高血圧,糖尿などを発症する疾患。

状腺機能低下症，副腎不全など），視交叉圧迫による視力，視野障害など，頭蓋内圧迫による頭痛などの臨床症状が現れる。

　下垂体腫瘍に対する外科的療法では，大きな非機能性腺腫では腫瘍を切除し視神経などの周囲組織の圧迫を解除することであり，機能性腺腫では切除によりホルモン分泌を正常化させ下垂体機能を正常に保つことである。大きな非機能性腺腫では術後放射線治療が効果的であるので，必ずしも全摘（total extirpation）は必要ではない。機能性腺腫ではホルモン過剰分泌による症状を軽快させるため，できるだけ全摘が必要とされる。小病巣は完全切除ができれば放射線治療の適応はない。大病巣で周囲組織に浸潤している場合，完全切除は困難で放射線治療が適応となる。また内科的理由で手術不能となった例や手術拒否例では放射線単独治療の適応となる。

　下垂体及びその周囲を含む領域を計画標的体積（PTV）とし，照射方法は正常脳への有害事象を軽減するために，3〜4門の**多門照射法**（multiple field irradiation），**眼球打ち抜き全回転照射法**（rotatory hollow out irradiation for eyeball）（図10-6）などが用いられ，左右対向二門照射は側頭葉に晩発性有害事象が懸念されるためにできる限り避けなければならない。処方線量は45 Gy/25回〜50 Gy/25回程度が照射される。照射野は5×5 cm程度である。また定位手術的照射法では処方線量15〜20 Gyの照射が行われる。

　図10-7はトルコ鞍内に低信号の腫瘍が認められ，内分泌検査により非機能的下垂体腺腫と診断され，経蝶形骨洞腫瘍摘出術（transsphenoidal hypophysectomy）が行われた症例である。

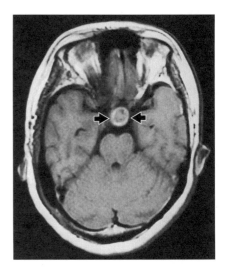

図10-7　下垂体腺腫（T1強調画像）

## 7. 聴神経腫瘍

　**聴神経腫瘍**（acoustic nerve tumor）は聴神経の神経鞘から発生する良性腫瘍で，症状として聴力障害，耳鳴り，平衡障害，頭痛，顔面しびれなどが腫瘍の大きさに応じて発症する。

　手術による完全切除では再発例は少なく，この場合，放射線治療は行われない。亜全摘例，非手術例に対し放射線治療が行われる。放射線は腫瘍病巣に限局され，処方線量50〜55 Gy（1.8〜2 Gy/回）が照射される。

　**ガンマナイフ**（Gamma knife）による**定位手術的照射法**（stereotactic radiosurgery）は選択された小病変に対して手術の代替治療として施行されている。腫瘍辺縁線量12〜13 Gy，最大線量20〜26 Gyで，治療後半年〜1年で聴神経機能温存の効果がみられる。

　図10-8は初診より2年後のMRI検査でも腫瘍の大きさ，症状とも著変なく経過観察中の聴神経腫瘍の症例である。

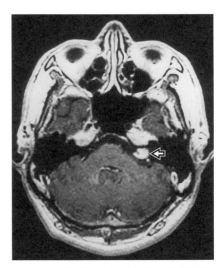

図10-8　聴神経腫瘍（造影T1強調画像）

## 8. 転移性脳腫瘍

　**転移性脳腫瘍**（metastatic brain tumor）の症状は急速に進行する局所症状と頭蓋内圧亢進症状（symptom of intracranial hypertension）が多い。前者は腫瘍の発生部位により片麻痺や失語症，視野障害，運動失調などがある。後者は頭痛がある。さらに腫瘍の増大などにより水頭症（hydrocephalus）になり，さらに頭蓋内圧が亢進すると意識障害や呼吸障害を起こし，脳ヘルニア（cerebral hernia）を起こし死に至る。

　原発巣の頻度は肺癌で51%，消化器系腫瘍15%，乳癌9%，腎泌尿器系腫瘍の順に多い。臨床的には多発性転移が多い。図10-9は肺癌の多発性転移の症例である。

　根治的手術は行われず，放射線治療は腫瘍の組織型，転移巣の個数・大きさなどから照射法が決定される。転移巣が3 cm以下で1〜2個の場合，定位放射線照射法（stereotactic irradiation）が，転移巣が3 cm以上で1〜2個の場合，多発転移の場合は左右対向二門照射法による全脳照射法

水頭症：
　頭蓋内に脳脊髄液が多量に貯留する異常。脳室拡大と頭蓋内圧亢進をきたす。脳室系の脳脊髄液の流通が障害される非交通性と流通障害の無い交通性に分類される。

脳ヘルニア：
　脳腫瘍，脳血腫，脳浮腫などが原因で，脳組織の一部が頭蓋内の大脳鎌や小脳テントなど区画を超え，圧の低い方へ移動・突出する病態。著しい頭蓋内圧亢進状態となるため，脳幹部の圧迫で死に至る。

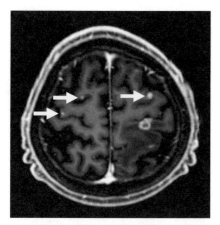

図 10-9 肺癌の脳転移腫瘍（造影 T1 強調画像）

（whole brain irradiation）（図 10-12）が行われる。

## 10・1・2 照射方法

　脳腫瘍に対する放射線治療は術後外部照射法で，分割照射にて行われることがほとんどである。照射は創傷治癒を待って術後 2 〜 4 週に開始される。

　腫瘍に限局した照射野を設定し，多門照射法，三次元原体照射法（3 dimensional conformal irradiation）などで正常脳組織への線量を低減する工夫が必要である。晩期有害事象を軽減するため，1 回線量 2 Gy 以下の分割照射法で，処方線量 50 〜 60 Gy の照射が行われる。

### 1. 局所照射法

　術後照射の時に手術所見に基づいて照射野が決定されるが，原発巣が大きい時，広範囲に浸潤が疑われる時では計画標的体積（PTV）も大きく設定され，この場合，左右対向二門照射法が用いられる。しかし，比較的小さい原発巣で左右のどちらかに限局する時は，45°ウエッジ直交二門照射法（図 10-10）や，原発巣が頭蓋中央部に存在した時は，30°ウエッジを用いた三門照射法（図 10-11）などの多門照射法（multiple field irradiation）が用いられる。

### 2. 全脳照射法

　**全脳照射法**（whole brain irradiation）は多発性脳転移（multiple brain metastasis）の症例に対して施行されることが多く，左右対向二門照射法（two opposed field irradiation）が行われる。計画標的体積（PTV）の設定は，特に頭蓋底に沿った下線の設定が重要で，眼窩上縁と外耳孔を結ぶ OM 線を下線とした場合，眼球後部，中頭蓋窩，後頭蓋窩の一部が照射野に含まれないので注意が必要である（図 10-12a）。図 10-12b の照射野は篩板，中頭蓋窩，大後頭孔が照射野内に十分に入り，さらに全脳全中枢神経系照射を行う時，下線が椎体と平行なために全頭蓋と全脊髄腔の照射野が合わせやすい。

### 3. 全脳全中枢神経系照射法

　**全脳全中枢神経系照射法**（whole brain and whole spinal irradiation）は髄芽腫，松果体腫瘍，一部の脳室上衣腫などにおいて髄液への播種がある場合，中枢神経と全くも膜下腔を照射する必要がある。照射は腹臥位にて，全頭蓋の部分（図 10-13A）は左右対向二門照射法，全脊髄腔（図 10-13B・C）は後方一門照射法で行われる。全脊髄腔の計画標的体積（PTV）は，頭方に対し全頭蓋照射時の足方との境界線上，幅は各々の椎弓板より

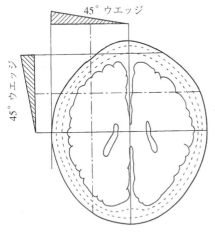

図 10-10　45°ウエッジ直交二門照射法

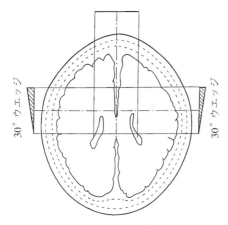

図 10-11　30°ウエッジ三門照射法

[問題 10-1] 脳転移の全脳照射について正しいのはどれか。
1. 1 週間以内に完全に脱毛する。
2. 左右対向二門照射が標準である。
3. 6 週間で 60 Gy が標準である。
4. 麻痺があると適応にならない。
5. 3 か所以上の転移には無効である。

（答え：2）

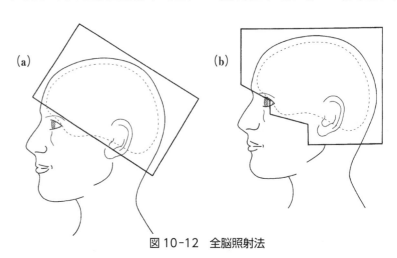

図 10-12　全脳照射法

少なくとも1cmは外側に設定し，下線はくも膜腔が第2仙骨レベルまであることから第3仙骨までを含む必要がある。全頭蓋と全脊髄腔の照野境界は照射期間中に適当に2，3回移動させ同部の高線量域（hot spot），低線量域（cold spot）を回避する配慮が必要とされる。全脊髄腔の照射野は特に成人では大きな照射野となり一門では設定できないことが多い。この場合，線源皮膚間距離（SSD）を150 cm以上とし，大人の場合は脊髄を二門に分割することにより対応する。二門に分割した場合，照射野境界は照射期間中に適当に2，3回移動させ，同部位が高線量域や低線量域にならないように配慮する必要がある。

トモセラピー装置（Tomo therapy unit）では寝台移動と原体照射法（conformal irradiation）により，患者は仰臥位で，照射野を分断することなく全脳全中枢神経系照射を行うことができる。

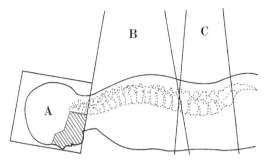

図10-13　全脳全中枢神経系照射法

### 4. 定位放射線照射法

**定位放射線照射法**（stereotactic irradiation）は脳内の小病変に対して1mm以内の誤差範囲で極めて高い照射精度で治療しようとする照射方法で，照射精度を高めるために，定位型手術フレームや着脱式の固定具（immobilization device）を用いて照射が行われる。

定位放射線照射法は1回照射で治療する**定位手術的治療**（stereotactic radiosurgery：SRS）と分割照射による**定位放射線治療**（stereotactic radiotherapy：SRT）に分けられ，前者は脳動静脈奇形（cerebral arteriovenous malformation），聴神経腫瘍や髄膜腫などの良性腫瘍に対し，後者は転移性脳腫瘍が主な適応例となっている。治療装置はガンマナイフ（Gamma knife）装置やサイバーナイフ（Cyber knife）装置，専用リニアック治療装置などが用いられている。

定位放射線照射法は通常の外部照射と比べると，しっかりとした頭部固定が必要で，小病変の腫瘍に限定され，通常定位手術的治療では臨床標的体積（CTV）が3 cm以下，定位放射線治療では臨床標的体積が5 cm以下に対して行われる。病変が小さいため，多方向から腫瘍のみに放射線を集中させ，腫瘍の周りの正常組織への線量を少なくすることができる。また，定位放射線治療は分割照射であることから1回照射の定位手術的治療と比べて，次の利点があげられる。
①脳実質，脳神経への放射線障害が少ない。
②比較的大きな腫瘍（3～5 cm）を対象とすることができる。
③網膜，脳幹，視神経などの放射線感受性の高い部位への治療が可能である。

専用リニアック治療装置で行う4アーク法は横断面で260°アーク（図10-14A），寝台角が+45°と-45°で100°アーク（図10-14B，D），正中矢状面で100°アーク（図10-14C）の照射（ノンコプラナー照射）が行われる。

### 5. 予防的全脳照射法

**予防的全脳照射法**（prophylactic cranial irradiation：PCI）は脳転移が高頻度に生じる疾患に対して，予防的に全脳に照射する方法である。肺小細胞癌（small cell lung carcinoma：SCLC）において肺癌初期治療で原発巣陰影が消失し完全寛解（complete remission：CR）が得られた後，予防的全脳照射が行われる。この時，化学療法が並行して行われると，早期有害事象の発症が考えられるので，予防的全脳照射の前後1週間は化学療法を控えている。予防的全脳照射の処方線量は30 Gy/10回/2週や25 Gy/10回/2週で行われている（10・6章参照）。

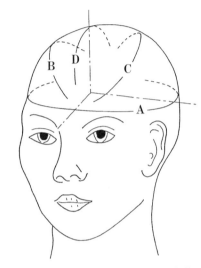

図10-14　脳腫瘍に対する定位手術的照射

[問題10-2] ラジオサージャリが行われるのはどれか。
1. 多発性脳転移
2. 聴神経腫瘍
3. 小脳梗塞
4. 脳動脈瘤
5. 脳動静脈奇形

（答え：2，5）

[問題10-3] 定位放射線照射で誤っているのはどれか。
1. 病巣へ線量を3次元的に集中させる。
2. 治療部位は頭部に限られる。
3. 1回照射の場合を定位手術的照射という。
4. 分割照射の場合を定位放射線治療という。
5. ガンマナイフは定位照射の専用治療装置である。

（答：2）

### 10・1・3 有害事象

1回線量：2.2 Gy/回，総線量：60 Gy/30回以上では脳障害が増加する傾向にある。35 Gy/10回，60 Gy/35回，76 Gy/60回が脳の耐容線量（tolerance dose）の閾値であるとるといわれている。

#### 1. 早期有害事象

早期有害事象（early adverse event）は放射線治療中または終了直後に，脳浮腫が原因で初回照射の数時間後から嘔気，嘔吐，頭痛，神経症状の増悪などを発症する。大きな照射野でしかも1回線量が3～6 Gyと大きい時にこれらの症状が顕著となる。1回線量が1.8～2 Gyの場合は発症したとしても軽度の症状であることが多い。その他，照射開始から2～3週間後に照射範囲で脱毛と皮膚炎を発症する。

#### 2. 晩期有害事象

晩期有害事象（late adverse event）は放射線治療終了後，数か月～数年間に発症する放射線障害で，血管内皮の障害，乏突起神経膠腫の障害，内分泌障害，脊椎骨発育障害，脳壊死などが現われる。脳壊死は局所50 Gy/5週間の治療では0.5％以下の頻度，60 Gy/6週間では5％前後で，治療後数ケ月～2年以内に発症する。臨床症状としては痙攣，神経精神症状などを発症する。

## 10・2 舌癌

舌癌（tongue cancer）は50～60歳代に好発し，男女比は2：1である。舌癌の原因は明らかではないが，習慣性の飲酒や喫煙などの化学物質による刺激や歯牙治療のトラブルによる刺激などが誘発因子と考えられている。好発部位は舌縁部（約90％），次いで舌腹部が多い。初めは小さな瘤状の腫瘍で，大きくなると舌表面が潰瘍（ulcer）になって，舌の運動障害や激しい痛みや出血が起こり，次第に食べ物の飲み込みが不自由になる。

舌はリンパ組織がよく発達していて，これらは左右へも自由に吻合しており，初診時に30％程度は患側の上深頸リンパ節（superior deep cervical lymph node）や顎下リンパ節（submandibular lymph node）などにリンパ行性転移（lymphogenous metastasis）があるが，反対側へ転移する例は少ない。口腔粘膜は扁平上皮と小唾液腺などからなるため，舌癌の約95％以上が扁平上皮癌（squamous cell carcinoma），残りは腺癌（adenocarcinoma）などである。

治療成績は**組織内照射法**（interstitial irradiation）単独の場合で，5年局所制御率（five years regional control rate）はⅠ期で85～90％，Ⅱ期で75～85％といわれている。

### 10・2・1 臨床

舌癌のTNM分類と病期分類を**表10-1**に示す。原発腫瘍の大きさが2～4 cm以内で，所属リンパ節や遠隔転移のないⅠ～Ⅱ期の早期例に対しては，手術または組織内照射＋抗癌剤（シスプラチン）動注が行われる。組織内照射は$^{192}$Irヘアピンによる**低線量率組織内照射**（low dose rate interstitial irradiation），あるいは$^{192}$Irマイクロ線源による**高線量率分割組織内照射**（high dose rate fractionated interstitial irradiation）が行われる。T1～T2・N1症例では外部照射と組織内照射後に頸部リンパ節の郭清が行

表10-1 舌癌の原発巣分類と病期分類

| | |
|---|---|
| T1 | 最大径が2cm以下の腫瘍 |
| T2 | 最大径が2cmを超え，4cm以下の腫瘍 |
| T3 | 最大径が4cmを超える腫瘍 |
| N0 | 所属リンパ節転移なし |
| N1 | 同側の単発性リンパ節転移で最大径が3cm以下 |
| N2 | 同側の単発性リンパ節転移で最大径が3cmを超えるが6cm以下 / 同側の多発性リンパ節転移で最大径が6cm以下 / 同側あるいは対側のリンパ節転移で最大径が6cm以下 |
| N3 | 最大径が6cmを超えるリンパ節転移 |
| M0 | 遠隔転移なし |
| M1 | 遠隔転移，他肺葉に散在する腫瘍結節 |

| 病期 | T | N | M |
|---|---|---|---|
| Ⅰ | T1 | N0 | M0 |
| Ⅱ | T2 | N0 | M0 |
| Ⅲ | T1～T2 | N1 | M0 |
| | T3 | N0～N1 | M0 |
| Ⅳ | T1～T3 | N2 | M0 |
| | Tに関係なく | N3 | M0 |
| | T, Nに関係なく | | M1 |

われる。

早期癌（early cancer）では手術と放射線治療は同等の治療成績が得られるが，進行癌（advanced cancer）では手術療法が主体となる。しかし，放射線治療は舌の機能（構音，嚥下，味覚）と形態温存の二点で，すなわち治療後のQOL（第12章参照）が良いことからよく用いられる。

## 10・2・2 照射方法

### 1. 組織内照射法

高線量率分割組織内照射は$^{192}$Irマイクロ線源を内蔵した遠隔操作式後装填法（RALS）が用いられる。腫瘍長径が40 mmまでで，腫瘍の厚みが10 mmまでの場合，10 mm間隔で4本のチューブで**一平面刺入**（single plane implantation）となる。数分〜十数分の線源挿入で1回の治療が終了し，処方線量60 Gy/10回/7日（1日2回，6時間以上の間隔を開けて）が照射される。低線量率組織内連続照射単独では放射能が数百MBqの$^{137}$Cs針，$^{192}$Irヘアピン，$^{198}$Auシードが利用され，連続した6日間前後で65〜70 Gyが照射される。腫瘍長径が40 mmまでで，腫瘍の厚みが10 mmまでの場合，2本の$^{192}$Irヘアピンが刺入される。高線量率と低線量率では治療成績に差がないとされているが，高線量率は線源導入管挿入時に全身麻酔（general anesthesia）が必要であること，正常組織への有害事象が多発するなどの理由で敬遠されがちである。

$^{192}$Irの半減期は74.2日，$\gamma$線エネルギーは平均0.35 MeVで，このワイヤ線源（wire source）は非常に細くて（約0.6 mm$\phi$）柔軟性があり，任意の長さや形状にして使用され，腫瘍が薄い患者に利用され，挿入時に伴う苦痛が少ない。

組織内照射の線源刺入において腫瘍の厚みが10 mm以下であれば一平面刺入が行われる（図10-15）。これを越える腫瘍の厚みであれば**二平面刺入**（two plane implantations）あるいは**立体刺入**（volume implant）が行われる。

T1〜T2，N1症例では外部照射法で40 Gyを，低線量率組織内連続照射法で60 Gyが照射される。高線量率組織内照射単独治療では下顎表面は軟部組織が薄く，血管も乏しく舌粘膜より耐容線量が低くなっている。そのため下顎と舌の間にスペーサを用いることにより，下顎骨粘膜障害による骨露出や放射線骨髄炎による骨壊死（osteo necrosis）の発生を防ぐことができる。

### 2. 外部照射法

舌の前方部にある厚みの薄い腫瘍に対し電子線による**腔内照射**（intracavitary irradiation）が行われる場合がある。この時，病巣に直接照射筒を密着させ，舌をしっかりと固定して照射が行われることが大切である。そして電子線の80％線量深が電子線エネルギー［MeV］の1/3［cm］であることから，腫瘍の厚みの3倍の電子線エネルギー［MeV］で照射しなければならない。臨床標的体積（CTV）の厚さが2 cmの場合，6 MeVの電子線を用いて処方線量40 Gy/4回/4週で照射される。

X線による外部照射（external irradiation）は4 MVX線を使用する。この場合，患側1門照射とし，処方線量30〜40 Gy照射後，密封小線源による組織内照射を行う。原発巣に顎下リンパ節や上深頸部リンパ節を含んで照射を行うことが大切である（図10-16）。X線照射に際し，できるだけ大きいスペーサ（spacer）を噛ますことにより硬口蓋（hard palate）を照射野から外すなどして，口腔内の正常組織を放射線による有害事象から保護する配慮が必要とされる（図10-17）。

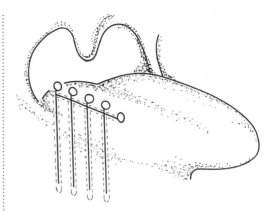

図10-15　舌癌の立体刺入法

[問題10-4]　術後照射の適応となる疾患はどれか。2つ選べ。
1. 脳腫瘍
2. 頭頸部癌
3. 乳癌
4. 膵癌
5. 軟部組織腫瘍

（答え：1, 3）

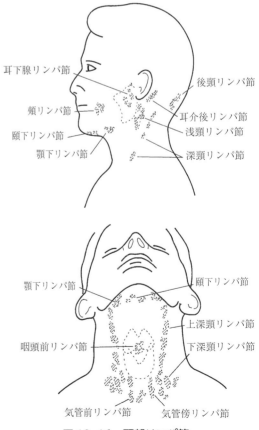

図10-16　頸部リンパ節

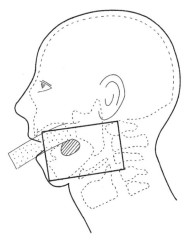

図 10-17 舌癌の外照射野法

[問題 10-5] 根治的放射線治療を行うのはどれか。2 つ選べ。
1. 舌　癌
2. 咽頭癌
3. 胆管癌
4. 腎　癌
5. S 状結腸癌

（答：1, 2)

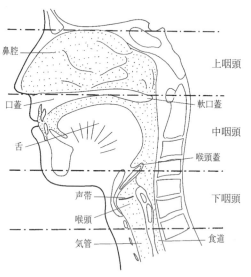

図 10-18 咽頭部の区分

### 10・2・3　有害事象

#### 1. 早期有害事象

外部照射例では照射開始 2〜3 週目から照射野内の口腔粘膜に対し粘膜炎，咽頭痛や嚥下痛を発症する。その他，舌や唾液腺に対し，味覚障害や唾液分泌障害が起こり，食事の摂取量が低下する。

組織内照射例では治療開始後 2 週頃にピークとなる舌粘膜炎が生じるが，これは治療終了後 8 週程度で消失する。

#### 2. 晩期有害事象

味覚低下や唾液分泌障害は組織内照射単独治療例ではほとんど問題とならない。外部照射例では照射線量 40 Gy を超えると，味覚障害あるいは唾液分泌障害が現れる場合がある。

組織内照射例では下顎骨粘膜障害による下顎骨露出や放射線骨髄による骨壊死が起こる場合がある。しかし，組織内照射中にアクリル樹脂製のスペーサー（spacer）を使用して線源と下顎骨の距離を取ることにより防止することができる。

## 10・3　咽頭癌

咽頭（pharynx）は図 10-18 に示すように，上咽頭は鼻腔から硬・軟口蓋移行部まで，中咽頭は硬・軟口蓋移行部から喉頭蓋谷底部まで，下咽頭は喉頭蓋谷底部から輪状軟骨下端までの範囲に区分され，上咽頭は上気道の一部であり，下咽頭は食道に連なって食物の嚥下（swallowing）を行い，中咽頭はその両者に関わっている。これら各部位から発症する原発巣の癌に対し，上咽頭癌，中咽頭癌，下咽頭癌と区分されている。

### 10・3・1　上咽頭癌

#### 1. 臨床

上咽頭癌（epipharyngeal cancer）は東南アジアを中心とする中国系の人々に多くみられ，我が国では比較的まれな疾患で，発症年齢分布は 15〜25 歳と 40〜60 歳の 2 峰性であり，男女比は 2〜3：1 と男性に多い癌で鼻咽頭癌（nasopharyngeal cancer）とも呼ばれている。

上咽頭（epipharynx）は鼻腔の奥に位置し，前後約 3 cm，左右約 4.5 cm，高さ 4 cm の立方体を呈している。下壁は軟口蓋上咽頭面，側壁は耳管隆起・耳管咽頭口，ローゼンミュラー窩，後上壁は軟・硬口蓋移行部の高さから頭蓋底までを形成しており，前方は鼻腔に含まれる後鼻孔辺縁部と鼻中隔が境となり，中耳とは耳管を通じて連絡がある。

原発巣の発生部位はこれら側壁，後上壁，下壁（軟口蓋の上面）に分けられるが，好発部位は側壁と後上壁で，下壁は非常にまれである。

上咽頭はリンパ節が非常に富んでいて，自覚症状として頸部リンパ節（cervical lymph node）の腫れに気付いて受診する患者も多く，初診時には 70〜80 ％程度に頸部リンパ節転移（metastasis of cervical lymph node）が認められる。その他，中耳と繋がる管の出口があるので耳症状として耳閉感，聴力障害，耳痛が，鼻腔の奥に腫瘍ができることから鼻症状として鼻閉，鼻出血鼻漏が，浸潤が頭蓋底に達し破裂孔，頸動脈管，卵円孔から頭蓋内に入ると，三叉神経 2・3 枝，外転神経などが障害され，顔面の知覚麻痺や複視などの症状を発症する。表 10-2 に上咽頭の TNM 分類と病期分類を示す。

上咽頭癌は原発巣が頸動脈，脳，脳神経に近接し手術が困難で，病理組織学的に放射線に対する感受性が高い未分化癌（undifferentiated carcinoma）が多く，これらのことから，放射線治療が主体となる。Ⅰ期は放射線治療単独，Ⅱ～Ⅳbはシスプラチンを用いた放射線化学療法（radiation chemical therapy）が行われる。またⅡ～Ⅳb期は遠隔転移が多く，シスプラチンと5FUを用いた補助化学療法（adjuvant chemotherapy）が放射線治療と併用される。

放射線治療単独による5年生存率はⅠ期：80～100％，Ⅱ期：70～90％，Ⅲ期：60～85％，Ⅳ期：30～70％である。放射線化学療法ではⅢ～Ⅳ期で60～70％である。手術は放射線治療後に残存した頸部リンパ節転移に対して行われる場合がある。化学療法（シスプラチン＋5FU）との併用で局所制御率（regional control rate）が改善されている。しかし，局所あるいは頸部リンパ節が制御されても肺，肝臓，骨などの遠隔転移（distant metastasis）にて死亡する例も多い。

局所再発に対しては外部照射による再照射，上咽頭に限局する小さな再発では腔内照射が行われる場合もある。

## 2. 照射方法

患者は仰臥位で，照射に際しシェル（shell）による固定を行うことにより，安定した体位を保持することができ，照射精度の向上となる。

頸部リンパ節転移が多いため，N0症例であっても頭蓋底から胸骨上縁までの全頸部照射を行う。上頸部の臨床標的体積（CTV）の上線はトルコ鞍上部，下縁は第4～5頸椎，前方は眼球後部，後方は乳様突起とし，左右対向二門照射法で，下頸部の臨床腫瘍体積（CTV）の上線は上頸部照射野の下限と接し，下線は胸鎖骨関節下線，外側は鎖骨外側1/3とし，前一門の照射法とする。特に上部照射野と下部照射野のつなぎ目に注意が必要となる（図10-19）。全頸部照射の照射期間中に繋ぎ目を複数設定することにより過線量の照射が防止される。上頸部の照射野は耳下腺（parotid gland）などの唾液腺が照射野内に含まれるために，上頸部の左右対向二門照射法に代わって，60°ウエッジ側方対向二門と前一門の三門照射法を用いて唾液腺障害を減らす試みがなされている（図10-20）。その他，強度変調照射法（IMRT）が用いられている。

Ⅰ期は放射線治療単独，Ⅱ～ⅣB期は同時放射線化学療法が行われ，化学療法薬としてシスプラチンが用いられる。

放射線は4～6MVX線で1日1.8～2.0Gyで通常分割照射を行う。頸部

表10-2 上咽頭癌のTNM分類と病期分類

| T1 | 上咽頭に限局する、あるいは中咽頭及び/または鼻腔に進展する腫瘍 |
| T2 | 傍咽頭間隙への進展を伴う腫瘍 |
| T3 | 頭蓋底骨組織及び/または副鼻腔に浸潤する腫瘍 |
| T4 | 頭蓋内、脳神経、下咽頭、眼窩、側頭下窩/咀嚼筋間隙に進展する腫瘍 |
| N0 | 所属リンパ節転移なし |
| N1 | 鎖骨上窩より上方の片側性頸部リンパ節片側性または両側性咽後部リンパ節転移で最大径が6cm以下のもの |
| N2 | 鎖骨上窩より上方の両側性頸部リンパ節転移で最大径が6cm以下のもの |
| N3a | 最大径が6cm以上のリンパ節転移 |
| N3b | 鎖骨上窩へのリンパ節転移 |
| M0 | 遠隔転移なし |
| M1 | 遠隔転移あり |

| 0期 | Tis | N0 | M0 |
|---|---|---|---|
| Ⅰ期 | T1 | N0 | M0 |
| Ⅱ期 | T1 | N1 | M0 |
|  | T2 | N0~N1 | M0 |
| Ⅲ期 | T1~T2 | N2 | M0 |
|  | T3 | N0~N2 | M0 |
| ⅣA期 | T4 | N0~N2 | M0 |
| ⅣB期 | Tに関係なく | N3 | M0 |
| ⅣC期 | Tに関係なく | Nに関係なく | M1 |

［問題10-6］ 放射線治療の適応はどれか。2つ選べ。
1. 生体ポリープ
2. 食道静脈瘤
3. 脳動脈瘤
4. 脳動静脈奇形
5. 上大静脈症候群

（答え：4，5）

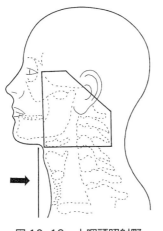

図10-19 上咽頭照射野

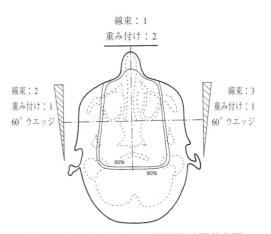

図10-20 上咽頭3門照射法等線量分布図

表 10-3 中咽頭癌の TNM 分類と病期分類

| TX | 原発腫瘍の評価が不能 |
|---|---|
| T0 | 原発腫瘍を認めない |
| Tis | 上皮内癌 |
| T1 | 最大径が≦2cm |
| T2 | 最大径が>2cm，≦4cm |
| T3 | 最大径>4cm，または喉頭蓋舌面に進展する腫瘍 |
| T4a | 喉頭，舌深層の筋肉/外舌筋，内側翼突筋，下顎骨，硬口蓋のいずれかに浸潤する腫瘍 |
| T4b | 外側翼突筋，翼状突起，上咽頭側壁，頭蓋底のいずれかに浸潤する腫瘍，または頸動脈を全周性に取り囲む腫瘍 |
| NX | 所属リンパ節の評価が不能 |
| N0 | 所属リンパ節転移なし |
| N1 | 同側の単発性リンパ節転移　最大径≦3cm |
| N2 | N2a　同側の単発性リンパ節転移>3cm，≦6cm |
|  | N2b　同側の単発性リンパ節転移≦6cm |
|  | N2c　同側または対側のリンパ節転移≦6cm |
| N3 | 最大径>6cm のリンパ節転移 |
| M0 | 遠隔転移なし |
| M1 | 遠隔転移あり |

| 0期 | Tis | N0 | M0 |
|---|---|---|---|
| Ⅰ期 | T1 | N0 | M0 |
| Ⅱ期 | T2 | N0 | M0 |
| Ⅲ期 | T1~T2 | N1 | M0 |
|  | T3 | N0~N1 | M0 |
| IVA期 | T1~T3 | N2 | M0 |
|  | T4a | N0~N2 | M0 |
| IVB期 | T4b | Nに関係なく | M0 |
|  | Tに関係なく | N3 | M0 |
| IVC期 | Tに関係なく | Nに関係なく | M1 |

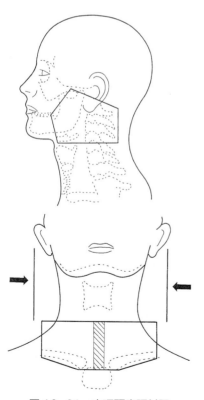

図 10-21　中咽頭癌照射野

への処方線量が 40～45 Gy になれば照射野を局所あるいは頸部リンパ節に限局し，対向二門照射法，多門照射法，三次元原体照射法などで合計 70 Gy まで照射を行う。

早期癌に対しては処方線量 60～70 Gy の外部照射後に腔内照射を併用することによって局所制御率と生存率（survical rate）の向上が報告されている。

### 3．有害事象

1）早期有害事象：照射開始 2～3 週目から照射野内の口腔粘膜に対し粘膜炎が，その他，咽頭痛や嚥下痛を発症する。唾液腺も照射されることから唾液分泌障害も起こり，食事の摂取量が低下する。
2）晩期有害事象：唾液分泌障害（口腔乾燥症），慢性中耳炎，甲状腺機能低下，皮膚萎縮，顔面浮腫が観察される。その他，上咽頭では頸部リンパ節も含めて照射され，唾液腺が広範囲に照射される。このため，唾液分泌障害は程度の差があるが必発である。

### 10・3・2　中咽頭癌

#### 1．臨床

中咽頭（oropharynx）は口を開けた時の突き当たり付近で，上方は硬・軟口蓋移行部の高さから，下方は喉頭蓋谷底部まで，前壁は有郭乳頭より背側の舌根，喉頭蓋谷，側壁は前・後の口蓋弓，扁桃窩など，上壁は軟口蓋口面，後壁は咽頭後壁の領域である。中咽頭は食べ物や呼吸気の通り道でもあり，嚥下（swallowing）と言葉を作る構音（articulation）が代表的な機能である。

中咽頭癌（mesopharyngeal cancer）は扁桃窩（tonsillar sinus）と口蓋弓の側壁に発症する場合が最も多く約半分を占め，上壁：20％，前壁 15％，後壁はまれで，50～60歳代に好発し，男女比は 8：1 で男性に多く発生する癌で，飲酒や喫煙，ヒトパピローマウイルス（human papilloma virus：HPV）感染との関連が高い。

患者は初め飲み込む時に違和感があり，病巣が進行するにつれ咽頭痛，嚥下痛，咽頭腫瘤などの症状で来院され，扁桃部は外部から進入する細菌やウイルスを防ぐ免疫機構を担っていて，このため中咽頭は解剖学的にリンパ節に富んでいるために，初診時に約 70％の症例に頸部リンパ転移があり，特に患側の上・中頸部リンパ節転移が多い。

病理組織診断は大多数が扁平上皮癌（squamous cell carcinoma）で，扁桃窩原発の腫瘍は口蓋弓原発の腫瘍より放射線に対する反応は良好であるが，頸部リンパ節転移（metastasis of cervical lymph node）が多いといわれている。T 分類では主病巣の大きさが 2 cm までを T1，2～4 cm を T2，4 cm 以上を T3 としている。表 10-3 に中咽頭癌の TNM 分類と病期分類を示す。

治療法は放射線治療と手術が主体であり，これにプラチナ製剤を主体ベースとした化学療法の併用が試みられている。早期癌に対しては放射線治療，進行癌に対しては放射線治療と手術の併用が行われる。進行癌では放射線治療と化学療法の併用により放射線単独治療に比べて良好な成績が報告されている。

放射線治療単独による 5 年生存率はⅠ期：67％，Ⅱ期：63％，Ⅲ期：50％，Ⅳ期：37％である。

#### 2．照射方法

臨床標的体積（CTV）は軟口蓋，口蓋弓，口蓋扁桃，咽頭後壁などに限局した腫瘍では腫瘍辺縁から 2 cm のマージンをとり，これにリンパ節転移

領域を加えた領域とし，さらに嚥下や呼吸性移動の体内マージン（internal margin）や設定マージン（set-up margin）を加えて計画標的体積（PTV）とする．照射時，患者は仰臥位でシェル（shell）による固定を行う．

N0症例では上頸部のリンパ節領域を含んだ照射範囲とし，左右対向二門照射法（図10-21）で開始する．N+症例では下頸部も含めた照射範囲とする．下頸部への照射は前一門とする（図10-21）．上部照射野と下部照射野のつなぎ目が過照射とならないように注意することが必要で，照射期間中に複数のつなぎ目を設定することよって過線量を防止することが出来る．図10-21では咽頭，上頸部の照射野において，頸髄（cervical spinal cord）に対し遮蔽ブロックを使用している．

臨床標的体積内に浅頸リンパ節（superficial cervical lymph）を包含する必要があるので，4MVX線を使用する．頸部への処方線量が40～45Gyになれば照射野を原発巣と転移リンパ節に限局する．

T1～T2では処方線量60～70Gy/30～35回/6～7週間，T3～T4では処方線量70～75Gy/7～8週間が照射される．また放射線化学療法（radiation chemical therapy）が行われる場合，処方線量の上限は66Gy程度である．

通常の分割照射方法以外にも多分割照射法（hyper fractionation）あるいは加速多分割照射法（accelerated hyperfractionation）などの色々な分割方法（1・3・6章参照）が試みられている．

### 3．有害事象

1) 早期有害事象：照射開始2～3週目から照射野内の口腔粘膜（oral mucosa）に対し，粘膜炎が出現し，咽頭痛や嚥下痛を発症する．唾液腺も照射されることから味覚障害や唾液分泌障害が起こり，食事の摂取量が低下する．
2) 晩期有害事象：唾液腺が照射されることから味覚の異常，唾液分泌の永久的な低下，甲状腺機能低下を生じる．その他，下顎骨の壊死などがあげられる．

## 10・3・3　下咽頭癌

### 1．臨床

下咽頭（hypopharynx）は喉の最も下方で，喉頭の背側で，喉頭後方の輪状後部，咽頭喉頭蓋ひだから食道上端までの梨状陥没，喉頭蓋の底部から輪状披裂関節の後壁までの範囲で食道に連なる食べ物の通り道である．

下咽頭癌（hypopharyngeal cancer）は50～60歳代に好発し，男女比は5～6:1で男性が多く，梨状陥凹癌（piriform sinus cancer）は70％を占め，発癌要因として飲酒や喫煙があげられる．輪状後部癌は鉄欠乏性貧血と関連し，女性に多い腫瘍でもある．また頭頸部癌の中では口腔，喉頭癌に次いで3番目に多い癌である．

患者の多くは咽頭痛（魚の骨が刺さったような感じ），嚥下困難，異物感，血痰，呼気臭，頸部リンパ節腫脹などを愁訴し来院されるが，初診時にすでに進行癌（advanced cancer）であることが多く，大部分は頸部リンパ節転移（metastasis of cervical lymph node）を伴うⅢ～Ⅳ期の症例で，遠隔転移（distant metastasis）の頻度も高く，予後は不良とされている．食道癌を合併している例も多く，さらに頭蓋底から頭蓋内への浸潤が起こる．また縦隔のリンパ節転移している場合がある．

病理組織診断は扁平上皮癌が大多数で，放射線感受性も比較的良好である．表10-4に下咽頭癌のTNM分類を示す．

Ⅰ～Ⅱ期は放射線治療の適応である．放射線治療のうちT2やT3は放射線化学療法（radiation chemical therapy）が行われる．特にT3～T4ある

表10-4　下咽頭癌のTNM分類

| TX | 原発腫瘍の評価が不能 |
|---|---|
| T0 | 原発腫瘍を認めない |
| Tis | 上皮内癌 |
| T1 | 下咽頭の1亜部位に限局し，最大径が≦2cm |
| T2 | 片側咽頭の固定がなく，下咽頭の1亜部位を越えるか，隣接部位に浸潤する腫瘍，あるいは最大径が>2cm，≦4cm |
| T3 | 最大径が>4cm，あるいは片側喉頭の固定，あるいは食道へ進展する腫瘍 |
| T4a | 甲状軟骨，輪状軟骨，舌骨，甲状腺，頸部正中軟部組織のいずれかに浸潤する腫瘍 |
| T4b | 椎前筋膜への浸潤，頸動脈を全周性に取り囲む腫瘍，または縦隔に浸潤する腫瘍 |

| NX | 領域リンパ節が評価できない |
|---|---|
| N0 | 領域リンパ節転移はない |
| N1 | 患側と同じ側だけに最長径3cm以下のリンパ節転移が1個あるもの |
| N2a | 患側と同側の単独リンパ節転移で，3cm<最長径<6cmのもの |
| N2b | 患側と同側の単独リンパ節転移で，最長径<6cmのもの |
| N2c | 患側と同側または反対側のリンパ節転移で，最長径<6cmのもの |
| N3 | 最長径>6cm以上のリンパ節転移 |

| MX | 遠隔転移の存在が評価できないもの |
|---|---|
| M0 | 遠隔転移のないもの |
| M1 | 遠隔転移のあるもの |

[問題10-7]　下記の癌の放射線治療で頸部リンパ節領域を照射しないのはどれか．
1. 上咽頭癌
2. 中咽頭癌
3. 下咽頭癌
4. 喉頭癌
5. 舌癌

（答え：4）

[問題10-8]　正しい組み合わせはどれか．
1. 脳動脈瘤………………定位放射線照射
2. 声門癌…………………45°ウエッジ対向二門照射
3. 精上皮腫………………遠隔操作式後充填照射
4. 食道癌（中部）………三門照射
5. 肺癌……………………全回転照射

（答え：4）

[問題10-9]　定位放射線照射で正しいのはどれか．2項目を選べ．
1. 病巣へ線量を3次元的に集中させる．
2. 病巣部位は悪性腫瘍に限られている．
3. 1回照射で治療が完了する場合を定位放射線治療という．
4. 強度変調放射線治療は定位放射線治療の一種類である．
5. サイバーナイフは定位照射の専門治療装置である．

（答え：1，5）

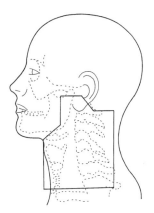

図10-22　下咽頭癌照射野

いはN2〜N3の進行癌に対しては手術と術後照射が原則とされている。

早期癌では喉頭の温存を目指して放射線治療を先行し，反応が良好な場合は根治的放射線治療が行われる。進行癌では手術＋術後照射が行われ，その他ドクタキセル水和物，フルオロウラシル，シスプラチンの多剤併用が用いられている。

局所制御率（regional control rate）は放射線治療単独でⅠ期：30〜65％，Ⅱ期：30〜55％，Ⅲ期：Ⅳ期：5〜30％程度である。手術＋放射線治療で35〜89％であるが，手術＋放射線治療による5年生存率は20〜60％である。

## 2. 照射方法

### 1）根治的放射線治療

患者は仰臥位で照射時にはシェル（shell）による固定を行う。臨床標的体積（CTV）は原発巣に甲状腺，輪状軟骨，喉頭蓋前隙と領域リンパ節を加えた領域とする。この臨床標的体積に1〜2cmのマージンを加え，上線は第一頸椎上線，下線は肩が入らない程度まで下方を含め，前縁は咽頭部皮膚面より上，後縁は頸椎棘突起より1cmぐらい後方とした領域が計画標的体積（PTV）となる。局所に限局した照射野（図10-22）には4〜6MVX線で40〜45Gyの処方線量とし，頸部リンパ節転移（metastasis of cervical lymph node）がある場合は術前照射（preoperative irradiation）の線量で，頸部郭清的照射を行い，局所のみ根治的に照射を行う場合もある。根治照射には処方線量60〜70Gyの照射が行われる。

### 2）術後照射

術前照射と同様に全頸部に対して処方線量50Gyの照射が行われる。処方線量40〜45Gyで脊髄を照射野外とする。N0症例で局所の残存が疑われる場合は局所照射を主眼とし，処方線量60Gyが投与される。

4〜6MVX線を使用する。照射時はシェルによる患者固定を行い，全頸部照射の方法には2つの方法が使用されている。咽頭と上頸部に対する左右対向2門照射と下頸部に対する前一門照射法が行われ，照射野のつなぎ目が過照射にならないように複数の照射野を設定すると良い。下咽頭癌では照射野のつなぎ目が腫瘍の部分あるいは頸部リンパ節転移と一致する場合が多い。つなぎ目で照射野の重なりによる脊髄の過線量を防止するために小さなブロックを使用するが，つなぎ目が腫瘍あるいはリンパ節と一致する場合にはブロックを使用できない。照射中につなぎ目の位置を移動させることも行われるが，ブロックを使用しない場合には脊髄の過線量を100％防止することは困難である。

全頸部に対して左右からの対向二門照射を行う。この方法の欠点は照射野の足方向で肩が入るため，線量の低下が起こることである。これを避けるために右前75°と左前75°の150°交叉で照射を行っている。腹側ではビームが対向二門でないことと，厚みが薄いために線量が高くなる。線量を均一とするために15°程度のウエッジフィルタ（wedge filter）を使用する必要がある。

## 3. 有害事象

1）早期有害事象：照射開始2〜3週目から照射野内に粘膜炎，咽頭痛や嚥下痛を発症する。唾液腺が照射されることから味覚障害や唾液分泌障害も起こり，食事の摂取量が低下する。
2）晩期有害事象：味覚障害，喉頭浮腫，甲状腺機能低下などを発症する。その他，喉頭の軟骨炎あるいは軟骨壊死が起こることがある。

## 10・4 上顎癌

上顎癌（maxillary cancer）は60歳代に好発し，男女比は3：1で男性に多い疾患である。上顎洞（maxillary sinus）は顔面皮膚に接する前壁，鼻腔側壁の内側壁，上顎洞側頭面〜頬骨の外側壁，硬口蓋の下壁，眼窩下壁の上壁，蝶形骨の翼状突起の後壁に囲まれ，癌が上顎洞内に限局している時点では無症状である。そして下方方向に進展する癌は口蓋，上歯肉の腫脹，歯痛，歯芽の動揺などをきたし，上方方向に進展する癌は眼窩に進展して眼球運動障害や視力障害を来たし，鼻腔方向へ進展すれば鼻づまり，鼻出血など，前方方向に進展すれば顔の表面の上顎や歯茎が腫れたりする症状が現れ，後方方向へ進展した場合，最も症状が出にくく，顔面の知覚麻痺などを発症する（図10-23）。この他，上顎癌はリンパ組織に乏しく，このことからリンパ節転移の頻度は少なく10〜15％程度である。また初診時に遠隔転移（distant metastasis）もほとんどない疾患である。

### 10・4・1 臨床

上顎癌のTNM分類を表10-5に示す。上顎癌による自覚症状がでてきたころは病状がかなり進行していて，T3で来院される患者が多い。また，病理組織診断は扁平上皮癌（squamous cell carcinoma）が85％といわれている。上顎癌は放射線治療と化学療法さらに手術の3者を併用することによって治療が行われ，病理組織診断のための上顎洞開窓術（fenestration operation of maxillary sinus）が，浅側頭動脈（superficial temporal artery）に動注用のカテーテルを留置し，シスプラチン（CDDP）かフルオロウラシル（5-FU）の持続動注（continuous intraarterial infusion）が放射線治療治療と同時に行われる。動注療法は高濃度の薬剤を投与できること，シスプラチンの動注とともに中和剤（チオ硫酸ナトリウム）を投与することにより，薬害の全身影響を最小にできる点で優れている。処方線量は50 Gy程度の照射が行われ，放射線治療終了後，拡大搔爬術（extended curettage）が行われる。

上顎癌のこれら3者併用療法による局所制御率（regional control rate）はT1〜2：80％，T3：60％，T4：50％程度である。

### 10・4・2 照射方法

臨床標的体積（CTV）は患側上顎洞，両側鼻腔，患側眼窩を含めた範囲で，病巣の進展に応じて設定されるが，基本的には正面方向から見て外側は頬部皮膚の外側，内側は正中より健側に1 cm，上線は上顎洞上線とし，下縁は硬口蓋下とし，側面方向からみて，上線は頬部皮膚前方，後方は翼状突起後縁とする。ただし，患側の眼窩下壁に腫瘍が進展していなければ，照射時に水晶体に対しシャドウトレイ上の鉛ブロックで放射線遮蔽が行われる。前方方向からの照射で後頭蓋窩や側頭葉が広範に照射野に含まれないようにできるだけ顎を引いた体位とする。

照射に際しては舌圧子（tongue depressor）またはスペーサ（spacer）を使用して硬口蓋（hard palate）と舌間の距離をとり，舌（tongue）を照射野外とする（図10-24）。義歯があれば外すようにし，金歯などがあればこれから生じる二次線による粘膜反応を軽減するために，照射時に粘膜との間に綿花などのスペーサを入れる。

放射線は4〜6 MV X線を使用し，照射野は患側の前方と側方からの45°ウエッジフィルタを用いた**直交二門照射法**（two right angle fields irradiation）が多く用いられる（図10-25）。患側眼球の水晶体（crystalline

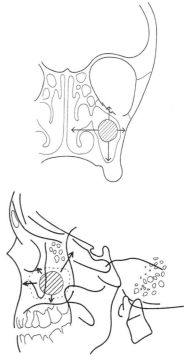

図10-23　上顎癌の進展方向

表10-5　上顎癌のTNM分類

| | |
|---|---|
| T1 | 上顎洞粘膜に局限 |
| T2 | 骨吸収または骨破壊あり，硬口蓋および／または中鼻道に進展 |
| T3 | 上顎洞後壁の骨，皮下組織，眼窩底または眼窩内側壁，翼突窩，篩骨洞に進展 |
| T4a | 眼窩内容前部，頬部皮膚，翼状突起，側頭下窩，篩板，蝶形骨洞，前頭洞に進展 |
| T4b | 眼窩先端，硬膜，脳，中頭蓋窩，三叉神経第二枝以外の脳神経，上咽頭，斜台に進展 |
| N1 | 同側単発≦3cm |
| N2 | (a) 3cm＜同側単発≦6cm |
| | (b) 同側多発≦6cm |
| | (c) 両側または対側≦6cm |
| N3 | ＞6cm |
| M0 | 遠隔転移なし |
| M1 | 遠隔転移あり |

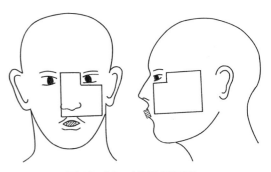

図10-24　上顎癌照射野

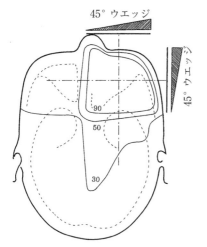

図10-25 上顎癌照射線量分布図（45°ウエッジフィルタ直交二門照射法）

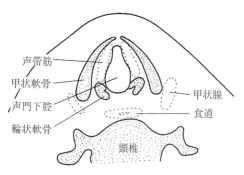

図10-26 喉頭の横断面

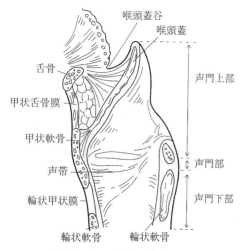

図10-27 喉頭の矢状断面

lens）はできるだけブロックするが、腫瘍が眼窩内に進展している例ではブロックできない。この場合は晩期有害事象で患側の眼の視力障害（visual impairment）は必発である。

さらに直交二門照射では健側の眼球の視力障害が60〜70％に出現する。これは側方からの照射により健側の眼球の線量が総線量の10〜20％程度となるためである。健側の視力障害を避けるために側方の照射を斜入する前一門と前方から患側に70〜80°交叉させた照射法を行われることがある。複雑な形状の照射体積となることから、強度変調放射線治療（IMRT）が有効と考えられる。

手術、化学療法、放射線治療の3者併用療法では処方線量は50 Gy/25回/5週間とする。放射線治療単独では60〜65 Gyが照射される。

### 10・4・3 有害事象

#### 1. 早期有害事象

患側の硬口蓋や軟口蓋など照射野に一致して強い粘膜炎が生じ咽頭痛や嚥下痛が出現する。これは照射終了後、2〜4週で消失する。眼窩への照射が避けられない場合、患側に結膜炎や角膜炎を発症する。

#### 2. 晩期有害事象

白内障、緑内症、放射線網膜症、視力障害、脳壊死、開口障害、角膜炎などを発症する。腫瘍が眼窩内に進展した例では水晶体を遮蔽することができず、患部の眼球に白内障が発症し、眼内レンズ置換術により治療する。その他、全眼球炎、放射線網膜症、視神経や視交叉の障害による視力障害が生じる。また前頭葉あるいは側頭葉に脳壊死が出現する例も報告されている。

## 10・5 喉頭癌

喉頭（larynx）は「のどぼとけ」とも呼ばれ、ここより気管へとつながる空気の通り道で、発声のみならず、この喉頭の間近には食べ物の通り道もあって、飲み込んだ食物が入り込んでこないように蓋をする役目をしている所である。この喉頭の中に声帯（vocal cord）があり、**喉頭癌**（laryngeal cancer）は声帯に主として発生する癌である。喉頭癌は頭頸部癌の15.7％を占め、口腔癌（oral cancer）に次いで頻度が高い癌である。年齢は60歳あるいは70歳代が大半で、男女比は16：1と男性に多く、声門部癌は喫煙に関係し、声門上部癌は喫煙と飲酒に関係するといわれて、95％以上の患者で喫煙が原因と考えられている。

しわがれ声（嗄声）（hoarseness）、咽頭部の不快感などが初期症状で、病変が声帯に進展するか披裂軟骨に浸潤すれば嗄声が出現する。その後、次第に声が出にくくなり、血痰が出たり、さらに進行すると食べ物が飲みにくくなる嚥下障害の症状が現れる。進行例では耳痛が放散痛としてみられる。

喉頭癌に対する放射線治療の長所は喉頭の機能が温存されること、腫瘍制御率が手術療法に劣らないことがあげられる。

### 10・5・1 臨床

喉頭の上方は喉頭蓋上線、下方は輪状軟骨下線、前方は喉頭蓋後面、前連合、声門下腔前壁、後側方は披裂喉頭ひだ、披裂部、披裂間部、声門下

部の領域で，癌の発生部位により声門上部（supraglottis），声門部（glottis），声門下部（subglottis）に分類され（図10-26, 27），それぞれ予後が異なる。

　喉頭癌の発生部位は声門部癌（glottic cancer）が70.4％と最も多く，次いで声門上部癌（supraglottic cancer）が26.2％，声門下部癌（subglottic cancer）は2.2％と非常にまれである。

　病理組織診断は声門には高分化型の扁平上皮癌（squamous cell carcinoma）が多く，声門上部にはやや分化度の低い扁平上皮癌が多く，これらは放射線感受性も比較的良好である。早期癌（T1〜T2, N0）では放射線治療による制御率が手術に劣らないこと，声帯の機能保存の点から外科的療法よりも放射線のみの治療がよく用いられる。中期〜進行症例（T2〜T3, N⁺）では放射線化学療法や喉頭温存手術（＋術後照射）が行われる。

　喉頭癌の内，声門部のTNM分類と病期分類を表10-6に示す。T分類は声門上部あるいは声門下部への進展の有無，声帯の可動性についての評価が重要とされる。

　リンパ行性転移（lymphogenous metastasis）は発生部位によって頻度が異なる。声門部癌ではリンパ行性転移は少なく，T1〜T2症例では初診時に頸部リンパ行性転移のある例はまれである。

　一方，声門上部癌では初診時にリンパ行性転移のある症例も多く，T1〜T2症例でも頸部リンパ行性陽性例は30〜40％と高頻度である。

　治療方針は早期癌（T1〜T2, N0）では放射線治療が第一選択であり，進行癌（T3〜T4, N1〜N3）では外科的療法が選択される。しかし近年，患者のQOLを考慮して喉頭温存をめざした放射線化学療法（シスプラチン＋5FU）の導入が進んでいる。

　放射線治療単独における声門部T1N0の5年局所制御率は77〜94％，T2N0では69〜85％である。再発例に対しては手術が行われ，疾患特異的生存率は95％程度である。声門上部T1N0では70〜80％，T2N0で61〜85％程度の局所制御率であり，T3の局所制御率（regional control rate）は40〜50％である。

　進行癌では**喉頭全摘出術**（total laryngectomy）が行われ，声を失う結果となり，術後の音声獲得には人工喉頭（artificial larynx）などが用いられる。

### 10・5・2　照射方法

　放射線治療に4〜6MVX線を使用する。患者のポジショニングは仰臥位で頸部を進展させるが，この時，整位精度を良くするためにシェル固定（immobilization by shell）が行われる。

　声門部癌はリンパ行性転移がまれであるため，Ⅰ期やⅡ期の声門部に局限した癌は声門及び進展方向の喉頭を含む領域を臨床標的体積（CTV）とする。計画標的体積（PTV）はこれに1〜2cmのマージンを加え，上方は甲状切痕上方，下方は輪状軟骨下縁，後縁は椎体骨前縁，前縁は皮膚より前方0.5〜1cm程度の範囲を含める。照射野は5×5cmの大きさとし，T2では5×5cmないし5×6cm（背腹方向×頭尾方向）とする（図10-28）。

　照射法は15°ウエッジフィルタを用いた左右対向二門照射法（two opposed fields irradiation）がよく用いられるが，頸部の横断面において厚さが一定でなく，声帯の後方で線量が低下するので頸部の形によって最適な形状のウエッジフィルタ（wedge filter）（一般的に15°）を使用し，臨床標的体積内で線量分布の均一化を図らなければならない（図10-29）。T3〜T4でも頸部リンパ節転移が無い場合はT1〜T2に準じた局所に限局した照射野とする。処方線量はT1〜T2で60〜70Gyである。

　声門上部癌では声門部癌より頸部リンパ行性転移（cervical lympho-

表10-6　喉頭癌のTNM分類と病期分類

| | |
|---|---|
| T1 | 声帯運動が正常で，声帯に限局する腫瘍 |
| T2 | 声門上部，声門下部に進展，および／または声帯運動制限 |
| T3 | 声帯固定，および／または声門周囲腔への浸潤，および／または甲状腺軟骨のびらん |
| T4A | 甲状軟骨を破って浸潤，または気管，頸部軟部組織，舌骨下筋群，甲状腺，食道への浸潤 |
| T4B | 椎前間隙，縦隔への浸潤，または頸動脈を全周性に取り囲む |
| N0 | 所属リンパ節転移なし |
| N1 | 同側の単発性リンパ節転移で最大径が3cm以下 |
| N2 | 同側の単発性リンパ節転移で最大径が3cmを超えるが6cm以下<br>同側の多発性リンパ節転移で最大径が6cm以下<br>同側あるいは対側のリンパ節転移で最大径が6cm以下 |
| N3 | 最大径が6cmを超えるリンパ節転移 |

| 病期 | T | N | M |
|---|---|---|---|
| Ⅰ | T1 | N0 | M0 |
| Ⅱ | T2〜T3 | N0 | M0 |
| Ⅲ | T1〜T2 | N1 | M0 |
|  | T3 | N0〜N1 | M0 |
| ⅣA | T1〜T3 | N2 | M0 |
|  | T4a | N0〜N2 | M0 |
| ⅣB | T4b | Nに関係なく | M0 |
|  | Tに関係なく | N3 | M0 |
| ⅣC | T, Nに関係なく |  | M1 |

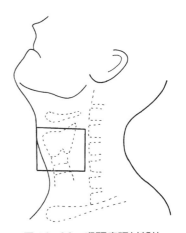

図10-28　喉頭癌照射部位

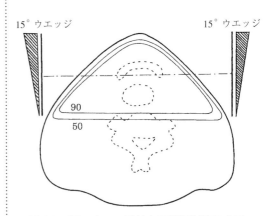

図10-29　ウエッジ対向二門照射法による等線量分布図

genous metastasis）が多い。たとえ T1～T2 N0 症例であっても頸部リンパ行性転移を予防するために，上方を喉頭蓋まで，下方を声門より3cm足方まで含めることが必要になる。小照射野で治療すれば多くの症例でリンパ行性転移を発症し，それが制御率（control rate）に悪く影響するとされている。

術後照射（postoperative irradiation）は全頸部が照射範囲となる。上頸部は左右対向二門照射法，下頸部は前一門照射法で行われる。処方線量は 50～60 Gy である。術後照射は全頸部に処方線量 45～50 Gy とし，腫瘍残存部位に 10 Gy 程度の追加照射が行われる。Ⅲ～Ⅳ期の進行癌に対しシスプラチンによる化学療法が一般的である。

### 10・5・3　有害事象

#### 1. 早期有害事象

照射開始2～3週日より嗄声（hoarseness）の悪化，咽頭痛（pharyngodynia），咳嗽，皮膚面の発赤，粘膜炎などを発症する。照射後半には嚥下時の疼痛も起こる。照射中は発声を控え，禁酒，禁煙とする。

#### 2. 晩期有害事象

披裂部の浮腫（edema）が生じ，嗄声が続く場合がある。その他，軟骨壊死や甲状腺機能が低下する場合がある。声門上部癌で照射野に顎下腺が含まれる場合は，口腔乾燥症を生じることがある。

## 10・6　肺癌

肺癌（lung cancer）は気管，気管支，肺胞の線毛上皮，腺上皮などから発生する悪性腫瘍で，男性に多く（女性の約3～4倍），肺癌死亡数は，1955年以降，男女とも増加し2013年には男性では病死亡数の第1位，女性でも大腸癌に次いで第2位になっている。また年齢階級別では70歳以上の高齢者に著しい増加が見られ，その背景には高齢者人口の増加があげられる。

発癌要因としては喫煙の影響が最も大きい。50歳以上の男女で，喫煙指数（Brinkman index：1日平均喫煙本数×喫煙年数）が600以上の者があげられる。職業性の肺癌としては石綿への曝露があげられる。石綿は**悪性中皮腫**（malignant mesothelioma）の原因としてよく知られているが，石綿労働者の肺癌の危険率は非曝露者と比較して非禁煙者で5倍，喫煙者で100倍といわれている。その他，食習慣（高コレステロール，低緑黄色野菜），大気汚染（ベンツピレン，$NO_2$ など）や室内空気汚染（環境タバコ煙，燃料，室内ラドン）などが指摘されている。

早期肺癌における呼吸器症状の多くは咳，痰，血痰であり，その他，頻度が少ないが胸痛，呼吸困難，発熱，上大静脈症候群などを発症する。一方，進行した肺癌では癌が胸膜へ浸潤した場合の**癌性胸膜炎**（carcinomatous pleurisy）や心膜へ浸潤した場合の心囊癌性心膜炎（carcinomatous pericarditis）により，胸水や心囊の圧迫により呼吸困難を生じ，また原発巣や転移リンパ節が上大静脈を閉鎖して頸部や顔面に腫れやチアノーゼを認める**上大静脈症候群**（10・14・3章参照）などを来たす。また，肺は血流が多い臓器なので脳，肝臓，副腎，骨などに遠隔転移（distant metastasis）を生じ易く，初診時に脳転移や骨転移などの遠隔転移が20～30％にみられる。図10-30に肺癌のX線CT画像を示す。

肺癌の治療成績は非常に悪く，扁平上皮癌や腺癌などの非小細胞癌では

**悪性中皮腫：**
成人の腫瘍で胸膜，腹膜，心囊などの体腔の表面を被覆する中皮に発症する悪性腫瘍。胸腔のものは石綿肺症との合併が多い。

**癌性胸膜炎：**
原発巣が臓側胸膜に浸潤し，そこから播種性転移を起こし，癌性胸膜炎を起こした病態をいう。多くは胸水を伴う。胸水中に癌細胞を認めることが多い。これを癌性胸水という。血性となることが多い。そして胸痛や咳などの症状が生じる。さらに進行して胸水が多量に溜まると，縦隔臓器の圧迫や，呼吸面積の減少による呼吸困難を呈するようになり，胸水ドレナージ等の早急な胸水対策が必要となる。

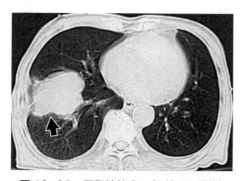

図10-30　原発性肺癌　（X線CT画像）

5年生存率がⅡ期：20～35％，Ⅲ期：5～20％，小細胞癌では限局型（limited disease）は5年生存率が20～25％，進展型（extensive disease）は3年生存率が5～10％といわれている。このように肺癌の治癒率が非常に低い理由として，多くの症例で初診時にすでに切除不能の進行癌になっていること，遠隔転移が多いこと，高齢者が多いことなどがあげられる。

## 10・6・1 臨床

### 1. 診断検査

咳，痰，血痰などの自覚症状を訴えて来院された場合には，まず胸部X線撮影（正・側面像）または胸部X線CT撮像が行われる。そして胸部の画像診断で異常陰影が認められた場合はさらに確定診断に向けて検査が進められる。

確定診断（definite diagnosis）には病理組織診断検査が行われ，喀痰細胞診（exfoliative cytology of sputum）や気管支鏡下での擦過細胞診（exfoliative cytodiagnosis），吸引細胞診，鉗子生検，洗浄細胞診，X線透視下あるいはX線CT下での経皮的穿刺細胞診が行われる。その他，病期診断には胸部造影X線CT検査，MRI検査，$^{18}$F-FDGを用いたPET検査，腹部超音波検査，骨シンチ検査などが行われる。

### 2. 組織型

肺に発生する癌の病理組織診断分類は扁平上皮癌（squamous cell carcinoma），腺癌（adenocarcinoma），小細胞癌（small cell carcinoma），大細胞癌（large cell carcinoma）の4種類に大別されるが，この中でも腺癌が最も多く40～50％を占め，次いで扁平上皮癌が30％程度，小細胞癌が15％，大細胞癌が10％程度である。そして男性では扁平上皮癌（約40％），女性では腺癌（約60％）が多い。年次推移は扁平上皮癌の割合が減少しているのに対し，腺癌，小細胞癌，大細胞癌は増加傾向にあるといわれている。

肺癌の発生部位別分類では中心型肺癌と末梢型肺癌に大別される。中心型肺癌の頻度は全体の約30％で，扁平上皮癌の約80％，小細胞癌の約90％がこの部位に発生する。一方，末梢型肺癌の頻度は全体の約70％で，腺癌や大細胞癌の大部分と，扁平上皮癌の約20％が発生する。

### 3. 病期分類

非小細胞肺癌についてTNM分類と病期分類を表10-7に示す。T1は最大径3cm以下の腫瘍であり，T4は周囲の重要臓器（縦隔，心臓，大血管，気管，食道）に浸潤した状態である。リンパ行性転移（lymphogenous metastasis）は肺門や縦隔に高頻度かつ広範囲に生じる。患側肺門リンパ節転移はN1，患側縦隔リンパ節転移はN2で原発巣の反対側のリンパ節転移はN3となる。TNMの因子を組み合わせた総合的な病期分類はⅠ～Ⅳ期まで分類され，遠隔転移（distant metastasis）を伴う肺癌は全てⅣ期となる。

小細胞肺癌は非小細胞肺癌と比べて増殖が速く，広範なリンパ行性転移，血行性転移（hematogenous metastasis）を発症する特徴を持ち，TNM分類とは別に限局型（limited disease：LD）と進展型（extensive disease：ED）に分類される。限局型は腫瘍の進展が一側胸部，同側肺門リンパ節，両側縦隔，鎖骨上窩リンパ節に留まるもので，悪性胸水，心嚢液を認めないものとし，小細胞肺癌の約20～30％が相当する。進展型は腫瘍が限局型の範囲を越えて進展したもので，小細胞肺癌の70～80％を占める。

### 4. 治療方針

肺癌の治療法は手術療法（operative treatment），化学療法

表10-7 肺癌TNM分類と病期分類

| | |
|---|---|
| T1 | 腫瘍の最大径≦3cm，葉気管支より中枢に及ばない |
| T2 | 腫瘍の最大径＞3cm，主気管支への浸潤が気管分岐部より≧2cm，臓側胸膜への浸潤，一側全肺に及ばない無気肺あるいは閉塞性肺炎 |
| T3 | 胸壁，横隔膜，心外膜，縦隔胸壁への浸潤，主気管支への浸潤が気管分岐部より＜2cm，一側全肺の無気肺あるいは閉塞性肺炎 |
| T4 | 縦隔，心臓，大血管，気管分岐部，気管，食道，椎骨への浸潤，同一葉内に散在する腫瘍結節，同側の悪性胸水 |
| N0 | 所属リンパ節転移なし |
| N1 | 同側気管支周囲，同側肺門リンパ節転移 |
| N2 | 同側縦隔リンパ節，気管分岐部リンパ節転移 |
| N3 | 対側縦隔，対側肺門，同側または対側の鎖骨上窩リンパ節転移 |
| M0 | 遠隔転移なし |
| M1 | 遠隔転移，他肺葉に散在する腫瘍結節 |

| 病期 | T因子 | N因子 | M因子 |
|---|---|---|---|
| ⅠA | T1 | N0 | M0 |
| ⅠB | T2 | N0 | M0 |
| ⅡA | T1 | N1 | M0 |
| ⅡB | T2 | N1 | M0 |
| | T3 | N0 | |
| ⅢA | T1 | N2 | M0 |
| | T2 | N2 | |
| | T3 | N1またはN2 | |
| ⅢB | Tは関係なし | N3 | M0 |
| | T4 | Nは関係なし | |
| Ⅳ | Tは関係なし | Nは関係なし | M1 |

[問題10-10] 肺癌の放射線治療で誤っているのはどれか。
1. 小細胞癌と扁平上皮癌とで治療方針が異なる。
2. 正常肺組織の密度は約0.3である。
3. 放射線治療では原発巣の他に、傍系リンパ節や遠隔転移も包含した計画標的体積にしなければならない。
4. 6 MeV 以上の X 線束が用いられる。
5. 非小細胞癌では放射線化学療法が用いられる。

（答え：3）

[問題10-11] 肺癌の放射線治療中に発症しないのはどれか。
1. 白血球減少
2. 皮膚炎
3. 食道炎
4. 肺炎
5. 脊髄炎

（答：5）

**分子標的薬：**
　抗癌剤は癌細胞の他、増殖している正常細胞まで攻撃していたが、分子標的薬は癌細胞と正常細胞を見分けて攻撃するために、副作用が少ないと期待されている。乳癌に対するトラスツズマブ、悪性リンパ腫に対するリツキシマブ、非小細胞肺癌に対するゲフィチニブ等が使用されている（10・16・2章参照）。

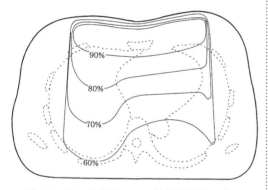

図10-31　肺組織による等線量曲線の乱れ

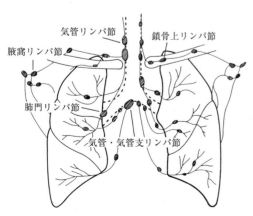

図10-32　肺野内リンパ流

（chemotherapy）、放射線療法（radiotherapy）などに大別され、これらを用いた治療方針は組織型と病期、その他、患者の一般状態、年齢、心肺機能などを総合して決定される。そして小細胞癌は進行速度や放射線や化学療法に対する反応性が他の癌と異なるので、腺癌、扁平上皮癌、大細胞癌をまとめて非小細胞癌と総称し、肺癌を小細胞癌と非小細胞癌に区別し両者の間で治療方法が異なっている。

　非小細胞肺癌（扁平上皮癌、腺癌、大細胞癌）の場合、ⅢA期N1までは外科的治療の対象と考えられており、手術非適応例のⅠ～Ⅱ期やⅢAN2の症例に対して放射線化学療法や放射線治療単独で、高齢者や合併症を伴うⅠ期症例では定位放射線治療（stereotactic radiotherapy）が行われる。放射線治療は高齢者や心肺腎機能の不良な手術非適応症例に対して放射線治療単独あるいは化学療法と併用して行われている。ⅢB期は手術適応でなく、放射線治療単独あるいは化学療法との併用療法が行われている。ただし悪性胸水、対側肺門リンパ節転移がある症例では化学療法が行われる。Ⅳ期では遠隔転移があるので化学療法が主体で、原発巣に対する放射線治療は対症療法（symptomatic therapy）とされる。化学療法はシスプラチンなどの白金製剤と新規抗癌剤（パクリタキセル、ドクタキセル水和物、イリノテンカン塩酸塩水和物、ゲムシタビンなど）との二剤併用療法が用いられ、初回治療に奏功しなかった場合には、ドクタキセルやゲフィチニブなどの分子標的治療薬（10・16・2章参照）が用いられる。

　小細胞肺癌のⅠ期の手術可能な症例では外科的治療と術後化学療法が行われ、Ⅱ～Ⅲ期では放射線治療と化学療法の併用療法が行われる。Ⅳ期では化学療法が主体で、放射線治療は対症治療として用いられている。

　小細胞肺癌は高頻度に脳へ転移する。肺病巣への放射線治療後に病巣陰影が消失し、腫瘍マーカ（10・17章参照）が正常値となった場合、**予防的全脳照射法**（prophylactic cranial irradiation：PCI）として 25 Gy/10回/2週で、対向二門照射法が一般に行われている。

　小細胞肺癌における標準的な化学療法は肺毒性の少ないPE（シスプラチン＋エトポシド）療法が行われる。

### 10・6・2　照射方法

　放射線を中心とする治療法としては、外照射による通常分割照射が行われている。根治照射の条件として、局所的には、腫瘍径が6 cm 以下、胸水中に悪性細胞がなく、呼吸機能が悪くないことが必要で、その他、全身的には遠隔転移がなく、全身状態が比較的良いことが必要とされている。根治照射の条件を満たさない症例や進行例に対しては姑息的放射線治療（palliative radiotherapy）が行われている。

　通常の胸部照射では6～10 MV X 線を使用し、定位放射線治療では4～6 MV X を使用する。特に正常な肺野を透過し病巣に到達するような症例では、正常な肺野密度が0.2～0.3であるため、肺補正を行ってモニタ値MUを計算しないと病巣や周辺の正常組織が過照射となるので、そのため肺密度を考慮した等線量分布の作成が行われる（4・2・3章参照）。図10-31は肺野と縦隔部位を一門照射した等線量分布図で、肺野はX線の透過力が大きいので、縦隔部位と比べると肺野の等線量曲線が深さ方向へ大きく延びていることがわかる。

　肺野におけるリンパ流を図10-32に示す。肺癌はこのリンパ流に沿ってリンパ行性転移（lymphogenous metastasis）を起こす。多くの肺癌は来院当時すでに進行癌（advanced cancer）で、リンパ節転移がある時は、肉眼的腫瘍体積（GTV）は原発巣の他、腫大した同側肺門や傍気管枝リンパ節を、さらに上縦隔、鎖骨上窩リンパ節転移例では鎖骨上窩も含めた範囲

としなければならない。これらのことから臨床標的体積（CTV）は肉眼的腫瘍体積の外側に1～2cm程度のマージンをとった領域とする。さらに計画標的体積（PTV）は呼吸性体内臓器などによる辺縁をシミュレータで確認しながら臨床標的体積から体内標的体積（ITV）が設定され，さらに0.5cm程度のセットアップマージン（setup margin）をとった範囲とされる。図10-33に上葉原発巣に対する照射野を，図10-34に下葉原発巣に対する代表的な照射野を示し，これらはいずれも変形照射野が用いられることから前後対向二門照射法（two opposed fields irradiation）が行われる。

このことから標準的な照射野は原発巣，肺門，縦隔などを照射野に含めるが，照射野に含まれる肺野の大きさは放射線による有害事象を軽減するため，左右どちらかの肺の1/2以下とする。

照射方法は通常の原発巣，肺門，縦隔を含む照射野では前後対向二門照射法で処方線量40～44 Gyまで照射し，その後放射線脊髄症（radiation myelitis）を避けるため，脊髄を照射から外すように斜入対向二門照射法に変更されることが多い。

非切除非小細胞肺癌における標準的な照射線量は，通常分割照射（1日1回2 Gy，週5日）で，照射野の縮小が可能であれば処方線量66～70 Gyまで照射が行われている。**体幹部定位放射線治療**（stereotactic body radiotherapy：SBRT）では48 Gy/4回のスケジュールで，腫瘍の呼吸性移動に対し，呼吸同期照射法（respiratory gating irradiation）や動体追跡放射線治療（realtime tumor-tracking radiation therapy）などが用いられる。

小細胞肺癌では診断時点ですでに微小な遠隔転移が存在することが多く，化学療法の併用が必要である。しかし，化学療法単独による原発巣の完全消失は不十分で，放射線治療は局所制御の向上と長期生存に不可欠といわれている。

小細胞肺癌における標準照射線量は癌の増殖が早いため，治療期間が長いと不利になると考えられ，1回1.5 Gyで1日2回，45～54 Gy/5～6週の照射を行う**加速分割照射法**（accelerated fractionation）が限局型の標準照射法として用いられている。この照射法も処方線量30～39 Gyから脊髄をはずした照射法が用いられる。

治療成績は非小細胞肺癌の放射線化学療法（radiation chemical therapy）で4年生存率は17～21％，小細胞肺癌で2年生存率は36～50％である。

上大静脈症候群に対する放射線療法については10・14・3章を参照されたい。

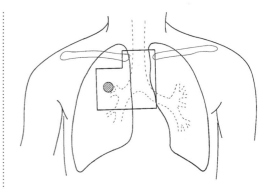

図10-33　上葉原発の照射野

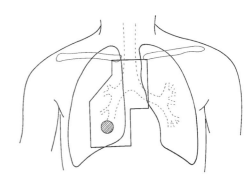

図10-34　下葉原発の照射野

## 10・6・3　有害事象

### 1．早期有害事象

放射線肺炎（radiation pneumonitis）や放射線食道炎（radiation esophagitis）は通常分割照射では処方線量20～30 Gyから発症する。このうち照射により肺胞隔壁に炎症や肥厚が生じる放射線肺炎は，照射中あるいは照射後3か月以内に発生する早期の放射線障害で，照射野に一致して発症する。

### 2．晩期有害事象

晩期障害として肺胞隔壁に線維化が生じた放射線肺線維症（radiation lung fibrosis）や放射線食道炎，放射線心膜炎（radiation pericarditis），放射線脊髄症（radiation myelopathy）があげられる。肺線維症は放射性肺炎の半年後に発症することが多い。放射線脊髄症は脊髄に対し50 Gy/25回/5週の照射では，5年で5％の確率で発生するといわれ，化学療法と同時併用の場合40 Gy以下の照射線量とすることが大切である。

[問題10-12] 乳癌について誤りはどれか。
1. 乳房温存療法と乳房切除術では生存率に差がない。
2. 乳房温存療法における術後根治線量は5週で50 Gy程度である。
3. 術後照射で肺への照射線量を軽減するためにハーフビームを用いる。
4. 術後照射の接線照射では45°のウエッジフィルタを用いる。
5. 腺癌が多い。

（答え：4）

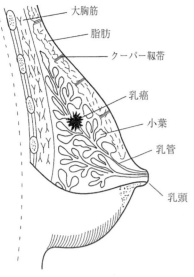

図10-35　乳房の解剖図譜

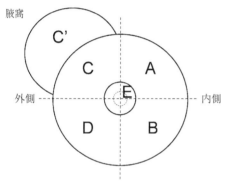

図10-36　乳房の領域区分

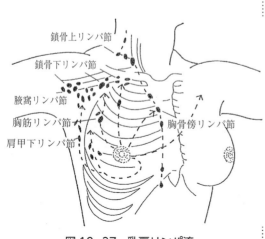

図10-37　乳房リンパ流

## 10・7　乳癌

　今日，私たちの食生活を含む生活習慣の欧米化に伴い**乳癌**（breast cancer）が急増していて，乳癌罹患率（incidence rate of breast cancer）が過去15年間で2倍近い増加を示しており，1998年以降，大腸癌，胃癌を抜いて女性の悪性腫瘍の第1位となっている。一方，乳癌による死亡数は大腸癌，肺癌，胃癌などに次いで第6位であり，罹患率と死亡率の差から，乳癌は予後良好な疾患であることが示唆される（病期Ⅰで10年生存率が約90％）。乳癌に罹りやすい年齢は40歳代〜50歳代が最も多く，次いで60歳代の順となっている。また病期進行度別にみるとⅠ期症例が増加し，Ⅱ期はほとんど変わらず，Ⅲ〜Ⅳ期が減少している。これは乳癌が「自分で触って」見付けることのできる癌であるため，自己検診（self examination）の普及が早期発見に繋がっているものといえる。この早期症例の増加が乳房温存療法に繋がっているが，温存手術のみでは再発も多く，今日では乳房温存療法（breast conserving treatment：BCT）による術後放射線治療が主流をなしている。

### 10・7・1　臨床

　女性の乳房は第2から第6肋間のレベルで，内側は胸骨，外側は中腋窩腺に位置する。乳房の大部分は乳腺実質と脂肪からなり，乳腺実質は複合管状胞状腺からなっており，放射状に走る線維状の結合組織によって15〜20の乳腺葉（lobes of mammary gland）に分けられている。それぞれの腺葉は枝状に分かれ，多数の小葉になっていてさらに腺房（acinus）に分かれる。

　またそれぞれの乳腺葉からは1本の乳管が出ていて，乳管洞を作り，導管となって乳頭に開口している。すなわち乳頭には腺葉と同数の乳管が別々に開口していることになる。また葉間などの隙間は線維性の結合組織や脂肪で満たされていて，線維性の結合組織は表面では真皮に達し，クーパー靱帯（Cooper ligament）を形成し，深部では乳房堤靱帯となって胸筋胸膜に達している（図10-35）。

　乳房は乳頭を中心に内外，上下に四分され，内上（A），内下（B），外上（C），外下（D），さらにC領域の腋窩部分はC'領域（UICC：axillarytail），乳輪部はE領域（UICC：centralportion）と命名されていて（図10-36），部位別の癌の発生頻度はA：26％，B：7％，C：48.8％，D：14.8％，E：7.5％で，乳腺組織の多いC領域が最も多く，左右では左乳房が多い傾向を示す。

　乳癌は乳腺組織の末梢乳管や腺房上皮から発生する腺癌で，その病理分類として良性腫瘍では乳頭腫（papilloma）や腺腫（adenoma）に，悪性腫瘍では非浸潤癌（noninvasive carcinoma）と浸潤癌（invasive carcinoma）に分類され，浸潤癌は浸潤性乳癌と特殊型に分けられ，浸潤性乳癌には乳頭腺管癌，充実腺管癌，硬癌があり，全体の80％を占める。非浸潤癌は乳管内進展のみで成り立っている癌で，非浸潤性乳管癌と非浸潤性小葉癌があり，転移を起こさず乳房を切除すればほぼ100％治癒される。

　乳癌の多くは乳管内に始まり乳管内から乳管外へ浸潤，増殖し，乳管外の結合組織には血管やリンパ管が豊富に存在し，血行性転移（hematogenous metastasis）やリンパ行性転移（lymphogenous metastasis）を起こす。血行性転移は肺（86％），肝臓（66％），骨（58％）の順となっていて，リンパ行性転移では乳腺からのリンパ液は皮下のリンパ管を流れ，外側乳房からは腋窩リンパ節（axillary lymph node）へ，内側乳房からは傍胸骨リンパ節（parasternal lymph nodes）へ流入する（図10-37）。

　乳癌が皮下脂肪もしくはクーパー靱帯に浸潤すると，これらを腫瘤の方

に引き込んで皮膚陥没が見られるようになる。また癌がリンパ管に浸潤するか，リンパ管に癌細胞による塞栓ができると，その表面の皮膚に浮腫が見られ，皮膚の血管が癌により浸潤され閉塞すると，うっ血が起こって皮膚が発赤する。このような浮腫や発赤は豚皮様といわれる皮膚変化が生じる。

乳癌のTNM分類と病期分類を表10-8に示す。腫瘍の最大径が2cm以下で，患側の腋窩リンパ節転移（axillary lymph node metastasis）がない時はⅠ期で，Ⅱ期は最大径が5cm以内で患側のリンパ節が触れる時，または腫瘍の最大径が5cm以上でも腋窩にリンパ節が触れない時に分類される。早期乳癌とは，乳管内に腫瘍の進展がとどまり周囲への浸潤を認めない非浸潤性乳管癌または腫瘍の大きさが2cm以内で腋窩のリンパ節に転移を認めない，0期またはⅠ期の乳癌のことである。局所進行乳癌とは腫瘍の大きさが5cmを超える（T3），腫瘍の大きさに関係なく胸壁または皮膚への直接進展を示す腫瘍（T4），あるいは腋窩リンパ節が周囲組織または相互に固定している（N2）乳癌をいう。

乳癌の検査は視診，触診の他，マンモグラフィ，超音波検査，腫瘍マーカ（CEA，CA15-3，TPA）などがあげられる。

## 10・7・2 治療

乳癌の治療には外科療法，放射線療法，内分泌療法，化学療法があり，癌の進行度によりこれらが併用されている。

### 1. 外科療法

乳癌治療の中心的役割は外科療法（surgical therapy）で，外科療法には乳房切除術と乳房温存術に分けられる。乳房切除術（mastectomy）には腫瘍のある乳房だけでなく大胸筋（pectoralis major）や小胸筋（pectoralis minor）と所属リンパ節をまるごと切除するハルステッド（Halsted）の定型的乳房切除術（standard radical mastectomy），その他，大胸筋や両胸筋を温存する胸筋温存乳房切除術（muscle preserving radical mastectomy）があり，この術式はハルステッドの根治的乳房切除術と変わらない治療成績で，しかも機能上，美容上にも明らかに優れているため，Ⅲ～Ⅳ期の進行癌に対し広く行われている術式である。

乳房温存療法（breast conservation therapy：BCT）は乳頭（nipple），乳輪（nipple areola）を温存しつつ，乳腺の部分切除と腋窩郭清を行う方法で，手術と放射線療法の併用が乳房内再発を有意に抑制することがわかり，乳房温存術＋放射線療法を行うこの方法がⅠ～Ⅱ期の乳癌に対する標準的治療法として確立している。

この乳房温存療法は3cm以内の腫瘍で腋窩リンパ節N0，N1aが適応の目安とされている。しかし多発性腫瘍（multiple primary cancer）では局所再発率（rocal recurrent rate）が高く，また乳腺の切除量も多くなってしまうため適応とはならず，マンモグラフィで多発性腫瘍であることを示す広範囲石灰化のある症例も温存療法の適応から除外される。

手術に際し腋窩リンパ節郭清を行うと，その合併症として上腕浮腫，上肢挙上障害などの副作用も多く，腋窩リンパ節郭清を回避する手技が求められ，センチネルリンパ節生検という手技が普及している。乳房温存療法で原発巣の摘出に先立ち，リンパ節郭清にセンチネルリンパ節（sentinel lymph node）郭清が行われる。これは手術の数時間前にRI薬品（$^{99m}$Tc-スズコロイドなど）を腫瘍近くの皮下に注射し，このRI薬品がリンパの流れに沿って所属リンパ節へ行きわたった頃を見計らって手術を開始する。細いGMカウンターで乳房から腋窩や胸骨にかけてこれを当てていき，放

表10-8 乳癌のTNM分類と病期分類

| | |
|---|---|
| T1 | 最大径が2cm以下の腫瘍 |
| T2 | 最大径が2cmを超え，5cm以下の腫瘍 |
| T3 | 最大径が5cmを超える腫瘍 |
| T4 | 大きさに関係なく，胸壁または皮膚へ直接進展している腫瘍 |
| N0 | 同側の腋窩リンパ節を触れない |
| N1 | 同側に可動性の腋窩リンパ節を触れる |
| N2 | 同側にリンパ節相互または周囲組織と固定する腋窩リンパ節を触れる |
| N3 | 同側の鎖骨上または鎖骨下リンパ節を触れ，転移ありと思われるまたは上肢に浮腫を認める |
| M0 | 遠隔転移なし |
| M1 | 遠隔転移を認める |

| 病期 | T | N | M |
|---|---|---|---|
| Ⅰ | T1 | N0 | M0 |
| Ⅱ | T1～T2 | N1 | M0 |
|   | T2～T3 | N0 | M0 |
| Ⅲ | T1～T2 | N2 | M0 |
|   | T3 | N1～N2 | M0 |
|   | T4 | N0～N3 | M0 |
| Ⅳ | T, Nに関係なく | | M1 |

[問題10-13] 乳癌について正しいのはどれか。
1. 腋窩リンパ節転移は予後に影響しない。
2. 乳房温存療法と乳房切除術の生存率に差はない。
3. 多発性脳転移には全脳照射が行われる。
4. 疼痛を伴う骨転移は放射線治療の適応である。
5. ホルモン治療は行われない。

（答え：2，3，4）

[問題10-14] 乳房温存療法の接線照射で生じる放射線障害はどれか。
1. 口内炎
2. 咽頭炎
3. 食道炎
4. 肺炎
5. 胃炎

（答え：4）

[問題10-15] 骨転移しやすい疾患はどれか。2項目を選べ。
1. 耳下腺腫瘍
2. 乳癌
3. 胆道癌
4. 膵臓癌
5. 前立腺癌

(答え：2, 5)

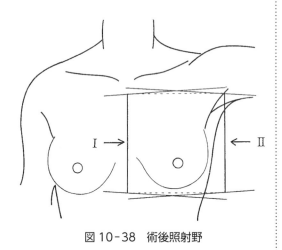

図10-38 術後照射野

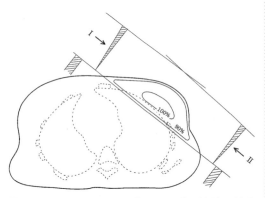

図10-39 Half-field法による乳房接線照射法等線量分布図

射線計数値の高い所がセンチネルリンパ節と見当が付き，これを切除し，直ちに病理検査を行い，リンパ節に癌が転移していないかどうかを調べる。この間，原発巣の切除を行い，病理検査の結果，陽性であればリンパ節転移はもっと先まであると考え，リンパ節の郭清を行う方法である。

### 2. 化学療法

化学療法（chemotherapy）は乳癌の再発を抑制するため，主に術後の補助療法（assisted therapy）として，また再発乳癌に対して用いられる。

多剤併用療法（combined chemotherapy）ではCMF療法［シクロフォスアミド＋メトトレキセート＋5-FU］，CAF療法［シクロフォスアミド＋アドリアマイシン＋5-FU］，CEF療法が主に用いられている。

単剤ではシクロフォスアミドなどのアントラサイクリン系抗癌剤やドクタキセルなどのタキサン系抗癌剤が用いられている。また，HER2陽性乳癌においては分子標的治療薬であるトラスツズマブが術前化学療法（preoperative chemotherapy）に併用される。

### 3. 内分泌療法（ホルモン療法）

内分泌療法（endocrinal therapy）は乳癌がエストロゲン（卵胞ホルモン）やプロゲステロン（黄体ホルモン）などによって成長し，増殖するという特性を利用する治療法で，女性ホルモンの分泌を抑える薬剤を投与して乳癌の増殖を抑える治療法である。今日，抗エストロゲン剤であるタモキシフェン（20 mg/日）がよく使われている。

## 10・7・3 照射方法

乳癌は腺癌の中では比較的放射線感受性が良く，原発巣，再発，遠隔転移のいずれにおいても，放射線治療が重要な役割を果たす。

### 1. 乳房温存療法後の術後放射線療法

乳房温存療法のように巨視的な病変のみを切除し乳腺を残す手術では，乳腺内の乳管内進展巣や多発癌を残すことになる。そのため，術後のこれらの残存病変に対して放射線照射で根絶することが必要になる。

照射部位としては残存乳腺と所属リンパ節があげられる。しかし，所属リンパ節郭清が行われていれば所属リンパ節への照射は行われない。

乳房の接線照射では患側上肢を挙上させ，治療体位の再現性を高めるため，シェルあるいは固定専用器具を使用することが必要となる。

照射野の上線は鎖骨骨頭下線もしくは第1肋間，下線は乳房下窩より1～2 cm尾側，内側は胸骨正中線，外側は触知する乳腺組織よりも2 cmほど外側で，それはおおよそ中腋窩腺になる（図10-38）。

照射法は接線照射法（tangential irradiation）でSAD法によるハーフフィルド法（half-fields irradiation）が用いられる（図10-39）。Half-field法では線束中心より下方を鉛ブロックで遮蔽するため，肺側の照射野の拡がりがなくなるので，肺野に照射される余分な線量が若干少なくなる。標的体積内の線量分布を均一にするために15°～30°のウエッジフィルタ（wedge filter）が用いられるが，小さな角度のウエッジフィルタでは乳頭付近が高線量領域（hot spot）となるために乳頭びらんが，大きな角度のウエッジフィルタでは胸壁，特に肋骨の過照射が起こりやすいので注意が必要である。

鎖骨上窩リンパ節は多数のリンパ節転移のある症例，傍胸骨リンパ節（parasternal lymph nodes）照射は乳房の内側に原発巣があり，腋窩リンパ節陽性の症例で行われることがある。両方とも前方1門照射で行うが，接線照射との境界ではいくらかの重なりは避けられない。この重なりを避け

るため鎖骨上窩リンパ節照射でも half-field 法を用いることが多い。
　放射線は主として 4 MV X 線を用い，照射線量は 1 日 1.8 〜 2.0 Gy，週 5 回法で処方線量 45 〜 50 Gy が照射される。

### 2. 進行癌術後の放射線療法
　以前は乳癌切除の後の胸壁，所属リンパ節の照射が一般的であったが，最近ではこのような術後照射を行うことは少なくなった。
　進行乳癌の術後照射ではこの所属リンパ節照射以外に胸壁照射も行われる。
　進行乳癌の術後照射の適応は，腋窩リンパ節陽性例，原発巣の浸潤傾向の強い例で，具体的には，次の症例があげられる。
① 内側群（図 10-36 の A，B 領域）で腋窩リンパ節陽性症例
② X 線 CT，US 画像などで傍胸骨リンパ節転移が明らかにされた症例
③ 皮膚浸潤の強い腫瘍
　① や ② では所属リンパ節が，③ では胸壁に対する接線照射法が行われる。炎症性乳癌で代表される ③ のような腫瘍では，術前照射（preoperative irradiation）も適応となる。大胸筋浸潤の強い症例では，大胸筋を切除するハルステッドの標準的根治乳房切除術で十分な根治性を得ることができ，必ずしも術後照射までは必要としない。
　一般的な所属リンパ節の照射部位は傍胸骨リンパ節＋鎖骨上窩リンパ節である。傍胸骨と鎖骨上窩リンパ節はまとめて照射され，図 10-40 にその照射野を示す。用いられる放射線は 4 〜 6 MV の X 線で，線量は 1 日 1.8 〜 2.0 Gy，処方線量 45 〜 50 Gy である。

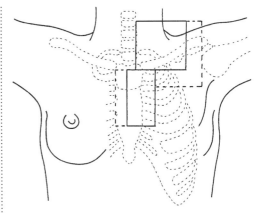

図 10-40　術後治療の照射野

### 10・7・4　有害事象

#### 1. 早期有害事象
　乳房温存療法では乳腺そのものは照射によって障害を受けるが，導管萎縮，乳汁分泌障害が起こることがある。
　乳腺以外では急性期の放射線皮膚炎，晩期の乳腺線維化，放射線肺炎などがあげられる。放射線皮膚炎は特に機械的に刺激される腋窩に強く，乳頭が陥没していれば乳頭など周囲にも発症する。
　進行癌術後照射の急性反応としては，食道粘膜炎，皮膚炎，骨髄抑制による顆粒球減少が生じる。

#### 2. 晩期有害事象
　乳房温存療法による放射線肺炎は多くの症例で発症するが，照射野内に含まれる肺の容積が少ないので，臨床上問題となることは少ない。進行癌術後の放射線治療では，放射線性肺炎，心血管障害甲状腺機能低下症，末梢神経障害，骨壊死，二次性放射線発癌などがあげられる。

## 10・8　食道癌

　**食道癌**（esophageal carcinoma）は男性に多い疾患で，男女比は 6：1 であり，年次死亡数は上昇傾向にある。発癌要因としては飲酒と喫煙が主要な因子である。また飲酒と喫煙が相乗的に作用してリスクが高くなることも指摘されている。
　食道癌は予後が非常に悪い疾患で，その原因は食道には漿膜（serous membrane）がなく，原発巣が食道の筋層を越えると周囲の臓器に浸潤することと，血流やリンパ流が豊富であるため，早期にリンパ節転移（lymph

node metastasis）をきたすことがあげられる。

病理組織診断は 90 %以上が扁平上皮癌（squamous cell carcinoma）で，腺癌（adenocarcinoma）は 5 %以下である。手術療法（operative treatment）では開胸術（thoracotomy），開腹術（laparotomy）により大きな侵襲を伴うことから，高齢者や心肺機能の低下した患者に対しては放射線治療が行われる。また，放射線治療単独より放射線化学療法（chemoradiotherapy）の治療成績が良いことが示されており，放射線と化学療法を併用させることが一般的である。

## 10・8・1 臨床

食道癌の症状として嚥下痛や嚥下障害があげられ，後者の場合，癌病巣により食道内腔が狭窄している進行癌（advanced cancer）であることが多い。また病巣の進展が反回神経に及ぶと嗄声を，気管や気管支粘膜に及ぶと咳嗽，食道気管支瘻をきたす。その他，縦隔へ浸潤し食道縦隔瘻を発症し，大動脈へ穿通し吐血を来たすことがある。

食道の解剖学的占拠部位は食道入口部より胸骨上線までの頸部食道（cervical esophagus：Ce），胸骨上線より気管分岐下線までの胸部上部食道（upper thoracic esophagus：Ut），気管分岐下線と食道胃接合部までを二等分した上半分の胸部中部食道（middle thoracic esophagus：Mt），下半分のうち胸腔内食道を胸部下部食道（lower thoracic esophagus：Lt），これらを合わせて胸部食道（thoracic esophagus：Te），腹腔内食道を腹部食道（abdominal esophagus：Ae）と呼ぶ（図 10-41）。中でも食道癌の発症は胸部中部食道が 55 %と最も多い。

食道癌の病期診断の内，原発巣の診断には食道透視，食道内視鏡（食道色素内視鏡を含む），超音波内視鏡，X 線 CT 検査，MRI 検査などにより腫瘍の深達度が決定される。

食道壁の構造は 6 層に分けられ，内腔から粘膜上皮，粘膜固有層，粘膜筋板，粘膜下層，固有筋層，外膜となっており，漿膜（serosa）を持たない。粘膜は重層扁平上皮からなる。粘膜下層にはリンパ管，血管が豊富に存在するため，癌が粘膜下層（submucosa）に浸潤するとリンパ行性転移や血行性転移を起こしやすい。

食道癌の深達度を図 10-42 に示し，癌の深さ方向の浸潤の程度（深達度）により T 分類が行われる。食道癌の TNM 分類と病期分類を表 10-9 に示す。

癌浸潤が粘膜層（mucosa）に留まり，リンパ節転移のないものを早期癌（early carcinoma）という。さらに癌浸潤が粘膜下層（submucosa）までのものを表在癌（superficial carcinoma）という。粘膜癌の中には深達度亜分類として粘膜上皮内癌（$m_1$）～粘膜筋板癌（$m_3$）があり，$m_1$～粘膜固有層癌（$m_2$）と $m_3$ 以降の癌では治療方針が異なる。食道癌に対する放射線治療（radiotherapy）はいかなる病期に対しても第一選択とされない。Ⅰ期食道癌の約 44 %が粘膜癌（m 癌）である。癌の深達度が $m_1$～$m_2$ ではリンパ節転移や脈管侵襲がないので，**内視鏡的食道粘膜切除術**（endoscopic esophageal mucosal resection：EEMR）が第一選択で，内視鏡的粘膜切除術が不適応な場合に外科療法（surgical therapy）または放射線治療（radiotherapy）が選択される。深達度が $m_3$ 以深の表在性癌と進行癌（$T_3N_1$ まで）ではリンパ節転移が高率に認められるため，領域リンパ節郭清を伴う外科切除が第一選択である。しかし，外科的療法では手術関連死が約 5 %に認められ，高齢者，心肺機能の低下した患者では放射線治療が行われる。また食道には漿膜がなく外膜のみなので，周辺臓器へ直接浸潤しやすく，Ⅲ期症例のうち T4 N0-N1 症例に対しては気管，気管支，大動脈などの周

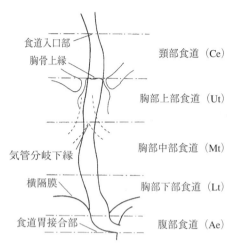

図 10-41 食道の解剖学的占拠部位

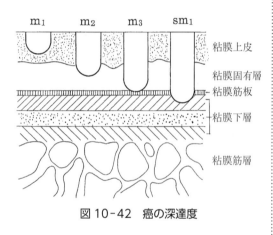

図 10-42 癌の深達度

表 10-9 食道癌 TNM 分類と病期分類

| Tis | 上皮内癌 |
|---|---|
| T1 | 粘膜固有層または粘膜下層に浸潤する腫瘍 |
| T2 | 固有筋層に浸潤する腫瘍 |
| T3 | 外膜に浸潤する腫瘍 |
| T4 | 周囲組織に浸潤する腫瘍 |
| N0 | 所属リンパ節転移なし |
| N1 | 所属リンパ節転移あり |
| M0 | 遠隔転移なし |
| M1 | 遠隔転移を認める |

| 病期 | T | N | M |
|---|---|---|---|
| Ⅰ | T1 | N0 | M0 |
| ⅡA | T2～T3 | N0 | M0 |
| ⅡB | T1～T2 | N1 | M0 |
| Ⅲ | T3 | N1 | M0 |
| | T4 | N に関係なく | M0 |
| Ⅳ | T, N に関係なく | | M1 |

囲臓器へ浸潤しており，放射線と化学療法（シスプラチン＋5-FU）の併用療法が試みられている。また，遠隔転移症例には化学療法（chemotherapy）が第一選択となる。

根治照射（radical irradiation）の局所条件としては，①原発巣長径9 cm以下，②扁平上皮癌あるいは未分化癌，③食道外への広汎な進展がないこと（≦T3）である。全身的には①放射線治療に十分耐えられること，②臓器転移がなく（M0），③N2以上の広範囲にリンパ節転移のないことが必要である。これ以外は対症療法（symptomatic therapy）となる。

治療成績は，5年生存率でⅠ期56％，Ⅱ～Ⅲ期29％，Ⅳ期19％である。

### 10・8・2 照射方法

放射線治療計画にはX線シミュレータ装置（X-ray simulator）が必要で，バリウム造影剤を使用した透視撮影を行い，造影された病巣部位を肉眼的腫瘍体積（GTV）とする。さらに所属リンパ節転移がある場合はこれも肉眼的腫瘍体積に含める。

食道癌は主病巣から離れた食道粘膜への飛び石転移がしばしば見られるので，透視撮影で決定された腫瘍辺縁より長軸方向に少なくとも上下2～4 cmを，側方向に0.5 cm以上広くとったものを臨床標的体積（CTV）とし，進達度が$m_1$～$m_2$であればリンパ節転移の可能性がほとんどないので，リンパ節への照射は不要となる。しかし，深遠度が$m_3$や粘膜下層（sm）ではリンパ節転移の可能性が大きく，上部食道癌で鎖骨窩～縦隔，中部食道癌で鎖骨窩～腹部，下部食道癌では縦隔～腹部まで広範囲にリンパ節転移が認められるので，これらも臨床標的体積に含む必要がある。さらに透視下で呼気，吸気による移動を考慮して計画標的体積（PTV）を決定する。

治療計画時の注意事項として正常組織の耐容線量（tolerance dose）を越えない照射野や照射法の選択が必要で，通常分割照射では脊髄線量は45 Gy，心臓全体では30 Gy以下に抑えることが大切である。この他，多門照射法で，X線束が肺野を透過して病巣に到達する場合，主病巣を過照射しないために深部量計算では肺補正（lung correction）が必要である。

根治的放射線治療は化学療法併用が用いられる。上部食道原発の場合は頸部リンパ節と上縦隔の気管分岐部リンパ節を含めるT字照射（T field irradiation）が行われる（図10-43）。照射法は頸部と縦隔に分けられ，前者は4 MVX線で前一門とし，1日1回2 Gy週5日の通常分割照射で，処方線量60～70 Gyを照射する。後者は通常分割照射で，10 MVX線で対向二門，40～45 Gy照射後，放射線脊髄症（radiation myelopathy）を避けるために原発巣に照射野を絞り，ダブルウエッジ法による前方斜入二門や三門や回転照射法に変更して20～30 Gyを照射する。

中部食道原発の場合は原発巣の辺縁から少なくとも上下3 cmまでと縦隔リンパ節含めた範囲を照射野とする（図10-44）。通常分割照射にて，10 MVX線で前後対向二門照射法（two opposed fields irradiation）にて40～45 Gy，その後，腫瘍効果を評価し原発巣に照射野を絞り前後斜入射や回転照射法にて，処方線量が60～70 Gyになるように照射する。下部食道原発の場合は腹腔リンパ節，胃部リンパ節の上方部を照射野に含めるため，L字型の照射野で下線は第一腰椎下線とする（図10-45）。通常分割照射にて，10 MVX線で前後対向二門にて40～45 Gyを照射し，これ以上は胃・小腸の耐容線量（tolerance dose）となるので危険である。

**腔内照射**（intracavitary irradiation）は，高線量率の$^{192}$Irあるいは$^{60}$Co密封小線源を用いたリモートアフターローディング法（remotely controlled afterloading）が用いられる。高線量率腔内照射では粘膜面の過線量による潰瘍形成を避けるため，バルーンアプリケータ（balloon applicator）を用

**内視鏡的粘膜切除術：**
　早期消化管癌の治療に第一選択される内視鏡による根治切除術。切除方法は病変部粘膜下に止血剤配合の生理食塩水を注射する。生理食塩水の注入により平坦型あるいは陥凹型の胃癌は隆起するので，隆起した病変部をスネアで切除する。2チャンネル法は2箇所の鉗子口を有するスコープを用い，それぞれの鉗子口から把持鉗子とスネアを挿入して粘膜切除を行う方法である。透明キャップを用いた方法では，爪つき，あるいは透明キャップをスコープ先端に吸着して，キャップ内に病変を吸引後にスネアで絞扼，切除する方法である。切開・剝離法は先端に絶縁体チップが付いたITナイフやフックナイフを用いて粘膜下層レベルで病変を剝がし，切除する。

[問題10-16] 子宮頸癌Ⅲ期の根治放射線治療で正しいのはどれか。
1. 腔内照射を数回行った後で，外部照射を開始する。
2. 腔内照射線量は通常A点線量を基準として決められる。
3. 外部照射における中央遮蔽幅は3～4 cmである。
4. 直腸の遅発性有害事象は治療後1～2か月でみられる。
5. 5年生存率は10～15％程度である。

（答え：2, 3）

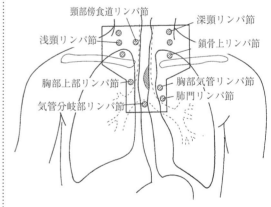

図10-43　上部食道癌照射野

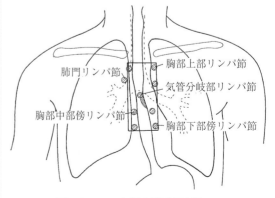

図10-44　中部食道癌照射野

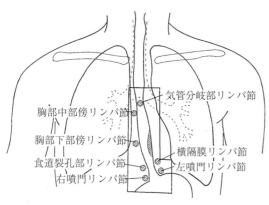

図10-45 下部食道癌照射野

いることが多い。通常，高線量率の腔内照射線量は外照射50〜60 Gyの後，粘膜下5 mmで1回2〜5 Gy，総線量10〜12 Gy（粘膜表面では15〜20 Gy）が照射されている。

### 10・8・3 有害事象

#### 1．早期有害事象

治療中に急性炎症として，放射線食道炎，放射線肺炎を発症する。化学療法併用例では悪心・嘔吐，食欲不振，白血球減少などを発症する。

#### 2．晩期有害事象

晩期障害として放射線肺炎，食道狭窄，食道潰瘍・穿孔，放射線心外膜炎（心嚢液貯留），放射線脊髄炎などを発症する。

## 10・9 子宮頸癌

子宮頸癌（uterine cervical cancer）は子宮頸部（uterine cervix）に癌が発生し，内子宮口（internal os of uterus）から子宮膣部（portio vaginalis）まで広がる疾患で，女性の全悪性腫瘍では胃癌，乳癌に次いで3番目に多く，女性性器癌の中でも最も頻度が高く，子宮癌（uterine cancer）のうち80％程度を占める。40〜60歳に好発するが，20歳代以降のいずれの年齢にもみられる。ヒトパピローマウイルス（human papilloma virus：HPV）との関係が示されており，HPVワクチンの予防的投与が実用化されている。その他，若年時に初交を経験した女性や，複数の男性と性交経験のある女性に多い。また，衛生状態の悪い社会層にも多発するとされる。近年は早期発見が進み，その死亡率が明らかに低下減少傾向にある癌の一つである。

子宮体癌（carcinoma of uterine body）は子宮内膜（endometrium）から発生する類内膜腺癌（endometrioid adeno carcinoma）がほとんどで，基本的治療法は手術である。これに対し，子宮頸癌は約80〜90％が扁平上皮癌（squamous cell carcinoma）であるため，放射線に対し感受性がやや高く，手術療法や放射線療法が基本的治療法となっている。

子宮頸癌は頸部筋層から子宮傍組織に，また膣壁，時に子宮体部（body of uterus）に浸潤する。そして尿管は子宮頸部外側に接していて，子宮傍組織を貫通して膀胱に開口している。従って子宮頸癌が進行すると尿管に浸潤し，尿管水腫や水腎症（hydronephrosis）を引き起こす。

子宮頸癌は主にリンパ行性転移（lymphogenous metastasis）を示し，閉鎖リンパ節，内腸骨リンパ節，外腸骨リンパ節，総腸骨リンパ節から，腹部傍大動脈リンパ節，ウイルヒョウリンパ節（Virchow lymph node）へと進展する（図10-46）。また，初診時に脳や肺などへの血行性転移（hematogenous metastasis）がみられることは少ない。

放射線治療による5年生存率はⅠ期：80〜90％，ⅡA期：70〜80％，ⅡB期：60〜70％と報告されていて，手術療法と遜色ない治療成績が得られている。

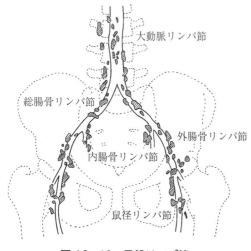

図10-46 骨盤リンパ節

### 10・9・1 臨床

子宮頸癌の初期症状は上皮内癌（carcinoma in situ）や軽度の初期浸潤癌まではほとんど出現しない。癌が少し進行すると，月経ではない不正出血，性交時の出血，異常なおりものなどが出るようになる。

子宮頸癌の発生部位は，子宮頸部の扁平上皮と円柱上皮の接合部である扁平円柱上皮境界に存在する予備細胞とされている。組織学的には扁平上皮癌（squamous cell carcinoma）が 90 ％を占める。子宮頸癌が周囲に進展する場合，それぞれに隣接した組織・臓器を侵すことになる。下方に進展すると膣（vagina），側方では基靱帯（cardinal ligament），子宮傍結合織（parametrium），前方では膀胱（bladder），後方では直腸（rectum）が侵される。

子宮頸癌集団検診に**細胞診**（cytodiagnosis）が行われている。これは綿棒などで子宮頸部粘膜層を擦って細胞を採取し，顕微鏡で調べるものである。この他，内診や組織診検査（histological examination）がある。組織診は膣拡大鏡（コルポスコープ）で子宮頸部を観察する際に組織を採取して顕微鏡検査を行う。その他，画像診断に排泄性腎盂尿管造影，胸部 X 線撮影，X 線 CT 検査や MRI 検査が行われ，これらの検査を総合して病期が決定される。子宮頸癌の TNM 分類と病期分類を**表 10-10** に示す。

子宮頸癌の標準的な治療法は，Ⅰ・Ⅱ期は手術療法（operative treatment），Ⅲ・Ⅳ期では放射線療法（radiotherapy）が選択される。しかし，Ⅰ・Ⅱ期における放射線治療の成績は手術成績に優るとも劣らないため，高齢者や合併症のある症例は放射線治療が選択される。しかし，日本婦人科腫瘍学会の子宮頸癌ガイドラインではⅠB1 期，ⅡA1 期では放射線治療単独が治療法として採用され，放射線治療の適応が拡大されている。根治的放射線治療は，外照射法（external irradiation）と密封小線源による腔内照射法（intracavitary irradiation）が組み合わせて行われる。この他，手術症例の内，リンパ節転移陽性例などには術後照射が行われている。

標準的な治療法として次のようにまとめられる。
0 期：妊娠・出産を希望していない患者には，癌のある子宮を切り取る単純子宮全摘術（simple hysterectomy）が行われる。
Ⅰ期：Ia 期癌には子宮全部と腹壁の一部を切除する準広範子宮全摘術，あるいは子宮全部と周辺組織の一部及び膣の一部を切除する広範子宮全摘術（extended hysterectomy）を行う。同時にリンパ節の病状によってはリンパ節郭清（lymphadenectomy）が行われる。
Ib 期：広範子宮全摘術とリンパ節郭清術後に放射線治療を行うこともある。
Ⅱ期：放射線療法（腔内照射と外部照射法），広範子宮全摘術＋リンパ節郭清，広範子宮全摘術＋リンパ節郭清＋術後放射線療法の治療が病状に合わせて行われる。
Ⅲ，Ⅳa 期：放射線療法（腔内照射と外部照射法），同時放射線化学療法（concurrent chemoradiotherapy：CCRT）。
Ⅳb 期：姑息的放射線療法，全身化学療法。

化学療法として PVB 療法（シスプラチン＋ブレオマイシン＋ビンブラスチン），BOMP 療法（ブレオマイシン＋ビンクリスチン＋マイトマイシン＋シスプラチン）などが用いられる。

## 10・9・2　照射方法

外部照射法と腔内照射法の併用により治療を行う。一般に病期が進行するほど外照射法の比率を高くすることが原則となる。

### 1. 外部照射法

臨床標的体積（CTV）は子宮，子宮附属器，膣の頭方 1/3，子宮傍組織，骨盤内リンパ節を含めた領域で，これに呼吸による臓器の移動など，適切なマージンを加えて計画標的体積（PTV）とする。

照射野の上縁は第 5 腰椎の上線，下線は閉鎖孔下線，外側は骨盤壁より 1.5

**表 10-10　子宮癌の TNM 分類と病期分類**

| | |
|---|---|
| T1 | 頸部に限局している |
| | T1a：顕微鏡によってのみ診断 |
| | T1b：臨床的に肉眼で認める |
| T2 | 頸部を超えているが骨盤壁には達していない癌，または膣に進展するもその下部 1/3 には達しないもの |
| | T2a：子宮傍組織に浸潤していない癌 |
| | T2b：子宮傍組織に浸潤した癌 |
| T3 | 膣の下 1/3 に進展しているか，または骨盤壁に達している癌 |
| | T3a：膣の下 1/3 に進展した癌 |
| | T3b：骨盤壁に達している癌，または腫瘍による尿管狭窄で水腎症，無機能腎のあるもの |
| T4 | 膀胱粘膜または直腸粘膜に進展した癌，または骨盤外に進展したもの |
| N0 | 所属リンパ節転移を認めない |
| N1 | 所属リンパ節に転移を認める |
| M0 | 遠隔転移なし |
| M1 | 遠隔転移を認める |

| 病期 | T 因子 | N 因子 | M 因子 |
|---|---|---|---|
| Ⅰ A | T1a | N0 | M0 |
| Ⅰ B | T2b | N0 | M0 |
| Ⅱ A | T2a | N0 | M0 |
| Ⅱ B | T2b | N0 | M0 |
| Ⅲ A | T3a | N0 | M0 |
| Ⅲ B | T1, T2, T3a | N1 | M0 |
| | T3b | N0, N1 | M0 |
| Ⅳ A | T4 | N に関係なく | M0 |
| Ⅳ B | T, N に関係なく | | M1 |

[問題 10-17]　根治的放射線単独治療を行うのはどれか。
1. 胃癌
2. 結腸癌
3. 腎盂癌
4. 卵巣癌
5. 前立腺癌

（答え：5）

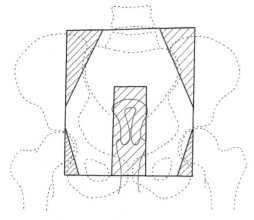

図10-47 外照射法の照射野

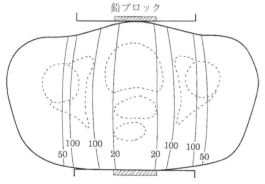

図10-48 センタースプリット法による等線量分布図

表10-11 外照射法と腔内照射法の処方線量

| 病期 | 外部照射 | | 腔内照射 (HDR) |
|---|---|---|---|
| | 全骨盤 | 中央遮蔽 | |
| I | 0 | 45〜50Gy | 30Gy/5回 |
| II(小) | 0 | 45〜50Gy | 30Gy/5回 |
| II(大) | 20Gy | 30Gy | 25Gy/4回 |
| III(小〜中) | 20〜30Gy | 20〜30Gy | 25Gy/4回 |
| III(大) | 30〜40Gy | 20〜25Gy | 15〜20Gy/3〜4回 |
| IVA | 30〜50Gy | 10〜20Gy | 15〜20Gy/3〜4回 |

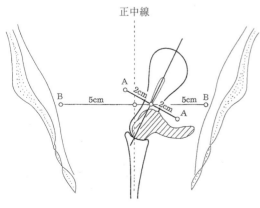

図10-49 A点とB点

〜2cm外方である（図10-47）。10MVX線などエネルギーの高いX線を用いることが望ましい。照射は仰臥位，前後対向二門照射法で行う。膣壁浸潤例では照射野の下線を少し下げ，膣を多く含むことが大切である。

**中央遮蔽**（center split）は腔内照射法を併用する場合に用いられ，中央4cmを遮蔽する。その他，照射野の頭尾方向全長を遮蔽する方法や，2/3程度を遮蔽する方法などが用いられ，その等線量分布を図10-48に示す。

腔内照射法も含めた放射線治療は，まず全骨盤腔を前後対向二門照射法で週5回，1回線量2Gyで照射する。20〜40Gyを照射した時点で中央遮蔽を行い，所属リンパ節（regional lymph node）と子宮傍組織（parametrium）に対し50〜55Gyまで照射する。その後，子宮頸部の原発巣に対しては$^{192}$Irなどの密封小線源による腔内照射を行う（表10-11）。

術後照射（postoperative irradiation）は一般には再発の可能性のある患者に対して行われている。つまり，a）リンパ節転移陽性例，b）子宮傍組織浸潤例，c）上記以外で原発浸潤の著しい例，または脈管侵襲の認められる例，d）腔摘出が不十分と考えられる例などがあげられる。全骨盤に対し50Gy/25回/5週の外照射法（external irradiation）が行われる。

### 2. 腔内照射法

腔内照射法は，A点（図10-49）における線量率の違いにより，低線量率（40〜200cGy/hr），中線量率（200〜1,200cGy/hr），高線量率腔内照射（1,200cGy/hr以上）に分けられる。線量率の違いにより生物学的効果比（RBE）が異なるので，線量率によって投与線量は異なってくる。一般的に遠隔操作式後充填治療装置（RALS）による$^{192}$Irや$^{60}$Co密封小線源を用いた高線量率腔内照射が用いられる。

腔内照射には，原則として子宮内腔に留置する**タンデム**（tandem）線源と膣円蓋部に留置する**オボイド**（ovoid）線源を用いる。腔内照射のアプリケータ（図10-50），線源の配置（図10-51），等線量分布（図10-52）を示す。オボイド間隔はできるだけ大きいものを使用する。腔が狭いためにオボイドが使用できない場合や，高度の腹壁浸潤のある症例はタンデムとシリンダを用いて使用する。線源配置の方法には，マンチェスタ（Manchester）法，ストックホルム（Stockholm）法，パリ（Paris）法などがあるが，わが国ではマンチェスタ法が広く用いられる。

処方線量の評価はA点で行う。A点は外子宮口（external os of uterus）を基準として，前額面上，子宮腔長軸に沿って上方2cmの高さを通る垂線上で，側方に左右それぞれ2cmの点と定義されている。B点は骨盤腔内にて，前額面上で左右のA点の中間の高さで正中線より側方5cmの点と定義されている（図10-49）。A点に左右差がある時は少ない方の線量を用いる。**A点線量**（A point dose）は原発巣の治癒と直腸膀胱障害の指標となり，**B点線量**（B point dose）は骨盤壁浸潤の治癒と腸管障害の指標となる。

腔内照射の開始時期は外照射を先行し，中央遮蔽を入れた時期より開始している。高線量率線源の場合，1回の照射でA点線量5〜7Gyが一般的である。高線量率照射では同じ線量でも低線量率照射と比較して生物学的効果が大きく，低線量率照射の約60％の線量で同等な効果が期待でき，この線量率効果比は高線量率照射：低線量率照射＝1：1.7とされている。

### 3. 術後照射

術後の病理組織所見より，再発リスクのある場合，術後照射（postoperative irradiation）が行われる。切除した膣断端（vaginal stump）に浸潤がある場合，骨盤リンパ節陽性が最も大きい再発因子である場合である。術後照射は外照射が行われ，小腸のイレウス（ileus）発症が最も懸念される。一般に処方線量45〜50Gy/25〜28回の照射が行われる。

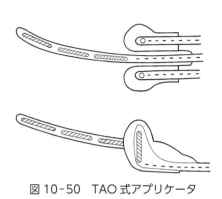
図10-50 TAO式アプリケータ

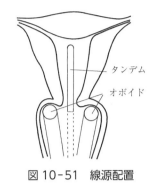
図10-51 線源配置

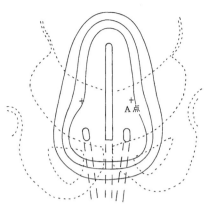
図10-52 タンデム・オボイド線源による等線量分布図

### 4. 傍大動脈リンパ節に対する照射

傍大動脈リンパ節転移（metastasis of para-aortic lymphnodes）は，遠隔転移（distant metastasis）として扱われる。傍大動脈リンパ節転移の頻度はおよそⅠ期5％，Ⅱ期20％，Ⅲ期30％程度と云われている。

初回治療時より，X線CT画像などで傍大動脈リンパ節転移が認められる症例に対しては，骨盤照射と同時または引き続き，傍大動脈リンパ節に対し照射を施行する。照射法は第1腰椎から第4腰椎のレベルに対して，前後対向二門照射法で7～8cm幅にて45Gy/25回ないし40Gy/20回を照射し，さらに腫大リンパ節があればこれに限局させて斜入ないし回転照射にて10～20Gy程度追加される。

## 10・9・3 有害事象

#### 1. 早期有害事象
放射線宿酔，皮膚炎，下痢，直腸炎，膀胱炎，白血球減少などを発症する。

#### 2. 晩期有害事象
直腸障害，膀胱障害が主で，直腸出血や直腸狭窄，膀胱出血，直腸腟瘻，膀胱腟瘻，イレウスなどを発症する。これらの中には外科的処置が必要となるものもある。

# 10・10 前立腺癌

前立腺（prostate）は膀胱頸部から後部尿道にかけて尿道を輪状に取り巻く果実状の臓器で，被膜と腺葉構造からなり，外腺（周辺域）と尿道周囲の内腺（移行域）に分かれている（図10-53）。そして後部尿道後壁中央部の丘状に隆起した精丘に開口している。前立腺癌の大部分は周辺域（peripheral zone）から，前立腺肥大は移行域（transitional zone）から発症する。

**前立腺癌**（prostatic cancer）は加齢と共に増える高齢者の癌で，80歳以上の男性は2人に1人が前立腺癌を持っているといわれている。しかし，前立腺癌の特徴の一つとして潜伏癌（latent tumor）がある。これは前立腺内に数mm以下の限局性微小癌であっても癌としての活動性が低いので，治療の必要はないとされている。

前立腺癌は泌尿器系癌の中で最も多い癌であり，人口の高齢化と食生活

[問題10-18] 子宮頸癌の腔内照射法について誤っているのはどれか。
1. 全骨盤外照射と併用される。
2. B点線量は骨盤壁浸潤に対する指標である。
3. 高線量率照射法では¹⁹²Irが用いられる。
4. タンデム線源は腔内線源である。
5. 腔内照射の総線量は高線量率線源と低線量率で異なる。

（答え：5）

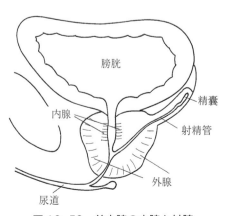
図10-53 前立腺の内腺と外腺

の欧米化に伴い増えていて，動物性脂肪の過剰摂取は危険因子とされている。また，近年罹患率の上昇が著しく肺癌に次いで2位である。治療法として外科療法（surgical therapy），放射線療法（radiotherapy），内分泌療法（endocrinal therapy）があげられる。

### 10・10・1　臨床

前立腺肥大症（benign prostatic hypertrophy：BPH）は内腺（尿道周囲腺）より発生するが，前立腺癌は末梢部（外腺）より多く発生するため，病理組織学的には大部分が腺癌（adenocarcinoma）である。

前立腺癌の進行度はT1：偶然に発見された場合，T2：前立腺に限局しているもの，T3：前立腺被膜を越えているもの，T4：隣接組織に浸潤したもの（表10-12）に分けられ，遠隔転移は骨転移（bone metastasis）が特徴的である。所属リンパ節転移は早期から見られ，総腸骨動脈分岐部以下の小骨盤リンパ節転移（lesser pelvis lymphnodes metastasis）が中心となるが，進行癌では傍大動脈リンパ節（para-aortic lymphnode）へと転移する。前立腺癌は隣接臓器である後部尿道，膀胱及び精嚢腺へ直接浸潤によって広がるため，初期に症状は無いが，癌が進行すると排尿障害（urinary disturbance），排尿遅延，残尿感，痛み，血尿（hematuria）などを発症する。

前立腺癌のスクリーニング検査として腫瘍マーカ（tumor marker）である**前立腺特異抗原**（prostate specific antigen：PSA）検査が行われ，正常値は2～4（ng/mL）であるが，10（ng/mL）を越えれば癌の確率が高くなり，下記に示すような精密検査が行われる。

①直腸内診（rectal examination）：医師がゴム手袋をはめた手指を肛門に入れ，直腸の壁越に前立腺を触診する。
②経直腸的超音波検査（transrectal ultrasonography）：直腸に超音波発信器を挿入して，前立腺を画像診断する。
③生検：超音波検査（ultrasonography：US）で観察しながら，前立腺組織を採取して顕微鏡で調べる。

早期癌に対しては手術が行われ，進行癌には内分泌療法が行われている。根治的前立腺全摘除術（radical total prostatectomy）は，会陰部を切除する会陰式前立腺摘除術と腹部を切除する恥骨後式前立腺摘除術とがあり，後者はリンパ節郭清を同時に行うことができ，前立腺，精嚢，精管の一部，膀胱頸部の一部を切除し，膀胱頸部と尿管を縫い合わせる尿路再建術を行っている。

**内分泌療法**（endocrinal therapy）は前立腺を刺激する男性ホルモン（アンドロゲン/テストステロン）をブロックすることによって前立腺癌の増殖を抑制するもので，女性ホルモン剤（プロスクールなど），抗男性ホルモン剤（オダインなど），LH-RH（黄体化ホルモン放出ホルモン剤：ゾラデックスなど）が一般に用いられている。LH-RHはLH-（ルデナイジングホルモン）の下垂体（pituitary gland）からの分泌を抑え，精巣（testicle）と副腎（adrenal gland）での男性ホルモンの産生を阻害するもので，テストステロンの低下には3～4週間かかる。

### 10・10・2　照射方法

#### 1．外部照射法

10 MV程度のX線束を用い，4門照射（four fields irradiation），両側120°振子照射，原体照射の他，線量分布を病巣部に限局させる三次元原体照射（3 dimensional conformal radiotherapy：3D CRT）や強度変調放射線治療（intensity modulated radiotherapy：IMRT）が行われる。三次元

表10-12　前立腺癌のTNM分類

| | |
|---|---|
| T1 | 触知不能 |
| 　T1a | 切除組織に≦5%の腫瘍 |
| 　T1b | 切除組織に＞5%の腫瘍 |
| 　T1c | 針精検により腫瘍を確認 |
| T2 | 前立腺に限局 |
| 　T2a | ≦片葉の1/2の進展 |
| 　T2b | ＞片葉の1/2の進展 |
| 　T2c | 両葉へ進展 |
| T3 | 前立腺被膜を超えて進展 |
| 　T3a | 被膜外へ進展 |
| 　T3b | 精嚢に浸潤 |
| T4 | 隣接組織に固定または浸潤 |
| N1 | 所属リンパ節あり |
| M1a | 所属リンパ節以外のリンパ節転移 |
| M1b | 骨転移 |
| M1c | リンパ節，骨以外の転移 |

原体照射や強度変調放射線治療などによって 70 Gy 以上の局所線量を増加することにより制御率の向上が期待されている。

照射野は T1 〜 T2 a の場合，精囊浸潤や骨盤リンパ節転移が少ないので，臨床標的体積（CTV）を前立腺のみとする。さらに前立腺は膀胱や直腸の状態により 0.5 〜 1.0 cm 程度移動することが知られていて，臨床標的体積より 1 cm 大きい計画標的体積（PTV）とすることが勧められる。照射は 1 回 2 Gy で週 5 回の通常分割で行われる。

### 2. 組織内照射法

腫瘍に限局した治療方法としては小線源治療（低線量率）があげられる（図 10-54）。日本で行われている小線源治療は $^{192}$Ir のマイクロ線源を使った高線量率組織内照射か $^{192}$Ir のワイヤを使った低線量率組織内照射であったが，2003 年 9 月から $^{125}$I シードによる**永久刺入治療**（permanent implant therapy）が開始され，2006 年 4 月に保険収載が決定され，この治療法が今後急速に普及するものと思われる。アメリカでは $^{125}$I あるいは $^{103}$Pd を用いた永久刺入が行われ，これは経直腸超音波ガイド下にテンプレートを用いて正確に線源（直径：0.5 mm，長さ：4.5 mm の円筒形）を前立腺に刺入する方法である。シード線源は 70 〜 80 個が挿入され，組織内線量率は刺入時で 7 cGy/hr 最終的な線量は 144 〜 160 Gy である。

これらの線源は放射線エネルギーが低いために放射線防護が容易であり，外部照射では 2 か月近い治療期間が必要であるが，低線量率小線源治療の治療期間は刺入のための 1 日だけである（患者が治療室から外に退出する時の線量基準は 0.0018 mSv/hr である）。その他，手術と比べて低侵襲であること，性機能が温存であること，直腸や尿路に対する放射線障害が少ないことが長所としてあげられる。

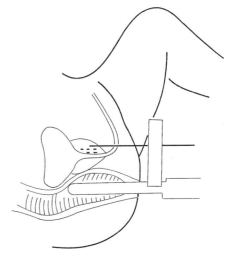

図 10-54　前立腺癌密封小線源治療

### 10・10・3　有害事象

#### 1. 早期有害事象

外照射法では尿道炎，膀胱炎，下痢などを発症する。小線源治療では尿道炎，血尿，尿閉などを発症する。

#### 2. 晩期有害事象

外照射法では尿道の狭窄，膀胱炎，直腸炎などを発症する。小線源治療では直腸出血，潰瘍などを発症する。

## 10・11　精巣（睾丸）腫瘍

**精巣腫瘍**（testicular tumor）の初期症状は病巣側の片方の精巣（testicle）が大きくなり，さらに陰嚢（scrotum）も大きくなり痛みや発熱を伴わない石のように硬い睾丸の腫大であるが，癌が進行して腹部大動脈リンパ節（abdominal aorta lymphnode），腰大静脈リンパ節（lumbar caval lymphnodes）への転移が起こり，心窩部のしこりで発見される場合がある。

精巣腫瘍は他の癌と違って，若い年代に発生するのが特徴で，発症のピークは 25 〜 30 歳代となる。癌の進行が早いが治療奏効率が高く，固形癌（solid cancer）の中で最も制御率（control rate）の高い疾患の一つである。

原発巣の睾丸に対しては**高位精巣摘除術**（high orchiectomy）が行われる。リンパ節転移の多くは腹部の傍大動脈リンパ節（para-aortic lymphnode），精巣静脈（testicular vein）に沿った部位に出現する。骨盤リンパ節にも転移が生じるが頻度は低い。

[問題10-19] 大きな照射野を用いるのはどれか。
1. 上顎癌
2. 喉頭癌
3. 膀胱癌
4. 前立腺癌
5. ホジキン病

(答え：5)

**精上皮腫**（seminoma）Ⅰ期では高位精巣摘除術後のリンパ節領域への放射線治療が有効である。しかし、精上皮腫は放射線や化学療法に対して感受性が高いので、術後経過観察を行い、再発時に放射線、化学療法を行っても制御率に差はない。

### 10・11・1 臨床

精巣腫瘍の診断は高位精巣摘除術による組織診断（histological diagnosis）と腫瘍マーカ（tumor marker）である血清アルファフェト蛋白（AFP）、血清人絨毛ゴナドトロピン（β-hCG）、乳酸デヒドロゲナーゼ（LDH）が行われる。

病理組織は精上皮腫がほとんどで、非精上皮腫（非セミノーマ）として胎児性癌（embryonal carcinoma）、奇形腫（teratoma）、絨毛癌（choriocarcinoma）などがあげられる。

TNM分類を表10-13に示す。**腫瘍マーカ**（tumor marker）がSとして加えられている。

精上皮腫に対する治療方針について原発巣は高位精巣摘除術が行われる。精上皮腫はリンパ節転移の頻度も高く、所属リンパ節への術後照射が適応となる。Ⅰ期では患側骨盤部及び傍大動脈リンパ節に対し、Ⅱ～Ⅲ期では鼠径リンパ節（inguinal lymphnode）、骨盤内リンパ節、傍大動脈リンパ節に対し術後照射が行われる。Ⅳ期は術後、化学療法が行われ、腫瘍が残存した部位に対し放射線照射が行われる。

一方、非セミノーマ（non-seminoma）の多くは放射線抵抗性といわれ、シスプラチン、エトポシド、ブレオマイシンなどによる化学療法（chemotherapy）が主体となる。

精上皮腫Ⅰ期症例の放射線治療後の制御率は95％以上である。再発例も化学療法で制御できる例が多く、5年生存率は95～100％である。経過観察例も10～20％の再発率があるが、放射線あるいは化学療法で制御が可能であり、同様の生存率（survival rate）が期待できる。

### 10・11・2 照射方法

治療方法はリニアック10 MVX線を使用し対向二門照射とする。傍大動脈リンパ節（para-aoritic lymphnode）に対する照射野で上線は第12胸椎上線、下線は第5腰椎下線とされ、横幅は横突起の範囲内とされる。ホッケースティック状の照射野では、照射野上縁はTh10を上線とし、下線を閉鎖孔上線とし、骨盤リンパ節は患側のみとする（図10-55）。

処方線量は30 Gy前後とされていたが、予防的照射（prophylactic irradiation）の場合は25 Gy前後で治療される場合が多い。病期分類ⅡB（N2, M0）あるいはⅡC期（N3, M0）では10 Gyの追加照射を行い、合計35 Gyとする。1回線量は1.25～1.5 Gyで週5回とする。

### 10・11・3 有害事象

1. 早期有害事象

腹部骨盤の照射による悪心、嘔吐、下痢などを発症する。

2. 晩期有害事象

胃潰瘍、十二指腸潰瘍の発症頻度が高くなる。

表10-13 精巣腫瘍 TNM分類

| | |
|---|---|
| pTis | 精細管内 |
| pT1 | 精巣および精巣上体、脈管侵襲なし |
| pT2 | 精巣および精巣上体、脈管侵襲あり、または鞘膜浸潤 |
| pT3 | 精索浸潤 |
| pT4 | 陰嚢浸潤 |
| N1 | ≦2cm |
| N2 | >2cmかつ≦5cm　pN2 >2cmかつ≦5cmまたは6個以上の多発性、またはリンパ節外進展 |
| N3 | >5cm　pN3 >5cm |
| M1a | 所属リンパ節以外のリンパ節、または肺転移 |
| M1b | リンパ節、肺以外の転移 |

| 腫瘍マーカ | LDH | hCG (mLU/mL) | AFP (ng/mL) |
|---|---|---|---|
| S0 | 腫瘍マーカ値が正常範囲内 | | |
| S1 | <1.5×N | <5,000 | <1,000 |
| S2 | (1.5～10)×N | 5,000～50,000 | 1,000～50,000 |
| S3 | >10×N | >50,000 | >10,000 |

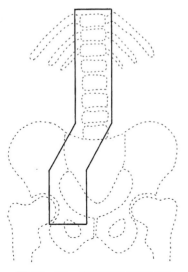

図10-55 睾丸腫瘍の照射野

## 10・12　悪性リンパ腫

悪性リンパ腫（malignant lymphoma：ML）は頸部，鼠径部，腋窩などのリンパ節の腫れに気付き，受診のきっかけとなることが多い。

悪性リンパ腫は白血病（leukemia）と同様に血液の癌で，白血病は腫瘍細胞がバラバラに血液中に浮遊している場合で，悪性リンパ腫は腫瘍細胞が集塊を形成して腫瘍として発症した場合である。これら血液の癌は造血幹細胞（hemopoietic stem cell）がリンパ球（lymphocyte），骨髄芽球（myeloblast），赤血球（red blood cell）や形質細胞（plasma cell）などに分化するさまざまな過程で悪性化により生じる。悪性リンパ腫はリンパ組織に発生する悪性腫瘍で，血液細胞の一つであるリンパ球が癌化したもので，リンパ系悪性腫瘍の総称である。

悪性リンパ腫は治療面から実質的にはホジキン病（Hodgkin lymphoma：HL）と非ホジキンリンパ腫（non-Hodgkin lymphoma：NHL）に大別され，日本人では9：1の割合で非ホジキンリンパ腫が多く，それぞれ治療方法が異なる。

### 10・12・1　臨床

リンパ組織とはリンパ節，脾臓，扁桃，虫垂，小腸 Payer 板などの末梢性リンパ組織と胸腺などの中枢性リンパ組織から成る。いずれも細菌などの異物が体内に入った場合，免疫担当細胞（T リンパ球，B リンパ球）が分化，増殖して，異物（＝抗原）を捕獲，中和する反応を行う。

T リンパ球（T lymphocyte）とは胸腺で成熟・分化するリンパ球で，免疫応答（immune response）の制御や遅延型アレルギー反応（delayed type allergic reaction）などに関与する細胞である。B リンパ球（B lymphocyte）はその発生・分化を胸腺に依存せず，骨髄の幹細胞により分化・増殖し，末梢リンパ組織へ血行性に播種（dissemination）されるリンパ球である。

ホジキン病では，特有の腫瘍細胞のホジキン細胞とリード・スタンバーグ細胞（Reed-Sternberg cell）と呼ばれる特徴的な細胞の存在をもって組織形態学的に診断される疾患で，その多くは B リンパ球が癌化したものである。

非ホジキン病はホジキン病以外の全ての悪性リンパ腫をいう。細菌やウイルスと戦うリンパ球が癌化したもので，リンパ球を構成する T リンパ球，B リンパ球，ナチュラル・キラー細胞（natural killer cell）が癌化したものである。

悪性リンパ腫はリンパ球の悪性化した疾患で，さまざまな疾患の総称である。ホジキン病ではリンパ節から発症し，病変の広がり方は隣接リンパ節へ連続的に進展する傾向があり，典型的には縦隔および下頸部リンパ節の腫大で，リンパ節外からの初発はないといって良い（図10-56）。

非ホジキンリンパ腫ではリンパ節性のみならず節外病変の原発が多く，また進展もリンパ節のみならずリンパ節外性が多い。好発リンパ節外部位としてはワルダイエル扁桃輪（Waldeyer tonsillar ring）（咽頭扁桃，口蓋扁桃，舌根扁桃部），胃，皮膚，甲状腺などがあげられる。この相違は治療法及びその順序の選択や治療の場合の照射野設定など，多くの判断に影響を与える。

疾患の進展程度を表現し治療の指針となる病期分類としてはホジキン病に関するアン・アーバー分類（Ann-Arbor classification）（1971年）が標準である（表10-14）。

診断は腫れているリンパ節や腫瘍の一部を切り取り（生検），顕微鏡で組織検査を行う。この他，病状の拡がりは $^{67}$Ga 全身シンチグラフィと頸部・

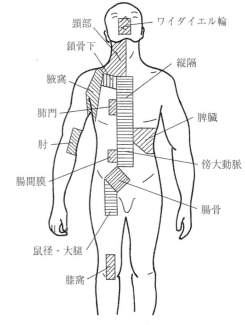

図10-56　リンパ区域と領域

表10-14　アン・アーバー分類

| | |
|---|---|
| Ⅰ期 | 1つのリンパ節領域の病変（Ⅰ）<br>1つのリンパ節外臓器または部位の限局性病変（ⅠE） |
| Ⅱ期 | 横隔膜の上下いずれか一方における2つ以上のリンパ節領域への侵襲（Ⅱ）<br>横隔膜の上下いずれか一方におけるリンパ節領域の病変と，同側の1つのリンパ節外臓器または部位への限局性侵襲（ⅡE） |
| Ⅲ期 | 横隔膜の上下両側にわたるリンパ節領域への侵襲（Ⅲ）<br>横隔膜の上下両側にわたるリンパ節領域と脾への侵襲（ⅢS）<br>横隔膜の上下両側にわたるリンパ節領域と1つのリンパ節外臓器または部位への限局性侵襲（ⅢE）<br>横隔膜の上下両側にわたるリンパ節領域と脾と1つのリンパ節外臓器または部位への限局性侵襲（ⅢES） |
| Ⅳ期 | リンパ節病変の有無にかかわりなく，1つ以上の節外性組織あるいは臓器へのびまん性の浸潤 |

[問題10-20] 全身照射法で誤っているのはどれか。
1. 分割照射で合併症を減らす。
2. 総線量は50Gyが選択される。
3. 重大な合併症に放射線肺炎がある。
4. 10cGy/min程度の線量率で照射する。
5. 腫瘍細胞の根絶と免疫抑制を目的としている。

(答え： 2)

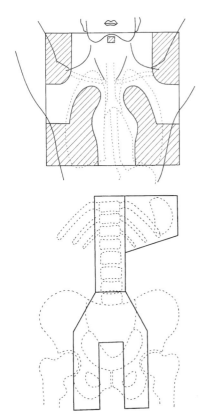

図10-57 全リンパ節照射のための照射野

**低融点合金：**
融点が70℃の鉛合金。Bi：49.97％，PB：25.09％，Sn：12.50％，Cd：12.44％の混合比である。熱湯でこの金属を溶かし，発泡スチロールの型の中にこれを流し込み冷やすことにより，遮蔽ブロックとなる。

胸部・腹部・骨盤部のX線CT検査やMRI検査は必須である。また近年ではPET検査による診断の有用性が認められ，$^{67}$Gaシンチグラフィに取って代わろうとしている。

放射線治療や化学療法に対する反応も良好で，急激な縮小（ないし消失）を示す。治癒に達する症例も多い。縦隔のような深部にある腫瘍の場合，治療に伴って腫瘍影が見かけ上縮小した（腫瘍細胞は残存）のか痕跡（腫瘍細胞は消失）なのかの判断は大切であるが，区別が付かないことが往々にして生じる。このような場合を不確定完全寛解と呼び，腫瘍影面積の75％以上の縮小があり，関連の検査値が正常化した場合などの定義を設けて規定している。

### 10・12・2 照射方法

#### 1．ホジキン病

ホジキン病は非ホジキンリンパ腫に比べて放射線療法（radiotherapy）に対し高い効果を示す腫瘍である。治療には放射線療法と化学療法（chemotherapy）が行われている。

放射線療法では頸部，腋窩，肺門及び縦隔リンパ節への照射を**マントル照射**（mantle irradiation）といい，脾臓，上腹部，骨盤内リンパ節への照射を**逆Y字照射**（inverted Y field irradiation）といい，マントル照射と逆Y字照射を加えたものを**全リンパ節照射**（total lymph node irradiation）という。

Ⅰ～Ⅱ期ではマントル照射による放射線療法が中心となる。病状によって化学療法単独，あるいは放射線療法と併用することがある。Ⅲ～Ⅳ期では病状によって化学療法単独，あるいは化学療法と放射線療法と併用することがある。化学療法はC-MOPP（シクロホスファミド＋ビンクリスチン＋プロカルバジン＋プレドニゾロン）やABDV（ドキソルビシン＋ブレオマイシン＋ビンブラスチン＋ダカルバジン）がよく用いられている。

ホジキン病の照射法は横隔膜上病変にはマントル照射が，横隔膜下病変には逆Y字照射が，その他，その両方を組み合わせた全リンパ節照射が行われる。予後不良因子のない症例に放射線単独で治療を行う場合は，図10-57のようにマントル照射と併せ，脾臓，腹腔動脈周囲リンパ節，腹部傍大動脈周囲リンパ節を含む上腹部の照射野がとられる。

マントル照射野の上線は下顎骨下縁と耳介下線を結ぶ線から，下縁は横隔膜（diaphragm）の高さまでをとり，その中に喉頭と肺のブロックが置かれるが，肺の形は患者によってすべて異なっており，低融点合金（low-melting alloy）で一人ひとりの肺ブロックを仰臥位と背臥位で別々にていねいに作成することが大切である。さらに，マントル照射での線量評価点は1点でなく2点以上を取るべきである。なお，マントル照射では照射野が広い上に，頸部など表在性のリンパ節から縦隔のかなり深いリンパ節までをほぼ均一に照射する必要があり，使用される放射線治療装置のX線エネルギーは4～10MVが望ましい。またごく当たり前のことであるが意外に実行されていないのが，照射時，前方からと後方からの対向二門照射法（two opposed fields irradiation）で照射することである。

なお，マントル照射は照射野を最大にしても，ぎりぎりであったり，あるいはそれでも足りなくて距離を離してやっと照射野に入るくらいである。このような場合，中央部はともかく，辺縁では線量が中央部の80％程度まで下がる危険がある。実際に各部位にどのくらいの線量が照射されているのか，人体ファントムを用いて実測しておくことが望ましい。

上頸部に腫瘍がある場合はマントル照射だけでは腫瘍が照射野の辺縁になることから，線量不足となり再発の危険性がある。ホジキン病が口蓋扁

桃や上咽頭などのワルダイエル扁桃輪（Waldeyer tonsillar ring）から発症することはまれであるが，上頸部のリンパ節から傍咽頭リンパ節へ進展し，口蓋扁桃部の生検でホジキン病が認められる場合があり得る。従って，上頸部に腫瘍がある場合はワルダイエル扁桃輪への浸潤の有無にかかわらず，マントル照射野にあわせて上頸部とワルダイエル扁桃輪を含め左右対向二門照射の追加が行われる。

逆Y字照射野は傍大動脈リンパ節（para-aortic lymphnode），骨盤リンパ節（pelvic lymph node），鼠径リンパ節（inguinal lymph node）を含め，さらに脾臓（spleen）を含める場合もある。マントル照射と上腹部照射のつなぎ目は体の中央部で1cm程度は重なるようにする。この時，処方線量が少ないので過照射による合併症を考える必要はない。

マントル照射は以上のように複雑な照射であるので，毎日正確に行うことは決してやさしいものではない。毎回は無理としても，少なくとも1週間に1回はライナックグラムで確認することが必要である。

マントル照射と上腹部照射を同時に行うのは**骨髄抑制**（myelosuppression）などのため難しい。通常はマントル照射30Gy終了後に，上腹部30Gyの照射と初発部位の追加照射10〜20Gyを行う。ホジキン病では腫瘍のコントロールは総線量が最も重要であるといわれるので，骨髄抑制や肺の合併症を考えてマントル照射でも上腹部照射でもあまり1回線量を上げない方が良い。マントル照射は1回線量を1.2〜1.5Gy，上腹部照射は1.5Gyとしている。処方線量は35〜40Gy/4〜5週で週5回の通常分割照射法が行われることが多い。

## 2. 非ホジキンリンパ腫

非ホジキンリンパ腫は他の癌に比べて放射線療法がよく効く。低悪性度リンパ腫ではⅠ〜Ⅱ期は放射線療法を行う。Ⅲ〜Ⅳ期は放射線と化学療法が併用される。しかし，根治は難しい。中・高悪性度リンパ腫では日本人に最も多いタイプで，有効な抗癌剤がたくさんあり，CHOP（ビンクリスチン＋シクロホスファミド＋ドキソルビシン＋プレドニゾロン）が標準治療となっている。

頭頸部リンパ節ならびにダイエル扁桃輪初発の場合，中咽頭腫瘍の照射法のように，上頸部を左右対向二門で，両鎖骨上窩を前方一門にて照射する（図10-21参照）。

上頸部は上縁をトルコ鞍底，下縁を第5頸椎上縁，前縁を上顎洞中央ぐらい，後縁は頸椎棘突起を含めた範囲とする。両鎖骨上縁は上線を第5頸椎上縁，下縁を胸鎖関節下縁，左右幅20cmぐらいの照射野とする。

1回線量は1.8Gy，週5回で総線量45Gyとする。

## 3. 菌状息肉症

**皮膚T細胞リンパ腫**（cutaneous T cell lymphoma：CTCL）の別名が**菌状息肉症**（mycosis fungoides：MF）である。経過は一般に長期で，リンパ球の浸潤である紅斑（erythema）から始まる。この紅斑は体幹部，四肢，近位側など日光に露光しない部位に見られることが特徴である。リンパ節および臓器への浸潤を伴うのは進行期になってからである。治療はⅠ〜Ⅱ期ではステロイド，紫外線療法，電子線局所照射（electron local irradiation）が，Ⅲ期は全身皮膚面電子線照射，Ⅳ期はCHOP（シクロホスファミド＋ドキソルビシン＋ビンクリスチン＋プレドニゾロン）の化学療法が用いられる。

皮膚病変への治療法としては電子線照射があげられる。局所への照射の他，全身皮膚電子線治療（total skin electron beam therapy）も試みられる。全身を6つの照射野に分割して，前向きと後向き，右斜位と左斜位で前方

[問題10-21] 全身照射に関する記述で正しいものはどれか。2つ選べ。
1. 全身X線照射では総線量40Gyが選択される。
2. 全身X線照射では高線量率で照射される。
3. 全身X線照射では分割照射が行われる。
4. 全身電子線照射では臥位で照射される。
5. 全身電子線照射の適応として菌状息肉腫があげられる。

（答え：3，5）

[問題10-22] 癌の骨転移に対する放射線治療で誤っているのはどれか。
1. 疼痛の軽減・消失は70％以上の症例で得られる。
2. 骨融解部の再石灰化には2〜3か月を要する。
3. 治療後には骨シンチグラムの異常集積は完全に消失する。
4. RI内用療法で用いる$^{89}$Srは純β線放出核種である。
5. 外部分割照射法は30Gy/2週が一般的に用いられる。

（答え：3）

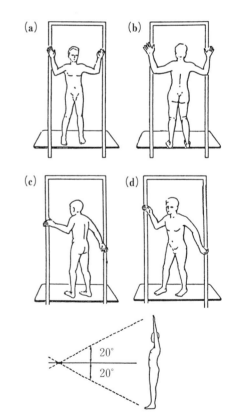

図10-58 Stanfordによる電子線全身照射法

からと後方からの計6方向から照射を行う（図10-58）。この照射法で注意しなければならないのは，下記のことがあげられる。
1) 線量の不均一性は10％以下。
2) 80％等線量曲線は皮膚表面より4mm下。
3) 80％等線量曲線は26 Gy以上。
4) X線による骨髄への総線量は0.7 Gy以下。
5) 眼球遮蔽。（厚さ3mm程度の鉛）
6) 足底，会陰部，大腿内側，腋窩，頭頂などのコールドスポットへの追加照射。

線量は1日2Gyで，週4～5日，処方線量30～40 Gyで照射される。

### 10・12・3　有害事象

#### 1. 早期有害事象

化学療法後に照射を行う場合，遅延する骨髄抑制（myelosuppression）による感染症（infectious disease），免疫低下による帯状疱疹，重症皮膚炎，粘膜炎を発症する。

#### 2. 晩期有害事象

甲状腺機能低下（hypothyroidism），唾液分泌障害（hypoptyalism）による虫歯，遅発性の肺線維症（pulmonary fibrosis），胸膜・心囊膜炎による胸水貯留，網膜症，白内障，乾燥性角結膜炎を発症する。

## 10・13　白血病

### 10・13・1　臨床

**白血病**（leukemia）はその臨床や経過により急性型と慢性型に分けられ，また増殖する細胞の種類により骨髄性やリンパ性に分けられる。さらに**急性白血病**（acute leukemia）は急性リンパ性白血病（ALL）と急性骨髄性白血病（AML）に，**慢性白血病**（chronic leukemia）は慢性骨髄性白血病（CML）と慢性リンパ性白血病（CLL）に分類される。そして白血病細胞の未分化な幼若細胞に留まるものを急性白血病とし，分化能が保たれており，それぞれの成熟細胞まで分化して増殖するものを慢性白血病と呼んでいる。

白血病細胞は血中で個々バラバラに浮遊しているので，化学療法が第一選択となり，まず**寛解導入療法**（remission induction therapy）で白血病細胞数を$10^5$以下にすることを目標に治療が行われる。しかし，このままでは直ぐに再発するので，寛解導入療法と同程度の強力な治療の地固め療法でさらに腫瘍細胞を減ぼす強化療法が行われる。

**骨髄移植**（bone marrow transplantation：BMT）とは地固め療法である強力な化学療法や全身照射（TBI）である放射線療法を行った後に健康人の造血幹細胞を輸注し，その造血幹細胞が生着して新たな造血を始めることにより白血病の治癒を期待する治療法である。

骨髄移植の適応は**ヒト白血球抗体**（human leukocyte antigen：HLA）が適合することが条件であるが，血縁者内にヒト白血球抗体適合の臓器提供者（donor）が見付からないことが多く，このために**骨髄バンク**（bone marrow bank）が設立され，非血縁者のドナー登録が行われている。

ヒト白血球抗体が適合したドナーの骨髄を白血病患者に移植するが，輸注後の拒否反応である**移植片対宿主病**（graft versus host disease：GVHD）

---

**移植片対宿主病**：
骨髄を宿主に移植し，移植片が生着した後に，移植片中のT細胞が宿主を非自己と認識して増殖し，主として宿主の皮膚，肝臓および腸を攻撃して起こる反応で，皮膚の紅疹に始まり，続いて黄疸，肝機能障害および下痢・腹痛が生じる。

は克服しなければならない課題である。このように，地固め療法の後，腫瘍細胞の根絶，宿主の骨髄幹細胞の根絶と宿主の免疫抑制を目的として全身照射が行われる。

## 10・13・2　照射方法

全身照射法（total body irradiation：TBI）では①長SAD法，②治療寝台移動法，③照射機移動法の3つがある（図10-59）。

①長SAD法：水平ビームでSADを長くして広い照射野を確保する。約4mのSADを可能にする治療室が必要である（図10-59a）。

②治療寝台移動法：ガントリは固定され，仰臥位の患者を乗せた治療寝台が移動して全身を照射する（図10-59b）。

③ビーム移動法：ガントリがアイソセンタを中心として回転し，床に近いレベルの患者（仰臥位および腹臥位）を照射する（図10-59c）。

長SAD法は十分な線源回転軸間距離（SAD）さえ確保できればその他には特殊な機構を必要としないため，最もよく用いられている治療法である。全身照射法（TBI）ではできるだけ均一に全身各部位の線量を基準点線量の±10％以内に収めることが目標とされ，同時に骨髄以外の種々の臓器の耐容線量（tolerance dose）を越えないことが求められる。そして線量基準点は臍付近の骨盤中心を採用する。長SAD法では全身を1つの照射野に含むことができるため，線量率が低くても全治療時間は短くてすむ利点もある。長SAD法の欠点は被検者に対し遮蔽が困難なことで，仰臥位では肺，睾丸の遮蔽は不可能であり，側臥位でもかなりの工夫を必要とし，高精度の遮蔽は困難である。またいずれの照射法でも体の各部での厚みのばらつきの補正を必要とし，組織等価物質で頸部，下腿，足部に対し補正が行われる。

肺線量は1回照射で6 Gy，分割照射でも10 Gyを超えると間質性肺炎（interstitial pneumonia）を発症する確率が増すために，8～10 Gyに減ずるように遮蔽が必要であるといわれている。現在では12 Gy/6分割/3日あるいはそれ以上の分割照射で，線量率は5～15 cGy/分で行われるのが通常である。人は4～6 GyのX線全身被曝で半数致死の危険に追い込まれる。その死因として骨髄死は中枢神経，消化管の障害と並んで重要であるが，それらは近代医学では克服可能である。照射（あるいは化学療法）により根絶となった骨髄（bone marrow）には外部からの造血幹細胞（hemopoietic stem cell）も生着しやすい。

## 10・13・3　有害事象

### 1．早期有害事象

悪心，嘔吐，下痢，口内炎，耳下腺炎，間質性肺炎（interstitial pneumonia）を発症する。特に間質性肺炎対策として，照射後患者はクリーンルームに入れられる。

### 2．晩期有害事象

白内障（cataract）や二次癌の発生がみられる。また，小児の場合，成長障害や性障害が発症する。

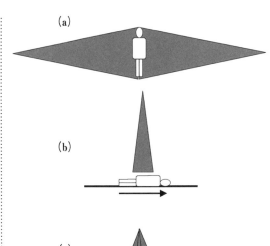

図10-59　X線全身照射法

**造血幹細胞：**
増殖・分化して赤血球，白血球，血小板などの血液細胞を作りだすもとになる細胞。

[問題 10-23] 最も大きな照射野が必要なのはどれか。
1. 下垂体腺腫
2. 咽頭腫
3. ウイルムス腫瘍
4. 子宮頸癌
5. 精上皮腫
(答え：5)

[問題 10-24] 関係のない組み合わせはどれか。
1. T字照射…食道癌
2. 原体照射…咽頭癌
3. 接線照射…乳房温存療法
4. 中央遮蔽…子宮頸癌
5. 全身照射…白血病
(答え：2)

[問題 10-25] 放射線治療で発症する晩発性有害事象はどれか。
1. 胃炎
2. 口内炎
3. 皮膚炎
4. 食道炎
5. 脊髄炎
(答え：5)

[問題 10-26] 耐容線量の最も低い臓器はどれか。
1. 肝臓
2. 膀胱
3. 精巣
4. 唾液腺
5. 甲状腺
(答え：3)

[問題 10-27] 根治的放射線治療対象となる疾患はどれか。2つ選べ。
1. 舌癌
2. 胃癌
3. 直腸癌
4. 膀胱癌
5. 上咽頭癌
(答え：1, 5)

[問題 10-28] 緊急照射の適応となるものはどれか。2つ選べ。
1. 脳ヘルニア
2. 気道閉鎖
3. 転移性脳腫瘍
4. 上大静脈症候群
5. 上腸間膜動脈症候群
(答え：2, 4)

## 10・14 緩和的放射線療法

### 10・14・1 骨転移に対する放射線療法

骨転移（bone metastasis）に対する原発巣は乳癌（breast cancer），肺癌（lung cancer），前立腺癌（prostatic cancer）などが多い。骨転移は進行した癌患者に高頻度に起こり，それによる疼痛（pain），病的骨折（pathologic fracture），脊髄圧迫（spinalcord compression）などは患者のQOL（生活の質）を著しく低下させるが，中でも疼痛が主症状となることが最も多い。一般に骨転移は脊椎，骨盤骨，肋骨，胸骨，大腿骨及び上腕骨の骨幹部，頭蓋骨など赤色骨髄の多い場所で頻度が高い。

骨転移の治療には放射線療法，整形外科的手術，内分泌療法（endocrinal therapy），化学療法（chemotherapy），鎮痛薬（analgesic），神経ブロック（nerve block），放射性同位元素による内用療法（metabolized radioisotope therapy），骨吸収抑制剤などがあり，予後，病状，全身状態などを考慮して種々の組み合わせで治療が行われる。

骨転移に対する放射線療法の目的は，①疼痛の軽減，②病的骨折の予防，③脊髄への直接浸潤あるいは腫瘍の圧迫に伴う麻痺（paralysis）の予防と治療である。このうち疼痛の軽減を目的とすることが最も多く，鎮痛薬とならんで放射線療法は有痛性骨転移の一般的な治療である。放射線療法（radiation therapy）による疼痛緩和率は70～90％，疼痛の消失率は40～50％と効果的である。

放射線療法の分割法として，30 Gy/10回が一般的に用いられているが，その他にも20 Gy/5回，24 Gy/6回，8 Gy/1回などさまざまなスケジュールがある。

臨床試験の結果により，疼痛緩和が目的の場合は，8 Gy/1回でも疼痛緩和効果は分割照射と同等である。

有害事象では総線量が少ないため，局所照射では有害反応の程度は軽いことが多く，遅発性反応（有害事象）も問題となることはほとんどない。

### 10・14・2 脳転移に対する放射線療法

脳転移（metastatic brain tumor）の原発巣は肺癌，消化器系腫瘍，乳癌に多く，他臓器癌が血行性に頭蓋内に転移・増殖した腫瘍である。脳転移に対する放射線療法の目的は，脳神経症状や頭蓋内圧亢進症状などの症状緩和と局所制御による延命治療（life-prolonging treatment）である。

対向二門全脳照射法が一般的に用いられるが，分割法は処方線量30 Gy/10回が標準的であり，長期予後が期待される場合には処方線量40 Gy/20回が行われる。

脳転移個数が3～4個以内で腫瘍の大きさが3 cm以下であれば，定位放射線照射（stereotactic irradiation）が考慮される。

放射線療法による症状改善率は60～80％である。定位放射線照射では局所制御が80～90％に得られ，手術切除と同等の成績である。

急性有害事象には，頭重感，食欲低下，悪心，嘔吐，倦怠感，皮膚炎，脱毛，中耳炎がある。

### 10・14・3 上大静脈症候群に対する放射線療法

上大静脈（SVC）は，腕頭静脈（brachiocephalic vein）の結合部から右房へ伸びる直径1～2 cmの静脈である。上縦隔リンパ節転移（superior mediastinum lymph node metastasis）が大きく腫大すると，上大静脈は容

易に圧迫され，次のような種々の症状を呈し，上大静脈症候群（superior vena cava syndrome：SVCS）と呼ばれる。
①顔面・頸部・体幹部上部の浮腫，胸水，心嚢水貯留，喉頭の浮腫による呼吸困難。
②眼瞼の浮腫，充血，眼球の突出。
③脳浮腫と心拍出量低下による頭痛，視力障害，難聴，中枢神経症状，心機能の低下。
④頭部・胸部の側副血行路による特有な体幹の静脈怒張急速に進行する呼吸困難および頸部から顔面・上肢の浮腫。

上記の症状改善を目的として緊急に放射線療法が行われる。原疾患による放射線療法の適応として非小細胞肺癌では，放射線療法を優先するが，小細胞肺癌（small cell lung carcinoma：SCLC）であれば，化学療法により早期の症状緩和が得られる可能性がある。

治療する範囲は，少なくとも原因となっている上縦隔の腫瘍を含み，根治照射が可能な場合には，原発巣など全ての腫瘍を含める。

分割法は原因となった疾患や病状の程度によって異なるが，症状緩和目的であれば，30 Gy/10 回や 40 Gy/20 回が一般的に行われる。

[問題 10-29] 動注による化学療法と放射線療法を併用するものはどれか。
1. 膵癌
2. 肺癌
3. 食道癌
4. 上顎洞癌
5. 前立腺癌

（答え：4）

## 10・15 内用療法

**内用療法**（metabolized radioisotope therapy）とは，腫瘍部に集積する非密封放射性医薬品（unsealed radioactive drug）を投与し，この放射性医薬品から放出されるβ線で腫瘍を治癒する放射線療法である。

β線は組織透過性が非常に低く，水中における最大飛程は数ミリである。このことから放出されたβ線エネルギーの大部分を核種が集積している組織やその近傍に集積させることができ，周囲の正常組織への放射線被曝を最小限におさえる長所がある。

現在，分化型甲状腺癌（$^{131}$I），有痛性多発性骨転移（$^{90}$Sr），悪性リンパ腫（$^{90}$Y），神経内分泌腫瘍（$^{131}$I）などに用いられている。

この内用療法の治療効果は非密封放射性同位元素が腫瘍部位に取り込まれているかにより大きく左右される。そのため，いずれの核種を用いるときもシンチレーションカメラで撮像することにより，治療薬の分布を確認することができる。$^{131}$I の場合，β線の他にγ線が放出されることから，$^{90}$Sr はβ線のみを放出する核種であるが，制動 X 線による撮像である程度特定される。$^{90}$Y はβ線のみを放出する核種であるが，治療前に $^{111}$-In-イブリツモマブ・チウキセタンを投与し，これがγ線を放出することからその分布を評価した後，$^{90}$Y-イブリツモマブ・チウキセタンが投与される。

### 10・15・1 甲状腺癌に対する $^{131}$I

甲状腺濾胞上皮細胞由来の癌細胞が，ヨードを取り込む性質を利用して，放射性ヨード（$^{131}$I）を内服投与し，$^{131}$I から放出されるβ線により治療を行う。

$^{131}$I の物理的半減期は 8 日であり，β線の最大エネルギーは 0.606 MeV，組織内の平均飛程は 0.6 mm である（図 10-60）。

本治療は甲状腺濾胞上皮細胞由来の乳頭癌（papillary cancer），濾胞癌（follicular carcinoma）で，肺や骨などの遠隔転移（distant metastasis），術後局所再発などに適応される。

治療前に甲状腺ホルモン剤の中止，ヨード禁食でヨード制限（iodine intake restrict）を行い，$^{131}$I が腫瘍によく取り込まれる状態にて投与される。

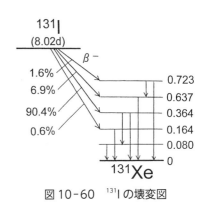

図 10-60　$^{131}$I の壊変図

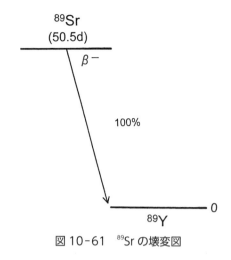

図 10-61 $^{89}$Sr の壊変図

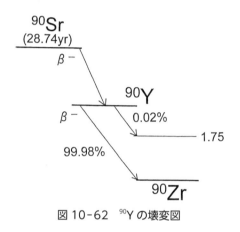

図 10-62 $^{90}$Y の壊変図

通常の投与量は 3.7 GBq であるが，病態により 1.1〜7.4 GMq の範囲で投与される。

$^{131}$I は非密封 RI 治療室で投与され，その退出基準は①体内残留放射能量が 500 MBq，②患者の体表面から 1 m，線量等量率で 30 μSv/hr 以下となっている。

### 10・15・2　有痛性多発性骨転移に対する $^{89}$SrCl$_2$

固形癌による有痛性の骨転移患者に対し $^{89}$SrCl$_2$ が投与される。ストロンチウムはリン酸と結合力を持ち，骨シンチグラフィ（bone scintigraphy）に用いる $^{99m}$Tc-MDP（methylenediphosphonate）と同じ機序で骨転移巣に集積し治療効果を示す。

$^{89}$Sr の物理的半減期は 50.5 日，β 線の最大エネルギーは 1.49 MeV，組織内の平均飛程は 2.4 mm である（図 10-61）。

$^{89}$SrCl$_2$ の投与量は通常 2.0 MBq/kg，最大投与量 141 MBq で入院の必要はない。静脈内に薬剤を投与すると，カルシウム代謝が亢進した骨転移巣に選択的に集積し，特に造血性骨転移巣に多く取り込まれる。骨に集積しなかった $^{89}$Sr の 90% 以上は尿で排泄されることから，投与後数日間は十分な水分摂取を励行する。除痛効果は投与後，1〜2 週間で発現し，3〜6 か月持続する。反復投与する場合には骨髄抑制（myelosuppression）との兼ね合いから，投与間隔は少なくとも 3 か月以上空ける必要がある。

### 10・15・3　CD20 陽性悪性リンパ腫に対する $^{90}$Y

CD20 陽性の再発，難治性の低悪性度 B 細胞性非ホジキンリンパ腫，マントル細胞リンパ腫に対し適応される。

$^{90}$Y-イブリツモマブチウキタンはキメラ型抗 CD20 モノクローナル抗体（リツキマブ）の腫瘍認識能と $^{90}$Y が放出する β 線により，腫瘍破壊能を併せ持つ薬剤である。$^{90}$Y は β 線のみしか放出しないため，γ 線を放出する $^{111}$In 標識のイブリツモマブチウキセタンを 1 週間前に投与し，腫瘍への集積を確認することが大切である。

$^{90}$Y の物理的半減期は 64.1 時間，放出される β 線エネルギーは 2.28 MeV，組織内の平均飛程は 5.3 mm である（図 10-62）。

投与にあたっては 250 mg/m$^2$ のリツキシマブを 1 週間前と投与直前に投与し，腫瘍外への薬剤の集積を低下させる。投与量は 15 MBq/kg で，主な有害事象は骨髄抑制（myelosuppression）である。

### 10・15・4　神経内分泌腫瘍に対する $^{131}$I-MIBG

MIBG（meta-iodobenzylguanidine）はノルエピネフリン（norepinephrine）の類似物質であり，褐色細胞腫（pheochromocytoma）や傍神経節腫，カルチノイド（carcinoid），甲状腺髄様癌（medullary carcinoma of thyroid），神経芽腫（neuroblastoma）といった神経内分泌腫瘍に集積することが知られている。本治療は病勢のコントロールやカテコールアミン（catecholamine）を分泌する機能性腫瘍に伴う諸症状の緩和，骨転移による疼痛の緩和を目的とする。

$^{131}$I-MIBG から $^{131}$I が遊離するため，甲状腺への被曝を防ぐ目的で，治療の 1〜3 日前から，治療の 7〜14 日後まで無機ヨードの投与を行う（甲状腺ブロック）。投与は静脈内投与で 3.6〜7.4 GBq を約 1 時間かけて非密封 RI 治療病室にて行う。投与後，RI 病室への入院管理を必要とする。なお病室からの退出基準は

1) 体内残留放射能量が 500 MBq
2) 患者の体表面から 1 m，線量等率で 30 μSv/hr

以下となっている。

## 10・16 化学療法

化学療法（chemotherapy）は第 2 次世界大戦直後，当時毒ガスとして使用されていたニトロゲンマスタード（nitrogen mustard）が悪性リンパ腫に用いられたのが最初であった。それから 1960 年代には白血病，悪性リンパ腫の化学療法が進み，1970 年代には固形癌に対しても化学療法が用いられ，2000 年代より**分子標的治療**（molecular target therapy）が始められている。しかし今日，固形癌に対し抗癌剤のみで治癒を期待できる癌腫は非常に少なく，今日期待されているのは分子標的薬（molecular target drug）である。これから抗癌剤，分子標的薬，ホルモン療法薬について，薬品名，作用機序，副作用などについて解説する。

### 10・16・1　抗癌剤

抗癌剤は次に示す作用機序により癌細胞の増殖を抑制したり，死滅させたりする。
①細胞内の遺伝情報を担うデオキシリボ核酸（DNA）を障害。
② DNA の複製，障害された DNA の修復を障害。
③ DNA から蛋白質を作る基となるリボ核酸（RNA）の作成を障害。
④細胞分裂に重要な役割を果たす微小管や酵素の働きを抑制。

癌細胞の増殖と複製は正常細胞と同様に細胞周期に則って行われていて，抗癌剤はこの細胞周期のさまざまな時期に作用し，癌細胞の増殖を抑制し，死滅させている。そして抗癌剤が癌細胞に作用する成分は正常細胞にも作用し，そのため，正常組織にさまざまな副作用が生じる。

抗癌剤はその作用場所に応じて，アルキル化薬，白金製剤，代謝拮抗薬，抗癌性抗生物質，微小管阻害薬，トポイソメラーゼ阻止薬に分類される（表10-15）。

#### 1. アルキル化薬

アルキル化薬の起源はマスタード剤にある。核酸や蛋白質などの生体分子にアルキル基（$CH_2$-$CH_2$-）を結合させることで，DNA の合成を阻害して，癌細胞を殺す作用をもつ。

代表的な薬剤にシクロホスファミド（CPA），イホスファミド（IFM），ダカルバジン（DTIC）などがある。シクロホスファミドは白血病，悪性リンパ腫，乳癌，小細胞肺癌，卵巣癌，子宮癌などに用いられる。イホスファミドは小細胞肺癌，精巣癌，子宮癌などに用いられる。ダカルバジンは悪性黒色腫瘍，ホジキン病，軟部肉腫などに用いられる。本剤の共通の副作用として骨髄細胞や口腔・小腸粘膜への毒性，悪心・嘔吐などの神経毒性がある。その他，DNA そのものを障害する薬剤であるため，催奇形性や二次発癌の危険性が知られている。

#### 2. 白金製剤

白金抗癌薬が DNA 上で核酸塩基間を架橋し，共有結合性の白金-DNA 付加体を形成することによって癌細胞の増殖を抑制すると考えられている。代表的な薬剤にシスプラチン（CDDP），カルボプラチン（CBDCA），オキサリプラチン（L-OHP），ネダプラチン（254-S）などがある。

表 10-15 抗癌剤一覧表

| 分　類 | 一　般　名 | 商　品　名 | 略　称 |
|---|---|---|---|
| アルキル化薬 | シクロホスファミド | エンドキサン | CPA |
| | イホスファミド | イホマイド | IMF |
| | ダカルバジン | ダカルバジン | TMZ |
| 白金製剤 | シスプラチン | ブリプラチン | CDDP |
| | カルボプラチン | パラプラチン | CBDCA |
| | ネダプラチン | アクプラ | 254-S |
| 代謝拮抗薬 | メトトレキサート | メソトレキセート | MTX |
| | フルオロウラシル | 5-FU | 5-FU |
| | テガフール・ギメラシル・オテラシルカリウム | ティーエスワン | S-1 |
| | ゲムシタビン塩酸塩 | ジェムザール | GEM |
| | メルカプトプリン水和物 | ロイケリン | 6-MP |
| | シタラビン | キロサイド | AraC |
| 抗癌性抗生物質 | ドキソルビジン塩酸塩 | アドリアシン | DXR |
| | ダウノルビシン塩酸塩 | ダウニマイシン | DNR |
| | イダルビシン塩酸塩 | イダマイシン | IDR |
| | ブレオマイシン塩酸塩 | ブレオ | BLM |
| 微小管阻害薬 | ビンクリスチン硫酸塩 | オンコビン | VCR |
| | ビンブラスチン硫酸塩 | エクザール | VLB |
| | ビノレルビン酒石酸塩 | ナベルビン | VNR |
| | パクリタキセル | タキソール | PTX |
| | ドクタキセル水和物 | タキソテール | DTX |
| トポイソメラーゼ阻害薬 | イリノテンカン塩酸水和物 | カンプト | CPT-11 |
| | ノギテカン塩酸塩 | ハイカムチン | NGT |
| | エトポジト | ベプシド | VP-16 |

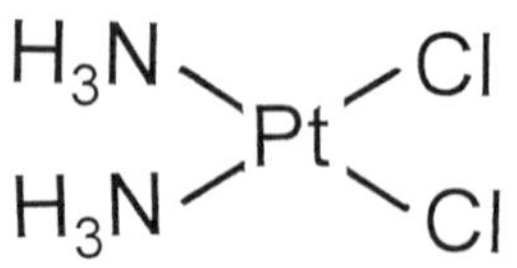

図 10-63　シスプラチン構造式

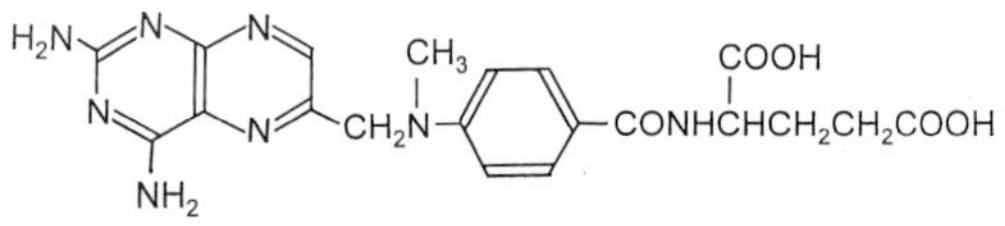

図 10-64　メトトレキサート構造式

シスプラチンは睾丸腫瘍，膀胱癌，腎盂・尿管腫瘍，前立腺癌，卵巣癌，頭頸部癌，非小細胞肺癌，食道癌，子宮頸癌，神経芽細胞腫，小細胞，肺癌など広い範囲に及ぶ。シスプラチンの構造式を図 10-63 に示す。またカルボプラチンなど他の薬剤は，シスプラチンと類似している。

白金製剤の副作用として，腎毒性，悪心・嘔吐，骨髄抑制などがあげられる。

### 3　代謝拮抗薬

代謝拮抗薬は DNA 合成を行う細胞周期 S 期に特異的に作用し，癌細胞の DNA や RNA の合成を阻害する。代謝拮抗薬は葉酸代謝拮抗薬，ピリミジン代謝拮抗薬，プリン代謝拮抗薬の三種類に分類され，葉酸代謝拮抗薬にはメトトレキサート（MTX）が，ピリミジン代謝拮抗薬にはフルオロウラシル（5-FU），テガフール・ギメラシル・オテラシルカリウム（S-1），ゲムシタビン塩酸塩（GEM），シタラビン（AraC）が，プリン代謝拮抗薬にはメルカプトプリン（6-MP）があげられる。

メトトレキサート単薬で白血病，絨毛性疾患に用いられ，乳癌に対するCMF療法（シクロホスファミド＋メトトレキサート＋フルオロウラシル）などに用いられる。メトトレキサートの構造式を図 10-64 に示す。主な副作用は骨髄抑制と腸管粘膜の炎症である。

フルオロウラシルは胃癌，大腸癌，乳癌，子宮癌，肝癌，食道癌，肺

などに用いられ，副作用として下痢，骨髄抑制などがあげられる。フルオロウラシルの構造式を図10-65に示す。

メルカプトプリンは急性白血病の寛解導入に用いられ，副作用には骨髄抑制がある。

### 4．抗癌性抗生物質

抗生物質の中には癌細胞の増殖を抑える活性を持つ物質があり，これらは抗癌剤として使用されている。抗癌性抗生物質はDNAの合成を阻害して癌細胞の増殖を阻害する。

抗癌性抗生物質はアントラサイクリン系のドキソルビシン塩酸塩（DXR），ダウノルビシン塩酸塩（DNR），イダルビシン塩酸塩（DNR）と，その他のブレオマイシン塩酸塩（BLM）に分類される。

アントラサイクリン系は造血器癌，固形癌，肉腫など幅広く癌の治療に用いられ，また他の抗癌剤とも多く併用されている。副作用として骨髄抑制，心毒性（心筋障害，心不全），口内炎，脱毛，消化器症状，皮膚症状などがあげられる。

ブレオマイシンは1963年に梅沢らにより発見された抗癌剤で，扁平上皮癌に有効であることが特徴であり，皮膚癌，頭頸部癌，肺癌，食道癌，子宮頸癌などがあげられ，副作用として間質性肺炎，肺線維症などがあげられる。

### 5．微小管阻害薬

微小管阻害薬は細胞分裂や正常の細胞機能の維持に重要な役割を果たす微小管を抑制することで，抗癌作用を示す薬剤である。

微小管阻害薬は植物由来であるツルニチニチ草からビンカアルカロイドとイチイ科の木から合成されたタキサンに分類される。前者にはビンクリスチン硫酸塩（VCR），ビンブラスチン硫酸塩（VLB），ビノレルビン酒石酸塩（VNR）と後者はパクリタキセル（PTX），ドクタキセル水和物（DTX）がある。

ビンクリスチンは白血病，悪性リンパ腫，多発性骨髄腫，神経膠腫に対して用いられる。またビンカアルカロイドに共通する副作用として，末梢神経障害，骨髄抑制などがあげられる。

タキサン系抗癌剤は非小細胞肺癌，乳癌などに用いられ，副作用として白血球減少，末梢神経障害，悪心・嘔吐などがあげられる。

### 6．トポイソメラーゼ阻害薬

トポイソメラーゼはDNAに一時的に切れ目を入れて，DNAのからまり数を変える酵素であり2種類（ⅠとⅡ）にわけられる。そしてトポイソメラーゼを阻害することで抗癌作用を行う。

トポイソメラーゼⅠ阻害薬は中国原産の喜樹の葉から抽出されたイリノテンカン塩酸塩水和物（CPT-11），ノギテンカン塩酸塩（NGT）がある。トポイソメラーゼⅡ阻害薬には植物から抽出されたエトポジト（VP-16）がある。

イリノテンカンは小細胞肺癌，非小細胞肺癌，子宮頸癌，卵巣癌，非ホジキンに用いられ，副作用として骨髄抑制と下痢があげられる。

エトポジトは小細胞肺癌，悪性リンパ腫瘍，子宮頸癌，急性白血病，睾丸腫瘍，膀胱癌などに用いられ，副作用として骨髄抑制や間質性肺炎があげられる。

**骨髄抑制：**
骨髄での正常な血球細胞の酸性が障害された状態。白血病など腫瘍細胞が骨髄内を占拠した時，放射線照射や化学療法薬を投与した時に生じる。

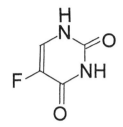

図10-65　フルオロウラシル構造式

表 10-16　分子標的薬一覧表

| 分　類 | 薬　品　名 |
|---|---|
| シグナル伝達阻害薬 | イマチニブ、ゲフィチニブ、トラスヅマブ、ボルテゾミブ |
| 転写調節薬 | トレチノイン |
| 血管新生・転移阻害薬 | ベバシツマブ、ソラヘニブ、スニチブ |
| その他 | リツキシマブ、ゲムツズマブオゾガマイシン |
| 内分泌療法薬 | タキモシフェン、ドレミフェン、ゴゼレリン、リュープロライド　アナストロゾール、レトロゾール |
| | コゼレリン、リュープロライド、ジエチルスチルベストール、ブカルタミド、フルタミド |

### 10・16・2　分子標的治療薬

　分子生物学の進歩により，遺伝子レベルで癌発生・進展のメカニズムが解明されてきて，その結果，癌細胞の浸潤・増殖・転移にかかわる因子が分子レベルで解明されてきた。そしてこれらの分子を標的として癌細胞の増殖を抑える目的で創られた薬剤である。

　分子標的治療薬（molecular target drug）は作用機序により，シグナル伝達阻害薬，転写調節薬，細胞周期調節薬，血管新生・転移阻害薬などにわかれる。主な分子標的治療薬を表 10-16 に示す。

#### 1．シグナル伝達阻害薬

イマチニブ：血小板由来成長因子受容体，c-kit のチロシンキナーゼを抑制し，慢性骨髄性白血病，消化管間質腫瘍に有効である。

ゲフィチニブ，エルロチニブ：上皮成長因子受容体（EGFR）を阻害し，肺癌，大腸癌，頭頸部癌に有効である。副作用として間質性肺炎，皮疹，下痢があげられる。

トラスッズマブ：ヒト上皮増殖因子受容体 2 型（HER2）の中和抗体。HER2 が過剰発現している乳癌に対して有効である。

ボルテゾミブ：プロテアソームを阻害することで，癌細胞の複数の細胞内シグナル伝達系に作用。多発性骨髄腫に有効である。副作用として間質性肺炎，心毒性，末梢神経障害などがある。

#### 2．転写調節薬

トレチノイン：急性前骨髄性白血病の PML/RAR の遺伝子に作用し，白血病細胞の分化誘導をもたらす。

#### 3．血管新生・転移阻害薬

ベバシツマブ：血管内皮成長因子（VEGF）に対するモノクローナル抗体。大腸癌，肺癌，腎癌に有効である。副作用として消化管穿孔，静脈血栓塞栓症，高血圧，蛋白尿などがある。

ソラフェニブ：VEGF 受容体，PDGF 受容体，Raf などを障害。腎細胞癌，肝細胞癌に有効。副作用として間質性肺炎，心毒性，末梢神経障害がある。

スニチニブ：c-kit，VEGF 受容体，PDGF 受容体を障害。腎細胞癌，GIST に有効である。

#### 4．その他

リツキシマブ：B リンパ球表面の分化抗原 CD20 に対するモノクロ抗体であり，腫瘍細胞に結合し，体内の貪食細胞の働きを促すことで腫瘍効果

を示す。CD20陽性B細胞性非ホジキンリンパ腫に有効である。副作用としてインフュージョンリアクションと呼ばれるアレルギー様の反応がある。

ゲムツズマブオゾガマイシン：白血病細胞の表面マーカであるCD33抗原に対する抗体であるゲムツズマブに抗癌性抗性物質であるオソガマイシンが結合した薬剤。CD33陽性の急性骨髄性白血病に使用される。

### 10・16・3 内分泌療法薬

乳癌や前立腺癌のホルモン依存性腫瘍の性質を利用し，エストロゲンやアンドロゲンの信号をその産生あるいは結合部位でブロックする。

#### 1. 乳癌内分泌療法薬

乳癌の約2/3の症例でエストロゲン受容体（ER）を発現し，内分泌療法の適応となる。

タモキシフェン，ドレミフェン：抗エストロゲン薬で，乳腺で拮抗薬としての作用をする。

ゴゼレリン，リュープロライド：LHRHアゴニストで，脳下垂体からのゴナドトロピンの低下をきたし，人工閉経状態となる。

アナストロゾール，レトロゾール：アンドロゲンからエストロゲンを生成するアロマリーゼを抑制し，乳房組織内エストロゲンを下げる。

#### 2. 前立腺癌内分泌療法薬

乳癌と異なり，ほぼ全例でアンドロゲン受容体（AR）を発現し，一時的に80〜90％に反応が見られる。

ゴゼレリン，リュープロライド：黄体形成ホルモン放出ホルモン（LHRH）拮抗薬で，脳下垂体のゴナドトロピンの低下，テストステロン分泌の低下を来たす。ホルモン依存性の癌増殖を抑制。

ビカルタミド，フルタミド：抗アンドロゲン薬で，テストステロンがアンドロゲン受容体（AR）に結合するのを競合的に阻害。

## 10・17　腫瘍マーカ

腫瘍マーカ（tumor marker）の定義は，一般的に癌細胞が作る物質で，癌の存在と種類，量などを示す目印となるものといわれている。ただ，現在腫瘍マーカのほとんどは癌特異物質でなく，癌が多量に作るが，正常細胞や良性細胞でも微量に作られる癌関連物質であるともいわれている。

次に腫瘍マーカの主たる検査目的には，まずスクリーニングがある。特異性の高い腫瘍マーカが少ないことや，早期での陽性率が低いことなどから対象を高危険群に限定して行わないと一般に効率が悪い。比較的特異性の高い腫瘍マーカでは，病期や予後と相関することから，病期と予後の推定があげられる。

最も重要な目的に，治療後の経過観察や効果判定があり，有効な治療が得られれば，陽性のマーカは漸次低下し陰性化することがある。また治療後定期的にマーカを測定し，再発を予知することも可能といわれている。

さて腫瘍マーカの血中濃度を規定する因子には，産生量・分泌・代謝と排泄が考えられる。産生量は当然ながら腫瘍細胞が産生することが前提で，細胞膜から体液中に分泌するものは腫瘍細胞の破壊がなくても分泌液中に検出でき，また内分泌細胞であれば血中にそのまま検出できる。また濃度を規定するのは単に産生細胞の数や産生能だけではなく，腫瘍細胞の増殖

と破壊による逸脱，局所の血流とリンパ流，分解し代謝する臓器の機能保全などの要因による。したがって血液中に放出・逸脱させられる腫瘍マーカ量と代謝される量の差が血中レベルを規定することになり，画像診断から得られた腫瘍ボリュームと血中マーカ値が必ずしも一致しないのはこのためである。

また，現在測定されている腫瘍マーカ検査には，次に示すような問題がある。

①測定試薬間で測定値が異なる。
②項目の名称に統一性がない。
③早期癌に対する感度が全般に低い。
④一部を除き臓器や組織に腫瘍特異性の高い測定系が少ない。

次に代表的な腫瘍マーカをあげる。

AFP（α-フェトプロテイン）：胎児性蛋白で肝癌患者血中に見出され，現在では肝細胞癌の診断と治療効果の判定，経過観察に最も役立つ腫瘍マーカとして測定されている。高い陽性率の悪性疾患は肝細胞癌で，良性疾患でも慢性肝炎・肝硬変・急性肝炎の回復期に一過性に上昇する。

CA19-9：ヒト大腸癌を免疫原としたモノクローナル抗体が認識する糖鎖抗原，癌化に伴って糖転移酵素の発現に変化が起こりできた抗原で，その構造はルイスa糖鎖のN端にシアル酸が付いたものである。悪性疾患高い陽性率には，膵癌・胆道癌・大腸病原発性肝癌・肺癌などがあり，偽陽性例には膵炎・肝硬変・胆道疾患・閉塞性黄疸などが報告されている。

CA72-4：ヒト乳癌の肝転移細胞を免疫原とした抗体と，結腸癌培養細胞の抽出液を免疫原とした2種類の抗体に認識されるTAG72とよばれる糖鎖抗原である。高い陽性率を示す悪性疾患は，卵巣癌・膵癌・胃癌・大腸癌・胆道癌などである。

CA15-3：ヒト乳汁脂肪球膜を免疫原とした抗体と，乳癌肝転移細胞の膜主成分を免疫原とした抗体の2種類の抗体に反応するムチン様糖蛋白質である。転移性乳癌で陽性率が高く，特に肝臓や肺などの臓器転移で異常高値を示す例がある。原発乳癌の陽性率は期待できないため早期診断や鑑別診断には有用でないが，CEAとともに乳癌の治療効果の判定や経過観察には有用な腫瘍マーカである。

CA125：ヒト卵巣粘液性嚢胞腺癌を免疫原とした抗体が認識する糖蛋白である。臨床的には卵巣癌，特に漿液性癌で陽性率が高く，その測定値も高い。婦人科領域で最も汎用されている腫瘍マーカである。

CEA（胎児性癌抗原）：分子量約180Kの過塩素酸に可溶な糖蛋白質である。高い陽性率を示す悪性疾患には，転移性肝癌・大腸癌・胆道癌・膵癌などがあり，偽陽性例には肝硬変・肝炎・膵炎・潰瘍性大腸炎などの報告がある。ただし，早期癌での陽性率は全体に低い。

NSE（神経細胞特異的エラノーゼ）：神経組織および神経内分泌細胞に特異的に存在する酵素エノラーゼである。神経細胞および神経内分泌系細胞の癌化に伴って血中に逸脱し増加する。神経芽細胞腫や神経内分泌由来腫瘍，肺小細胞癌で病期の進行とともに増加し，治療経過も臨床症状を反映することから治療管理に有効である。

SCC：子宮頸部扁平上皮癌組織から精製したTA-4抗原である。したがって子宮頸部扁平上皮癌で高い陽性率を示し，ほかに肺扁平上皮癌では比較的早期から陽性を示す。

SLX：大腸癌組織より抽出された糖脂質を免疫源とした抗体が認識するムチン様の高分子糖蛋白。臨床床的には肺腺癌・膵癌・卵巣癌で特に陽性率が高く，肺腺癌の術後経過観察に有用とされている。

### 参考文献

1) 井上俊彦・編. 放射線治療学. 南山堂. 2001.
2) 平岡真寛, 笠井啓資, 井上俊彦・編著. 改定第2版・放射線治療マニュアル. 中外医学社. 2006.
3) 山田章吾・編. 早期がん治療法の選択；放射線治療. 金原出版. 2006.
4) 久保敦司, 土器屋卓志, 安藤 裕. 放射線治療；グリーンマニュアル. 金原出版. 2005.
5) 大西武雄・監. 放射線医科学—生体と放射線・電磁波・超音波—. 学会出版センター. 2007.
6) 日野原重明・監, 今井浩三・編. 看護のための医学講座；腫瘍の臨床. 中山書店. 2001.
7) 澤田俊夫・編. ナースのためのオンコロジー；これだけは知っておきたいがんの知識. 医学書院. 2003.
8) 大川智彦, 田中良明, 佐々木武仁・編. 癌・放射線療法2002. 篠原出版新社. 2002.
9) Gunilla C Bentel. Radiation Therapy Planning. McGraw-Hill. 1992.
10) Carlos A Perez, Luther W Brady. Radiation Oncology. J. B. Lippincott Company. 1987.
11) Faiz M Khan. Treatment Planning in Radiation Oncology. Lippincott Williams & Wilkins. 2005.
12) 大川智彦・編著. 照射法マニュアル. 金原出版. 1996.
13) 日本臨床腫瘍学会. 新臨床腫瘍学. 南江堂. 2009.
14) 大西洋・他. がん・放射線療法. 篠原出版新社. 2010.
15) 日本放射線腫瘍学会. 臨床放射線腫瘍学. 南江堂. 2012.
16) 猪俣泰典・他. 放射線医学放射線腫瘍学. 金芳堂. 2012.

# 第11章
# 装置の保守管理

放射線治療において，最も大切なことは計画標的体積への**照射精度**（precision of irradiation）である。StewartらはT3の喉頭癌67例について，処方線量（prescribed dose）を52.5 Gyから57.5 Gyへ10％多く照射することにより，**再発率**（recurrence rate）を70％から30％に減少させ，放射線治療成績を向上させている。しかし，10％の線量増大により6％の患者について正常組織に壊死が生じた有害事象を報告している[1]。

このような臨床に基づいた報告からHerringら[2]は，腫瘍への処方線量の10％の増減が腫瘍の治癒率と正常組織の有害事象発生率に大きく影響し，このことから腫瘍への処方線量に対し±5％以内の照射不精度であることが必要であると報告している。同様にICRU Report 24[3]においても，腫瘍への処方線量は不確定度で±5％以下にする必要があると報告している。

米国の放射線腫瘍研究会のレポートでは，放射線治療において治療計画から治療終了時までの間に生じる不精度として，下記の項目に区分している。

①放射線治療装置及び関連機器
②線量測定
③治療計画，患者位置・標的の位置精度

そして放射線治療における全不確定度を±5％以下にするために，①のパラメータによる**不確定度**（uncertainty）を±2.5％とすると，②と③のパラメータによる不確定度は共に±3％以下であることが必要とされることを報告している[3]。

このように，計画標的体積への照射不確定度を±5％以下にするために作成されたプログラムを**品質管理**（quality control：QC）と称し，上記の①に関する技術的なQC，②に関する物理的なQC，③に関する臨床的なQCが部分的にオーバラップして作成されている。そして放射線治療におけるQCプログラムに基づき，これを実施し治療精度を維持していくことが**品質保証**（quality assurance：QA）であり，QAプログラムについて数多く報告されている[4-8]。

放射線治療装置の性能は，受け入れテストやコミッショニングテストなどにより確認あるいは特定される。しかし，これは電気的異常や機械的故障によって突然に，あるいは部品の劣化及び老朽化によって徐々に変化することがある。従って各種装置の受け入れ時に確定した物理的パラメータや性能に重大な変動がないことを確認し，これを記録し，結果として残すことが重要である。

機器の管理プログラムは，受け入れ試験と同じ方法やメーカー推奨の方法を用いる。あるいは，全国的に統一された方法を用いることが重要である。しかし，点検を行うための機器を十分に装備していない施設においては，その施設において点検精度を十分に確認した上で，簡便で再現性のある点検方法を追求することが大切である。

許容誤差の範囲は前述したように**全不確定度**（total uncertainty）を±5％に，そして全空間的不確定度を±5 mmが達成することができるように決定されている。点検により結果が許容誤差から逸脱した場合には，パラメー

[問題11-1]　放射線治療の品質管理で正しいのはどれか。2つ選べ。
1. X線照射野は月1回点検する。
2. コミッショニングは納入業者が行う。
3. リファレンス線量計は年1回校正を受ける。
4. モニタ線量計の校正には個体ファントムを使用する。
5. 投与線量で許容される不確かさは処方線量の±10％以内である。

答え　1，3

[問題11-2]　放射線治療の品質管理で誤っているのはどれか。
1. 治療計画は患者が動かない前提で行う。
2. アイソセンタを示すレーザー光の精度を毎朝確認する。
3. 計画ごとに設定するモニタ単位数（MU値）の独立計算を行う。
4. 光照射野と放射線照射野の一致はフィルムを用いて確認する。
5. リニアックグラフィによる位置確認は医師と診療放射線技師で行う。

（答え：1）

[問題11-3]　リニアック装置で保守点検項目でないのはどれか。
1. モニタ線量計
2. 放射線エネルギー
3. 照射野内の放射線束平坦度
4. 非照射時の漏洩線量測定
5. 放射線照射野と光照射野の一致

（答え：4）

タなどを調整することにより機器が適正な状態となるようにしなければならない。

これらの基準は，過去の放射線治療物理学（physics in radiation therapy）の経験から導かれた実施基準である。従って，三次元治療計画（three dimensional treatment planning）などにより行われる高い精度を必要とする新しい治療技術を導入する場合には，その技術精度を定義，再現，保守するために基準を変更しなければならない。

**点検頻度**（checking frequency）は各々の**点検項目**（checking list）において始業前，毎週，毎月，半年～1年毎と定義されている。始業前点検では，患者位置決めに重要な幾何学的精度や線量の不変性と安全性について行う。その他には，治療に及ぼす影響の少ない項目（装置のインターロックにより影響を回避できる），変化率の少ない項目，精密な点検方法を必要とする項目などがあげられる。

点検頻度については使用している装置の精度，安全性を十分に確保することが重要であり，点検データの蓄積，解析を行うことにより点検頻度の見直しを行っても良い。例えば，基準値から著しい変位を示す項目は高頻度で行い，ほとんど変化の少ないまたは変化のない項目は，点検頻度を減少することも可能である。また，放射線以外の安全性の点検項目は，装置の構造などによりその重要度や性能，さらに点検箇所や方法が異なるため，各メーカーの専門技術者による定期的な**保守点検**（maintenance checking）を行うことが望ましい。

外部放射線治療装置のQA項目の一覧表を表11-1に示す。

次に，点検に必要な機器を下記に示す。

①温度計，気圧計，標準ストップウオッチ
②リファレンス線量計とフィールド線量計（ファーマ形電離箱，平行平板形電離箱），ビルドアップキャップ，チェッキング線源（または $^{60}Co\gamma$ 線遠隔治療装置）
③校正に使用する水ファントム（water phantom）または水等価固体ファントム（water equivalent solid-state phantom）
④固体ファントム（solid-state phantom）とそれを架台に取り付ける器具
⑤線量分布自動測定装置，または線量分布測定用の線量計走査装置，2チャンネルの電位計，XYレコーダ，あるいは市販の線量平坦度測定装置
⑥パックフィルム，自動現像機，濃度計，等濃度測定器
⑦スプリットフィールド用器具またはアイソセンタ測定用IECファントム
⑧機械的フロントポインタ
⑨治療台天板の剛性試験用加重物質
⑩その他の計器（定規，直角定規，分度器，水準器，傾斜計，測径器，トースカン，下げ振り糸（重垂）など）
⑪X線CTファントム
⑫ウエル形電離箱，標準線源（参照線源）
⑬密封小線源校正のための空中測定用ジグ

## 11・1　線量計，温度計，気圧計

### 11・1・1　リファレンス線量計の校正

リファレンス線量計（reference dosimeter）はそれぞれの施設でコバルト校正定数（exposure calibration factor for $^{60}Co$ gamma-rays: $N_c$）を持ち，吸収線量測定の際に基準とする線量計である。この基準となる電離箱線量計は医用原子力技術研究振興財団線量校正センターの標準線量計と比較校

第 11 章　装置の保守管理

表 11-1　外部放射線治療装置の QA 項目

| 項目 | | 許　容　誤　差 | 点検頻度 |
|---|---|---|---|
| 1 | 線量計・温度計・気圧計 | | |
| 　1 | リファレンス線量計のチェック | ±1% | 1月 |
| 　1 | リファレンス線量計の校正 | ±0.5% | 1〜2年 |
| 　2 | 温度計 | ±0.5°C | 1〜2年 |
| 　3 | 気圧計 | ±0.5 kPa | 1〜2年 |
| 2.1 | 線量モニタシステム(X線，電子線) | | |
| 　1 | 校正 | ±2%　　　(X線)<br>±3%　　　(電子線) | 1週(始業前) |
| 　2 | 再現性 | ±0.5% | 6月〜1年 |
| 　3 | 直線性 | ±2%　　　(X線)<br>±3%　　　(電子線) | 6月〜1年 |
| 　4 | 1日の安定性 | ±2%　　　(X線)<br>±3%　　　(電子線) | 6月〜1年 |
| 　5 | 架台角度依存性 | ±3%　　　(X線) | 1年 |
| 　6 | 運動照射中の安定性 | ±2%　　　(X線) | 1年 |
| 　7 | 運動照射の終了位置 | ±5%, ±3°　(X線) | 1年 |
| 2.2 | タイマシステム($^{60}$Co γ 線) | | |
| 　1 | タイマの校正 | ±0.5秒 | 1年(始業前) |
| 　2 | 線量率 | ±2% | 1週 |
| 　2 | タイマの端効果 | ±5% | 6月〜1年 |
| 　3 | 架台角度依存性 | ±3% | 1年 |
| 　4 | 運動照射の終了位置 | ±5%, ±3° | 1年 |
| 2.3 | 深部線量・分布特性(X線，γ線，電子線) | | |
| 　1 | X線の深部線量または校正深との線量比 | ±2% | 6月〜1年 |
| 　2 | 電子線の深部線量または校正深との線量比 | ±3% または ±2 mm | 1月 |
| 　3 | 線量プロファイルの対称性および平坦度(簡単な点検) | 1.03　　　(X線)<br>1.05　　　(電子線) | 1週〜1月 |
| 　3 | 線量プロファイルの平坦度(精密な点検) | 1.06　　<30×30 cm　(X線)<br>1.10　　≧30×30 cm　(X線)<br>15 mm　　(電子線) | 6月〜1年 |
| 　5 | 架台角による深部線量安定性 | ±2 mm　(X線，電子線) | 1年 |
| 　6 | 深部線量曲線(中心軸，ビルドアップ領域を含む) | ±2% | 1年 |
| 　7 | 照射野係数 | ±2%　　　(X線，γ線) | 1年 |
| 2.4 | 照射野 | | |
| 　1 | 放射線照射野(数値および光表示との一致) | ±2 mm　　(X線，γ線) | 1月 |
| 　2 | 光照射野表示(数値との一致) | ±2 mm　　(X線，γ線) | 1月(始業前) |
| 　3 | 照射野限定システムの平行・直角性 | ±0.5°　　(X線，γ線) | 1年 |
| 　4 | 電子線照射野の表示(数値と光表示との一致) | ±2 mm　：照射野限定システム使用 | 1月 |
| 2.5 | 多分割絞りシステム | 　　　　：MLCシステム使用 | 1月 |
| 　1 | リーフ開度の位置精度 | メーカー仕様 | |
| 　2 | 可動速度 | メーカー仕様 | |
| 2.6 | アイソセンタからのビーム軸の変位 | | |
| 　1 | アイソセンタからのビーム軸の変位 | ±2 mm　　(X線，γ線) | 6月〜1年 |
| 2.7 | 放射線ビーム軸の指示 | | |
| 　1 | 患者への入射点(NTD±25 cm)の指示 | ±2 mm　　(X線，γ線) | 1月 |
| 　2 | 患者への射出点(NTD+50 cm)の指示 | ±3 mm　　(X線，γ線) | 1月 |
| 2.8 | 患者位置決め用機器 | | |
| 　1 | アイソセンタからの指示点の変位<br>　　　a：十字ワイア<br>　　　b：フロントポインタ(または光)<br>　　　c：バックポインタ(または光)<br>　　　d：サイドポインタ(または光)<br>　　　e：その他 | ±2 mm | 1月(始業前) |
| 　2 | アイソセンタからの距離 | ±2 mm | 1月(始業前) |
| | 線源からの距離 | ±2 mm：非アイソセントリックまたはSAD可変 | 1月 |
| 2.9 | 装置の回転精度 | | 1年 |
| 　1 | 軸1：架台回転 | ±0.5° | |
| 　2 | 軸2：放射線ヘッドの横揺れ | ±0.15° | |
| 　1 | 軸3：放射線ヘッドの縦揺れ | ±0.1° | |
| 　3 | 軸4：照射野限定システムの回転 | ±0.5° | |
| 　4 | 軸5：治療台のアイソセントリック回転 | ±0.5° | |
| 　4 | 軸6：治療天板回転 | ±0.5° | |
| 　5 | 軸7：治療台天板の縦揺れ | ±0.5° | |
| 　5 | 軸8：治療台天板の横揺れ | ±0.5° | |
| 2.10 | 治療天板の動き | | |
| 　1 | 治療台天板の垂直な上下 | ±2 mm | 1月 |
| 　2 | 治療台のアイソセントリック回転軸 | 2 mm | 1月 |
| 　3 | 治療台天板の縦方向の剛性 | 5 mm | 1年 |
| 2.11 | 安全管理項目 | | |
| 　0 | 患者監視モニタの確認 | | 始業前 |
| 　0 | ドアインタロックの動作確認 | | 始業前 |
| 　1 | 非常停止スイッチの動作確認 | | 1月 |
| 　1 | 各種附属機器の取り付けおよび識別インタロックの確認 | | 1月 |

正（トレーサビリティ）によりコバルト校正定数 $N_c$ または水吸収線量校正定数が与えられたものを指す。

### 1．点検方法

各施設で基準とするリファレンス線量計の校正について線量計購入後3年間は毎年，それ以後は最低2年に1度行うことが日本医学物理学会により勧告されている。その他，コバルト校正定数 $N_c$ が±0.5％以上変化していた場合に，再度校正を行い，その結果を新しい校正定数として使用しなければならない。

### 2．許容範囲

±0.5％以内とする。

### 11・1・2　温度計の校正

温度計はリファレンス線量計である電離箱を用いて，出力（output）を測定する際の大気温度（temperature of atmosphere）の測定に使用される。

### 1．点検方法

リファレンス線量計の校正時に，医用原子力技術研究振興財団線量校正センターの温度計と1点校正して求める。

### 2．許容範囲

±0.5℃以内とする。

### 11・1・3　気圧計の校正

気圧計（barometer）は電離箱線量計による線量測定時の大気補正（atmosphere correction）に使用する。

### 1．点検方法

気圧計の校正には地方気象台に依頼するか，基準線量計の校正時に，医用原子力技術研究振興財団線量校正センターの気圧計と1点校正して求める。また，気象の安定した日に，最寄りの気象台へ気圧を問い合わせ，その値に海抜12m当たり0.133kPaの海抜補正を行った値と比較しても良い。

### 2．許容範囲

±0.5kPa以内とする。

## 11・2　コバルト遠隔治療装置および直線加速器

### 11・2・1　線量モニタシステム（直線加速器）

#### 1．校正

［点検条件］
　架台角度：0°
　照射野限定システムの回転角：0°
　照射野：10×10 cm
　線質：X線，電子線の各公称エネルギー（nominal energy）の全て
［点検方法］

定格治療距離において，校正用水ファントムを用いてファーマ形電離箱（Farmer type ionization chamber）の電離箱中心部を，照射野中心軸上の校正深 $d_c$ にセットする。校正深はX線，$\gamma$ 線については 10 cm，電子線については平行平板形電離箱（parallel plate ionization chamber）を用いて，水ファントム中の深部電離量半価深（$I_{50}$）や深部吸収線量半価深（$R_{50}$）から 5・4 式を用いて校正深（calibration depth：$d_c$）を求める。ファントム表面はビーム中心軸に対して直角とする。

日常，放射線治療に用いる線量率で，一定のモニタ値（monitor unit：MU）にて照射する。同一条件で 3 回以上繰り返し測定を行い，リファレンス線量計指示値の平均値を求める。なお，リファレンス線量計指示値に温度・気圧補正係数（temperature and pressure correction factor），イオン再結合補正係数（ion recombination correction factor），極性効果（polarity effect）などの補正を行うこと。

上記の値から水中における校正点吸収線量（absorbed dose at calibration point：$D_c$）を計算し，さらに基準点吸収線量（absorbed dose at reference point：$D_r$）を求める。$D_r$/100 MU について前回測定のデータと比較する。

なお，基準深（reference depth：$d_r$）について**表 11-2** に示す。

[許容範囲]

X線については ±2 %，電子線については ±3 % とする。

**表 11-2 X, $\gamma$ 線, 電子線の基準深**

| 線質 | | 基準深（水中） |
|---|---|---|
| X, $\gamma$ 線 | $^{60}$Co | 5 mm |
| | 4 MV | 10 mm |
| | 6 MV | 15 mm |
| | 8 MV | 20 mm |
| | 10 MV | 25 mm |
| | 15 MV | 30 mm |
| | 20 MV | 40 mm |
| | 30 MV | 50 mm |
| 電子線 | $1 \leq \bar{E}_0 < 5$ MeV | ピーク深 |
| | $5 \leq \bar{E}_0 < 10$ MeV | ピーク深または 10 mm |
| | $10 \leq \bar{E}_0 < 20$ MeV | ピーク深または 20 mm |
| | $20 \leq \bar{E}_0 < 30$ MeV | ピーク深または 30 mm |

## 2. 再現性

[点検条件]

架台角度：0°

照射野限定システムの回転角：0°

照射野：10×10 cm

線質：X線，電子線の公称エネルギー（nominal energy）の最大と最小

[点検方法]

校正用水ファントムの校正深 $d_c$ にリファレンス線量計をセットし，一定の線量モニタ値（MU）にて測定を繰り返し 10 回行い，リファレンス線量計指示値に対する変動係数（coefficient of variation：$F_c$）（%）を次式より求める。

$$F_c = \frac{100}{\bar{R}} \left[ \frac{\sum_{i=1}^{n}(R_i - \bar{R})^2}{n-1} \right] \quad (11 \cdot 1)$$

$R_i$：第 i 回目の測定によるリファレンス線量計指示値

$\bar{R}$：i 回の測定によるリファレンス線量計平均指示値

[許容範囲]

±0.5 % とする。

## 3. 直線性

[点検条件]

架台角度：0°

照射野限定システムの回転角：0°

照射野：10×10 cm

線質：日常多用するX線，電子線の各公称エネルギーのうち 1 種類

[点検方法]

校正用水ファントムの校正深にリファレンス線量計をセットする。約 0.8 Gy，4 Gy 及びモニタ線量計でセット可能な最大線量指示値の 3 点について，線量率は連続可変であれば 20 % から最大線量率の範囲で 3 種類を選択し，

[問題 11-4] リニアック装置の保守点検項目で誤っているのはどれか。2 つ選べ。
1. 始業前のX線モニタ校正の許容誤差は ±3 % である。
2. ビーム軸の指示（入射点と射出点）の管理は毎月行う。
3. 出力係数の管理は 6 か月に 1 回行う。
4. 線量モニタシステム再現性の管理は 6 か月に 1 回行う。
5. 治療寝台のアイソセントリック回転軸変位の許容誤差は ±5 mm である。

（答え：3，5）

[問題 11-5] リニアック装置の保守点検の内，点検頻度が最も少なくて良いものはどれか。
1. 線量モニタシステムの校正
2. 深部線量曲線
3. 放射線照射野と光照射野の一致
4. アイソセンタとサイドポインタの一致
5. ドアインタロックの動作確認

（答え：2）

[問題 11-6] 放射線治療機器の品質保証と品質管理で正しいのはどれか。
1. 引き渡し試験はユーザーが行う。
2. 全ての品質管理項目を毎日行う。
3. 品質管理は専任の職員のみが行う。
4. コミッショニングはメーカが行う。
5. 精度管理の基準はガイドラインを参考にして施設ごとに決める。

（答え：3）

[問題11-7] 加速器および関連システムにおいて6か月点検項目に含まれるのはどれか。
1. モニタ線量計の簡易確認。
2. X線ビームの平坦度。
3. アイソセンタの指示位置精度。
4. ドアインタロックの機能。
5. モニタ線量計の応答の直線性。

(答え：2, 5)

[問題11-8] 放射線治療装置の管理で週に一度は行うべきものはどれか。
1. 出力係数の測定。
2. モニタ線量計の校正。
3. 深部量百分率の測定。
4. ウエッジ係数の測定。
5. リファレンス線量計の校正。

(答え：2)

[問題11-9] リニアックの保守管理プログラムで月に1回点検すべき項目はどれか。
1. 電子線の深部線量。
2. X線の深部線量。
3. モニタ線量計の校正。
4. 照射野サイズ。
5. 線源回転中心間距離。

(答え：1, 4, 5)

各線量と線量率の組み合わせによる9点について校正点電離量（ionization at calibration point）を測定し，校正点吸収線量（absorbed dose at calibration point：$D_c$）から基準点吸収線量（absorbed dose at reference point：$D_r$）を求める。

全ての測定値 $D_i$ から最小二乗直線回帰計算により最適直線を定め，それと測定値 $D_i$ との偏差を求める。なお，最小二乗直線回帰によるモニタ値 $M'$ と測定値 $D'$ の最適直線を11・2式に示す。

$$D' = \overline{D} + S(M' - \overline{M}) \qquad (11 \cdot 2)$$

$$S = \frac{\sum (M_i - \overline{M})(D_i - \overline{D})}{\sum (M_i - \overline{M})^2}$$

$$= \frac{n\sum (M_i \cdot D_i) - \sum M_i \sum D_i}{n\sum M_i^2 - (\sum M_i)^2} \qquad (11 \cdot 3)$$

ここで，$S$ は直線の勾配である。

[許容範囲]
X線については±2％あるいは最大偏差2cGy以下（D≦1Gy），電子線については±3％あるいは最大偏差3cGy以下（D≦1Gy）とする。

### 4．1日の安定性

[点検条件]
架台角度：0°
照射野限定システムの回転角：0°
照射野：10×10cm
線質：日常多用するX線，電子線の各公称エネルギー（nominal energy）のうち1種類

[点検方法]
校正深測定用水ファントムとリファレンス線量計をセットする。装置を通常使用する日の朝，昼，夕方の3回について，線量率とモニタ線量値（MU）を一定にして照射し，校正深 $d_c$ における線量測定を行い，その変動値を比較する。

3回以上の測定を行い，校正点吸収線量 $D_c$ を求め，その線量値 $D_c$ から平均値 $\overline{D}$ を得る。朝，昼，夕方の3回測定における平均値の最大値 $\overline{D}_{max}$ と最小値 $\overline{D}_{min}$ を選び，次式を用いて百分率を求める。

$$\frac{\overline{D}_{max} - \overline{D}_{min}}{(\overline{D}_{max} + \overline{D}_{min})/2} \times 100(\%) \qquad (11 \cdot 4)$$

[許容範囲]
X線については±2％，電子線については±3％とする。

### 5．架台角度依存性

[点検条件]
架台角度：0°，90°，180°，270°
照射野限定システムの回転角：0°
照射野：10×10cm
線質：日常多用するX線，電子線の各公称エネルギーのうち1種類

[点検方法]
水等価固体ファントムを用いて，アイソセンタ上でしかも基準深 $d_r$ に位置するようにリファレンス線量計をセットする。線量率とモニタ線量値MUを一定にして，各架台角度において3回以上の線量測定を行い，基準点吸収線量 $D_r$ を求め，その線量値 $D_r$ から平均値 $\overline{D}_r$ を得る。各架台角度に

おける平均値の最大値 $\overline{D}_{max}$ と最小値 $\overline{D}_{min}$ について11・4式を用いて百分率を求める。

　水等価固体ファントムを放射線ヘッドに取り付けるアダプタが無い時は，X線，電子線とも二次電子平衡（secondary electron equilibrium）が得られるようなビルドアップキャップ（build-up cap）を付けたファーマ形電離箱をアイソセンタ（isocenter）上に設置して測定しても良い。
［許容範囲］
　X線，電子線ともに±3％とする。

## 6．運動照射中の安定性
［点検条件］
　架台角度：全架台回転範囲（回転角約90°の範囲で4区分）
　照射野限定システムの回転角：0°
　照射野：10×10 cm
　線質：日常多用するX線，電子線の各公称エネルギーのうち1種類
［点検方法］
　照射ヘッド（gantry head）と共に回転する水等価固体ファントムを取り付け，リファレンス線量計をアイソセンタ上でしかも基準深 $d_r$ にセットする。架台を0°から90°まで回転させながら，線量率と線量モニタ値MUを一定にして照射する。可能であれば逆回転方向についても実施する。
　各架台角度回転範囲において3回以上の測定を行い，基準点吸収線量 $D_r$ を求め，その線量値 $D_r$ から平均値 $\overline{D}_r$ を得る。各架台角度における平均値の最大値 $\overline{D}_{max}$ と最小値 $\overline{D}_{min}$ を選び，11・4式を用いて百分率を求める。
　ファントムを照射ヘッドに取り付けるアダプタが無い時は，X線・電子線とも二次電子平衡が得られるようなビルドアップキャップを付けたファーマ形電離箱をアイソセンタ上に設置して測定しても良い。
［許容範囲］
　X線，電子線ともに最大と最小との差で2％とする。

## 7．運動照射の終了位置
［点検条件］
　架台角度：全回転角
　照射野限定システムの回転角：0°
　照射野：10×10 cm
　線質：日常多用するX線の公称エネルギーのうち1種類
［点検方法］
　11・2・1章6項と同じように水等価固体ファントムとリファレンス線量計をセットする。
　架台回転角によって照射を終了する装置は，約4 Gyの運動照射をする回転角度の範囲 R°を次の2種類の条件で設定し，それぞれ照射を3回以上繰り返し行い，モニタ値MUを読み取り平均値 $\overline{M}$ を得る。
［設定条件］
　最大回転速度：単位角度当たりの線量 A［Gy/degree］を最小，または利用可能な最低線量率で測定する。
　最低回転速度：単位角度当たりの線量 A［Gy/degree］を最大，または利用可能な最高線量率で測定する。
　最大偏差を $\left|\overline{M}-(R \times A)\right|$ の計算により求め，$R \cdot A$ で除して百分率で表す。
　線量モニタで照射を終了する装置は，約4 Gyの運動照射をする線量モニタ値 $m$ をセットし，前項と同じ条件で2種類の運動照射を3回以上繰り返し行い，それぞれの移動した角度範囲を読み取り平均値 $\overline{R}$ を得る。

[問題11-10]　放射線治療のQAで誤っているのはどれか。
1. リファレンス線量計は3年に一度の校正を受ける。
2. 外部治療装置のモニタ線量計の校正は1週間に一度は行う。
3. 小線源治療装置の線源交換時は線量強度の測定と校正を行う。
4. リニアックのマグネトロン交換時はエネルギーチェックを行う。
5. X線治療開始時にはリニアックグラフで照射野を確認する。

（答え：1）

最大偏差を $|R-(m/A)|$ [degree]の計算により求める。
[許容範囲]
　架台回転角で照射を終了する装置は，±5％以内とする。
　線量モニタ値で照射を終了する装置は，±3°以内とする。

### 11・2・2　タイマシステム（コバルト遠隔治療装置）

#### 1．タイマの校正
[点検方法]
　日常使用する照射時間についてストップウオッチの値と10回比較する。
[許容範囲]
　±0.5秒以内とする。

#### 2．線量率およびタイマの端効果
[点検条件]
　架台角度：0°
　照射野限定システムの回転角：0°
　照射野：10×10 cm
[点検方法]
　固体ファントム（solid-state phantom）の表面が線束中心軸に対し垂直であり，定格治療距離においてフィールド線量計の電離箱中心部が線束中心軸上でしかも校正深 $d_c$ にセットする。
　タイマを $t$ 分にセットして照射する。さらにもう1度 $t$ 分にセットして重複照射し，指示値 $M_1$ を得る。次にタイマを $2t$ 分にセットして照射を行い，指示値 $M_2$ を得る。
　タイマによる寄与電離量 $M_t$ は11・5式より，時間 $t$ における真の電離量 $M$ は11・6式より得られる。

$$M_t = M_1 - M_2 \tag{11・5}$$

$$M = (2M_2 - M_1)/2t \tag{11・6}$$

　**タイマ端効果**（timer end effect）による寄与線量の百分率 P は，次式より得られる（4・3・4章参照）。

$$P(\%) = 100(M_t/M) \tag{11・7}$$

[許容範囲]
　線量率で±2％，タイマの端効果で±5％とする。

#### 3．架台角度依存性
[点検方法]
　11・2・1章5項と同じ方法で点検する。
[許容範囲]
　±3％とする。

#### 4．運動照射の終了位置
[点検方法]
　11・2・1章7項に順じた方法で点検する。
[許容範囲]
　±5％，または±3°とする。

## 11・2・3 深部線量・線量分布特性（コバルト遠隔治療装置，直線加速器）

### 1．X線の深部線量または校正深との線量比
［点検条件］
　架台角度：0°
　照射野限定システムの回転角：0°
　照射野：10×10 cm
　線質：公称エネルギー全て
［点検方法］
　11・2・1章1項で述べたモニタ線量値MUの校正と同じ方法で校正深 $d_c$ における線量を測定する。次に，同じモニタ値当たりの20 cm深の線量を測定し，両者の比を求める。
　得られた線量比と治療に使用している深部線量百分率（PDD）または組織ピーク比（TPR）の照射野10×10 cmの校正深 $d_c$ と，20 cm深部における線量比と比較して両者の相違を求める。
［許容範囲］
　±2％とする。
　なお，測定値と計算値との許容値以上の差がある時には，加速器のメインテナンスを行い，その結果，許容値に異常な差がある時は組織最大線量比（TMR）などの深部線量表（depth dose table）の測定をやり直す必要がある。

### 2．電子線の深部線量または校正深との線量比
［点検条件］
　架台角度：0°
　照射野限定システムの回転角：0°
　照射野：10×10 cm
　線質：公称エネルギー全て
［点検方法］
　同じモニタ値MU当たりの校正深 $d_c$ の線量値を，11・2・1章1項で述べたモニタ線量の校正と同じ方法で求める。
　得られた線量比と治療に使用している照射野10×10 cmで校正深 $d_c$ における深部線量百分率（PDD）と比較して，両者の相違を求める。
［許容範囲］
　線量の違いで±3％，または位置の相違で±2 mmとし，どちらかを満足するものとする。なお，許容値以上の差がある時には，電子線のエネルギーを調整し直すか，または深部線量曲線および線量分布を測定し直す必要がある。

### 3．X線，電子線の線量プロファイルの対称性および平坦度（簡便測定）
［点検条件］
　架台角度：0°
　照射野限定システムの回転角：0°
　照射野：最大照射野
　線質：X線は公称エネルギー全て，電子線は全ての散乱箔に対しての最大エネルギー
［点検方法］
　定格治療距離において，線束中心軸に対し水ファントム表面を垂直にセットする。フィールド線量計を標準測定深（X線の場合は10 cm深に，電子線の場合は80％深部線量百分率の深さの1/2深または基準深）にセットし，

一定のモニタ線量値 MU で照射する。
　照射野中心を通る X, Y 軸の中点と照射野端までの 1/3 及び 2/3 の 5 点，計 9 点を X, Y 軸について線量計指示値を測定する。

［許容範囲］
　標準測定深におけるそれぞれの対称点の比（大/小）で，X 線 1.03，電子線 1.05 以内とする。
　測定点全体の比（最大/最小）で，X 線は照射野 $30 \times 30$ cm までは 1.06 以内，照射野 $30 \times 30$ cm 以上は 1.10 以内，電子線は 1.10 以内とする。

### 4．X線，電子線の線量プロファイルの対称性および平坦度（精密測定）

［点検条件］
　架台角度：0°
　照射野：限定システムの回転角：0°
　照射野：最大照射野
　線質：公称エネルギー全て

［点検方法］
　標準とする測定深における吸収線量プロファイルを求める。

1）線量計を用いる方法
　定格治療距離において，線束中心軸（beam axis）に対して水ファントム表面を直角にセットする。フィールド線量計を上記の標準とする測定深（X 線の場合は 10 cm 深に，電子線の場合は 80 ％深部線量百分率の深さの 1/2 深または基準深）にセットし，日常使用している一定の線量率（dose rate）で放射線照射の下に X, Y 軸に沿ってフィールド線量計を多数点または連続移動して測定する。

2）フィルムを用いる方法
　定格治療距離において，線束中心軸に対して水等価固体ファントム表面が直角になるようにセットする。測定に先立ちパックフィルムをファントム中の基準深 $d_0$ に置き，最低濃度から最高濃度が得られる 10 点以上のモニタ線量計指示値を決定し，フィルム曝射と同時に線量測定も行い濃度 - 線量曲線を求めておく。パックフィルムを標準測定深に挟んで最高濃度 2.0 〜 2.5 が得られるように照射する。この時，フィルムの後方には少なくとも厚さ 5 cm 程度のファントムを必要とする。
　現像処理後，X, Y 軸に沿ってフィルム濃度を測定し，濃度 - 線量曲線から線量に変換し，X, Y 軸上における吸収線量分布曲線を作成する。

［許容範囲］
　X 線は平坦領域内における最大吸収線量に対する最大比（最大/最小）で，照射野 $30 \times 30$ cm までは 1.06，照射野 $30 \times 30$ cm 以上は 1.10 とする。
　平坦領域とは，照射野の端から照射野寸法 10 cm までは 1 cm，10 cm 以上 30 cm 未満までは照射野寸法 $\times 0.1$，30 cm 以上は 3 cm を除いた範囲とする。
　電子線は 90 ％深部線量百分率点と表面における幾何学的照射野の端との距離で，15 mm 以内とする（図 11-1）。

### 5．X線，電子線の架台角度による深部線量の安定性

［点検条件］
　架台角度：0°，90°，180°，270°
　照射野限定システムの回転角：0°
　照射野：$10 \times 10$ cm
　線質：X 線，電子線の各公称エネルギーの内，日常多用する 1 種類

［点検方法］
　11・2・3 章 1 項の深部線量測定と同様に水ファントムとフィールド線量

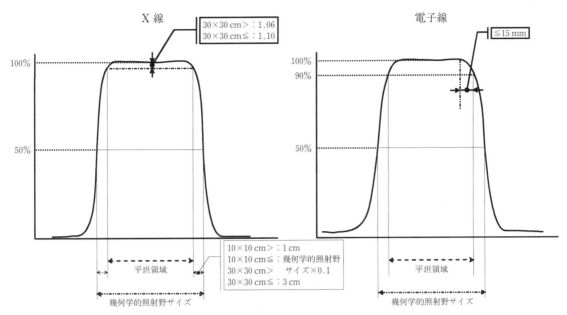

図 11-1　X 線・電子線プロファイルの平坦度

計をセットし，線量率とモニタ線量値 MU を一定にして照射する。
　各架台角度において線量測定を行い，架台角度 0°における線量比を求める。
［許容範囲］
　±3 %，または ±2 mm のどちらかを満足することとする。

### 6．X 線，γ 線，電子線の深部電離量百分率曲線（中心軸）
［点検条件］
　架台角度：0°
　照射野限定システムの回転角：0°
　照射野：最大照射野
　線質：公称エネルギー全て
［点検方法］
　定格治療距離において 11・2・3 章 4 項の線量プロファイルの平坦度精密測定と同じように水ファントムとフィールド線量計をセットし，ビーム軸（beam axis）上で表面から 30 cm 深までの測定を行い，深部電離量百分率曲線（percentage depth ionization curve）を得る。
［許容範囲］
　ビルドアップ領域を除いて ±2 % 以内とする。

### 7．X 線，γ 線の出力係数
［点検条件］
　架台角度：0°
　照射野限定システムの回転角：0°
　照射野：日常使用する照射野
　線質：公称エネルギー全て
［点検方法］
　定格治療距離において校正用水ファントムを用いて，ビーム中心軸上の基準深 $d_r$ にフィールド線量計をセットする。線量率とモニタ線量値 MU を一定にして，4×4 〜 30×30 cm までの任意に選んだ各正方形照射野に対する基準点線量 $D_r$ を測定し，各正方形照射野と照射野 10×10 cm の基準点線量比を計算する（4・3・5 章参照）。
［許容範囲］

前データ値との差異を±2％とする。

### 11・2・4　照射野

**1. 放射線照射野（X線，γ線）**

［点検条件］
　架台角度：0°または90°（270°）
　照射野限定システムの回転角：0°
　照射野：**表11-3**に示すように，月毎に架台角度や照射野サイズを変えて測定。

［点検方法］
　定格治療距離において，線束中心軸に対して水または固形ファントムの表面が直角になるようにファントムを設定し，電離箱やフィルムなどの測定器を基準深 $d_0$ にセットする。

　**表11-3** に定められた数値の照射野に設定する。定格治療距離×1.5は，治療に使用している場合において適応する。

　1）線量計による方法
　各照射野について，水ファントムを用い照射野の中心点を通るX，Y軸方向に沿って線量計を走査する。照射野の両端で，ビーム中心軸上の線量指示値に対する50％線量指示値を示す位置を求め，中心軸からの距離を**物理的照射野**（physical field）とし計測する。

　2）フィルム法
　水等価固体ファントムの表面がビーム中心軸に対して直角となるようにファントムをセットし，パックフィルムをファントムの基準深 $d_0$ に挿入して濃度－線量曲線を作成する。濃度－線量曲線を求めた時と同じようにパックフィルムをセットし，**表11-3**に示した照射野で，最高濃度が2.0〜2.5になるような線量モニタ値（MU）にて照射する。

　現像後のフィルムから線束中心軸上の最高濃度に対する線量値から照射野両端で中心軸上の50％線量に相当する濃度を求めて，中心軸からの50％線量濃度までの距離を計測し，照射野とする。

［許容範囲］
　**表11-4** に定められた許容値に基づく。

**2. 光照射野表示（X線，γ線）**

［点検条件］
　架台角度：0°または90°（270°）
　照射野限定システムの回転角：0°または90°
　照射野：**表11-3**参照

［点検方法］

表11-3　放射線照射野の点検条件

| 月 | 架台角度 | システム回転角度 | 数値照射野 | 線源からの距離 | 公称エネルギー |
|---|---|---|---|---|---|
| 1 | 0または90° | 0° | 5×5 cm | 定格治療距離 | ひとつのエネルギー |
| 2 | 0または90° | 0° | 10×10 cm | 定格治療距離 | ひとつのエネルギー |
| 3 | 0または90° | 0° | 20×20 cm | 定格治療距離 | ひとつのエネルギー |
| 4 | 0または90° | 0° | 30×30 cm | 定格治療距離 | ひとつのエネルギー |
| 5 | 90または270° | 90° | 10×10 cm | 定格治療距離 | 最大 |
| 6 | 0または90° | 0° | 最大 | 定格治療距離×1.5 | ひとつのエネルギー |

6の定格治療距離×1.5は，治療に使用している場合において適応する。
治療に使用しない場合は，定格治療距離で行う。
定格治療距離×1.5における数値照射野の各辺の寸法は，それぞれ表示値の1.5倍である。

1) 光照射野の端と放射線照射野および数値照射野との最大相違を求める方法

定格治療距離において水等価固体ファントムをセットし，基準深にパックフィルムを挿入する。表11-4に定められた照射野にセットする。光照射野（light field）の四隅にX線不透過な金属マーカー片をパックフィルム上に置く。フィルム最高濃度が2.0～2.5になるような線量モニタ値（MU）で照射する。

フィルムを現像処理し，X線束による照射野サイズと光照射野の金属陰影による照射野のサイズ差を求める。

2) 光照射野の中心とビーム軸間の最大変位を求める方法

前項1）と同様，あるいは前項1）のフィルムを用いて光照射野中心とビーム中心軸との変位距離を求める。

[許容範囲]

表11-4に定められた許容値に基づく。

表11-4 放射線照射野表示寸法の許容誤差

| | | ≦20×20 cm | | ≧20×20 cm | |
|---|---|---|---|---|---|
| | | mm | % | mm | % |
| 定格治療距離 | 放射線照射野と数値照射野表示 | 3 | 1.5 | 5 | 1.5 |
| | 放射線照射野と光照射野表示 | 2 | 1 | 3 | 1 |
| | 数値照射野表示と光照射野表示 | 2 | 1 | 3 | 1 |
| 定格治療距離×1.5 | 放射線照射野と数値照射野表示 | 4 | 2 | 6 | 2 |
| | 放射線照射野と光照射野表示 | 2 | — | 4 | — |
| | 数値照射野表示と光照射野表示 | 2 | — | 4 | — |

定格治療距離×1.5は，治療に使用している場合において適応する。
定格治療距離×1.5における数値照射野の各辺の寸法は，それぞれ表示値の1.5倍である。

## 3. 照射野限定システムの平行性と直角性（X線，γ線）

[点検条件]

架台角度：90°

照射野限定システムの回転角：0°，90°，180°，270°

照射野：表11-5参照

[点検方法]

定格治療距離において，ビーム中心軸に対して垂直となるように方眼紙を置き，表11-5に与えられた試験条件の組み合わせについて最大変位角を求める。

①相対する辺縁の平行からの変位角
②隣接した辺縁の直角からの変位角

[許容範囲]

共に0.50以内とする。

表11-5 照射野限定システムの平行および直角性の点検条件

| 架台角度 | システム回転角度 | 照射野 |
|---|---|---|
| 90° | 0° | 10×10 cm |
| | 90° | |
| | 180° | |
| | 270° | |
| 90° | 0° | 最　大 |
| | 90° | |
| | 180° | |
| | 270° | |

## 4. 電子線の光照射野表示

電子線用の照射野限定システム機構を使用している場合に点検を行う。

[点検条件]

架台角度：0°

照射野限定システムの回転角：0°

照射野：最大及び最小照射野，並びに幅の狭い長方形

[点検方法]

定格治療距離において，ビーム中心軸に対して垂直な平面上の光照射野についてX，Y軸方向に沿って光照射野の大きさを測定する。もし，この測定が不可能ならば定格治療距離＋10 cmの平面上で行い，この測定結果を定格治療距離に換算する。

[許容範囲]

2 mmとする。

## 11・2・5 多分割絞り

最近のリニアック装置では，1 cm幅の**多葉コリメータ**（multi leaf

collimator：MLC）が標準的なシステムとなり，さらに細かい幅のmicro-MLCを装備した装置も導入されてきている。

多葉コリメータ（MLC）の機構や構造は加速装置の機種により異なり，点検方法については確立されておらず，メーカーによる調整や整備に頼っているのが現状である。

### 1．多葉コリメータのリーフ開度の位置精度
［点検方法］
パターン化した照射野形状を装置に入力することにより，定格治療距離において光照射野（light field）表示と放射線照射野（radiation field）で点検する。
［許容範囲］
受け入れ試験時の精度（メーカーの精度保証範囲）とする。

### 2．多葉コリメータの可動速度
［点検方法］
多葉コリメータを全開から全閉及び全閉から全開（最小照射野と最大照射野）させて，その稼動時間により点検する。または，パターン化した複数の照射野形状を随時展開させて，その応答時間を測定することにより点検する。
［許容範囲］
受け入れ試験時の精度（メーカーの精度保証範囲）とする。

## 11・2・6　アイソセンタからの放射線ビーム中心軸の変位

架台，照射野限定システム及びアイソセンタ（isocenter）の変位（X線，γ線）
［点検条件］
架台角度：0°と180°及び90°と270°
照射野限定システムの回転角：0°及び90°
照射野：10×10 cm
［点検方法］
**スプリットフィールド法**（split fields method）
架台角度0°と180°及び90°と270°の組み合わせで，照射野限定システムの回転角0°と90°において測定を行う。

水等価固体ファントム表面をビーム中心軸に対して垂直にセットする。パックフィルムは中心がアイソセンタ上に位置するようにファントム間に挿入する。

架台に向かって左側半分を厚さ5 cm程度の鉛ブロックで覆い，X線を照射する。その後，架台を180°回転し，架台に向かって右側半分を鉛ブロックで覆いX線を照射する。

フィルムを現像処理して，照射野がアイソセンタを中心に左右対称で，10×10 cmの大きさであればアイソセンタ（isocenter）とビーム軸（beam axis）が一致している。焦点の変位，絞り機構の非対称，架台と照射野限定システムの回転軸が同一横断面にない時，絞り機構の回転などに「あそび」がある時には，得られた照射野に段差が生じる（図11-2）。
［許容範囲］
2 mm以内とする。

## 11・2・7 ビーム軸の指示

### 1. 入射点指示の変位（X線, γ線）

指示器によるビーム軸（beam axis）の最大変位を検証する。

[点検条件]

架台角度：0°または90°（270°）

照射野限定システムの回転角：0°または90°

照射野：10×10 cm

[点検方法]

フィルムは定格治療距離平面にビーム軸に対して直角方向で，ビルドアップ深（build-up depth）以上の厚さのファントムに挟んで設置する。フィルムには指示器によるビーム軸をマークするか，ビーム主軸を示す印を付けた吸収物質を前面に置く。10 cm厚のファントムを前面に用いれば，放射線照射野のフィルムによる線量測定と同時に行うことができる。

フィルムを定格治療距離および定格治療距離±25 cmか，可動範囲が小さい時は最大可動範囲端に設置する。

線量・濃度曲線から50％吸収線量に相当する黒化度（density）を求め，主軸上の50％吸収線量点を同定する。次に2分割点を求め，ビーム軸中心と指示器によるマークの変位を計測する。

[許容範囲]

最大変位で2 mm以内とする。

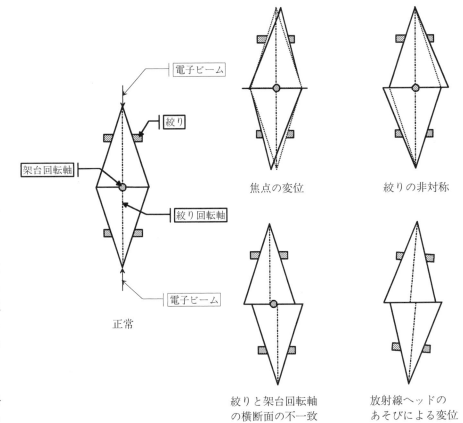

図11-2 スプリットフィールド法でわかる対向照射時のアライメントの精度

### 2. 射出点指示の変位（X線, γ線）

射出面からの指示器（バックポインタ）による放射線ビームの軸との最大変位を検証する。

[点検条件]

架台角度：270°または90°

照射野限定システムの回転角：0°

照射野：10×10 cm

[点検方法]

フィルムを定格治療距離および定格治療距離＋50 cmか，可動範囲が小さい時は最大可動範囲端に設置する。フィルム上に指示器によるビーム軸をマークするか，ビーム主軸を示す印を付けた吸収物質を前面に置く。

フィルムを入射点指示の変位と同様に，ビーム軸中心と指示器によるマークの変位を計測する。

アイソセンタがレーザーと十字ワイヤ（cross wire）で正しく指示されて，ビーム軸の変位が無い時には，十字ワイヤとレーザーが指示したビーム射出点との変位を求めれば良い。

[許容範囲]

最大変位は±3 mmである。

## 11・2・8 患者位置決め用機器（X-ray simulator）

### 1. アイソセンタと指示点の変位
［点検方法］
　アイソセンタ（isocenter）上の点を天井や壁などに取り付けられたレーザーポインタ（laser pointer）光で照らし，各レーザーポインタ光との変位を実測する。
　壁・床などにレーザー光が，正しくアイソセンタを指示している時に印を付けておけば，この印とレーザー指示との偏差から簡便に確認することができる。
［許容範囲］
　最大変位で2mm以内とする。

### 2. 距離計の精度
［点検条件］
　架台角度：0°，90°，270°，180°
［点検方法］
　それぞれの架台角度について，距離計によるアイソセンタ（isocenter）からの指示距離と実距離との変位を，定格治療距離の±25cmか，可動範囲が小さい時は最大可動範囲にわたって実測する。
［許容範囲］
　最大変位で±2mm以内とする。

### 3. アイソセンタの求め方
　**光照射野**（light field）の中心と線束中心軸が一致していることを確認する。架台角度0°，トースカンを天板上にセットし，絞り機構を回転させて，トースカン先端と照射野中心軸の変位が最小になるように調整する。
　架台角度90°，270°，180°について測定を行う。

## 11・2・9 装置の回転精度

　放射線治療装置の各部の動きと名称を，図11-3a，bに示す。

### 1. 架台回転および照射ヘッドの縦揺れ
［点検条件］
　架台角度：0°
［点検方法］
　フィルムを床に置き，下げ振り糸（重垂）を照射野中心から床につるす。重錘（下げ振り糸）の位置をフィルム上に記入して，小さな照射野でフィルムを照射する。重錘の位置と照射野中心の距離を測定して，アイソセンタ（isocenter）と床の距離から角度変位を求める。光照射野と放射線照射野が一致していて，照射野中心が床の位置で明確であれば，フィルムを使用せずに方眼紙を用いて測定しても良い。
［許容範囲］
　架台回転を0.5°，放射線ヘッドの縦揺れを0.1°とする。

### 2. 照射ヘッドの横揺れ
［点検方法］
　スプリットフィールド（split field method）法の点検結果から求めることができる。この試験において，架台角度0°が保証されれば，結果として生じた変位は照射ヘッドの横揺れの角度変位である。

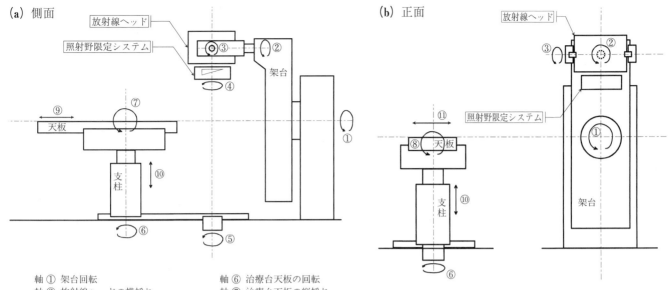

軸① 架台回転
軸② 放射線ヘッドの横揺れ
軸③ 放射線ヘッドの縦揺れ
軸④ 照射野限定システムの回転
軸⑤ 治療台のアイソセントリック回転
軸⑥ 治療台天板の回転
軸⑦ 治療台天板の縦揺れ
軸⑧ 治療台天板の横揺れ
軸⑨ 治療台天板の上下動
軸⑩ 治療台天板の左右動
軸⑪ 治療台天板の前後動

図11-3 外部放射線治療装置の動きと名称

［許容範囲］
　0.1°とする。

## 3. 照射野限定システムの回転

［点検条件］
　架台角度：90°および270°
　照射野限定システムの回転角：0°

［点検方法］
　半透明紙をアイソセンタ付近の架台（gantry）回転軸を含む鉛直平面に置く。それぞれの架台角度において，光照射野（light field）を投影して，照射野辺縁を記録する。
　両架台角度における辺縁線のなす角度の半分が，照射野限定システムの回転角0°の角度変位である。

［許容範囲］
　0.5°とする。

## 4. 治療台のアイソセントリック回転と治療台天板の回転

［点検条件］
　架台角度：0°
　照射野限定システムの回転角：0°
　天板の側方の動き：0°
　寝台の縦及び横揺れの角度位置：0°

［点検方法］
　治療寝台（treatment bed）の天板面（top of table）を定格治療距離に合わせ，適当な大きさの光照射野を設定して，天板に投影する。治療寝台天板の回転目盛りの指示した0°においての変位を，治療寝台天板面の中心線と光照射野の中心との距離から求める。
　治療寝台のアイソセントリック回転目盛りの指示した0°においての変位を，治療寝台天板面の中心線と光照辺縁間の角度より求める。

［許容範囲］
　0.5°とする。

### 5. 治療寝台天板の縦揺れと横揺れ

[点検方法]

　治療台天板の縦揺れと横揺れの角度は，角度ゲージまたは水準器を用いて計測する。

[許容範囲]

　0.5°とする。

## 11・2・10　治療台天板の動き

### 1. 治療台天板の垂直上下動

[点検条件]

　架台角度：0°

　照射野：10×10 cm

　治療台のアイソセントリック回転：0°及び90°

　治療台天板の回転：0°

　天板加重：長さ1mにわたって30 kg，及び長さ2mにわたって135 kgを加重する

[点検方法]

　ビルドアップ（build up）が得られる厚さの水等価固体ファントム（water equivalent solid-state phantom）にフィルムを挟み天板の上に置く。

　定格治療距離の±20 cmか，可動範囲が小さい時は最大可動範囲端で照射する。この時，上記天板加重を負荷する。

　現像処理したフィルムから，ビーム軸（beam axis）の変位を計測して求める。

[許容範囲]

　2 mmとする。

### 2. 治療台のアイソセントリック回転軸

[点検条件]

　架台角度：0°

　天板回転角度：0°

　天板加重：長さ1m にわたって30 kg及び長さ2mにわたって135 kgを加重する。

[点検方法]

　治療寝台（treatment bed）に独立した固体器具（トースカン）を設定し，その先端をアイソセンタ（isocenter）に一致させる。治療台天板をアイソセントリック回転（isocentric rotation）させ，トースカン先端とアイソセントリック回転軸の変位を求める。

[許容範囲]

　2 mmとする。

### 3. 治療台天板の縦方向の剛性

[点検条件]

　治療台天板の高さ：天板表面をアイソセンタの高さ。

　治療台アイソセントリック回転角：0°

　天板回転角：0°

　天板加重：長さ1mにわたって30 kg及び長さ2mにわたって135 kgを加重する。

[点検方法]

　天板はアイソセンタを含むように少し引き出して，30 kgの荷重を負荷する。さらに，最大引き出して130 kgの荷重を負荷する。

アイソセンタ位置における治療台天板表面の高さの変化を計測する。
[許容範囲]
　5mmとする。

### 11・2・11　安全点検

放射線治療時に治療装置（特にガントリ部）と患者とが接触しないように，機械的及び電気的安全性を点検する。

始業時に視聴覚モニタ（患者監視用）と**ドアインタロック**（door interlock）の動作確認を行う。

#### 1．機械的安全性
①非常停止スイッチが動作するか確認を行う。
②部品，アクセサリの取り付けの確認。
　治療台天板のパネルは，放射線によるプラスチックの劣化により発生する事故を防ぐために，その強度を点検する。テニスラケット弦は，定期的に点検し劣化の兆しがある時は交換する。部品やアクセサリの落下を防止するため補償フィルタ用トレイ，シャドウトレイ（shadow tray）の取り付けガタの確認と共に，識別インターロックが作動するか点検する。
③全てのナット，ボルト，その他の固定部品は，少なくとも6か月に1度は，確実に締まっているかを点検する。

#### 2．電気的安全性

安全にかかわる点検箇所はその大部分が治療装置の内部にあり，使用者による点検では見たり触れたりすることができない部分があるので，メーカーによる契約点検による。

最新の治療技術では，三次元治療計画装置の進歩と普及により，標的体積（target volume）に限局して高線量を投与する定位放射線治療（SRT）が行われ，また，線量分布を標的に一致させるために，放射線のビーム強度を変化させる強度変調放射線治療（IMRT）が関心を集めている。

このような治療技術を行うには，治療機器の厳密な精度の保証が重要であり，システム全体としての標的部位の位置設定精度を確立する必要がある。

## 11・3　X線シミュレータ[7]

### 11・3・1　絞り機構の回転中心精度

#### 1．クロスワイヤ（cross wire）の回転中心精度
[点検条件]
　架台角度：90°または270°
　放り機構：0°
[点検方法]
　スケール板を取り外す。
　天板上にトースカンを置き，その先端をクロスワイヤ交点に合わせ固定する。
　絞り機構を回転させクロスワイヤ交点とトースカン先端を平行視しながら，その誤差を目視で求める（図11-4）。
[許容範囲]
　1mm以内とする。

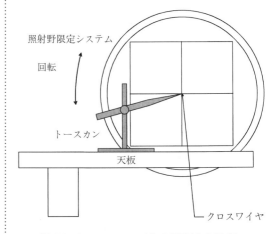

図11-4　クロスワイヤの回転中心精度

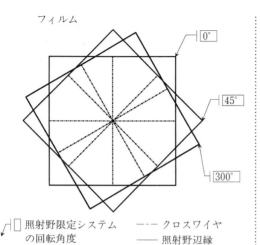

図11-5 X線照射野とクロスワイヤの回転中心の一致

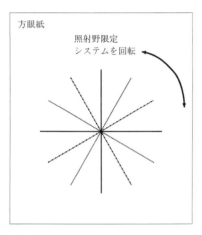

図11-6 光照射野とクロスワイヤの回転中心の一致

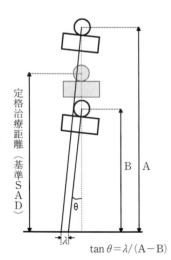

図11-7 照射野限定システム軸のずれ

## 2. X線照射野とクロスワイヤの回転中心の一致

[点検条件]
　架台角度：0°
　絞り機構：0°
　天板の高さ：天板表面をアイソセンタ（isocenter）の高さにセットする

[点検方法]
　天板上（top of table）にフィルムを置く。絞り機構を回転させ（例：0°，45°，300°）多重撮影を行いクロスワイヤ交点の誤差を求める（図11-5）。

## 3. 光照射野とクロスワイヤの回転中心の一致

[点検条件]
　架台角度：0°

[許容範囲]
　1mm以内とする。

[点検方法]
　定格治療距離において，天板上に方眼紙を固定する。絞り機構を回転させ，照射光の下に45°毎にクロスワイヤのずれを目視で求める（図11-6）。

[許容範囲]
　1mm以内とする。

## 4. 絞り機構回転軸のずれ

[点検条件]
　架台角度：0°
　照射野限定システム：0°
　天板の高さ：天板表面をアイソセンタの高さにセットする

[点検方法]
　天板上に方眼紙を固定しクロスワイヤ中心を記録する。最大と最小の線源回転軸間距離（SAD）になるようにX線管球を移動させ，クロスワイヤ（cross wire）中心のずれを計測する（図11-7）。

[許容範囲]
　図11-7に示す計算式より$\theta$を1°以内とする。

### 11・3・2 X線中心軸と光照射野中心軸の整合性

[点検条件]
　架台角度：0°
　照射野限定システム：0°
　天板の高さ：天板表面をアイソセンタの高さにセットする。

[点検方法]
　天板上にフィルムを置き，その上に方眼紙を重ねて固定する。クロスワイヤ上に，X・Y方向に5cm間隔で細い金属片を取り付け，X線撮影を行い，X線写真からその誤差を求める（図11-8）。
　透視と撮影で焦点を変えている場合は，大焦点・小焦点で行う。

[許容範囲]
　1mm以内とする。

### 11・3・3 X線中心軸と架台回転中心軸の整合性

[点検条件]
　架台角度：90°及び270°
　照射野限定システム：0°

［点検方法］
　架台角度0°において，アイソセンタの高さでクロスワイヤ（cross wire）交点にトースカン先端を合わせて固定する。架台角度を90°と270°において，Y軸方向と平行にフィルムを垂直に置いて3方向からの撮影を行い，クロスワイヤ交点とトースカン先端のズレを求める（図11-9）。
［許容範囲］
　1mm以内とする。

## 11・3・4　アイソセンタと投光器の整合性

［点検条件］
　架台角度：90°及び270°
　絞り機構：0°
［点検方法］
　架台角度0°において，アイソセンタの位置にクロスワイヤ交点とトースカン先端を合わせて固定する。架台角度を90°にして，上方投光器の十字とトースカン先端が一致しているか確認する。
　次に，90°方向の側方投光器の十字とトースカン先端，そして，クロスワイヤの中心が一致しているかを確認する。最後に，架台角度を270°にして，同様に確認して誤差を目視で求める（図11-10）。
［許容範囲］
　1mm以内とする。

## 11・3・5　スケール板とワイヤコリメータの整合性

### 1．スケール板の整合性

［点検条件］
　架台角度：0°
　絞り機構：0°
［点検方法］
　11・3・2章のX線中心軸と光照射野中心軸の整合性の確認と調整後，スケール板のXY方向において対称性をフィルム上で測定して誤差を求める（図11-11）。
［許容範囲］

### 2．ワイヤコリメータの整合性

　1mm以内とする。
［点検条件］
　架台角度：0°
　照射野限定システム：0°
　天板の高さ：天板の表面をアイソセンタの高さにセットする。
［点検方法］
　11・3・5章のスケール板の整合性の確認と調整後，天板上にフィルムを置き，ワイヤコリメータ（wire collimator）を4×4，10×10，20×20，30×30cmに設定して撮影する。
　XY方向2対のワイヤコリメータ間の距離をフィルム上で測定して誤差を求める。
［許容範囲］
　照射野3×3〜20×20cmは2mm以内，20×20cm以上は照射野の1%以内とする。

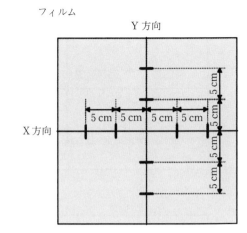

図11-8　X線軸と光軸の整合性

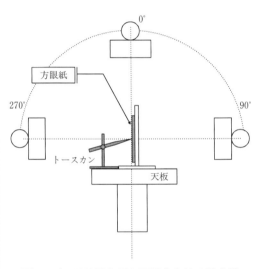

図11-9　X線軸と架台回転中心軸の整合性

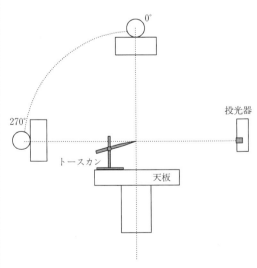

図11-10　アイソセンタと投光器の整合性

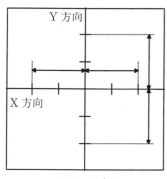

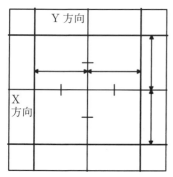

図 11-11 スケール板とワイヤコリメータの整合性

## 11・3・6 寝台の精度

### 1. 天板回転精度（アイソセントリック回転）
［点検条件］
　架台角度：0°
　照射野限定システム：0°
　天板の高さ：天板の表面をアイソセンタの高さにセットする。
［点検方法］
　天板に方眼紙を固定する。方眼紙にクロスワイヤ交点を記録し，天板角度を回転（例：0°，45°，300°）させ，クロスワイヤ交点のずれをそれぞれ記録して誤差を求める。
［許容範囲］
　2 mm とする。

### 2. 天板の上下，左右移動精度
［点検条件］
　架台角度：0°
　照射野限定システム：0°
　照射野限定システム：0°
［点検方法］
1）上下移動
　定格治療距離において，天板上に方眼紙を固定する。クロスワイヤ交点（inter secting point of cross wire）を方眼紙にマークする。
　定格治療距離及び定格治療距離の ±25 cm か，可動範囲が小さい時は最大可動範囲端に天板を上下させ，クロスワイヤ交点の誤差を求める。同時に，メジャーで天板の高さを測定して，天板の高さ表示との誤差を求める。最大可動範囲端にて，水準器で天板の水平を確認する。
2）左右移動
　天板上に方眼紙を垂直に固定する。**側方投光器**（side pointer）の十字を方眼紙にマークする。天板を左右に移動させ，側方投光器の十字の誤差を求める。
［許容範囲］
　2 mm とする。

### 3. 天板のたわみ
［点検条件］
　天板の高さ：天板の表面をアイソセンタの高さにセットする。
　天板アイソセントリック回転角：0°
　天板加重：長さ 2 m わたって 135 kg を配分し加重する。
［点検方法］
　天板を最大限引き出した状態において，天板を加重負荷する。
　アイソセンタ位置にて，側方投光器で天板のたわみを計測して求める。
［許容・範囲］
　5 mm とする。

## 11・3・7 その他

### 1. I.I.の水平度
［点検方法］
　I.I.の可動範囲において，水準器（water level）を用いて水平度を求める。

## 2. 光学距離計の精度
［点検条件］
　架台角度：0°
［点検方法］
　天板に方眼紙を固定し，定格治療距離±25 cm範囲に天板を上下させ，光学距離計の誤差を求める。
［許容範囲］
　2 mm以内とする。

## 3. 表示系の整合性
［点検方法］
　各パラメータのディジタル表示値が，実際の倍と照合して点検する。

## 4. 装置の安全性
［点検方法］
　装置の接触リミッタが，実際に安全に作動するか点検する。

# 11・4　X線CTシミュレータ

　X線CTシミュレータ（X-ray CT simulator）はX線シミュレータ装置と異なり治療装置と幾何学的構造が同一ではない。さらに，治療計画に対する様式がメーカーや装置により異なる。従って，性能試験の方法や精度の規格が確立されていないのが現状である。
　ここではシミュレータ機能に対する項目について述べ，CT装置としての点検項目は他の文献を参照するものとする。

## 11・4・1　投光器と画像中心の整合性

### 1. 画像中心の精度
［点検方法］
　X線CT管理ファントムに半分ほど水を入れて，ファントム中心がX線CT装置寝台の中央部に位置するように設置する。上方および側方投光器からの光線に沿って，ファントム上にマーカーを正確に張り付けてスキャンを行う。
　スキャン画像から垂直軸と水平軸上にマーカーが再現されているか点検する。また，X線CT画像の水面と両側マーカーを結ぶ線が平行であることにより，X線CT画像に回転のないことを点検する（図11-12）。

### 2. 投光器の垂直性
［点検方法］
　上方及び側方の投光器による光線の交点に，トースカン先端を一致させる。
　天板を上下方向に移動させて，上方投光器による光線とトースカン先端が一致しているか点検する。
　この方法は，天板の上下動が垂直に可動する時の誤差を含む。

### 3. 投光器の平行性
［点検方法］
　上方及び側方の投光器による光線の交点に，トースカン先端を合致させる。天板を左右方向に移動させて，側方投光器（side pointer）による光線

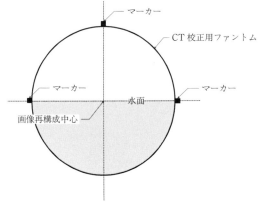

図11-12　CT画像中心の精度

とトースカン先端が一致しているか点検する。

### 11・4・2　任意アイソセンタと投光器の整合性

［点検方法］
　一様な密度のファントム中に，CT値の異なる物質を挿入した所に，アイソセンタを設定して撮像する。X線CT画像と治療計画により導き出された投光器によるアイソセンタの位置と照合して点検する。

### 11・4・3　照射野の整合性

［点検方法］
　一様な密度のファントム中に，CT値の異なる既知のサイズの物質を挿入して，撮像したX線CT画像とその上に治療計画により導き出された照射野のサイズと照合して点検する。

### 11・4・4　CT値の変動性

［点検方法］
　水ファントムを管電圧，スキャンフィールド，フィルタ関数などの同一条件で撮像し，CT値の変化を測定する。

## 11・5　密封小線源[9]

### 11・5・1　低線量率密封小線源

#### 1．線源の校正

　放射能測定には，ウエル形電離箱（well-type ionization chamber）を用いて，標準線源（参照線源）との比較測定により校正を行う。$^{60}$Coや$^{137}$Csのような長半減期の治療線源は，その内の1個を，形状ごとに校正して標準線源として用いる。$^{198}$Auや$^{192}$Irのような短半減期の治療線源の場合はすぐ減衰してしまうので，長半減期の治療線源を参照線源として用いる。
［許容範囲］
　メーカーの検定書と比較して±3％以内とする。
　ウエル形電離箱はエネルギー依存性が大きく，近似的な二重構造なので，核種と線源形状が異なるごとにそれぞれの標準線源を用意しなければならない。
　また，線量計の感度は線源の位置により変化するので，線量計のウエル内に再現性よく線源を設置するためには，線源ホルダを用いる必要がある。
　ウエル形電離箱の精度に関わる点検項目には，再現性，直線性，安定性，リークの有無がある。

#### 2．線源の均等性

　ワイヤ線源，シード線源は，線量計算に均等性が重要な要素となるため，強度分布や線源の間隔を線源確認写真によって点検する。

#### 3．線源の形状

　密封線源は容器が破損すると非密封線源となり，放射能汚染（radioactive contamination）を起こす可能性がある。従って，線源形状に異常がないかどうか，半年毎あるいは密封状態が疑われる時に点検を行う。点検時には，

無用な被曝を避けるような処置が必要である。
1）物理的形状
　メーカー検定書の仕様に対して，異常が無いかどうか目視にて点検する。
2）漏洩検査
　吸着材（濾紙など），洗浄液（腐食作用のない物）及び洗浄液で湿らせたガーゼ・綿を用いてふき取り検査を行い，測定器を用いて計数する。

### 11・5・2　高線量率密封小線源治療装置

高線量率遠隔操作式後充填装置（HDR-RALS）のQA項目を**表11-6**に示す。

#### 1．線源の校正

測定にはレファレンス線量計を用いて空中でサンドイッチ法（sandwich method）などにより出力測定する方法とウエル形電離箱（well type ionization chamber）を用いる方法がある。

空中における出力測定では位置精度，線量勾配，タイマ端効果（timer end effect），床や壁からの散乱線，空気による散乱と吸収及び線量計のリークなどが測定精度に影響を及ぼす。従って，適正な線源‐電離箱の距離で，できるだけ散乱の少ない場所を選び，線源の停止位置と電離箱の位置関係を線源確認写真によって確認し，タイマの端効果による影響を補正して算出する。

［許容範囲］
メーカーの検定書と比較して±3％以内とする。

#### 2．線源位置の精度

線源確認写真よって確認する。

パックフィルムに治療用カテーテルまたはアプリケータ（applicator）を張り付け，線源停位置をフィルム上に線源停留位置と重ならないように印をつけて，線源を送出し，線源位置確認写真を得る。この時，模擬線源（dummy source）を送出した状態で，X線撮影でフィルムに重複撮影すると模擬線源の停止位置も確認できる。

［許容範囲］

表11-6　HDR-RALSのQA項目

| 項　　　　目 | 許容誤差 | 頻　度 |
| --- | --- | --- |
| 治療室ドアインタロック，表示，警報<br>コンソールの機能，スイッチ，電源，プリンタ<br>線源ガイドの視覚的チェック<br>線源リボンの正確さのチェック | 機能する<br>機能する<br>折れがなくスムーズ<br>線源位置確認写真 | 治療日 |
| 本線源・模擬線源の装填の正確さ<br>線源の位置 | 1 mm<br>1 mm | 週 |
| 線源出力の校正<br>タイマ機能<br>線源ガイドとコネクタの正確さのチェック<br>アプリケータの機械的な健全性 | 3％<br>1％<br>1 mm<br>機能する | 3か月 |
| 線量計算アルゴリズム<br>緊急対策，線源の保管状況確認 | 3％・1 mm | 1年 |

±1mm 以内とする。

### 3．タイマの精度
日常使用する停留時間について，精度が保証されたストップウオッチと比較測定を行う。
［許容範囲］
　±1％以内とする。

### 4．装置の安全性
　高線量率密封小線源治療（high dose rate brachytherapy）では，線源が装置から送出されて人体内に挿入されるので，線源移送トラブルは人命に関わる場合がある。従って，十分な安全性が保たれていなければならない。
　各種インタロックシステム（interlock system）の作動確認や，線源移送管の目視による確認は重要である。
　また，治療装置は構造や機構により点検事項が異なるので，装置メーカーのマニュアルを参照して，施設の仕様に合った点検項目・点検頻度を策定する必要がある。

### 5．その他
　ドアインタロック（door interlock），放射線モニタ（radiation monitor），警報，緊急停止スイッチの作動点検を行う。
　アプリケータ（applicator）や線源ガイド管（guide tube）の形状の目視による点検を行う。

### 参考文献

1) Stewart JR, et al. Computed tomography in radiation therapy. Int. J. Radiat. Oncol. Biol. Phys. 1978; 4: 313-324.
2) Herring DF, Compton DMJ. The degree precision required in the radiation dose delivered in cancer radiotherapy. Computers in Radiotherapy. Brit. J. Radiol. Special Report. 1971; 5: 51-58.
3) ICRU Report24. Determination of absorbed dose in a patient irradiated by beams of X or gammarays in radiotherapy procedures. International Commission on Radiation Units and Measurements. 7910 Woodmont Avenue, Washington DC. 1976; 45-50.
4) AAPM. Symposium Proceeding No. 3; Proceeding of a Symposium on Quality Assurance of Radiotherapy Equipment. AAPM. 1982.
5) First International Symposium on Quality Assurance in Radiation Therapy. Clinical and physical Aspects. Int. J. Radat. Oncol. Biol. Phys. 1984; 10.
6) 日本放射線腫瘍学会．外部放射線治療装置の保守管理プログラム．通商産業研究社．1992.
7) 日本放射線技術学会．放射線治療技術マニュアル．日本放射線技術学会．1998.
8) 稲田哲雄・監，佐藤伸雄・編．放射線診療における品質管理．医療科学社．1997.
9) 日本医学物理学会．放射線治療における小線源の吸収線量の標準測定法．通商産業研究社．2000.
10) 日本医学物理学会．外部放射線治療における吸収線量の標準測定法．通商産業研究社．2009.

# 第12章
# ペイシェントケア（患者接遇）

## 12・1 はじめに

**診療放射線技師**（radiological technologist）は，X線撮影や超音波などの診断部門，癌治療などの放射線治療部門，放射性医薬品を用いた核医学部門など，多くの領域で直接患者さんに接遇しながら診療業務を行っている。患者さんは放射線に関する検査や治療を受ける以前に，肉体的，精神的に苦痛を抱えている。特に放射線治療（radiotherapy）を受ける場合，癌治療に対する恐怖と不安が入り交じり，極度の緊張感を抱いて放射線診療科を訪れることになる。よって診療放射線技師はまずもって，一人一人の患者さんがこれまでにさまざまな医療（医療受診）体験をしてきた者として受け入れ，理解しようとする姿勢が必要であり，放射線を用いた癌治療に対する恐怖や不安を取り除くよう努力しなければならない。放射線治療の開始に際し，患者さんが安心して放射線治療に臨むことができるように，患者さんやその家族らと効果的なコミュニケーション（communication）を図り，放射線による治療効果及び有害事象（adverse event）について適切な助言をし，患者さんが治療時を通じて，肉体的，精神的に快適・健全な状態にあるよう努めなければならない。

また他の専門職とも協力し合い，治療期間中の患者さんを継続的に観察し，適切な手段を講じるためにも，放射線治療に対する患者さんの反応を注意深く観察しなければならない。これらの役割を果たすためには，医療行為（practice of medicine）における**患者さんの権利**（patient's right）や心理状態を理解し，一人一人の患者さんに対して，いかに接遇するかを学んでゆかねばならない。

### 12・1・1 倫理（ethics）

日本語の「倫理」は，人と人の間にあるべき関係の筋道を意味する。英語の**エシックス**（ethics）は，ギリシャ哲学の中にエートスという表現（語源）で出てくる，社会習慣により形成される道徳的気風，品性，品位を意味し，エシックスは「ある社会集団において人々が繰り返し行動することによって共有することになった社会的な慣習，価値」と定義されている。地域，家族，学校などの社会集団内において，人々が繰り返して行動することにより，そこに共同体の歴史が出来，お互いのコミュニケーション（communication）の歴史が生まれる。そのようなグループの歴史が形成される中で，共有された社会的な習慣や価値観が「倫理」を生み出すのである。倫理は時代や社会の変化，あるいは技術の変化の中で変わり得るもの，変わらざるを得ないものである。

倫理は**道徳**（morality）と違い，個人個人の関係から公共社会，ひいては国際社会に至るまでの人や団体の行為の法則や規範を考えるというように対象範囲が広く，より現代的な，普遍性を持つ言葉として使われている。

**ニュールンベルク綱領**
（The Nuremberg Code. 1947.）

1. 被験者の自発的同意が絶対に不可欠である。被験者となる者の条件として，同意を与える法的能力をもつ事，暴力，詐欺，欺瞞，脅迫，強度のあるいは外的束縛や強制をいっさい受けずに，自由な選択権を行使できる状態にある事，納得した決定を下せるために実験内容についての十分な知識と理解を得ている必要がある。この最後の条件を満たすためには，被験者の承諾を得る前に，実験の性質，期間，目的，実験方法，予想される全ての不都合，危険性，実験参加に起因すると思われる心身の健康への諸影響，が説明されなければならない。
　同意の質を確保する責務は，実験に着手し実験の監督あるいは従事する者にある。
　この責務を他の者に委任すれば処罰の対象となる。
2. 実験は社会の善のために有益な結果をもたらし，他の方法では達成不可能であり，無計画や無益なものではない場合にのみ行われるべきである。
3. 実験は動物実験の結果と疾病や問題の経過についての知識に基づき，予想しうる結果が実験を正当化しうるべく立案されねばならない。
4. 実験は全ての不必要な身体的・心理的苦痛や障害を避けるよう行われねばならない。
5. 死あるいは障害をもたらす恐れがあるような実験を行ってはならない。例外は，実験中の医師自身が被験者となる場合である。
6. 実験の危険性の度合いは，その実験によって解決されるであろう問題の人道的重要性が決める度合いを決して超えてはならない。
7. いささかでも傷害，障害，死の可能性があれば，被験者を保護する適切な準備が施されねばならない。
8. 実験は科学的な有資格者のみによって行われねばならない。実験に従事する者には実験の全過程において最高度の技術と配慮が要求される。
9. 実験過程で実験継続が不可能な心身状態に至った被験者は実験を中止する自由がある。
10. 実験過程のどの段階にあっても，実験継続が被験者に傷害・障害あるいは死をもたらす恐れがあると信じた実験者は実験中止の用意をしなければならない。

**ヘルシンキ宣言**
(Declaration of Helsinki, 1964, 1975, 1983, 1989, 1996 改正)

人を対象とする医生物学的研究に携わる医師に対する勧告

[緒言]

・人々の健康を守ることが医師の使命である。医師はこの使命達成のために，自分の知識と良心を捧げるべきである。
・世界医師会のジュネーブ宣言は，「私の患者の健康を私の第一の関心事とする」という言葉で医師に義務を負わせている。また，医の国際的倫理基準では，「医師は，患者の身体的および精神的な状態を弱める影響を持つ可能性のある医療に際しては，患者の利益のためのみ行動すべきである」と宣言している。
・ヒトを対象とする医生物学的研究は，診断・治療及び予防の方法の改善と，病気の原因及び病因についての理解を目的としなければならない。
・今日の医療においては，大部分の診断的，治療的または予防的な方法は，何らかの危険を伴う。この事は，特に医生物学的研究の場合にあてはまる。
・医学の進歩は研究に基づくが，この研究は最終的にはヒトを対象とした実験に部分的に依存せざるを得ない。
・ヒトを対象とする医生物学的研究の分野では，目的が本質的に患者のための診断あるいは治療のためである医学的研究と，その本質的目的が純粋に学術的であって，研究の対象となるヒトにとっては診断あるいは治療において直接的価値のない医学的研究との間には，根本的な区別を認めなければならない。
・環境に影響を及ぼす可能性のある研究の管理と実施においては，特別の注意が必要であり，また研究に用いる動物の愛護も尊重されなければならない。
・実験室内での研究の成果を人類に応用することは，科学的知識を深め，人類の悩みを救うということが本質であるので，世界医師会は，ヒトを対象とする医生物学的研究に携わる全ての医師の指針として，次のような勧告を用意した。これらの勧告は，今後も引き続き検討されなければならない。ここに素案とて提示した基準は，全世界の医師にとっての指針の一つにすぎない事が強調されなければならない。医師は，自国の法律の下における，刑事，民事及び倫理上の責任を免れない。

[基本原則]

1. ヒトを対象とする医生物学的研究は，一般的に受け入れられている科学的原則に従い，適切に行われた研究室における実験，動物実験ならびに科学文献による完全な知識に基づくもので

## 12・1・2 生命倫理

**生命倫理**（bioethics）問題は2つの領域に大別できる。第一の領域はバイオメディシン（biomedicine）と呼ばれる領域で，医療研究（therapeutic research）はあくまでも人を素材とした研究であることから，「臨床生体医学」と訳されている。

まず生体実験には治療行為として行われる生体実験と，医療行為を伴わない基礎医療研究のための実験がある。これは人間を対象としており，バイオメディシンという領域が負わなければならない宿命的な倫理問題が発生してくる。

第2の領域は最近の先端医療の分野における生命倫理問題である。これには生殖医学や遺伝子による**遺伝子治療**（gene therapy），**末期医療**（clinical research on death and dying）や**延命医療**（life's prolongation by medical treatment）における濃厚（密）診療などが問題となってくる。

生命倫理問題が発生してきた原因には，社会的領域と，生物学的領域の問題があげられる。

社会的領域における生命倫理問題の背景には，第二次世界大戦前からドイツのナチスによる人体実験があげられる。ゲルマン人よりも劣った人種と定義された人々，例えばユダヤ人や占領下のポーランド人，あるいはジプシーなどに，ドイツの第一線の医学者を中心として，人間性を無視した数々の人体実験が行われた。

第二次世界大戦終了後の1946年，ドイツのニュールンベルグで戦争犯罪人の裁判が行われた。その際に，国際的にも学術的評価の高かった医師12人を対象として，治療行為だけではなく単なる医学的研究のためと称して行われた人体実験，それらの行為が裁かれた。1947年，患者や被験者の人権擁護を訴えた「ニュールンベルグの倫理綱領」が作成され，1948年「ジュネーブ宣言」，1964年「ヘルシンキ宣言」がそれぞれ出された。現在，ヘルシンキ宣言以外にも，毎年の世界医師会（WMA）での各種の論議など，**医の倫理**（medical ethics）を唱えた宣言が多く採択されている。1964年に作られたヘルシンキ宣言では，治療行為を始め，研究目的のための人体実験（living-body test），臨床生体実験などに従事する場合，医師はどうあるべきなのか，その際，患者あるいは被験者にどのような情報を提供しなければならないのか，という課題が記されている。ヘルシンキ宣言の中に**インフォームド・コンセント**（informed consent）という言葉が出てくる。

# 12・2　インフォームド・コンセント

インフォームド・コンセントには5つの段階がある。

第1は**医療情報**（medical information）を開示する段階，すなわちさまざまな医療情報を公開する段階である。例えば，ある治験を行った場合の危険性や副作用（adverse reaction）が発症する可能性について，完全な医療情報を提供・開示する段階である。

第2は患者さんがその医療情報，医療内容を理解する段階である。相手が理解できるように，できるだけ専門用語を避け，懇切丁寧に説明する。この場合，患者さんは開示された医療情報を完全に理解できることが必要になる。

第3は患者さんが医療情報を理解した上で，患者さんが自発的に**治験**（clinical trial）を受けることを承認すること。その際，医師は患者さんを誘導してはならない。あくまでも患者さんの自発性をもって選択行為を行わねばならない。

第4はその治療行為や実験を受ける能力が患者さんにあること。患者さんにその能力がない場合は，治療や実験を行ってはならない。

最後の5番目は患者さんがその治療行為に同意する，**コンセント**（consent）を与えるということの段階である。

第1段階の開示から始まり，理解，自発性，能力，同意の5段階が全て満たされることにより，インフォームド・コンセントが成立したと定義される。これらの内一つでも欠けた場合には，インフォームド・コンセントは成立しない。

### 12・2・1　ヒポクラテスの誓い

「ヒポクラテスの誓い」はパターナリズム原理の表現と云われる。パターナリズム（paternalism）の語源はラテン語の「pater＝父」であるが，医師に限らず，権威のある者が対象者の願望を無視して対象者の益を図ろうとする態度を意味する。特殊な能力を持った医師が，その能力を持たない患者に対して治療行為を行う場合，医師はいわば父親の善意で温情的に治療に当たるという考え方である。ここでは，医師と患者は対等で平等な人権を持っているという発想はなく，患者の同意を求める行為は，ヒポクラテスの誓いの中には記されてない。ヒポクラテスの誓いに対する批判は，弱い患者の立場から医療を見直していくべきであるとする権利回復の主張である。

## 12・3　チーム医療の倫理

### 12・3・1　患者さんと医療者のコミュニケーション

倫理性の問題はその社会における風習，価値観や習慣を共有することである。つまりある集団が習慣や価値観を共有する過程とは，その集団の構成員相互のコミュニケーションの過程である。医療のコミュニケーションとは，患者さんと医師との間のコミュニケーションに他ならない。医療においては，医師を含め，医療補助（協力）者（comedical）も関係してくる。医師は治癒（cure）を目指し，看護師は介護（care）を目指す。患者さんとは，「心が串刺しになっている者」と書かれ，英語の**ペイシェント**（patient）の意味は「病む人」ではなく，「苦しむ人」，「苦痛に悩む人々」といった意味を指す。バイオメディカル（biomedical）の領域の人と，コメディカルの領域の人，患者さんのペイシェントの三者の相互作用が今後の医療の中で問題となってくる。

苦しんで困っている人を心やさしく受け入れるというホスピタリティ（hospitality）という言葉からホスピタル（hospital）になり，**ホスピス**（hospice）という言葉が生まれ，その対象にペイシェントという概念がある。

### 12・3・2　チーム医療

全ての医療従事者（medical staff）が，倫理的自律を実現できる主体であることを相互に自覚し，他職種メンバーの使う専門用語や知識・情報を理解する努力を怠らないことが必要となる。自分の考えをオープンに明確に表現し，異なる考え方に対しては，受け入れ難い問題点についてよく熟慮し，協調的であるように努力し，時には妥協することも必要な場合がある。チームとして一致した行動を取ることが重要であり，それができない場合はチームとしての機能が果たせなくなり，患者さんのための医療行為（practice なければならない。

2. ヒトを対象とする個々の研究の計画及び実施は，実験計画書に明確に記載され，この実験計画書は研究実施者及び責任を持ったスポンサーから独立した，特別に任命された委員会に提出され，検討，コメント及び指導を受けなければならない。ただし，この独立した委員会は，研究が実施される国の法律，規則に従っていなければならない。

3. ヒトを対象とする医生物学的研究は，資格を持つ人によって，臨床的に能力のある医療担当者の監督の下においてのみ行われなければならない。研究の対象であるヒトに対する責任は，常に医学的資格を有する者にあり，例えその研究の同意があったとしてもその被験者には決して責任はない。

4. ヒトを対象とする医生物学的研究は，その研究の重要性を被験者に起こり得るリスクと比較考慮した上でなければ，合法的に行う事は出来ない。

5. 全ての医生物学的研究は，被験者または他の人々に対して，予知できる利益と予想出来るリスクを比較考慮しなければならない。被験者の利益に対する考慮は，常に科学的，社会的利益よりも優先しなければならない。

6. 被験者が自分の人格の全てを守る権利は，常に尊重されなければならない。被験者のプライバシーを尊重しその身体，精神の両面にわたる本来の姿，及びその人の人格に対して研究が与える影響を最小限に留めるためには，あらゆる予防手段を講じなければならない。

7. 医師はヒトを対象とする研究において，自信を持って危険性を予見出来る場合以外は研究を行うことを差し控えるべきである。起こり得る利益よりも危険性が大きいということが分かった場合は，医師はいかなる研究も中止すべきである。

8. 研究成果の発表に際しては，医師は結果の正確性を守る義務がある。発表のために，この宣言に盛られている原則に従っていない研究の報告を受け入れてはならない。

9. ヒトを対象とする研究においては，被験者はその研究の目的，方法，予期される利益と研究がもたらすかもしれない危険性及び不快さについて十分研究への参加を断る自由を持ち，参加していても，いつでもその同意を撤回する自由があるということの情報を与えられなければならない。その上で，医師は被験者の自由意思によるインフォームド・コンセントを望ましくは書面で入手すべきである。

10. 被験者からインフォームトコンセントを得る際に，医師は被験者がその医師に依存した関係にある場合，または強制されて同意する事のある場合は特に注意しなければならない。このような場合，インフォームド・コンセントはこの研究に携わっていない，しかも上に記した両者

の正式関係には全く関与していない医師によって得られなければならない。
11. 法的無能力者の場合は，インフォームド・コンセントは，その国の法律に従って，法的保護者から入手すべきである。被験者が身体的精神的無能力者，あるいは未成年者であるため，インフォームド・コンセントを得ることが不可能な場合は，その国の法律に従って，責任ある親族による許可が被験者による許可の代わりになる。実際に，未成年者から同意を得られる場合は，未成年者の法的保護者からの同意を入手する以外に，未成年者からも同意を得なければならない。
12. 研究計画書には，この宣言に明言されている倫理的配慮が常に含まれていなければならず，またこの計画書はこの宣言にある基本的原則に従うものあることを明示しなければならない。

[専門職としてのケアと結びついた医学研究（臨床研究）]
1. 病人の治療に際して，新しい診断法や治療法が生命の救助，健康の回復，または苦悩の軽減になると医師が判断した場合は，それを自由に用いるようにしなければならない。
2. 新しい方法により，起こる可能性のある効果・危険性及び不快さを，現行の最良の診断法及び治療法による利点と十分比較検討しなければならない。
3. いかなる医学研究においても，どの患者も対象群があればそれを含めて現行の最良の診断法及び治療法を受ける事ができるという保証が与えられなければならない。これは立証された診断法あるいは治療法が存在しない研究段階における非活性プラシーボの使用を除外するものではない。
4. 患者が研究に参加する事を拒否する事によって，患者・医師の関係は決して妨げられてはならない。
5. 医師がインフォームド・コンセントをとらない事が本質的であると考える場合は，その決定に関する特別な理由を基本原則の第2項に述べてある独立した委員会に伝えるため，実験計画書にその事を明記しなければならない。
6. 医師は新しい医学知識を得るという目的を持って，臨床研究を専門職としてのケアと結び付ける事が出来る。この研究が許されるのは，患者に対して診断及び治療において価値があるという可能性のゆえに正当化される場合に限られる。

[ヒトを対象とした非治療的医生物学的研究（非臨床的医生物学的研究）]
1. 医学研究をヒトに対し純粋に科学的に応用する場合には，その医生物学的研究が実施されている被験者の生命及び健康の擁護者となる事が医師の義務である。

of medicine）に支障をきたすことになる。

## 12・4 病人（者）

病者（病気に罹っている人々）は病気により，社会的役割を遂行することが困難になるため，その役割を無理に果たそうとする場合，病気をさらに悪化させ，病気の回復が遅れることになる。そのために病者は社会的役割を遂行する義務を免除され，病気に対して攻められることはないが，自分の病気に対する回復を望み，努力しなければならない。一方，医療従事者は病者に対し回復するための援助を積極的に行わなければならない。

### 12・4・1 受診の遅れ

病気を自覚した場合や健康診断（health examination）などで異常を指摘された場合，全ての人が直ぐに医療を求めて受診する訳ではない。

病者の受診が遅れる理由は色々あるが，経済的な問題としては，受診や療養のために仕事を休むことが収入の減少に繋がること，医療費の負担による心配が受診の遅れになることなどである。

また，社会的な問題としては，多忙により自由時間が持てないという理由で遅れることもある。また仕事を休むことで自分の存在が不要と思われるのではないかという不安のために，多忙を主張する人もいる。体の不調や不快感を体験していながら，たいしたことはないと主張する人がいたり，一方で自分が自覚している異常が重篤な病気ではないかと恐れ，そのことが現実のものとなる不安から受診を遅らせてしまう場合や，検査や処置などに必要以上に恐れを感じている場合もある。

患者さんは，病院内では受け身にならざるを得ない。薬害（drug induced suffering）や医療事故（medical accident）のニュースなどから，医療に対し懐疑的になってしまうこともある。また婦人科や泌尿器科疾患など，性や性器に関係のある疾患の場合，羞恥心が受診を遅らせてしまう。

このようにさまざまな理由が重なり，疼痛や不快感を自覚しながら受診が遅れ，その結果，受診した時にはかなり病状が悪化していることも多いと思われる。我々医療従事者は，患者さんの受診が遅れた心理的背景の理解に努め，不安や受診の遅れを解消するような関わりが必要となる。

### 12・4・2 過度の医療依存

これらの受診の遅れとは反対に過度の**医療依存**（medical dependence）がある。少しの身体的異常にこだわって医療を求める場合もしばしば見られる。医学的なもの，常識的なものを含めて知識のないことが過度の医療に依存してしまう原因になることもある。

患者さんは保護され，援助を与えられ，責任を免除されるべきであるという権利意識が強い場合，過度の医療依存となることがある。

また医療に依存したい気持ちがありながら，患者さんと医療従事者間の関係がうまく成り立たなくて，医療従事者に不信感を持っている時，自分が納得出来る診断・治療を求めて，転々と医療機関（medical institution）をわたり歩くこともある。

### 12・4・3 外来診察時の患者さん

受診時に自分の体験している心身の異常に対して，不安を感じ緊張して

いるため，依存性，被暗示性が高くなり，医師や看護師の言葉や態度，診察室の雰囲気などに影響されやすい。情緒的に緊張が高まり，心身の緊張症状が現れやすくなるため，緊張を緩和するような診察室（consultation room）の雰囲気づくりを心がけ，静かな秘密の保てる環境と穏やかで率直な態度が必要と思われる。

患者さんにとっては医学用語や表現が，日常の会話とかけ離れているために戸惑うこともある。羞恥心などから故意にまわりくどい表現をしてしまうこともある。癌などの重大な病気告知に対する不安がある時には，症状を軽く述べたり，隠してしまうことがある。自分が病気と認めたくない人の場合も同様である。このような状況に対しては，焦らず気長に，患者さんの訴えに耳を傾ける姿勢が大切だといえる。

### 12・4・4　治療・検査時の患者さん

処置や検査を受ける時の患者さんの不安や緊張は，診察室にいる時よりも遥かに強い。多くの場合，自分が「する」行為は無くなり，「される」か「させられる」という受け身の状態になる。

患者さんに処置や検査に対する理解を正しく行うことで，患者さんは主体性を取り戻すことができる。処置や検査目的や方法，それに伴う苦痛や所要時間などを具体的に患者さんに伝えることにより，患者さん自身が自分のこととして，処置や検査を「される」のではなく「する」ことができるようになる。

医療者側からの説明は，専門用語を避け相手の知っている親しみのある言葉を使い，できれば相手が理解したことをフィードバックしてもらうと効果的な説明となる。

受診時の患者さんは，一様に被暗示性が高まっており，医療従事者の言葉や表情・態度などは，直ちに患者さんの心理状態に投影される。医師，看護師，診療放射線技師などの持つ不安や緊張は，直ちに患者さんの持っている不安を増強させることになる。処置や検査中，照射の際の医療者のため息，驚きの声などは患者さんの不安を助長し，検査結果が悪いことや病気が重いと予想させる。

「おかしいな」「しまった」など，自信のなさや不決断を示す言葉，首をかしげるなどの態度も，新たな不安を呼び起こすことにもなるので，十分注意しなければならない。

### 12・4・5　診断・予後を告げられる時

受診時に患者さんが抱いている不安は，診断名が告げられるまで消えない。診断後なお安心できない人もいる。診断・予後を告げるのは医師の役割となるが，告げられた患者さんの気持ちを受け止め，治療に専念できるような支えになるためにも，看護師や放射線治療を担当する診療放射線技師の担う部分は大きい。単に事実を正確に詳しく話すだけではなく，個々の患者さんに対して不安が最も少なくなるような配慮が必要とされる。そのためにも，患者さんの示す大きな反応，小さな反応を見逃さないことが必要となる。

### 12・4・6　患者さんの適応課題

患者さんは病気そのものからくる痛み（pain）や発熱（fever），倦怠感（fatigue），嘔気（nausea），嘔吐（vomiting），衰弱（weakness），失禁（incontinence），麻痺（paralysis）などの症状によって生じる不快感や，無

2. 被験者は健康な人か，または患者で実験計画がその患者の病気と関係ない場合，自発的意思により研究に参加するものでなければならない。
3. 研究者あるいは研究チームは，研究を続けることが被験者に有害になると判断すれば，それを中止すべきである。
4. ヒトを対象とした研究において，被験者の福利に対する配慮よりも，科学的，社会的な利益を決して優先させてはならない。

**ヒポクラテスの誓い**
（The Hippocratic Oath．紀元前5世紀）
「医師アポロン，アスクレビオス，ヒュゲイア，パナケイアを始め，全ての男神・女神にかけて，またこれらの神々を証人として，誓いを立てます。そして私の能力と判断力の限りを尽くしてこの誓いとこの約定を守ります。この術を私に授けた人を両親同様に思い，生計を共にし，この人に金銭が必要になった場合には私の金銭を分けて提供し，この人の子弟を私自身の兄弟同様とみなします。そしてもし彼らがこの術を学習したいと要求するなら，報酬も契約書も取らずにこれを教えます。私の息子たち，私の師の息子たち，医師の掟による誓約を行って契約書をしたためた生徒たちには，医師の心得と講義その他すべての学習を受けさせます。しかしその他の者には誰にもこれを許しません。

私の能力と判断力に従って食餌療法を施します。これは患者の福祉のためにするのであり，加害と不正のためにはしないようにつつしみます。致死薬は誰に頼まれても，決して投与しません。またそのような助言も行いません。同様に，婦人に堕胎用具を与えません。純潔に敬虔に私の生涯を送り私の術を施します。

膀胱結石患者に裁石術をすることはせず，これを業とする人にまかせます。どの家に入ろうとも，それは患者の福祉のためであり，あらゆる故意の不正と加害を避け，特に男女を問わず，自由民であると奴隷であるとを問わず，情交を結ぶような事はしません。治療の機会に見聞きした事や，治療と関係無くても他人の私生活についての洩らすべきでない事は，他言してはならないとの信念を持って，沈黙を守ります。もし私がこの誓いを固く守って破る事がありませんでしたら，永久に全ての人々から良い評判を博して，生涯と術とを楽しむ事をお許しください。
これを破り誓いにそむくような事がもしありましたならば，これとは逆の報いをして下さい。」
『ヒポクラテス：古い医術について　他』小川政恭・訳．岩波文庫；1963．

**患者の権利宣言（全文）**

　全ての人はその人格を尊重され健康に生きる権利を有しています。健康を回復・維持または増進するため，医療従事者の助言・協力を得て，自らの意思と選択の下に，最善の医療を受ける事は人としての基本的権利です。

　しかし，医療現場ではしばしば患者は，適切にその内容を知らされないまま診察や治療を受けている等，医療行為の単なる対象物として扱われ，その人間性は十分には尊重されていません。また，日々提供される医療は，薬付け，検査付けや，後を絶たない医療事故に見られるように，生命や健康を十分に守るものとはなっていません。この事は，医療を取り巻く諸条件にも問題が存在すると共に，医療従事者が患者を主人公として考えず，患者が自ら主体として行動しない事にもその原因があります。

　このような現状に対し，患者の有する権利の内容を具体的に明らかにする事は，極めて意義深い事と考えます。

　患者は不断の努力によってこれらの権利を保持しなければなりません。また，医療従事者はこれらの権利の実現に努め，その擁護者となるべき社会的使命を負っています。

　私たちは医療の現状を歪めている政治的・社会的・経済的諸制約を克服し，より良い医療を実現する事に向けて，この権利宣言が患者と医療従事者とが手を結び合う第一歩となる事を確信しています。

1. 個人の尊厳
　患者は病を自ら克服しようとする主体としての，その生命・身体・人格を尊重されます。
2. 平等な医療を受ける権利
　患者はその経済的社会的地位・年齢・性別・疾病の種類などにかかわらず，平等な医療を受ける権利を有します。
3. 最善の医療を受ける権利
・患者は最善の医療を受ける権利を有します。
・患者は必要な時にはいつでも，医療従事者の援助・助力を求める権利を有します。
・患者は医師および医療機関を選択し，また転医する権利を有します。転医に際しては，前医の診療に関する情報及び記録の写しの交付を求める権利を有します。
4. 知る権利
・患者は自らの状況を理解するために必要な全ての情報を得る権利を有します。
・患者はこれから行われようとする検査及びこれに代わりうる他の手段，すでに実施された検査・診察・診断・治療の内容及びその結果，病状経過等について，十分に理解出来るまで医療従事者から説明を受ける権利を有します。
・患者は治験・研修その他の目的をも帯びる診療行為を受ける場合，そのような目的が含まれている事の説明をも受ける権利を有します。
・患者は医療機関に対し，自己の診療に関する記

力感に対して取り組まなければならない。診断や治療に伴うストレスや，病院という環境から生じるストレスに対してどのように取り組むかということも大切である。特に最近の医療機器の急速な進歩により，患者さんの周囲に無味乾燥な冷たい数多くの機器類を増加させることになり，これが新たなストレスとなっている。

　患者さんは遠慮深く，医療従事者の顔色をうかがいつつ，医療者側のニーズを必死に把握しようとしていることを理解しなければならない。そのためにも医療従事者間においては，良い人間関係を作り，それを維持することに努めなければならない。

　患者さん自身の病気の先行きに対する不安や，家族や仲間からの疎外感と孤独感，何もできないという無力感，なぜ自分だけがこのような目にあわなければならないのかという恨みの気持ちなどが次々に湧き起こり，絶望にまで追い込まれることもある。医療人は，患者さんがより強い希望を持てるように気持ちを安定させていくことが大切となる。

　体の機能や容姿が変われば，自分についての見方を変えなければならないことがある。例えば女性にとっての乳房切除（mastectomy）や子宮摘出（hysterectomy）は，女性である事を放棄してしまうような寂しさを伴うことになる。これに対して，自分で納得できる自己感（自立感）を持つことや，良い意味での自尊心を維持するように援助することが求められる。

　患者さんにとって家族や仲間たちと安定した関係を維持することは重要である。病気により家族や仲間から切り離されたと感じやすくなる。孤独感あるいは自閉的な傾向や自己中心性が，しばしば家族や仲間との正常な関係を妨げることになる。その結果，必要以上に家族に無理難題を要求したり，それが叶えられないと怒ったり依存性が高くなったりすることがあるため，意志の疎通が十分になされるように関係を維持していくことが重要な課題となる。

## 12・4・7　患者さんのストレス

　患者さんにとっては，病気を担った悲哀や悲嘆は回避することができない。これにどう対処し，どのように解決していけばよいのか見当が付かず，心理状態がとても不安定になってしまうことがある。

　最初の段階では，患者さんはそれを否認し，心の中で再び対象を探し求め，対象喪失に怒りを持ったりする対象保持の段階から始まる。健康であった時の自己像や自己評価，あるいは生活や環境に執着し，病気になってしまった自分に腹を立て，家庭や職場での地位や役割を失ってしまうのではないかと恐れながら，それでもそうなるはずがないと思おうとする。

　第二段階は対象を断念せざるを得ない現実を認める段階である。患者さんの失意や絶望，挫折感は大変大きく，抑うつ的になったりすることがある。この時期に，初めて自分の人生について深く考え，次の段階に進むためのエネルギーを蓄え，心の整理をしていくことになる。

　最後の段階は再出発の段階となり，自分の病気を受け入れ，新しい人生設計を持って新しい気持ちで再出発する。このように患者さんが自分の病気を受容するまでは，困難な道のりとなる。患者さんにとって，死は不安という漠然としたものから，より切迫した，より具体的な恐怖に変わり得る。多くの病者は，自分は死ぬような病気ではない，死ぬはずはないと否認しようとするが，それでも恐怖は解消されず次第に絶望感を深め，抑うつ的になる人も少なくはない。乳房，子宮，卵巣，陰茎などの性的な役割を持つ臓器など，身体の一部喪失や機能喪失などは，自己像を変化させ自己評価や性の同一性の低下を招く。**入院**（hospitalization）することは社会的役割から離れることになり，職場での地位喪失や家庭での役割喪失を予期し，

不安が強くなることもある。食事や運動などの制限に伴うストレスや個人的な秘密を知られることへの不安など，患者さんのストレスは大きい。

## 12・5 コミュニケーション

### 12・5・1 優しさ

「優しさ」とは，国語辞典では「声や目の感じが穏やかで，警戒心を与えない様子」，「相手を安心させる」，「節度，思いやりがあって好ましい感じ」，「気楽である」，「情が深い」など，いろいろな意味が書かれている。患者さんに対する「優しさ」とは，患者さんの「痛み」，「苦しみ」，「悩み」を感じ取り，相手の警戒心を取り除くような，言葉や行動に表れる感覚的なものといえる。

医療従事者にとって，病に痛み，苦しみ，悩んでいる患者さんに対する優しさ，思いやり，温かさ，慈愛，同情の深さは，必要とされる倫理的資質である。しかし，優しさは人間や自然や世界についてできるだけ正しい知識に裏打ちされる必要があり，相手の身になって考えたとしても，相手が望まないことをするのは無条件に善とはいえない。医療従事者は病む者の心理だけでなく，自他を取り巻く環境や社会の仕組みを知り，変革を求めていくことも倫理的な態度といえる。

### 12・5・2 自己決定権

かつては患者さん対して，「癌の告知」は不安を与え，患者さん自からでは判断を行使できない者，医療者に完全に判断処置を委任する，つまり「おまかせ」というモデルができていた。

医療についての人権は，患者さんが平等な医療を受ける権利，最善の医療を受ける権利を有するだけではなく，もう一つ別の側面，自分のことは自分で決めることができるという自由の権利，あるいは**自己決定権**（right of self-determination）を有している。

自己決定権を基本にした医療における**コミュニケーション**（communication）は，患者さん自身こそが医療の主体であり，意志決定者である。これに対して，医療従事者は患者さんの自己決定を援助する役割を担う者で，治療を行うに当たっては，患者さん自身の持っている回復力を最大限に発揮させ得る援助者であり，回復力を妨げている障壁を取り除く役割の者と考えなければならない。

患者さんが自己決定を行うためには，あらかじめ知り得る情報は全て患者さん自身が知る必要がある。すなわち，知る権利の一つといえる。知った上で納得し，同意するというのが人権における大きな原則である。これが「**インフォームド・コンセント（informed consent）**」という言葉で示されている基本である。患者さんとのコミュニケーションの第一目的は，単なる説明ではなく，患者さんの意志決定であり，不安の緩和であるといえる。

### 12・5・3 コミュニケーションの定義

コミュニケーションにはさまざまな定義が用いられている。ここでは「コミュニケーションは一連の共通ルールに従い，情報を分かち合うプロセスである」という定義に基づいて紹介する。

「ヒューマン・コミュニケーション（human communication）」は，「人々の間」の相互交流を指す。これは動物間のコミュニケーションと違って，

録等の閲覧及びその写しの交付を受ける権利を有します。
・患者は主治医ならびに診療に関する医療従事者の氏名・資格・役割を知る権利を有します。
・患者は医療機関から診察に要した費用の明細の報告及び医療費の公的援助に関する情報等を受ける権利を有します。

5. 自己決定権
　患者は前項の情報と医療従事者の誠意ある助言・協力を得た上で，自己の自由な意思に基づいて，検査・治療その他の医療行為を受け，選択し，あるいは拒否する権利を有します。
6. プライバシーの権利
・患者はプライバシーの権利を有します。
・患者はその承諾なくして，自らに関する情報を自己の診療に直接関与する医療従事者以外の第三者に対し，開示されない権利を有します。

ここに患者の権利を宣言します
1984年10月21日
　　　　　　　　　患者の権利宣言名古屋大会

記号や言語を伴う。プロセスは相互交流的で，情緒的な性質を持ち，常に動いており，静止せず，情報や人間の感情・態度といった要素が含まれている。「ヘルス・コミュニケーション（health communication）」はヒューマン・コミュニケーションの内，健康に関する事項を扱う場合を指す。特定の健康に関する話し合いとこれに影響を及ぼす要因に焦点が置かれる。

### 12・5・4 コミュニケーションのプロセス

直接的アプローチでは，コミュニケーション（communication）は一方的に行われ，ある人物が特定のメッセージを使って直接他者に影響を与える。しかし，ヒューマン・コミュニケーションは一方的とは限らず，相互交流的であり当事者がコミュニケーションによって互いに影響し合うことになる。

例えば，医療従事者が患者さんに対して支配的な態度をとる場合，それは医療従事者が支配的でありたいと思っているか，従属的でありたいと暗示するような何等かのサインを医療従事者が患者さんから得ているからである。これは医療従事者や患者さん自身の願望，相手の願望の察知，あるいはこれらの同時作用によって両者の関係は影響を受ける。

人間関係におけるコミュニケーションの結果は相互的に決まり，対人関係におけるコミュニケーションは「2人で作るプロセス」といえる。

医療従事者は患者さんを従属させ，支配的な態度を取るようなことはなく，患者さんと医療従事者は人間的な交流によって，お互いの関わり方やコミュニケーションの仕方を決める。

### 12・5・5 治療コミュニケーション

医療従事者にとっての「治療コミュニケーション」は，患者さんが「現在のストレス（stress）を克服し，他人と上手に付き合い，変えられない事態に適応し，自己実現の妨げになる心理的障害物を乗り越える」ため手助けをする技術であると定義できる。

Rogersの治療モデルの理論において，「共感」は患者さんが相手に理解されていることを知らしめる上で必要であり，患者さんの立場に立つことを意味する。

「配慮」とは親身かつ偏らない態度で患者さんを援助することである。それは誠実で，脅しがなく，無条件の交渉といえる。そして「調和」を表すには，援助者が自分自身の考えや気持ちを正直に表現することが必要となる。調和するには援助しようとする医療従事者が患者さんに対し正直に対応し，患者さんとの関係において誠実であることが必要である。これは医療従事者が患者中心の立場に立つための接し方であり，医療従事者が共感，配慮，調和を伝えれば，患者さんは自然に自分が理解されていると感じ，より良く自身の病気に対処出来るということである。

患者さんの不安の最も大きな部分は，前途がわからないことから来る。かつて，患者さん自身は何も考えず，ひたすら医療を信頼すれば良いというパターナリズム（paternalism）判断が行われていた。しかし，今日では患者さんが自分自身を見直すことが大切なことであり，そのためには患者さんに話をさせなければならない，そして聞かなければならない。患者さんが話をしやすいような条件，雰囲気を作り，医療従事者は受容的でなくてはならない。

患者さんは不安を自らマネージするために話を聞いてもらいたがっており，話を聞いてもらうことで，自分自身を見直すことができる。現在のような高度な医療技術が強化される中で，希薄になろうとする患者さんとの

コミュニケーションの基盤が，まずは患者さんに対し医療従事者が受容的態度にあることが第一であることを忘れないことが最重要といえる。

## 12・6　放射線治療におけるコミュニケーション

　**放射線治療**（radiotherapy）を受ける患者さんの大多数は，「癌」という病名を，死を迎えるまで抱えていかなければならない。癌の浸潤（invasion）や転移（metastasis），再発（recurrence）に常に恐れを抱き，痛み（pain）に対する苦痛，放射線障害（radiation injury）に対する不安を抱いている。そのような不安定な状態にいる患者さんに対し，診療放射線技師は患者さんが安心して治療を受けていただける配慮をしなければならない。私たちの役割の第一は治療が適切に精度良く行われることは当然である。加えて患者さんに，治療に関する事柄の説明を解り易く行うこと，効果的なコミュニケーション，患者さんの身心の安定が得られるような環境整備を整えることが必要となる。

　診察時，医師より治療方針（therapeutic policy），放射線治療の効果（effects of treatment），副作用（side effect），有害事象（adverse event）などについての説明が行われ，患者さんは納得した上で治療を始めることになる。インフォームド・コンセントがどのように行われたか，放射線治療を始める上で必要となる患者さんの知識を知るために，診療放射線技師が同席することが必要となる。医師，看護師，診療放射線技師が患者さんの前で一同に会することは，放射線治療がこのスタッフの**チーム医療**（team medical care）で行われることを患者さんが認識する場となる。

　治療計画（treatment planning）を行うための位置決め撮影や，照射の方法，照射回数などを説明し，患者さんの都合を可能な限り優先し予約時間を設定する。外来ならば患者さん自身の希望や付き添う家族の希望を，入院中の患者さんの場合は点滴時間や他の検査，リハビリの時間などを考慮することにより，患者さんは安心して治療を受けることができる。患者さんへの説明は，放射線治療を開始する前や治療期間中においても，繰り返し行うことが必要となる。

　コミュニケーション（communication）は挨拶から始まる。医療従事者の明るく，元気良く，思いやりのこもった挨拶は，患者さんに頑張って治療を受けようという気持を高揚させる。患者さんの確認は怠らず，そばまで行って声をかけ，フルネームで確認することが必要である。

　患者さんを放射線治療室に誘導する際にも，患者さんの歩調に合わせながら注意を払うことは，毎日の患者さんの体調などをうかがう良い機会となる。医療従事者がいつも忙しそうにしている態度は，患者さんにとりつく機会や手段を与えず，よそよそしい関係をもたらし，コミュニケーションを遠ざけてしまう。患者さんの顔色や様子を読みとり，それを口に出して話すことは，患者さんが自分のことをいつも気遣ってくれていると感じ，素直に話をすることが出来る第一歩になる。患者さんに対して，哀れみではなく，病気を持った一人の人間として共感を持って接することが大切である。また患者さんは，病気の痛みや副作用と戦いながら頑張っている。患者さんの励みの手助けを，患者さん専用の照射記録カードの作成，コミュニケーションの媒体とするのも一案である。患者さん用の照射記録カードには，照射の日時，回数，投与線量が照射日ごとに書き込まれるため，患者さん自身が治療の経過を確認でき，身体の様子を把握しながら積極的に治療に臨む姿勢に役立ち，治療の励みとなる。

　放射線治療に関するパンフレットは，治療のスタッフ（医療従事者）が直接手渡しながら，一人一人に応じた説明を行うことにより，患者さんは

安心して放射線治療を受けることが出来，患者さんにとって，ケアの面でも安心できることになる。さらに高齢の患者さんには文字のサイズを大きくする配慮も必要である。

## 12・7　放射線治療棟におけるアメニティ

　患者さんに清潔感，安心感，病気に立ち向かう気持ちを与える環境設備は，放射線治療を行う上で重要である。

　待合いロビーは患者さんが照射を受ける順番を待ち，他の患者さんと接する場でもある。患者さん同士や患者さんの付き添い家族の人々とのコミュニケーションの場となり，お互いに情報を交換しながら励まし合える環境が望ましい。そのためにも明るく光が射し，ゆったりとした広さがあり，待っている間も心地良く，音楽を聴き気持ちを安定させる場が必要である。

　放射線照射室は大きな装置が設置され，圧迫感と放射線治療に対する不安と緊張を伴わせる。患者さんに清潔感と安心感を与え，積極的に治療に臨むようなプラス志向を考えた明るい色彩がふさわしい。緊張感を和らげるためにも，音楽は大切な役割を果たしており，適度な音量で流れ，気持を安定させるには患者さんにとって心地良いものでなければならない。更衣コーナーはカーテンや衝立を設置し，脱衣中見えないようにし，女性患者さんにはバスタオルを用意するなどの配慮も必要である。X線撮影室（X-ray room）や放射線照射室（radiotherapy room）は診療業務の都合上，補助具や固定具，遮蔽ブロックなどが雑然と置かれていることがあるが，機械室や工作室のような印象を与えないように，常に整理整頓が必要である。

　また酸素や吸引を必要とする患者さんのためにも，治療室はもちろん，治療室の外にもこれらの医療配管設備を整えることも必要である。

　最後に，放射線治療業務を続けていく中で，患者さんから時々感謝の手紙をいただくことがある。治療期間が長く，放射線による副作用で辛かったこと，治療スタッフの励ましで頑張れたことなど，患者さんの文には多くのメッセージが込められている。しかし，不安や恐れ，悩み，不満を語りきれない患者さんの方が多いかも知れない。患者さんやその家族からみると，私たち医療従事者はいつも忙しそうに働いており，声をかけたり質問することもできにくい雰囲気をかもし出している。忙しさを理由に気付かないことが多くある。その中で，患者さんはいつも私たち医療従事者を見詰めていることを忘れてはならない。

　患者さんの心の変化を示す言葉やまなざし，仕草や表情などの心理面のサインを見落とすことなく，思いやりを込めて患者さんに接し，患者さん自身から医療従事者に話ができるコミュニケーションの場を作る姿勢を常に心がけねばならない。

　日頃，医療スタッフ同士のコミュニケーションが良くできている職場では，自然と患者さんとのコミュニケーションが効果的に行われているといわれる。

　そのためにはそれぞれの専門職がお互いの役割を理解することにより，患者さんを中心とした医療が築かれるのではないだろうか。

## 12・8 癌患者の緩和ケア

### 12・8・1 定義と目的

癌が進行して末期になると 70 〜 80 % の患者に「痛み」が発生するといわれている。この癌による痛み（pain）はとても強くいつまでも持続するのが特徴である。強い痛みが持続するとなかなか眠れなくなるし，食欲は減退する。また，物事を考える気力もなくなって，家族や親しい友人との会話さえおっくうになってしまう。その他，痛みによって不安や恐怖も強まる。不安や恐怖があると同じ痛みでもさらに強く感じてしまうので，それがさらに不安や恐怖を募らせると云った悪循環が生まれてくる。このように，癌の痛みは患者さんの人生や生活に大きな影響を与えてしまうことになる。

**緩和ケア**（palliative care）とは，世界保健機関（WHO）では「治癒を目的とした治療に反応しなくなった疾患を持つ患者さんに対する積極的で全体的な医学ケアであり，緩和ケアの最終目標は患者さんと家族にとってできる限り良好な**生命の質**（quality of life：QOL）を実現することである」と定義している。

これらのことから緩和ケアは生きることを尊重し，誰でも例外なく訪れる死に向かう過程にも敬意を払い，死を早めることも死を遅らせないことにも手を貸さない方針で実践される。そして最も基本的な事は痛みと痛み以外のコントロールであり，死が避けられない患者さんの場合は，死が訪れる時まで積極的に生きられるように支援することである。

### 12・8・2 癌患者の疼痛と苦痛

癌患者の腫瘍による疼痛は発生部位，組織への浸潤程度，患者さんの精神状態などでその性状や程度が大きく変化する。その他，手術（surgery），化学療法（chemotherapy），放射線療法（radiotherapy）によっても痛みの変化が異なり**疼痛**（pain）への対策が大切である。

骨に癌が浸潤（invasion）すると，癌や周囲の組織から疼痛物質が放出されることにより強い痛みが生じる。神経の場合では知覚神経（sensory nerve）が直接癌により障害され，または浮腫（edema）や周辺組織による神経圧迫（nerve compression）により痛みが生じる。

血管の場合は血流障害による浮腫や組織の虚血（ischemia）による痛みで，内臓の場合は内臓平滑筋の収縮による痛みが生じる。

癌患者はこれら身体的な原因による痛みの他に，図 12-1 に示すように癌治療の副作用や不眠などから生じる身体的苦痛，家族とか家計，職業上の信望と収入の喪失といった社会的苦痛，不安，孤独感，絶望感といった精神的苦痛，死への恐怖と云った霊的苦痛がかみ合って構成されるトータルペイン（全人的な痛み）という側面を持っている。

このように，癌性疼痛（cancer pain）の治療では患者さんだけでなく，家族や患者さんを取り巻く状況を考慮する必要がある。

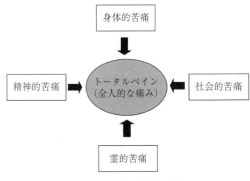

図 12-1　癌患者の苦痛

### 12・8・3 癌性疼痛の鎮痛法

1986 年に提唱された WHO による『癌の痛みの解放』という報告書に記述されている「WHO の 3 段階除痛」を図 12-2 に示す。除痛は痛みの強さに応じて第一段階から第三段階分けられ，その時に使用される**鎮痛薬**（analgesic）も異なっている。

疼痛治療の目標は「痛みがすっかり消え，患者の生活が少しでも普投の

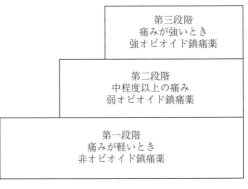

図 12-2　WHO の 3 段階除療法

表 12-1　WHO 方式痛鎮痛治療の基本薬

| 鎮痛薬 | 基本薬 | 主な代替薬 |
|---|---|---|
| 非オピオイド鎮痛薬 | アスピリン<br>アセトアミノフェン<br>イソプロフェン<br>インドメタシン | ナプロキセン<br>ジクロフェナク |
| 弱オピオイド鎮痛薬 | リン酸コデイン | ジヒドロコデイン<br>アヘン末<br>トラマドール |
| 強オピオイド鎮痛薬 | モルヒネ | オキシコドン<br>ペチジン<br>フェンタニル<br>ブプレノルフィン |

状態に近づく事」に置かれ，次の3段階を目標としている。
①痛みに妨げられずに夜はよく眠れる。
②安静にしていれば痛みを感じない。
③体を動かしても痛みを感じない。

このように段階を追って治療していくことによって，ほとんどの患者さんを最後の段階まで導くことができるといわれている。

表 12-1 に主な鎮痛薬をあげている。痛みを感知する神経薬はオピオイド受容体（opioid receptor）という特殊な機能を持っている。この機構に結合して痛みを緩和する薬がオピオイド鎮痛薬（opioid analgesic）と総称され，それ以外の作用メカニズムを持つ鎮痛薬が非オピオイド鎮痛薬と呼ばれている。

これら鎮痛薬は経口投与，筋注，静注，皮下注などにより投与されている。この他，中枢神経系または末梢神経に局所麻酔薬（キシロカインなど）や神経破壊薬（エチルアルコールなど）を投与して，神経伝達を遮断して鎮痛を得る神経ブロック（nerve block），脊髄を包む硬膜の外側に麻薬性鎮痛薬や局所麻酔薬を注入する硬膜外ブロック（epidural block）による鎮痛療法が行われている。

癌性疼痛が他の疼痛と大きく異なる事の一つに，病名告知の問題がある。疼痛療法をスムーズに行うために，病名告知がなされ，患者さんが病気を十分に受け入れることが必要である。

## 12・9　院内感染

### 12・9・1　院内感染症（病院内感染症）

**感染症**（infectious disease）とは，人に対して病原性を持っている微生物が身体の表面や内部に付着し，そこで増殖することによって発症する病気である。

**院内感染症**（hospital infection）とは，「病院内で摂取された微生物によって引き起こされた感染症」であり，「医療施設内における入院患者が原疾患とは別に新たに罹患した感染症並びに医療従事者が病院内において感染した感染症」をいう。

### 12・9・2　感染経路と感染

**感染経路**（infection route）には内因性と外因性がある。**内因性感染**（endogenous infection）とは，患者さん自身が保有している微生物によって引き起こされる感染で，患者さんの保有する常在菌あるいは弱毒菌が免疫力の低下に伴って感染を発生させる。**外因性感染**（exogenous infection）は他の患者さんや医療従事者，あるいは汚染された用具などから生じた感染で，これらは病院内で蔓延多発する危険性があり，医療従事者や患者さんの手洗いの励行，検査・処置に用いられる医療器具の取り扱いには特に注意をする必要がある。

感染症（infectious disease）が成立するためには2つの条件が必要であり，一定量以上の病原微生物が一度に侵入することと，人体に侵入した病原微生物が自由に増殖することを許すだけの感受性（免疫能の低下）が人体側になければならない。感染症は病原微生物が侵入すれば直ぐに成立するというものではなく，その病原微生物の毒力と病原数と病原微生物の侵襲を受けた人の感受性との兼ね合いで，あるレベルを超した大量の微生物が侵入した時に限って成立するものである。

微生物学の用語に**滅菌**（sterilization）と**消毒**（disinfection）という言葉がある．滅菌とは注射器を滅菌するというように用い，全ての微生物を皆殺し（あるいは除く）にするという意味である．消毒とは手指や牛乳を消毒するというように用いる．それは，感染症が起こらない程度まで病原微生物を殺したり除くという意味であって，決して微生物を皆殺しにするという意味ではない．

病原微生物で汚染された手指などを水道水でよく洗い，微生物の数をある程度以下にして，感染症に罹患する危険性をなくすることで，この場合の手洗いは十分な消毒効果をあげ得たということになる．

微生物側の条件は同一であっても，人間側の条件は同一ではない．患者さんは健康者に比べると病原微生物に対する感受性が高くなっている（免疫能の低下）のが普通である．特にエイズを含む免疫不全疾患 (immunologic deficiency syndrome)，悪性腫瘍（malignant tumor），糖尿病（diabetes），腎不全（renal failure）などの患者さんや，大量の放射線照射（radiation irradiation）や免疫抑制剤（immunosuppressive agent）ないしステロイドホルモン（steroid hormone）の投与を受けている患者さん，あるいは未熟児や高年齢者では免疫が低下していたり，すでに成立していた免疫がその効果を発揮し得なかったりするために，病原微生物に対する感受性が極度に高まっている場合がある．

このように，感染に対する抵抗力が低下している状態を易感染症あるいは易感染状態という．このような患者さんは，僅かな数の病原微生物が侵入しただけでも，感染症を併発することが稀ではない．また時には，それまで患者さんの身体の中に悪さをしない形で保持されてきた病原微生物（正常細菌叢という名前で呼ばれており，実際には，細菌だけでなく，真菌やウイルスをも含めた広義の微生物を意味している）のあるものが，急に増殖を始めて，感染症を起こす（日和見感染）ということさえある．

従って，医療従事者は自分のためだけではなく，患者さんのためにも正しい感染症の知識を身に付けておくことが大切である．

### 12・9・3　感染症新法について

多くの感染症は医療の進歩や環境の整備で克服されてきたが，新しい感染症の出現，結核（tuberculosis）などの既知の感染症の再興や国際交流の進展などに伴い，感染症は新たな形で脅威を与えることになった．このような感染症を取り巻く状況の変化に伴い，感染症患者の人権を尊重しつつ適正な医療を提供し，かつ迅速な対応が可能となるように，従来の「伝染病予防法」，「性病予防法」，「後天性免疫不全症候群の予防に関する法律」に代わるものとして，1998年10月に**感染症法**（Infectious Disease Law）が公布された．

新法では，従来の伝染病予防法は患者さんを国民から切り離すことに重点を置いた内容であったのに対し，一般の疾病と同様に，医療保険を適用して個人への早期治療の積み重ねにより，社会全体の感染予防を推進することを目的としている．従って，「伝染病」の言葉は「感染症」に改められている．

新しい法律に基づく感染症の分類は，感染力，危険性，対応に応じて4類に分類される．1類は重篤であり，特殊の医療機関に限り対応が可能な疾患であり，2類は従来の伝染病のうち感染力，罹患した場合の重篤性から入院を考慮する必要が高い疾患，3類は特定の職業への就業によって集団発生を起こしうる可能性のある感染症，4類はその他の感染症がそれぞれ該当する．

## 12・9・4 感染防止策の実際

### 1. 共通する院内感染防止策

病院には多彩な疾患と感染症を有する患者さんを始め，多くの人々が出入する。手術患者や超未熟児，悪性疾患や難治疾患，救急入院患者などの易感染の状態にある患者さんが多く存在する場合，常在菌でも院内感染を起こし易い。

感染は感染源〔細菌やウイルスなどが感染経路（水や空気，血液や尿，便など）〕を通して，感染宿主（抵抗力を持たない人）の体内に付着，増殖，侵入することによって発生する。しかし，どこに感染源となる細菌やウイルスがいるのかを正確に捉えるのは困難である。従って，院内感染防止のためには，感染経路（infection route）を遮断することが重要であり，全ての入院患者さん，外来患者さんに対し，標準感染防止策を実施しなければならない。

### 2. 感染防護グレードについて

手洗いはあらゆる医療行為の前後に実施されるべき行為であるが，マスク，ガウン，手袋については感染（汚染）の程度（グレード）に従ってその着脱の通用が異なる。そこで，これらの感染防護手技を習得する前提として，どのような医療・看護行為を実施する時にどの程度の感染防護を通用するかの目安として，厚生労働省の防護グレード分類による医療行為と防護内容との関係を**表12-2**に示す。

### 3. 手洗い

手指はさまざまな環境下にある微生物と接触する機会が多く，身体の中でも特に汚染されやすい部位であり，院内感染の感染経路として最も重要な位置を占める。手に付着している細菌には，通常は病原性を持たない常在菌（表皮ブドウ球菌）と，一過性菌（通過/黄色ブドウ球菌，大腸菌，緑膿菌，真菌）とがある。感染管理（infectious control）で，特に問題なものは病原性がある一過性菌である。この経路を遮断するために医療従事者は手洗いと手指消毒を実施する。特に手洗いは基本であり，消毒しても手洗いを省くことの方が有害で感染リスクを高めることになる。

手洗いの目的は，手指に付着した細菌叢を減らし病原菌の伝播を防止することと，職員間や職員から患者さんへの病原菌の散布を防止すること，また感染性のある微生物から自分を守ることにある。患者さんと直接接する医師，看護師，看護助手，診療放射線技師，理学療法士などや，患者さんと間接的に接する栄養士，薬剤師，臨床検査技師，臨床工学技士の他にも，家族や面会者などが手洗いを行う対象者である。

手洗いの時期は，病院到着時（外部よりの微生物を病院内に持ち込まないため），病室への入退室時，患者さんへ

表12-2 医療行為と感染防護

| グレード | 防護の内容 | 医療行為 |
| --- | --- | --- |
| I | 特別の防御を必要としない | 血液，体液に触れない日常業務 |
| II | ゴム手袋着用，必要時マスク | 患者に滲出性病変がある場合，医療従事者の手指に傷がある場合<br>小規模な観血的医療行為（採血，注射点滴抜針等）<br>患者の体液や血液に接触する医療行為（ルンバール，肝生検等） |
| III | ゴム手袋着用，マスク着用 | 咳嗽の多い場合，内視鏡検査時等，あるいは中規模以上の観血的医療行為（CVカテーテル挿入，胸腔ドレナージ等） |
| IV | グレードIII＋ガウン・シューズカバー着用。必要に応じて保護眼鏡，帽子を着用。 | 大規模な観血的医療行為（手術，分娩，血液透析等），大量出血による室内汚染にある患者および精神症状により自分を清潔に保てない患者に対する医療行為 |

（厚生労働省防護グレード分類による）

の処置（特に静・動脈カテーテル，排尿カテーテル，レスピレータのマスクやチューブの操作時）の前後，食事や薬を配る時，患者さんが使用した衣類，尿器・便器や患者さんの排泄物の取り扱い後，職員の個人的行動や動作でトイレの前後，食事の前後，鼻をかんだ後，毛髪に触れた後など，検体に触れる前後，隔離病室への入室前後，仕事を終えて帰宅する時（病院の微生物を持ち帰らないため），面会者の病室入・退室時などである。

手洗いの方法には流水だけによる方法，流水と石けんによる方法，消毒液と流水による方法がある。

「衛生学的手洗い」は30秒とし，最低でも10秒以上かけて洗う。手洗いの手順を図12-3に示す。また図12-4には，手洗いのミスの生じ易い部位を示す。流水で機械的に手をこすり合わせて洗うだけで，ほとんどの細菌叢やほこり，剥落した皮膚細胞，汗などが一時的に除去される。抗菌作用のある石けんや薬液の使用は，皮膚荒れ，乾燥，皮膚炎などの原因となりやすいため，普通の手洗いは流水で十分である。共用タオルは汚染し易いため，ディスポーザブルのペーパータオルの使用が良く，またセンサー付のエア・ブロワー（乾燥機）も良い。さらに皮膚の鱗層の飛散を抑える皮膚保護剤入りアルコール溶液の使用も有効である。

### 4. マスク・ゴーグルの使用

マスクはフィルタとしての役割を有し，空気感染（air-borne infection）する病原微生物から医療従事者を防護するために使用され，隔離中患者さんとの接触時には必ず着用し，医療従事者が風邪をひき，咳嗽がある時にもマスクは着用する。また血液，体液，排泄物，分泌物などが飛散または付着する可能性がある処置を行う場合にも，マスクは着用する。

### 5. 手袋の着用

血液，体液，排泄物，分泌物，創部には直接手で触れないようにし，これらを取り扱う時には，プラスチック手袋などを着用する。脱ぐ時には，汚染面を内側にして捨て，その後に手を洗う。

### 6. ガウンの着用

血液，体液，排泄物，分泌物などが，飛散または付着する可能性がある処置を行う時に使用する。

### 7. 物品の取り扱い

・再滅菌する器械・器具は血液，体液，排泄物，分泌物などを十分洗浄し，乾燥させ，滅菌を行う。
・ME機器は血液，体液，排泄物，分泌物などで汚染された場合には消毒用エタノールで清拭し，それ以外は水拭きし汚れを十分に落とす。
・聴診器，体温計は患者さん毎に，接触部分を消毒用エタノールで清拭する。
・血圧計は汚染の都度または定期的に，マンシュットを洗濯する。
・便器は使用の都度に排泄物を除き，便器消毒機にかける。清潔な布で拭き取り乾燥させる。
・尿器は使用する患者専用とする。使用の都度に流水で洗浄する。

### 8. 血液，体液，排泄物，分泌物などの廃棄について

汚水槽に流し処理する。

### 9. 針刺し事故防止

採血，注射後の針はリキャップなしで「針・メス容器」に入れる。

手をよく洗う

① 両手の平（掌）をよくこする

② 手の甲（背）をよくこする

③ 指の間も十分に洗う

④ 親指をねじり洗いする

⑤ 指先・爪の内側を十分に洗う

図12-3 手洗いの手順

● 最も注意を要する箇所
◐ 比較的注意を要する箇所
○ 普通に注意を要する箇所

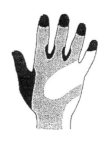
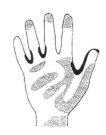

手の甲（背） 　　手掌（手のひら）

図12-4 手洗いミスの生じやすい部位

## アメリカ病院協会患者の権利章典
(A Patient's Bill of Rights. American Hospital Association. 1973,1992改正)

### 【序】
　効果的な医療は，患者と医師と他の医療専門職間の協働を必要とする。開かれた，誠実なコミュニケーション，個人的・専門職的価値の尊重，違いを受容する感性は最善のケアにとって不可欠である。医療サービス提供の場としての病院は，患者，その家族，医師，その医療提供者のもつ諸権利と責任を理解・尊重するための基礎を提供しなければならない。病院は治療の選択とその他の側面の意思決定における患者の役割を尊重する医療の倫理を保証しなければならない。病院は障害をもつ人々の文化・人種・言語・宗教・年齢・性別などの違いとニーズに敏感でなければならない。アメリカ病院協会は，患者の権利章典を発表するにあたり，これがより効果的な患者ケアに寄与し，病院が医療機関と医療スタッフと被雇用者と患者に代わって支持するように期待する。アメリカ病院協会は，患者と家族が権利と責任を理解できるために必要ならば，医療機関がその患者集団にあわせてこの権利の章典の文言を翻訳あるいは簡略化することを推奨する。

### 【患者の権利】
1. 患者は思いやりのあるケアを受ける権利を有する。
2. 患者は医師やその他直接にケアに携わる者から，診断・治療・予後に関して適切な最新の理解可能な情報を得，あるいは得ることを推奨される。患者が意思決定能力を欠き，治療の必要が緊急を要する時を除いては，患者は特定の処置あるいは治療法の危険性，治癒期間，医学的に問題のない代替え手段とその長所・短所に関する情報を請求し，それについて話し合う機会を得る権利を持つ。患者は自分のケアにあたる医師，看護婦，その他の医療従事者，時には実習生，研修生，あるいは他の訓練生について，知る権利を有する。患者は短期と長期のケアの費用について，わかっているかぎり知る権利を有する。
3. 患者は治療過程の前もその過程中も，ケアプランについて決定する権利と，法と病院の方針が許容する範囲内で，提案されたケアプランを拒否する権利，その行為の医療的結果について話し合う機会を得る権利を有する。拒否に際して，患者は病院が提供する他の適切なケアを受け，あるいは他施設への転院をする権利を有する。病院はその機構内で，患者の選択に影響を与えるかもしれない方針があれば患者に知らせなければならない。
4. 患者は治療に関して，あるいは代理決定者の指名に関して，(リビングウイル，代理決定，永続的代理決定者等について) 事前の指示をお

10. リネン・寝具類
　特別扱いはしない。

### 12・9・5 感染経路別予防策
　感染経路別予防策に関しては，北里大学病院院内感染防止対策の手引きを紹介する。
　感染経路により血液感染，接触感染，経口感染，空気感染，飛沫感染，動物媒介感染がある。これら感染経路の遮断が感染経路別予防策となる。

#### 1. 血液感染
　[該当する感染症：1類感染症のエボラ出血熱，クリミア・コンゴ出血熱，マールブルグ病，ラッサ熱及びB型肝炎ウイルス (HBV)，C型肝炎ウイルス (HCV)，成人T細胞白血病 (ATL)，クロイツフェルト・ヤコブ病]
　この疾患は感染者の血液や体液を介して発症するので，輸血や**針刺し事故** (needle stick accident) で感染することが多いが，稀に皮膚の傷口や粘膜への付着による感染が考えられる。高頻度の疾患はB型肝炎ウイルス (HBV) ＞C型肝炎ウイルス (HCV) ＞ヒト免疫不全ウイルス (HIV) の順に感染性が強いので，B型肝炎ウイルス (HBV) の原則を守れば他の感染予防に十分である。届け出が必要な肝炎は急性期であり，慢性肝炎やウイルスのキャリアは該当しない。梅毒については梅毒の治療の目的で入院した場合に届け出が必要になる。

- 患者さんの管理：個室管理は不要であるが，重傷の出血傾向や行動異常のため，血液で身辺を汚染する可能性のある場合は個室に収容する。
- 手洗い：体液で汚染された場合には，ただちに石けんと流水で手洗いする。
- 診察や処置：血液 (体液・分泌物) が傷ついた皮膚や粘膜に接する場合には手袋を着用する。血液，体液，分泌物が顔面に飛散する危険がある場合にはマスク，ゴーグル，フェイスシールを着用する。血液，体液，分泌物が足に飛散する危険がある場合にはガウン，エプロン，シューズカバーを着用する。
- リネン・寝具類：血液による汚染物に限り，ポリ袋に入れ黄色のテープを張った後に，特別消毒室に持参する。
- 物品消毒：ディスポーザブル製品を使用する。汚染時は各感染症に準じた方法を実施する。
- 廃棄物の取り扱い：廃棄物の種類に応じて処理をする。
- 食器：特別扱いは行わないが，血液で汚染した場合はティッシュペーパーで拭き取る。
- 便器・尿器：特別扱いは行わない。血液混入の場合は前記12・9・4章8項に準ずる。
- 室内消毒：原則として行わない。血液で汚染した場合はティッシュペーパーで拭き取り，各感染症に重篤性自他消毒薬 (0.1％ミルトンや消毒用エタノール) で清拭消毒する。
- 情報管理：プライバシー保護に十分配慮する。カルテやコンピュータに感染情報を入力する。届け出が必要な疾患は届け出る。採血，注射針，検体は，感染の危険性が高いので注意する。

#### 2. 接触感染
　[該当する感染症：メチシリン耐性黄色ブドウ球菌 (methicillin-resistant *Staphylococcus aureus*：MRSA)，緑膿菌 (Pseudomonas aeruginosa) などの多剤耐性菌による呼吸器，皮膚，創部の感染症，皮膚感染症，褥瘡などからの感染，ウイルス性結膜炎，ヘルペス感染症，帯状疱疹など，バン

コマイシン耐性腸球菌（VRE）は別扱い］
　病原微生物が医療従事者の手や医療器具を介して感染する。付着部位の消毒や患者さんの管理，器具の消毒が重要である。
・患者さんの管理：個室管理は不要である。
・手洗い：汚染された場合には，石けんと流水で手洗いする。
・診察や処置：処置や吸引などで大量の微生物が飛散する場合にはガウン，マスクを着用する。
・リネン・寝具類：特別扱いを行わない。汚染がひどい場合には指定のポリ袋に入れ緑色のテープを張った後に，特別消毒室に持参する。
・物品消毒：分泌物などで汚染された場合は，各感染症に応じた消毒方法を実施する。
・廃棄物の取り扱い：感染の危険のあるものについては，「感染ゴミ」専用容器に廃棄する。
・食器：特別扱いは行わない。
・便器・尿器：特別扱いは行わない。
・室内消毒：特別扱いは行わない。ベッドの柵，テレビリモコン，ドアノブなどは，消毒用エタノールで清拭消毒する。
・情報管理：カルテやコンピュータに感染情報を入力する。
・発症時の対応：届け出が必要な疾患は届け出を行う。

### 3. 飛沫感染
　［該当する疾患：インフルエンザ（influenza），風疹（rubella），流行性耳下腺炎（epidemic parotitis），呼吸器感染症など］
　小児の伝染性疾患や呼吸器感染症の多くが保菌者からの飛沫を吸い込むことで感染する。飛沫感染は5μm以上の粒子で，微生物を含む飛沫が短い距離（1m以下）を飛ぶとされているので，対策の基本は飛沫からの感染を避けることが重要である。
・患者さんの管理：潜伏期間が短く，重症となりやすいインフルエンザや小児科での水痘，流行性耳下腺炎では原則として個室管理が必要であるが，その他の疾患では浮遊距離が短いことから，カーテンで仕切るなどの処置で対応が十分な場合もある。
・手洗い：咳嗽や気道分泌物などで汚染された場合には，ただちに石けんと流水で手洗いする。
・診察や処置：咳嗽がひどい場合，気管内吸引や挿管などの処置の場合には，ガウン，マスクが必要である。カーテンで仕切ってある場合には，その開閉は静かに行う。
・リネン・寝具類：特に指示される場合を除き，特別扱いは行わない。
・物品消毒：分泌物などで汚染された場合は，各感染症に応じた消毒方法を実施する。
・廃棄物の取り扱い：気道分泌物はティッシュペーパーに取り，「感染ゴミ」専用容器に廃棄する。
・食器：特別扱いは行わない。
・便器・尿器：特別扱いは行わない。
・室内消毒：特に指示される場合を除き，特別扱いは行わない。
・情報管理：カルテやコンピュータに感染情報を入力する。
・発症時の対応：届け出が必要な疾患は，届け出を行う。現状と対策の詳細を患者さんに説明する。個室使用と感染防止策の必要性を十分説明し協力を得られるようにする。

### 4. 空気感染
　［該当する疾患：結核（tuberculosis；TB），麻疹（measles），水痘（varicella）

こない，法と病院の方針が許すかぎりにおいて，病院にそれを尊重してもらう権利を有する。病院は患者に対して，州法と病院の方針の下で，医療上の情報を受けて選択を行う権利を有する事について助言し，患者に事前の指示を有するかを尋ね，その情報をカルテに記載せねばならない。患者は法的に妥当な事前指示を，完全に実現する能力を限定するかもしれない病院の方針についての時宜にかなった情報を得る権利を有する。

5. 患者はプライバシーへのあらゆる配慮を受ける権利を有する。症例検討，コンサルテーション，検査，治療は，患者一人一人のプライバシーを保護するように行われるべきである。
6. 患者は自分のケアに関する全てのコミュニケーションや記録が病院によって部外秘として扱われる権利を有する。しかし，虐待の疑惑あるいは公衆衛生上の危害のおそれがあり，報告が法により許可されあるいは定められている場合はこのかぎりではない。
7. 患者は法の制限がある場合を除き，自分のケアに関する記録を閲覧し，必要に応じて説明や注釈をつける権利を有する。
8. 患者は病院がその能力と経営方針の限度内で，医学的に必要なケアとサービスへの要望に対して理にかなった応答をしてくれる事を期待する権利を有する。病院は当該事例の緊急性により，評価，サービス，あるいは紹介を行わなければならない。
　　医学的に適切で法的に許容されれば，あるいは患者が要望した場合には，患者は他の施設に転院を許される。
9. 患者はその治療やケアに影響を与えるかもしれない病院，教育施設，他の医療ケア提供者，支払機関相互の間の商業的関係の存在について質問し，情報を与えられる権利を有する。
10. 患者はケアや治療に影響する研究計画あるいは人体実験に参加する事に同意あるいは拒否し，事前にそれらの研究について十分説明を受ける権利を有する。
11. 患者は受けているケアが適切である場合はその継続を，不適切である場合は医師や他の医療従事者により代替えケアについて教えてもらう権利を有する。
12. 患者はケア，治療，責務に関する病院の方針と実践を知らされる権利を有する。たとえば倫理委員会，患者擁護者等の衝突，苦情，不一致等の解消のために病院内に設けられた制度について知る権利を有する。患者はサービスに対する請求と支払い方法について知らされる権利を有する。

　医療の協働的性格から，患者あるいは家族/代理決定者は，患者のケアに参加することを要求される。ケアの効果や治療過程についての患者の満足度は，部分的には患者がある種の責任を果たすことに依存している。患者は既往歴，入院歴，薬

の服用歴等の健康状態に関する情報を提供する責任がある。効果的に意思決定に参加するために，患者は自分の健康状態について与えられた情報や指示を十分理解できない場合は，追加的な情報や説明を求める責任を取るように奨励されねばならない。患者はまた，事前指示の文書の用意がある場合は，病院がそのコピーを確保するよう配慮する責務がある。

患者は医師あるいは他の医療従事者が処方した治療に従うに際して問題があると感じたら，彼らにその事を知らせる責務がある。

人の健康は医療サービスをはるかに超えるものに依存している。患者はライフスタイルが健康に与える影響を認識する責務がある。

【結び】
病院は健康状態の向上，健康推進，傷害や疾病の予防と治療，患者の緊急および継続ケアとリハビリテーション，医療専門職と患者と地域の教育，研究を含む多くの機能を果たしている。

これらすべての活動は，患者の価値と尊厳を守る事を第一に心がけて行われねばならない。

蒸発物の小粒子残留物（5μm以下の飛沫核粒子）は，空気の流れによって拡散するために感染力は非常に強い。感染予防対策として特別な空気の処理・換気が必要である。関連部門の医療従事者はツベルクリン反応，麻疹，水痘抗体価を事前にチェックしておくが，結核については別である。

- 患者さんの管理：個室とする。個室の準備が不可能な場合に限り同室に集める。結核を感染性と判定された患者さんは法令で結核専門病院に転院させることになっているが，患者さんの症状，その他の理由でただちに転院できない場合は病院内の独立換気設備のある個室を使用する。
- 手洗い：標準感染防止策に準ずる。
- 手袋の着用：痰，膿汁，分泌物などで汚染の危険がある場合は手袋を着用する。水痘は接触感染でもあるため，必ず着用する。
- ガウンの着用：特に着用の必要はない。ただし，痰や膿汁，分泌物の飛散を浴びる恐れのある処置，検査（内視鏡など）のときは予防衣を着用する。水痘の場合は，患者さんに接触しそうな時は入室時に予防衣を着用し，退室時に脱ぐ。
- マスクの着用：部屋の入口にマスクを常備し装着してから入室する。マスクはN95微粒子用とする。麻疹，水痘の場合，免疫のある人は不要である。

患者さんが病室より出る場合は，サージカルマスクを着用する。

- リネン・寝具類：特別扱いしない。
- 物品消毒：分泌物などで汚染された場合は，各感染症に応じた消毒方法を実施する。結核には各感染症に応じ消毒用エタノールやテゴー51液などが有効であるが，消毒用エタノール喀痰内の菌には到達しにくく，テゴー51液は作用時間を要するため，喀痰で汚染されたものは清拭の後に消毒する。
- 廃棄物の取り扱い：特別扱いは行わないが，結核患者さんの気道分泌物については「感染ゴミ」専用容器に廃棄する。
- 食器：特別扱いは行わない。
- 便器・尿器：特別扱いは行わない。
- 室内消毒：換気に配慮する。患者さん退室後，2時間は入室を禁止する。
- 情報管理：カルテやコンピュータに感染情報を入力する。
- 発症時の対応：結核は結核予防法による届け出，麻疹及び水痘については定点施設で届け出が必要である。結核排菌患者さんが発症した場合には，接触した可能性のある人，外来患者さん，関係者の健康診断を実施する。

## 5．経口感染

[該当する感染症：2類感染症のコレラ（cholera），細菌性赤痢（bacillary dysentery），腸チフス（typhoid fever），パラチフス（paratyphoid fever），3類感染症の腸管出血性大腸菌，4類感染症の乳児ボツリヌス，感染性腸炎（ウイルス性疾患が多い）など。この他にサルモネラやカンピロバクターなどの食中毒もここに属するが，食事や水が原因とならないサルモネラ感染症もあり複雑である。]

食事，水を介しての感染が多いため，腸管感染症，食中毒等のなど疾患が多いが，接触感染に属する**バンコマイシン耐性腸球菌**（vancomycin-resistant *enterococcus*：VRE），**メチシリン耐性黄色ブドウ球菌**（methicillin-resistant *Staphylococcus aureus*：MRSA）その他，病原微生物が手や医療行為を介して腸管に侵入する場合もある。感染予防の基本は病原微生物の口からの侵入を防ぐことにある。

- 患者さんの管理：個室管理は不要である。
- 手洗い：排泄物を処理した後や診察や処置後に石けんと流水で手洗いす

る（VREは消毒薬を用いる）。ロタウイルスなどの感染は小児病棟内で流行が報告されており，慎重に対応する。
- 診察や処置：特別なことは行わない。
- リネン・寝具類：2類・3類感染症，バンコマイシン耐性腸球菌（VRE）の場合，便などで汚染された物は指定のポリ袋に入れ緑色のテープを張った後，特別消毒室に持参する。
- 物品消毒：排便で汚染された場合は各感染症に準じた消毒方法を実施する。
- 廃棄物の取り扱い：排便で汚染されたおむつなどは「感染ゴミ」専用容器に廃棄する。
- 食器：2類感染症の場合はディスポーザブル製品を使用する。使用後は感染性廃棄物として廃棄する。
- 便器・尿器：重症例や小児では専用のポータブルトイレを使用する。
- 室内消毒：廃棄物で汚染された場合には，環境整備課に消毒を依頼する。
- 情報管理：カルテやコンピュータに感染情報を入力する。
- 発症時の対応：2類・3類感染症の他に，届け出が必要な疾患も届け出る。食中毒については食品衛生法に準じた届け出が必要である。バンコマイシン耐性腸球菌（VRE）が検出された場合は，ただちに院内感染防止委員会委員長に連絡する。

### 6．動物媒介感染

［該当する感染症：1類感染症のペストの他に多くの4類感染症がある。わが国で見られる疾患はオウム病（parrot fever），ツツガムシ病（scrub typhus），日本紅斑熱（Japanese spotted fever）がある。最近海外でデング熱，日本脳炎，マラリアの流行が報告されており，国際交流の発達した現在日本での流行が予想される］

〈疥癬・ノミ・ダニの対策〉

人体に何らかの被害を及ぼす昆虫やダニなどは，人体に寄生しアレルギー反応の誘発，肉体的被害を及ぼす。従ってこれらを抑止し，病原微生物の媒介を阻止，不快感，恐怖感などの精神的ダメージを排除，また，食事への混入を防ぐ事である。特に疥癬は，皮膚に疥癬虫が寄生繁殖することによって発生する。皮膚の特定部位は，手指間，腋窩と陰部が第一で，全身に広がることもあるが，顔面，頭部への拡大，新生児，高齢者及び免疫不全の人に限られる。

- 患者さんの管理：個室管理は不要である。ノミ，蚊，虱などの駆除に努める。
- 手洗い：石けんと流水で手洗いする。
- 診察や処置：特別扱いは行わない。
- リネン・寝具類：ノミ，ダニが多い場合は指定のポリ袋に入れた後，特別消毒室に持参する。
- 器械・器具類：特別扱いは行わない。
- 廃棄物の取り扱い：特別扱いは行わない。
- 食器：特別扱いは行わない。
- 便器・尿器：特別扱いは行わない。
- 室内消毒：ノミ，蚊，ダニなどを駆除する。
- 情報管理：カルテやコンピュータに感染情報を入力する。
- 発症時の対応：1類のペストの他に該当する4類感染症は，いずれも全例届け出が必要である。

感染防止策の実際として，さらに小児感染症の感染防止策，易感染患者さんの感染防止策があげられる。結核，多剤耐性菌，病原性大腸菌，B型肝炎ウイルス（hepatitis B virus：HBV），C型肝炎ウイルス（hepatitis C virus：HCV），エイズウイルス（human immunodeficiency virus：HIV）

などは重大な院内感染症とされており，感染症別感染防止策に関して，それぞれの施設における院内感染防止策の手引きを参照していただきたい。

## 12・10　リスクマネジメント

医療における「リスクマネジメント（risk management）」は，「医療の質の確保」を目指すマネジメントの手法の一つである。医療が評価される時代が始まり，さまざまな新しい医療技術や特色ある治療方法が行われ，一方では，患者さんの接遇や施設のアメニティにおいても，患者さんが病院を選択する要因となっている。しかし，医療の質の根底にあるのは，「安全性」を除いて他にはない。

最近，相次いでいる**医療事故**（medical accidents）によって，国民の医療に対する不安感や不信感が高まっている医療にとって最も重要である。それは患者さんにとっての安全性が危機にさらされていることを，医療従事者は十分に認識しなければならない。

各職種の医療従事者は，これまで医療提供者の視点に立って質の向上に意を注いできたが，医療の中心である患者さんの視点に立った医療の提供を行ってきたかを強く反省することが求められている。

病院内のあらゆる医療現場において，医薬品，医療材料，医療器械などの形態，用法や管理にかかわる問題，投薬，注射，点検，輸血や各種検査などにかかわる諸問題，診療体制や教育・指導体制さらには医療従事者間のコミュニケーションの在り方に関わる問題など，考えられる全てのことについて，どのような状況になっているのか，現状と問題点を洗い出す作業を行い，できることから直ちに取り組まなければならない。

### 12・10・1　リスクマネジメントの目的

医療界のリスクマネジメントの歴史は米国に始まる。1970 年代半ば，医療訴訟の嵐が吹き荒れる中，訴訟を起こさないようにという防止の取り組みが始まり，その過程でリスクマネジメントの目的も明確になった。

リスクマネジメントの目的は，リスクの認知，分析，評価，対応というプロセスを通して医療の質を確保し，組織を損失から守ることにある。医療の質を確保するという目的があって，始めてリスクマネジメントの実践が社会から共感と応援を得られる取り組みになる仕組みを忘れてはならない。

### 12・10・2　医療事故防止の基本的な考え方

事故のない安全な医療の提供は，医療従事者一人一人が危機意識を持って診療に当たらなければならない。また，それぞれの専門職種において，医療にかかわる知識や技術を一定のレベル以上に保つことが不可欠である。しかし，良く訓練された医療従事者であっても，うっかりミスや医療事故を起こすことがある。また，小さなミスが幾つも重なり合って，重大な事故が引き起こされることもある。「人間はエラー（間違い）を犯す」という前提に基づき，エラーの発生メカニズムに関する科学的知見や，医療界以外の分野における事故防止への取り組みを参考にし，予防に最重要視点を置かなければならない。エラーを誘発しない環境や，発生したエラーを吸収して事故を未然に防ぐことができるシステムが組織全体として整備されなければならない。

医療事故を防止するには，それぞれの職種や診療科を単位とした業務や

活動を見直し，強化することや，その他の医療の質の向上に関するさまざまな取り組みを積極的に活用，機能連携することが必要である。

医療事故は，医療内容に問題があって起こった事故と，不可抗力によるものに大別することができる。事故防止の対象となるのは，医療内容に問題があって起こった事故であるが，事故の背後には多くのニアミスが隠れている。ニアミスは頻度も高く，必ずエラーが存在しており，事故防止において取り組む課題となっている。これらは，病院におけるさまざまなシステムの欠陥と，それに関連するヒューマンエラーによって発生しており，医療事故対策委員会などによる事故防止対策システムを構築しなければならない。

医療の専門家として必要な知識や技術が未熟であり，経験が不足しているために起こる事故やミスも少なくない。職種や診療科毎に，さまざまな教育・トレーニングシステムを強化していかねばならない。

QC（quality control），**クリティカル・パス**（critical path），「**根拠に基づいた医療**（evidence based medicine：EBM）」の手順に基づいて作成された診療ガイドラインなどを積極的に活用することは，具体的な業務改善，他職種間での情報のコミュニケーション，診断，治療，看護のプロセスの標準化などを促進し，安全を含めた医療の質の向上に繋がる。クォリティ・アシュアランス（医療従事者の質の保証）を徹底・強化することが必要である。

患者さんに十分な診療情報を提供すると同時に，事故防止にも繋がる質の高い診療記録の記載ができるように，診療記録の開示を意識した診療情報管理にも取り組む必要がある。

## 12・10・3　事故防止のための院内体制

医療事故を防止するためには，院内に効果的な体制が敷かれ，医療事故やニアミスに関する情報を適切に収集・分析し，必要な対策を企画・実施すると共に，有用な情報や時期を失することなく現場にフィードバックすることが重要である。病院全体のレベルと各部門のレベルそれぞれの体制を整備し，両者の連絡を図り，病院としての一元的な体制を整備することが望まれる。

## 12・10・4　安全管理体制の基本的な構成要素

### 1．事故やニアミスに関する情報収集

問題を改善していくためには，何が問題なのかを把握する。それには，医療従事者からの自主的な報告，カンファレンスなどにおける症例の検討，客観的な指標の使用，診療記録のチェックによるものがあげられる。

医療事故やニアミスの実態の把握は，当事者やそれを目撃した者による自主的な報告によって成される。事故のみならず，全体像を把握するために，ニアミスまで含めた情報の収集が大切であり，頻度や重大性に基づいて，院内で取り組むべき問題の優先順位を決めなければならない。

安全に関係のある情報を病院内の委員会や新聞報道からも入手できるように工夫して，さまざまな経路から情報が入手できるようにすべきである。

具体的な対策に繋がる分析を行い，対策の企画・実施を行う院内組織が整備されてなければならない。

### 2．事故・ニアミス報告を推進する環境整備

当事者が報告しなければ事故防止システムは機能しない。医療従事者からの自主的な報告を教材として利用する際には，以後の自主的な報告を思

い留まらせることのないよう，慎重な配慮が必要である。そのためには，次のことが徹底されなければならない。

- 事故・ニアミス報告が定着するまで，報告すべき事例について繰り返し教育すること。
- 事故・ニアミス報告の目的を明確にするが，これを院内の懲罰や人事管理に用いないこと。
- 事故・ニアミス報告書の取り扱いや保管は慎重に行うこと。
- 簡便に報告できるよう報告書の様式を工夫すること。
- 報告に対し適切な対応策をとり，タイムリーに現場へフィードバックすること。

事故・ニアミス報告は，全ての医療従事者が，お互いの失敗から学ぶことによって，事故を防止することを目的としている。

「医療事故とは，本来の医療行為が開始されてから終了するまでのプロセスにおいて，予想外の事が起こった場合」を広く指し，それらの内，「医療上の過誤で起こったもの」だけを**医療過誤**（malpractice）と呼ぶ。「ニアミス」とは，ミスがあったが幸い患者さんに何も起こらなかったものや，事前に誤りが訂正されて事故に至らなかった場合を意味する。

### 3. 事故発生時の対応

発生した事態への対応に当たっては，患者さんや家族などに対して，事実を誠実に速やかに説明することが必要である。

## 12・10・5　放射線治療におけるリスク

熊谷[12]によると，放射線治療に関するリスク事例として，受付業務における患者さんの呼び間違い，患者さんの接遇の悪さがあげられている。これらは人為的なものであり，例えば，不注意や思い違いによるもの，患者さんの対応のまずさから来ている。患者さんの指名をフルネームで確認すると共に，自ら患者さんに名乗ってもらい，入院患者さんには氏名識別バンドの使用を徹底する事が必要である。照射に当たっても，初日の照射や担当者が交代することにより，間違いが起こることが考えられる。患者さんの接遇に関しては，医療従事者全てが心得なければならないことである。

放射線照射においては，鉛ブロック・シャドウトレイなどの落下事故，ガントリ・電子線ツーブスなどの接触と衝突，患者さんのベッドからの転落，操作ミス，装置の故障，その他の報告がある。放射線治療装置の故障以外は，いずれも患者さんの安全を考え，最もリスクの少ない確実な手順に従い，細心の注意を払って業務を行わねばならない。操作に当たっては，2名以上の担当者によりお互いにチェックをし合いながら，安全に業務を行うことが必要である。現在使用されている装置には，マルチリーフコリメータ（multi leaf collimator）や患者照合装置（simulator）などにより，鉛ブロックなどの落下や照射パラメータ設定ミスが回避されるが，データ入力の際には十分注意し，放射線照射位置設定におけるリスクも十分に考慮しなければならない。装置の故障によっては，患者さんに不要な被曝をさせることにもなり，装置の保守点検（maintenance checking）は重要である。毎日の動作点検，定期的な点検，装置メーカーによる保守点検が確実になされることにより，事故を未然に防ぐことと，故障に際しても早急に対応できる体制ができる。放射線治療装置のみならず，線量測定においては投与線量の精度が確保されること，治療計画装置（radiation treatment planning device）や照射線量計算システムにおいては，正確なデータが入力されていなければ，精度のみならず大事故につながることになり，データを確認する上でも専門知識の習得は不可欠である。

わが国においては，診療放射線技師が放射線物理士や線量測定士の業務を担い，専門看護師が配属されていない施設が多い中で，患者さんのケアにも十分応じなければならず，診療放射線技師に課せられた役割は大きい。安全に確実に，誠意といたわりをもって患者さんに接しなければならない。

　最後に，リスクマネジメントの目的は「医療の質を確保する」ことにあるが，最終の目的は「医療の質の向上」にある。専門職としての知識・技術のたゆまぬ修練を行い，組織にあっては，事故への対応業務，権限，責任を十分理解し，確実に行動することにある。

　常に患者さん中心の医療提供を念頭に，最善の環境を整えなければならない。

## 参考文献

1) 日本放射線技師会. ISRRT放射線技師の役割と専門職のための教育基準. 日本放射線技師会椎誌（別冊付録）. 2001；48・1：576.
2) 斉藤隆雄・監, 福山有史・編. 生命倫理学講義. 日本評論社. 1999.
3) 竹内　正. 医療原論. 弘文堂. 1996.
4) ピーター・G・ノートハウス, ローレル・L・ノートハウス. ヘルス・コミュニケーション. 九州大学出版会. 1998.
5) 中川米造. 『患者さんとのコミュニケーション』医療にこころを. 日本放射線技師会. 1986.
6) 岡堂哲雄. 病気と人間行動（シリーズ）患者・家族の心理と看護ケア. 中央法規出版. 1987.
7) 砂屋敷忠, 吉川ひろみ, 岡本珠代. 保健・医療専門職の倫理テキスト. 医療科学社. 2000.
8) 上前峰子. 患者さんにやさしい放射線治療. 日本放射線技師会雑誌. 2000；47・5：568.
9) 北里大学病院院内感染防止委員会・編. 院内感染防止対策の手引. 北里大学病院. 2000.
10) 藤原泰子・監修代表. 院内感染防止ポケットガイド. 学習研究社. 2000.
11) 土井英史. 見直そう！誤解だらけの感染管理. 医学芸術社. 2000.
12) 熊谷孝三. 日本放射線技師会平成8年度調査・研究助成課題「放射線診療におけるリスクマネジメントの研究―リスク事例と医療事故予防対策―」. リスクマネジメント研究班　国立病院九州がんセンター放射線部. 1995.
13) 国立大学医学部附属病院長会議常置委員会. 医療事故防止のための安全管理体制の確立について―「医療事故防止方策の策定に関する作業部会」中間報告―. 2000.
14) 前田和彦. 医事法セミナー（上）医療・患者編. 医療科学社. 2000.
15) 北里大学病院. リスクマネジメントマニュアル. 北里大学病院. 2000.
16) 油井香代子. 医療事故防止のためのリスクマネジメント「患者を守るための危機管理の実際」. 医学芸術社. 2001.

改訂2版　放射線治療科学概論　付表

付表 1-1　週 1 回照射における TDF の値

| 線量[Gy] | 照射回数 | | | | | | | | | | | | | | | | | | | | | | | | | | | | |
|---|---|---|---|---|---|---|---|---|---|---|---|---|---|---|---|---|---|---|---|---|---|---|---|---|---|---|---|---|---|
| | 4 | 5 | 6 | 7 | 8 | 9 | 10 | 12 | 14 | 16 | 18 | 20 | 22 | 24 | 25 | 26 | 28 | 30 | 31 | 32 | 34 | 35 | 36 | 40 |
| 0.5 | 1.2 | 1.5 | 1.8 | 2.1 | 2.4 | 2.7 | 3.0 | 3.6 | 4.2 | 4.8 | 5.4 | 6.0 | 6.6 | 7.2 | 7.5 | 7.8 | 8.4 | 9.0 | 9.3 | 9.6 | 10.1 | 10.4 | 10.7 | 11.9 |
| 0.6 | 1.6 | 2.0 | 2.4 | 2.8 | 3.2 | 3.6 | 4.0 | 4.7 | 5.5 | 6.3 | 7.1 | 7.9 | 8.7 | 9.5 | 9.9 | 10.3 | 11.1 | 11.9 | 12.2 | 12.6 | 13.4 | 13.8 | 14.2 | 15.8 |
| 0.7 | 2.0 | 2.5 | 3.0 | 3.5 | 4.0 | 4.5 | 5.0 | 6.0 | 7.0 | 8.0 | 9.0 | 10.0 | 11.0 | 12.0 | 12.5 | 13.0 | 14.0 | 15.0 | 15.5 | 16.0 | 17.0 | 17.5 | 18.0 | 20.0 |
| 0.8 | 2.5 | 3.1 | 3.7 | 4.3 | 4.9 | 5.5 | 6.2 | 7.4 | 8.6 | 9.8 | 11.1 | 12.3 | 13.5 | 14.8 | 15.4 | 16.0 | 17.2 | 18.5 | 19.1 | 19.7 | 20.9 | 21.5 | 22.1 | 24.6 |
| 0.9 | 3.0 | 3.7 | 4.4 | 5.2 | 5.9 | 6.6 | 7.4 | 8.8 | 10.3 | 11.8 | 13.3 | 14.7 | 16.2 | 17.7 | 18.4 | 19.2 | 20.6 | 22.1 | 22.9 | 23.6 | 25.1 | 25.8 | 26.5 | 29.5 |
| 1.0 | 3.5 | 4.3 | 5.2 | 6.1 | 6.9 | 7.8 | 8.7 | 10.4 | 12.1 | 13.9 | 15.6 | 17.3 | 19.1 | 20.8 | 21.7 | 22.5 | 24.3 | 26.0 | 26.9 | 27.7 | 29.5 | 30.3 | 31.2 | 34.7 |
| 1.1 | 4.0 | 5.0 | 6.0 | 7.0 | 8.0 | 9.0 | 10.0 | 12.0 | 14.1 | 16.1 | 18.1 | 20.1 | 22.1 | 24.1 | 25.1 | 26.1 | 28.1 | 30.1 | 31.1 | 32.1 | 34.1 | 35.1 | 36.1 | 40.2 |
| 1.2 | 4.6 | 5.7 | 6.9 | 8.0 | 9.2 | 10.3 | 11.5 | 13.8 | 16.1 | 18.4 | 20.7 | 23.0 | 25.3 | 27.5 | 28.7 | 29.8 | 32.1 | 34.4 | 35.6 | 36.7 | 39.0 | 40.2 | 41.3 | 45.9 |
| 1.3 | 5.2 | 6.5 | 7.8 | 9.1 | 10.4 | 11.7 | 13.0 | 15.6 | 18.2 | 20.8 | 23.4 | 26.0 | 28.6 | 31.2 | 32.5 | 33.8 | 36.4 | 38.9 | 40.2 | 41.5 | 44.1 | 45.4 | 46.7 | 51.9 |
| 1.4 | 5.8 | 7.3 | 8.7 | 10.2 | 11.6 | 13.1 | 14.6 | 17.5 | 20.4 | 23.3 | 26.2 | 29.1 | 32.0 | 34.9 | 36.4 | 37.8 | 40.7 | 43.7 | 45.1 | 46.6 | 49.5 | 50.9 | 52.4 | 58.2 |
| 1.5 | 6.5 | 8.1 | 9.7 | 11.3 | 12.9 | 14.6 | 16.2 | 19.4 | 22.7 | 25.9 | 29.1 | 32.4 | 35.6 | 38.8 | 40.4 | 42.1 | 45.3 | 48.5 | 50.2 | 51.8 | 55.0 | 56.6 | 58.2 | 64.7 |
| 1.6 | 7.1 | 8.9 | 10.7 | 12.5 | 14.3 | 16.1 | 17.9 | 21.4 | 25.0 | 28.6 | 32.2 | 35.7 | 39.3 | 42.9 | 44.7 | 46.5 | 50.0 | 53.6 | 55.4 | 57.2 | 60.8 | 62.5 | 64.3 | 71.5 |
| 1.7 | 7.8 | 9.8 | 11.8 | 13.7 | 15.7 | 17.7 | 19.6 | 23.5 | 27.5 | 31.4 | 35.3 | 39.2 | 43.2 | 47.1 | 49.0 | 51.0 | 54.9 | 58.8 | 60.8 | 62.8 | 66.7 | 68.7 | 70.6 | 78.5 |
| 1.8 | 8.6 | 10.7 | 12.9 | 15.0 | 17.1 | 19.3 | 21.4 | 25.7 | 30.0 | 34.3 | 38.6 | 42.8 | 47.1 | 51.4 | 53.5 | 55.7 | 60.0 | 64.3 | 66.4 | 68.5 | 72.8 | 75.0 | 77.1 | 85.7 |
| 1.9 | 9.3 | 11.6 | 14.0 | 16.3 | 18.6 | 20.9 | 23.3 | 27.9 | 32.6 | 37.2 | 41.9 | 46.6 | 51.2 | 55.9 | 58.2 | 60.5 | 65.2 | 69.8 | 72.2 | 74.5 | 79.1 | 81.5 | 83.8 | 93.1 |
| 2.0 | 10.1 | 12.6 | 15.1 | 17.6 | 20.1 | 22.7 | 25.2 | 30.2 | 35.3 | 40.3 | 45.3 | 50.4 | 55.4 | 60.4 | 63.0 | 65.5 | 70.5 | 75.6 | 78.1 | 80.6 | 85.6 | 88.2 | 90.7 | 100.7 |
| 2.1 | 10.9 | 13.6 | 16.3 | 19.0 | 21.7 | 24.4 | 27.2 | 32.6 | 38.0 | 43.4 | 48.9 | 54.3 | 59.7 | 65.2 | 67.9 | 70.6 | 76.0 | 81.5 | 84.2 | 86.9 | 92.3 | 95.0 | 97.7 | 108.6 |
| 2.2 | 11.7 | 14.6 | 17.5 | 20.4 | 23.3 | 26.2 | 29.2 | 35.0 | 40.8 | 46.7 | 52.5 | 58.3 | 64.2 | 70.0 | 72.9 | 75.8 | 81.7 | 87.5 | 90.4 | 93.3 | 99.2 | 102.1 | 105.0 | 116.7 |
| 2.3 | 12.5 | 15.6 | 18.7 | 21.9 | 25.0 | 28.1 | 31.2 | 37.5 | 43.7 | 50.0 | 56.2 | 62.5 | 68.7 | 75.0 | 78.1 | 81.2 | 87.4 | 93.7 | 96.8 | 99.9 | 106.2 | 109.3 | 112.4 | 124.9 |
| 2.4 | 13.3 | 16.7 | 20.0 | 23.3 | 26.7 | 30.0 | 33.3 | 40.0 | 46.7 | 53.3 | 60.0 | 66.7 | 73.4 | 80.0 | 83.4 | 86.7 | 93.4 | 100.0 | 103.4 | 106.7 | 113.4 | 116.7 | 120.0 | 133.4 |
| 2.5 | 14.2 | 17.8 | 21.3 | 24.9 | 28.4 | 32.0 | 35.5 | 42.6 | 49.7 | 56.8 | 63.9 | 71.0 | 78.1 | 85.2 | 88.8 | 92.3 | 99.4 | 106.5 | 110.1 | 113.6 | 120.7 | 124.3 | 127.8 | 142.0 |
| 2.6 | 15.1 | 18.9 | 22.6 | 26.4 | 30.2 | 33.9 | 37.7 | 45.3 | 52.8 | 60.3 | 67.9 | 75.4 | 83.0 | 90.5 | 94.3 | 98.1 | 105.6 | 113.1 | 116.9 | 120.7 | 128.2 | 132.0 | 135.8 | 150.9 |
| 2.7 | 16.0 | 20.0 | 24.0 | 28.0 | 32.0 | 36.0 | 40.0 | 48.0 | 56.0 | 63.9 | 71.9 | 79.9 | 87.9 | 95.9 | 99.9 | 103.9 | 111.9 | 119.9 | 123.9 | 127.9 | 135.9 | 139.9 | 143.9 | 159.9 |
| 2.8 | 16.9 | 21.1 | 25.4 | 29.6 | 33.8 | 38.0 | 42.3 | 50.7 | 59.2 | 67.6 | 76.1 | 84.5 | 93.0 | 101.4 | 105.7 | 109.9 | 118.3 | 126.8 | 131.0 | 135.3 | 143.7 | 147.9 | 152.2 | 169.1 |
| 2.9 | 17.8 | 22.3 | 26.8 | 31.2 | 35.7 | 40.2 | 44.6 | 53.5 | 62.5 | 71.4 | 80.3 | 89.2 | 98.1 | 107.1 | 111.5 | 116.0 | 124.9 | 133.8 | 138.3 | 142.8 | 151.7 | 156.1 | 160.6 | |
| 3.0 | 18.8 | 23.5 | 28.2 | 32.9 | 37.6 | 42.3 | 47.0 | 56.4 | 65.8 | 75.2 | 84.6 | 94.0 | 103.4 | 112.8 | 117.5 | 122.2 | 131.6 | 141.0 | 145.7 | 150.4 | 159.8 | 164.5 | 169.2 | |
| 3.2 | 20.8 | 26.0 | 31.1 | 36.3 | 41.5 | 46.7 | 51.9 | 62.3 | 72.7 | 83.1 | 93.4 | 103.8 | 114.2 | 124.6 | 129.8 | 135.0 | 145.3 | 155.7 | 160.9 | 166.1 | | | | |
| 3.4 | 22.8 | 28.5 | 34.2 | 39.9 | 45.6 | 51.3 | 57.0 | 68.4 | 79.8 | 91.2 | 102.6 | 114.0 | 125.4 | 136.8 | 142.5 | 148.2 | 159.5 | | | | | | | |
| 3.6 | 24.9 | 31.1 | 37.3 | 43.6 | 49.8 | 56.0 | 62.2 | 74.7 | 87.1 | 99.5 | 112.0 | 124.4 | 136.9 | 149.3 | 155.5 | 161.8 | | | | | | | | |
| 3.8 | 27.0 | 33.8 | 40.6 | 47.3 | 54.1 | 60.9 | 67.6 | 81.1 | 94.7 | 108.2 | 121.7 | 135.2 | 148.8 | 162.3 | 169.0 | | | | | | | | | |
| 4.0 | 29.3 | 36.6 | 43.9 | 51.2 | 58.5 | 65.9 | 73.2 | 87.8 | 102.4 | 117.1 | 131.7 | 146.3 | 161.0 | | | | | | | | | | | |
| 4.2 | 31.5 | 39.4 | 47.3 | 55.2 | 63.1 | 71.0 | 78.9 | 94.6 | 110.4 | 126.2 | 142.0 | 157.7 | | | | | | | | | | | | |
| 4.4 | 33.9 | 42.4 | 50.8 | 59.3 | 67.8 | 76.3 | 84.7 | 101.7 | 118.6 | 135.6 | 152.5 | 169.4 | | | | | | | | | | | | |
| 4.6 | 36.3 | 45.4 | 54.4 | 63.5 | 72.6 | 81.6 | 90.7 | 108.9 | 127.0 | 145.2 | 163.3 | | | | | | | | | | | | | |
| 4.8 | 38.7 | 48.4 | 58.1 | 67.8 | 77.5 | 87.2 | 96.9 | 116.2 | 135.6 | 155.0 | | | | | | | | | | | | | | |
| 5.0 | 41.3 | 51.6 | 61.9 | 72.2 | 82.5 | 92.8 | 103.1 | 123.8 | 144.4 | 165.0 | | | | | | | | | | | | | | |
| 5.2 | 43.8 | 54.8 | 65.7 | 76.7 | 87.6 | 98.6 | 109.6 | 131.5 | 153.4 | | | | | | | | | | | | | | | |
| 5.4 | 46.4 | 58.1 | 69.7 | 81.3 | 92.9 | 104.5 | 116.1 | 139.3 | 162.5 | | | | | | | | | | | | | | | |
| 5.6 | 49.1 | 61.4 | 73.7 | 85.9 | 98.2 | 110.5 | 122.8 | 147.3 | | | | | | | | | | | | | | | | |
| 5.8 | 51.8 | 64.8 | 77.8 | 90.7 | 103.7 | 116.7 | 129.6 | 155.6 | | | | | | | | | | | | | | | | |
| 6.0 | 54.6 | 68.3 | 81.9 | 95.6 | 109.2 | 122.9 | 136.5 | 163.8 | | | | | | | | | | | | | | | | |
| 7.0 | 69.2 | 86.5 | 103.8 | 121.2 | 138.5 | 155.8 | | | | | | | | | | | | | | | | | | |
| 8.0 | 85.0 | 106.3 | 127.5 | 148.8 | | | | | | | | | | | | | | | | | | | | |
| 9.0 | 101.9 | 127.4 | 152.9 | | | | | | | | | | | | | | | | | | | | | |
| 10.0 | 119.8 | 149.8 | | | | | | | | | | | | | | | | | | | | | | |

付表 1-2 週 2 回照射における TDF の値

| 線量[Gy] | 4 | 5 | 6 | 7 | 8 | 9 | 10 | 12 | 14 | 16 | 18 | 20 | 22 | 24 | 25 | 26 | 28 | 30 | 31 | 32 | 34 | 35 | 36 | 40 |
|---|---|---|---|---|---|---|---|---|---|---|---|---|---|---|---|---|---|---|---|---|---|---|---|---|
| 0.5 | 1.3 | 1.7 | 2.0 | 2.3 | 2.6 | 3.0 | 3.3 | 4.0 | 4.6 | 5.3 | 6.0 | 6.6 | 7.3 | 7.9 | 8.3 | 8.6 | 9.3 | 9.9 | 10.3 | 10.6 | 11.3 | 11.6 | 11.9 | 13.2 |
| 0.6 | 1.8 | 2.2 | 2.6 | 3.1 | 3.5 | 3.9 | 4.4 | 5.3 | 6.1 | 7.0 | 7.9 | 8.8 | 9.6 | 10.5 | 11.0 | 11.4 | 12.3 | 13.1 | 13.6 | 14.0 | 14.9 | 15.3 | 15.8 | 17.5 |
| 0.7 | 2.2 | 2.8 | 3.3 | 3.9 | 4.4 | 5.0 | 5.6 | 6.7 | 7.8 | 8.9 | 10.0 | 11.1 | 12.2 | 13.3 | 13.9 | 14.4 | 15.5 | 16.7 | 17.2 | 17.8 | 18.9 | 19.4 | 20.0 | 22.2 |
| 0.8 | 2.7 | 3.4 | 4.1 | 4.8 | 5.5 | 6.1 | 6.8 | 8.2 | 9.5 | 10.9 | 12.3 | 13.6 | 15.0 | 16.4 | 17.1 | 17.7 | 19.1 | 20.5 | 21.1 | 21.8 | 23.2 | 23.9 | 24.6 | 27.3 |
| 0.9 | 3.3 | 4.1 | 4.9 | 5.7 | 6.5 | 7.4 | 8.2 | 9.8 | 11.4 | 13.1 | 14.7 | 16.3 | 18.0 | 19.6 | 20.4 | 21.3 | 22.9 | 24.5 | 25.3 | 26.2 | 27.8 | 28.6 | 29.4 | 32.7 |
| 1.0 | 3.8 | 4.8 | 5.8 | 6.7 | 7.7 | 8.7 | 9.6 | 11.5 | 13.5 | 15.4 | 17.3 | 19.2 | 21.1 | 23.1 | 24.0 | 25.0 | 26.9 | 28.8 | 29.8 | 30.8 | 32.7 | 33.6 | 34.6 | 38.5 |
| 1.1 | 4.5 | 5.6 | 6.7 | 7.8 | 8.9 | 10.0 | 11.1 | 13.4 | 15.6 | 17.8 | 20.0 | 22.3 | 24.5 | 26.7 | 27.8 | 28.9 | 31.2 | 33.4 | 34.5 | 35.6 | 37.8 | 39.0 | 40.1 | 44.5 |
| 1.2 | 5.1 | 6.4 | 7.6 | 8.9 | 10.2 | 11.5 | 12.7 | 15.3 | 17.8 | 20.4 | 22.9 | 25.5 | 28.0 | 30.5 | 31.8 | 33.1 | 35.6 | 38.2 | 39.4 | 40.7 | 43.3 | 44.5 | 45.8 | 50.9 |
| 1.3 | 5.8 | 7.2 | 8.6 | 10.1 | 11.5 | 13.0 | 14.4 | 17.3 | 20.2 | 23.0 | 25.9 | 28.8 | 31.7 | 34.5 | 36.0 | 37.4 | 40.3 | 43.2 | 44.6 | 46.1 | 48.9 | 50.4 | 51.8 | 57.6 |
| 1.4 | 6.5 | 8.1 | 9.7 | 11.3 | 12.9 | 14.5 | 16.1 | 19.4 | 22.6 | 25.8 | 29.0 | 32.3 | 35.5 | 38.7 | 40.3 | 41.9 | 45.2 | 48.4 | 50.0 | 51.6 | 54.8 | 56.5 | 58.1 | 64.5 |
| 1.5 | 7.2 | 9.0 | 10.8 | 12.6 | 14.4 | 16.1 | 17.9 | 21.5 | 25.1 | 28.7 | 32.3 | 35.9 | 39.5 | 43.1 | 44.8 | 46.6 | 50.2 | 53.8 | 55.6 | 57.4 | 61.0 | 62.8 | 64.6 | 71.8 |
| 1.6 | 7.9 | 9.9 | 11.9 | 13.9 | 15.8 | 17.8 | 19.8 | 23.8 | 27.7 | 31.7 | 35.7 | 39.6 | 43.6 | 47.5 | 49.5 | 51.5 | 55.5 | 59.4 | 61.4 | 63.4 | 67.4 | 69.3 | 71.3 | 79.2 |
| 1.7 | 8.7 | 10.9 | 13.0 | 15.2 | 17.4 | 19.6 | 21.7 | 26.1 | 30.4 | 34.8 | 39.1 | 43.5 | 47.8 | 52.2 | 54.4 | 56.5 | 60.8 | 65.2 | 67.4 | 69.6 | 73.9 | 76.1 | 78.3 | 87.0 |
| 1.8 | 9.5 | 11.9 | 14.2 | 16.6 | 19.0 | 21.4 | 23.7 | 28.5 | 33.2 | 38.0 | 42.7 | 47.5 | 52.2 | 57.0 | 59.4 | 61.7 | 66.5 | 71.2 | 73.6 | 76.0 | 80.7 | 83.1 | 85.5 | 95.0 |
| 1.9 | 10.3 | 12.9 | 15.5 | 18.1 | 20.6 | 23.2 | 25.8 | 31.0 | 36.1 | 41.3 | 46.5 | 51.6 | 56.8 | 61.9 | 64.5 | 67.1 | 72.3 | 77.4 | 80.0 | 82.6 | 87.7 | 90.3 | 92.9 | 103.2 |
| 2.0 | 11.2 | 14.0 | 16.8 | 19.5 | 22.3 | 25.1 | 27.9 | 33.5 | 39.1 | 44.7 | 50.3 | 55.8 | 61.4 | 67.0 | 69.8 | 72.6 | 78.2 | 83.8 | 86.6 | 89.4 | 94.9 | 97.7 | 100.5 | 111.7 |
| 2.1 | 12.0 | 15.1 | 18.1 | 21.1 | 24.1 | 27.1 | 30.1 | 36.1 | 42.1 | 48.2 | 54.2 | 60.2 | 66.2 | 72.2 | 75.3 | 78.3 | 84.3 | 90.3 | 93.3 | 96.3 | 102.3 | 105.4 | 108.4 | 120.4 |
| 2.2 | 12.9 | 16.2 | 19.4 | 22.6 | 25.9 | 29.1 | 32.3 | 38.8 | 45.3 | 51.7 | 58.2 | 64.7 | 71.1 | 77.6 | 80.8 | 84.1 | 90.5 | 97.0 | 100.2 | 103.5 | 109.9 | 113.2 | 116.4 | 129.3 |
| 2.3 | 13.8 | 17.3 | 20.8 | 24.2 | 27.7 | 31.2 | 34.6 | 41.5 | 48.5 | 55.4 | 62.3 | 69.2 | 76.2 | 83.1 | 86.6 | 90.0 | 96.9 | 103.9 | 107.3 | 110.8 | 117.7 | 121.2 | 124.6 | 138.5 |
| 2.4 | 14.8 | 18.5 | 22.2 | 25.9 | 29.6 | 33.3 | 37.0 | 44.4 | 51.8 | 59.1 | 66.5 | 73.9 | 81.3 | 88.7 | 92.4 | 96.1 | 103.5 | 110.9 | 114.6 | 118.3 | 125.7 | 129.4 | 133.1 | 147.9 |
| 2.5 | 15.7 | 19.7 | 23.6 | 27.6 | 31.5 | 35.4 | 39.4 | 47.2 | 55.1 | 63.0 | 70.9 | 78.7 | 86.6 | 94.5 | 98.4 | 102.3 | 110.2 | 118.0 | 122.0 | 126.0 | 133.8 | 137.8 | 141.7 | 157.4 |
| 2.6 | 16.7 | 20.9 | 25.1 | 29.3 | 33.4 | 37.6 | 41.8 | 50.2 | 58.5 | 66.9 | 75.3 | 83.6 | 92.0 | 100.3 | 104.5 | 108.7 | 117.1 | 125.4 | 129.6 | 133.8 | 142.2 | 146.3 | 150.5 | 167.2 |
| 2.7 | 17.7 | 22.2 | 26.6 | 31.0 | 35.4 | 39.9 | 44.3 | 53.2 | 62.0 | 70.9 | 79.8 | 88.6 | 97.5 | 106.3 | 110.8 | 115.2 | 124.1 | 132.9 | 137.4 | 141.8 | 150.7 | 155.1 | 159.5 |  |
| 2.8 | 18.7 | 23.4 | 28.1 | 32.8 | 37.5 | 42.2 | 46.9 | 56.2 | 65.6 | 75.0 | 84.3 | 93.7 | 103.1 | 112.5 | 117.2 | 121.8 | 131.2 | 140.6 | 145.3 | 150.0 | 159.3 | 164.0 | 168.7 |  |
| 2.9 | 19.8 | 24.7 | 29.7 | 34.6 | 39.6 | 44.5 | 49.5 | 59.4 | 69.2 | 79.1 | 89.0 | 98.9 | 108.8 | 118.7 | 123.6 | 128.6 | 138.5 | 148.4 | 153.3 | 158.3 | 168.2 |  |  |  |
| 3.0 | 20.8 | 26.1 | 31.3 | 36.5 | 41.7 | 46.9 | 52.1 | 62.5 | 73.0 | 83.4 | 93.8 | 104.2 | 114.6 | 125.1 | 130.3 | 135.5 | 145.9 | 156.3 | 161.5 | 166.7 |  |  |  |  |
| 3.2 | 23.0 | 28.8 | 34.5 | 40.3 | 46.0 | 51.8 | 57.5 | 69.1 | 80.6 | 92.1 | 103.6 | 115.1 | 126.6 | 138.1 | 143.9 | 149.6 | 161.1 |  |  |  |  |  |  |  |
| 3.4 | 25.3 | 31.6 | 37.9 | 44.2 | 50.5 | 56.9 | 63.2 | 75.8 | 88.4 | 101.1 | 113.7 | 126.3 | 139.0 | 151.6 | 157.9 | 164.3 |  |  |  |  |  |  |  |  |
| 3.6 | 27.6 | 34.5 | 41.4 | 48.3 | 55.2 | 62.1 | 69.0 | 82.8 | 96.6 | 110.4 | 124.2 | 138.0 | 151.8 | 165.6 |  |  |  |  |  |  |  |  |  |  |
| 3.8 | 30.0 | 37.5 | 45.0 | 52.5 | 60.0 | 67.5 | 75.0 | 89.9 | 104.9 | 119.9 | 134.9 | 149.9 | 164.9 |  |  |  |  |  |  |  |  |  |  |  |
| 4.0 | 32.4 | 40.6 | 48.7 | 56.8 | 64.9 | 73.0 | 81.1 | 97.3 | 113.6 | 129.8 | 146.0 | 162.2 |  |  |  |  |  |  |  |  |  |  |  |  |
| 4.2 | 35.0 | 43.7 | 52.5 | 61.2 | 70.0 | 78.7 | 87.4 | 104.9 | 122.4 | 139.9 | 157.4 |  |  |  |  |  |  |  |  |  |  |  |  |  |
| 4.4 | 37.6 | 47.0 | 56.4 | 65.8 | 75.1 | 84.5 | 93.9 | 112.7 | 131.5 | 150.3 | 169.1 |  |  |  |  |  |  |  |  |  |  |  |  |  |
| 4.6 | 40.2 | 50.3 | 60.3 | 70.4 | 80.5 | 90.5 | 100.6 | 120.7 | 140.8 | 160.9 |  |  |  |  |  |  |  |  |  |  |  |  |  |  |
| 4.8 | 43.0 | 53.7 | 64.4 | 75.2 | 85.9 | 96.6 | 107.4 | 128.9 | 150.3 |  |  |  |  |  |  |  |  |  |  |  |  |  |  |  |
| 5.0 | 45.7 | 57.2 | 68.6 | 80.0 | 91.5 | 102.9 | 114.3 | 137.2 | 160.1 |  |  |  |  |  |  |  |  |  |  |  |  |  |  |  |
| 5.2 | 48.6 | 60.7 | 72.9 | 85.0 | 97.2 | 109.3 | 121.5 | 145.7 |  |  |  |  |  |  |  |  |  |  |  |  |  |  |  |  |
| 5.4 | 51.5 | 64.4 | 77.2 | 90.1 | 103.0 | 115.8 | 128.7 | 154.5 |  |  |  |  |  |  |  |  |  |  |  |  |  |  |  |  |
| 5.6 | 54.5 | 68.1 | 81.7 | 95.3 | 108.9 | 122.5 | 136.1 | 163.4 |  |  |  |  |  |  |  |  |  |  |  |  |  |  |  |  |
| 5.8 | 57.5 | 71.8 | 86.2 | 100.6 | 114.9 | 129.3 | 143.7 |  |  |  |  |  |  |  |  |  |  |  |  |  |  |  |  |  |
| 6.0 | 60.5 | 75.7 | 90.8 | 106.0 | 121.1 | 136.2 | 151.4 |  |  |  |  |  |  |  |  |  |  |  |  |  |  |  |  |  |
| 7.0 | 76.8 | 95.9 | 115.1 | 134.3 | 153.5 |  |  |  |  |  |  |  |  |  |  |  |  |  |  |  |  |  |  |  |
| 8.0 | 94.3 | 117.8 | 141.4 | 165.0 |  |  |  |  |  |  |  |  |  |  |  |  |  |  |  |  |  |  |  |  |
| 9.0 | 113.0 | 141.2 | 169.5 |  |  |  |  |  |  |  |  |  |  |  |  |  |  |  |  |  |  |  |  |  |
| 10.0 | 132.9 | 166.1 |  |  |  |  |  |  |  |  |  |  |  |  |  |  |  |  |  |  |  |  |  |  |

付表 1-3　週 3 回照射における TDF の値

| 線量[Gy] | 4 | 5 | 6 | 7 | 8 | 9 | 10 | 12 | 14 | 16 | 18 | 20 | 22 | 24 | 25 | 26 | 28 | 30 | 31 | 32 | 34 | 35 | 36 | 40 |
|---|---|---|---|---|---|---|---|---|---|---|---|---|---|---|---|---|---|---|---|---|---|---|---|---|
| 0.5 | 1.4 | 1.8 | 2.1 | 2.5 | 2.8 | 3.2 | 3.5 | 4.2 | 4.9 | 5.6 | 6.3 | 7.0 | 7.7 | 8.5 | 8.8 | 9.2 | 9.9 | 10.6 | 10.9 | 11.3 | 12.0 | 12.3 | 12.7 | 14.1 |
| 0.6 | 1.9 | 2.3 | 2.8 | 3.3 | 3.7 | 4.2 | 4.7 | 5.6 | 6.5 | 7.5 | 8.4 | 9.3 | 10.3 | 11.2 | 11.7 | 12.1 | 13.1 | 14.0 | 14.5 | 14.9 | 15.9 | 16.3 | 16.8 | 18.7 |
| 0.7 | 2.4 | 3.0 | 3.5 | 4.1 | 4.7 | 5.3 | 5.9 | 7.1 | 8.3 | 9.5 | 10.6 | 11.8 | 13.0 | 14.2 | 14.8 | 15.4 | 16.6 | 17.7 | 18.3 | 18.9 | 20.1 | 20.7 | 21.3 | 23.6 |
| 0.8 | 2.9 | 3.6 | 4.4 | 5.1 | 5.8 | 6.5 | 7.3 | 8.7 | 10.2 | 11.6 | 13.1 | 14.5 | 16.0 | 17.4 | 18.1 | 18.9 | 20.3 | 21.8 | 22.5 | 23.2 | 24.7 | 25.4 | 26.1 | 29.0 |
| 0.9 | 3.5 | 4.4 | 5.2 | 6.1 | 7.0 | 7.8 | 8.7 | 10.4 | 12.2 | 13.9 | 15.7 | 17.4 | 19.1 | 20.9 | 21.8 | 22.6 | 24.4 | 26.1 | 27.0 | 27.8 | 29.6 | 30.5 | 31.3 | 34.8 |
| 1.0 | 4.1 | 5.1 | 6.1 | 7.2 | 8.2 | 9.2 | 10.2 | 12.3 | 14.3 | 16.4 | 18.4 | 20.5 | 22.5 | 24.6 | 25.6 | 26.6 | 28.7 | 30.7 | 31.7 | 32.7 | 34.8 | 35.8 | 36.8 | 40.9 |
| 1.1 | 4.7 | 5.9 | 7.1 | 8.3 | 9.5 | 10.7 | 11.8 | 14.2 | 16.6 | 19.0 | 21.3 | 23.7 | 26.1 | 28.4 | 29.6 | 30.8 | 33.2 | 35.5 | 36.7 | 37.9 | 40.3 | 41.5 | 42.7 | 47.4 |
| 1.2 | 5.4 | 6.8 | 8.1 | 9.5 | 10.8 | 12.2 | 13.5 | 16.3 | 19.0 | 21.7 | 24.4 | 27.1 | 29.8 | 32.5 | 33.9 | 35.2 | 37.9 | 40.6 | 42.0 | 43.3 | 46.1 | 47.4 | 48.8 | 54.2 |
| 1.3 | 6.1 | 7.7 | 9.2 | 10.7 | 12.3 | 13.8 | 15.3 | 18.4 | 21.4 | 24.5 | 27.6 | 30.6 | 33.7 | 36.8 | 38.3 | 39.8 | 42.9 | 46.0 | 47.5 | 49.0 | 52.1 | 53.6 | 55.2 | 61.3 |
| 1.4 | 6.9 | 8.6 | 10.3 | 12.0 | 13.7 | 15.5 | 17.2 | 20.6 | 24.0 | 27.5 | 30.9 | 34.3 | 37.8 | 41.2 | 42.9 | 44.6 | 48.1 | 51.5 | 53.2 | 54.9 | 58.4 | 60.1 | 61.8 | 68.7 |
| 1.5 | 7.6 | 9.5 | 11.5 | 13.4 | 15.3 | 17.2 | 19.1 | 22.9 | 26.7 | 30.6 | 34.4 | 38.2 | 42.0 | 45.8 | 47.7 | 49.6 | 53.5 | 57.3 | 59.2 | 61.1 | 64.9 | 66.8 | 68.7 | 76.4 |
| 1.6 | 8.4 | 10.5 | 12.7 | 14.8 | 16.9 | 19.0 | 21.1 | 25.3 | 29.5 | 33.7 | 38.0 | 42.2 | 46.4 | 50.6 | 52.7 | 54.8 | 59.0 | 63.3 | 65.4 | 67.5 | 71.7 | 73.8 | 75.9 | 84.4 |
| 1.7 | 9.3 | 11.6 | 13.9 | 16.2 | 18.5 | 20.8 | 23.1 | 27.8 | 32.4 | 37.0 | 41.7 | 46.3 | 50.9 | 55.6 | 57.9 | 60.2 | 64.8 | 69.4 | 71.8 | 74.1 | 78.7 | 81.0 | 83.3 | 92.6 |
| 1.8 | 10.1 | 12.6 | 15.2 | 17.7 | 20.2 | 22.7 | 25.3 | 30.3 | 35.4 | 40.4 | 45.5 | 50.6 | 55.6 | 60.7 | 63.2 | 65.7 | 70.8 | 75.8 | 78.4 | 80.9 | 85.9 | 88.5 | 91.0 | 101.1 |
| 1.9 | 11.0 | 13.7 | 16.5 | 19.2 | 22.0 | 24.7 | 27.5 | 33.0 | 38.5 | 44.0 | 49.4 | 54.9 | 60.4 | 65.9 | 68.7 | 71.4 | 76.9 | 82.4 | 85.2 | 87.9 | 93.4 | 96.1 | 98.9 | 109.9 |
| 2.0 | 11.9 | 14.9 | 17.8 | 20.8 | 23.8 | 26.8 | 29.7 | 35.7 | 41.6 | 47.6 | 53.5 | 59.5 | 65.4 | 71.3 | 74.3 | 77.3 | 83.2 | 89.2 | 92.1 | 95.1 | 101.1 | 104.0 | 107.0 | 118.9 |
| 2.1 | 12.8 | 16.0 | 19.2 | 22.4 | 25.6 | 28.8 | 32.0 | 38.5 | 44.9 | 51.3 | 57.7 | 64.1 | 70.5 | 76.9 | 80.1 | 83.3 | 89.7 | 96.1 | 99.3 | 102.5 | 108.9 | 112.1 | 115.4 | 128.2 |
| 2.2 | 13.8 | 17.2 | 20.7 | 24.1 | 27.5 | 31.0 | 34.4 | 41.3 | 48.2 | 55.1 | 62.0 | 68.8 | 75.7 | 82.6 | 86.1 | 89.5 | 96.4 | 103.3 | 106.7 | 110.1 | 117.0 | 120.5 | 123.9 | 137.7 |
| 2.3 | 14.7 | 18.4 | 22.1 | 25.8 | 29.5 | 33.2 | 36.9 | 44.2 | 51.6 | 59.0 | 66.3 | 73.7 | 81.1 | 88.5 | 92.1 | 95.8 | 103.2 | 110.6 | 114.3 | 117.9 | 125.3 | 129.0 | 132.7 | 147.4 |
| 2.4 | 15.7 | 19.7 | 23.6 | 27.5 | 31.5 | 35.4 | 39.4 | 47.2 | 55.1 | 63.0 | 70.8 | 78.7 | 86.6 | 94.4 | 98.4 | 102.3 | 117.7 | 118.1 | 122.0 | 125.9 | 133.8 | 137.7 | 141.7 | 157.4 |
| 2.5 | 16.8 | 21.0 | 25.1 | 29.3 | 33.5 | 37.7 | 41.9 | 50.3 | 58.7 | 67.0 | 75.4 | 83.8 | 92.2 | 100.6 | 104.8 | 108.9 | 117.3 | 125.7 | 129.9 | 134.1 | 142.5 | 146.7 | 150.8 | 167.6 |
| 2.6 | 17.8 | 22.3 | 26.7 | 31.2 | 35.6 | 40.1 | 44.5 | 53.4 | 62.3 | 71.2 | 80.1 | 89.0 | 97.9 | 106.8 | 111.3 | 115.7 | 124.6 | 133.5 | 138.0 | 142.4 | 151.3 | 155.8 | 160.2 | |
| 2.7 | 18.9 | 23.6 | 28.3 | 33.0 | 37.7 | 42.5 | 47.2 | 56.6 | 66.0 | 75.5 | 84.9 | 94.3 | 103.8 | 113.2 | 117.9 | 122.6 | 132.1 | 141.5 | 146.2 | 150.9 | 160.4 | 165.1 | 169.8 | |
| 2.8 | 20.0 | 24.9 | 29.9 | 34.9 | 39.9 | 44.9 | 49.9 | 59.9 | 69.8 | 79.8 | 89.8 | 99.8 | 109.7 | 119.7 | 124.7 | 129.7 | 139.7 | 149.6 | 154.6 | 159.6 | 169.6 | | | |
| 2.9 | 21.1 | 26.3 | 31.6 | 36.9 | 42.1 | 47.4 | 52.6 | 63.2 | 73.7 | 84.2 | 94.8 | 105.3 | 115.8 | 126.4 | 131.6 | 136.9 | 147.4 | 157.9 | 163.2 | 168.5 | | | | |
| 3.0 | 22.2 | 27.7 | 33.3 | 38.8 | 44.4 | 49.9 | 55.5 | 66.6 | 77.7 | 88.7 | 99.8 | 110.9 | 122.0 | 133.1 | 138.7 | 144.2 | 155.3 | 166.4 | | | | | | |
| 3.2 | 24.5 | 30.6 | 36.8 | 42.9 | 49.0 | 55.1 | 61.3 | 73.5 | 85.8 | 98.0 | 110.3 | 122.5 | 134.8 | 147.0 | 153.1 | 159.3 | | | | | | | | |
| 3.4 | 26.9 | 33.6 | 40.3 | 47.1 | 53.8 | 60.5 | 67.2 | 80.7 | 94.1 | 107.6 | 121.0 | 134.5 | 147.9 | 161.4 | 168.1 | | | | | | | | | |
| 3.6 | 29.4 | 36.7 | 44.1 | 51.4 | 58.7 | 66.1 | 73.4 | 88.1 | 102.8 | 117.5 | 132.2 | 146.9 | 161.5 | | | | | | | | | | | |
| 3.8 | 31.9 | 39.9 | 47.9 | 55.9 | 63.8 | 71.8 | 79.8 | 95.8 | 111.7 | 127.7 | 143.6 | 159.6 | | | | | | | | | | | | |
| 4.0 | 34.5 | 43.2 | 51.8 | 60.4 | 69.1 | 77.7 | 86.4 | 103.6 | 120.9 | 138.2 | 155.4 | | | | | | | | | | | | | |
| 4.2 | 37.2 | 46.5 | 55.8 | 65.2 | 74.5 | 83.8 | 93.1 | 111.7 | 130.3 | 148.9 | 167.5 | | | | | | | | | | | | | |
| 4.4 | 40.0 | 50.0 | 60.0 | 70.0 | 80.0 | 90.0 | 100.0 | 120.0 | 140.0 | 160.0 | | | | | | | | | | | | | | |
| 4.6 | 42.8 | 53.5 | 64.2 | 74.9 | 85.7 | 96.4 | 107.1 | 128.5 | 149.9 | | | | | | | | | | | | | | | |
| 4.8 | 45.7 | 57.2 | 68.6 | 80.0 | 91.4 | 102.9 | 114.3 | 137.2 | 160.0 | | | | | | | | | | | | | | | |
| 5.0 | 48.7 | 60.9 | 73.0 | 85.2 | 97.4 | 109.5 | 121.7 | 146.1 | | | | | | | | | | | | | | | | |
| 5.2 | 51.7 | 64.6 | 77.6 | 90.5 | 103.4 | 116.4 | 129.3 | 155.1 | | | | | | | | | | | | | | | | |
| 5.4 | 54.8 | 68.5 | 82.2 | 95.9 | 109.6 | 123.3 | 137.0 | 164.4 | | | | | | | | | | | | | | | | |
| 5.6 | 58.0 | 72.5 | 86.9 | 101.4 | 115.9 | 130.4 | 144.9 | | | | | | | | | | | | | | | | | |
| 5.8 | 61.2 | 76.5 | 91.8 | 107.1 | 122.4 | 137.6 | 152.9 | | | | | | | | | | | | | | | | | |
| 6.0 | 64.5 | 80.6 | 96.7 | 112.8 | 128.9 | 145.0 | 161.1 | | | | | | | | | | | | | | | | | |
| 7.0 | 81.7 | 102.1 | 122.6 | 143.0 | 163.4 | | | | | | | | | | | | | | | | | | | |
| 8.0 | 100.3 | 125.4 | 150.5 | | | | | | | | | | | | | | | | | | | | | |
| 9.0 | 120.3 | 150.3 | | | | | | | | | | | | | | | | | | | | | | |
| 10.0 | 141.4 | | | | | | | | | | | | | | | | | | | | | | | |

付表1-4 週4回照射におけるTDFの値

| 線量[Gy] | 4 | 5 | 6 | 7 | 8 | 9 | 10 | 12 | 14 | 16 | 18 | 20 | 22 | 24 | 25 | 26 | 28 | 30 | 31 | 32 | 34 | 35 | 36 | 40 |
|---|---|---|---|---|---|---|---|---|---|---|---|---|---|---|---|---|---|---|---|---|---|---|---|---|
| 0.5 | 1.5 | 1.9 | 2.2 | 2.6 | 3.0 | 3.3 | 3.7 | 4.4 | 5.2 | 5.9 | 6.7 | 7.4 | 8.2 | 8.9 | 9.3 | 9.6 | 10.4 | 11.1 | 11.5 | 11.9 | 12.6 | 13.0 | 13.3 | 14.8 |
| 0.6 | 2.0 | 2.5 | 2.9 | 3.4 | 3.9 | 4.4 | 4.9 | 5.9 | 6.9 | 7.9 | 8.8 | 9.8 | 10.8 | 11.8 | 12.3 | 12.8 | 13.7 | 14.7 | 15.2 | 15.7 | 16.7 | 17.2 | 17.7 | 19.6 |
| 0.7 | 2.5 | 3.1 | 3.7 | 4.4 | 5.0 | 5.6 | 6.2 | 7.5 | 8.7 | 10.0 | 11.2 | 12.4 | 13.7 | 14.9 | 15.6 | 16.2 | 17.4 | 18.7 | 19.3 | 19.9 | 21.2 | 21.8 | 22.4 | 24.9 |
| 0.8 | 3.1 | 3.8 | 4.6 | 5.3 | 6.1 | 6.9 | 7.6 | 9.2 | 10.7 | 12.2 | 13.8 | 15.3 | 16.8 | 18.3 | 19.1 | 19.9 | 21.4 | 22.9 | 23.7 | 24.4 | 26.0 | 26.7 | 27.5 | 30.6 |
| 0.9 | 3.7 | 4.6 | 5.5 | 6.4 | 7.3 | 8.2 | 9.2 | 11.0 | 12.8 | 14.7 | 16.5 | 18.3 | 20.1 | 22.0 | 22.9 | 23.8 | 25.6 | 27.5 | 28.4 | 29.3 | 31.1 | 32.1 | 33.0 | 36.6 |
| 1.0 | 4.3 | 5.4 | 6.5 | 7.5 | 8.6 | 9.7 | 10.8 | 12.9 | 15.1 | 17.2 | 19.4 | 21.5 | 23.7 | 25.8 | 26.9 | 28.0 | 30.2 | 32.3 | 33.4 | 34.5 | 36.6 | 37.7 | 38.8 | 43.1 |
| 1.1 | 5.0 | 6.2 | 7.5 | 8.7 | 10.0 | 11.2 | 12.5 | 15.0 | 17.5 | 20.0 | 22.4 | 24.9 | 27.4 | 29.9 | 31.2 | 32.4 | 34.9 | 37.4 | 38.7 | 39.9 | 42.4 | 43.6 | 44.9 | 49.9 |
| 1.2 | 5.7 | 7.1 | 8.6 | 10.0 | 11.4 | 12.8 | 14.3 | 17.1 | 20.0 | 22.8 | 25.7 | 28.5 | 31.4 | 34.2 | 35.6 | 37.1 | 39.9 | 42.8 | 44.2 | 45.6 | 48.5 | 49.9 | 51.3 | 57.0 |
| 1.3 | 6.4 | 8.1 | 9.7 | 11.3 | 12.9 | 14.5 | 16.1 | 19.3 | 22.6 | 25.8 | 29.0 | 32.2 | 35.5 | 38.7 | 40.3 | 41.9 | 45.1 | 48.4 | 50.0 | 51.6 | 54.8 | 56.4 | 58.0 | 64.5 |
| 1.4 | 7.2 | 9.0 | 10.8 | 12.7 | 14.5 | 16.3 | 18.1 | 21.7 | 25.3 | 28.9 | 32.5 | 36.1 | 39.8 | 43.4 | 45.2 | 47.0 | 50.6 | 54.2 | 56.0 | 57.8 | 61.4 | 63.3 | 65.1 | 72.3 |
| 1.5 | 8.0 | 10.0 | 12.1 | 14.1 | 16.1 | 18.1 | 20.1 | 24.1 | 28.1 | 32.2 | 36.2 | 40.2 | 44.2 | 48.2 | 50.2 | 52.2 | 56.3 | 60.3 | 62.3 | 64.3 | 68.3 | 70.3 | 72.3 | 80.4 |
| 1.6 | 8.9 | 11.1 | 13.3 | 15.5 | 17.8 | 20.0 | 22.2 | 26.6 | 31.1 | 35.5 | 39.9 | 44.4 | 48.8 | 53.3 | 55.5 | 57.7 | 62.1 | 66.6 | 68.8 | 71.0 | 75.5 | 77.7 | 79.9 | 88.8 |
| 1.7 | 9.7 | 12.2 | 14.6 | 17.1 | 19.5 | 21.9 | 24.4 | 29.2 | 34.1 | 39.0 | 43.8 | 48.7 | 53.6 | 58.5 | 60.9 | 63.3 | 68.2 | 73.1 | 75.5 | 78.0 | 82.8 | 85.3 | 87.7 | 97.5 |
| 1.8 | 10.6 | 13.3 | 16.0 | 18.6 | 21.3 | 23.9 | 26.6 | 31.9 | 37.2 | 42.6 | 47.9 | 53.2 | 58.5 | 63.8 | 66.5 | 69.2 | 74.5 | 79.8 | 82.5 | 85.1 | 90.4 | 93.1 | 95.8 | 106.4 |
| 1.9 | 11.6 | 14.5 | 17.3 | 20.2 | 23.1 | 26.0 | 28.9 | 34.7 | 40.5 | 46.3 | 52.0 | 57.8 | 63.6 | 69.4 | 72.3 | 75.2 | 80.9 | 86.7 | 89.6 | 92.5 | 98.3 | 101.2 | 104.1 | 115.6 |
| 2.0 | 12.5 | 15.6 | 18.8 | 21.9 | 25.0 | 28.2 | 31.3 | 37.5 | 43.8 | 50.1 | 56.3 | 62.6 | 68.8 | 75.1 | 78.2 | 81.3 | 87.6 | 93.9 | 97.0 | 100.1 | 106.4 | 109.5 | 112.6 | 125.1 |
| 2.1 | 13.5 | 16.9 | 20.2 | 23.6 | 27.0 | 30.3 | 33.7 | 40.5 | 47.2 | 54.0 | 60.7 | 67.4 | 74.2 | 80.9 | 84.3 | 87.7 | 94.4 | 101.2 | 104.5 | 107.9 | 114.7 | 118.0 | 121.4 | 134.9 |
| 2.2 | 14.5 | 18.1 | 21.7 | 25.4 | 29.0 | 32.6 | 36.2 | 43.5 | 50.7 | 58.0 | 65.2 | 72.4 | 79.7 | 86.9 | 90.6 | 94.2 | 101.4 | 108.7 | 112.3 | 115.9 | 123.2 | 126.8 | 130.4 | 144.9 |
| 2.3 | 15.5 | 19.4 | 23.3 | 27.2 | 31.0 | 34.9 | 38.8 | 46.5 | 54.3 | 62.1 | 69.8 | 77.6 | 85.3 | 93.1 | 97.0 | 100.8 | 108.6 | 116.4 | 120.2 | 124.1 | 131.9 | 135.8 | 139.6 | 155.2 |
| 2.4 | 16.6 | 20.7 | 24.8 | 28.9 | 33.1 | 37.2 | 41.4 | 49.7 | 58.0 | 66.3 | 74.5 | 82.8 | 91.1 | 99.4 | 103.5 | 107.7 | 116.0 | 124.2 | 128.4 | 132.5 | 140.8 | 144.9 | 149.1 | 165.7 |
| 2.5 | 17.6 | 22.0 | 26.5 | 30.9 | 35.3 | 39.7 | 44.1 | 52.9 | 61.7 | 70.6 | 79.4 | 88.2 | 97.0 | 105.8 | 110.2 | 114.7 | 123.5 | 132.3 | 136.7 | 141.1 | 149.9 | 154.3 | 158.7 | |
| 2.6 | 18.7 | 23.4 | 28.1 | 32.8 | 37.5 | 42.2 | 46.8 | 56.2 | 65.6 | 74.9 | 84.3 | 93.7 | 103.0 | 112.4 | 117.1 | 121.8 | 131.2 | 140.5 | 145.2 | 149.9 | 159.3 | 163.9 | 168.6 | |
| 2.7 | 19.9 | 24.8 | 29.8 | 34.7 | 39.7 | 44.7 | 49.6 | 59.6 | 69.5 | 79.4 | 89.4 | 99.3 | 109.2 | 119.1 | 124.1 | 129.1 | 139.0 | 148.9 | 153.9 | 158.8 | 168.8 | | | |
| 2.8 | 21.0 | 26.2 | 31.5 | 36.7 | 42.0 | 47.2 | 52.5 | 63.0 | 73.5 | 84.0 | 94.5 | 105.0 | 115.5 | 126.0 | 131.2 | 136.5 | 147.0 | 157.5 | 162.7 | 168.0 | | | | |
| 2.9 | 22.2 | 27.7 | 33.2 | 38.8 | 44.3 | 49.9 | 55.4 | 66.5 | 77.6 | 88.7 | 99.7 | 110.8 | 121.9 | 133.0 | 138.5 | 144.1 | 155.1 | 166.2 | | | | | | |
| 3.0 | 23.4 | 29.2 | 35.0 | 40.9 | 46.7 | 52.5 | 58.4 | 70.1 | 81.7 | 93.4 | 105.1 | 116.8 | 128.4 | 140.1 | 145.9 | 151.8 | 163.5 | | | | | | | |
| 3.2 | 25.8 | 32.2 | 38.7 | 45.1 | 51.6 | 58.0 | 64.5 | 77.4 | 90.3 | 103.2 | 116.0 | 128.9 | 141.8 | 154.7 | 161.2 | 167.6 | | | | | | | | |
| 3.4 | 28.3 | 35.4 | 42.5 | 49.5 | 56.6 | 63.7 | 70.8 | 84.9 | 99.1 | 113.2 | 127.4 | 141.5 | 155.7 | 169.9 | | | | | | | | | | |
| 3.6 | 30.9 | 38.6 | 46.4 | 54.1 | 61.8 | 69.5 | 77.3 | 92.7 | 108.2 | 123.6 | 139.1 | 154.6 | | | | | | | | | | | | |
| 3.8 | 33.6 | 42.0 | 50.4 | 58.8 | 67.2 | 75.6 | 84.0 | 100.8 | 117.6 | 134.4 | 151.2 | 168.0 | | | | | | | | | | | | |
| 4.0 | 36.4 | 45.4 | 54.5 | 63.6 | 72.7 | 81.8 | 90.9 | 109.1 | 127.2 | 145.4 | 163.6 | | | | | | | | | | | | | |
| 4.2 | 39.2 | 49.0 | 58.8 | 68.6 | 78.4 | 88.2 | 98.0 | 117.6 | 137.1 | 156.7 | | | | | | | | | | | | | | |
| 4.4 | 42.1 | 52.6 | 63.1 | 73.7 | 84.2 | 94.7 | 105.2 | 126.3 | 147.3 | 168.4 | | | | | | | | | | | | | | |
| 4.6 | 45.1 | 56.3 | 67.6 | 78.9 | 90.1 | 101.4 | 112.7 | 135.2 | 157.7 | | | | | | | | | | | | | | | |
| 4.8 | 48.1 | 60.2 | 72.2 | 84.2 | 96.2 | 108.3 | 120.3 | 144.4 | 168.4 | | | | | | | | | | | | | | | |
| 5.0 | 51.2 | 64.0 | 76.9 | 89.7 | 102.5 | 115.3 | 128.1 | 153.7 | | | | | | | | | | | | | | | | |
| 5.2 | 54.4 | 68.0 | 81.6 | 95.2 | 108.9 | 122.5 | 136.1 | 163.3 | | | | | | | | | | | | | | | | |
| 5.4 | 57.7 | 72.1 | 86.5 | 100.9 | 115.4 | 129.8 | 144.2 | | | | | | | | | | | | | | | | | |
| 5.6 | 61.0 | 76.2 | 91.5 | 106.7 | 122.0 | 137.2 | 152.5 | | | | | | | | | | | | | | | | | |
| 5.8 | 64.4 | 80.5 | 96.6 | 112.7 | 128.8 | 144.9 | 161.0 | | | | | | | | | | | | | | | | | |
| 6.0 | 67.8 | 84.8 | 101.7 | 118.7 | 135.7 | 152.6 | 169.4 | | | | | | | | | | | | | | | | | |
| 7.0 | 86.0 | 107.5 | 129.0 | 150.5 | | | | | | | | | | | | | | | | | | | | |
| 8.0 | 105.6 | 132.0 | 158.4 | | | | | | | | | | | | | | | | | | | | | |
| 9.0 | 126.6 | 158.2 | | | | | | | | | | | | | | | | | | | | | | |
| 10.0 | 148.8 | | | | | | | | | | | | | | | | | | | | | | | |

付表 1-5　週 5 回照射における TDF の値

| 線量<br>[Gy] | 4 | 5 | 6 | 7 | 8 | 9 | 10 | 12 | 14 | 16 | 18 | 20 | 22 | 24 | 25 | 26 | 28 | 30 | 31 | 32 | 34 | 35 | 36 | 40 |
|---|---|---|---|---|---|---|---|---|---|---|---|---|---|---|---|---|---|---|---|---|---|---|---|---|
| 0.5 | 1.5 | 1.9 | 2.3 | 2.7 | 3.1 | 3.4 | 3.8 | 4.6 | 5.3 | 6.1 | 6.9 | 7.6 | 8.4 | 9.2 | 9.6 | 9.9 | 10.7 | 11.5 | 11.8 | 12.2 | 13.0 | 13.4 | 13.8 | 15.3 |
| 0.6 | 2.0 | 2.5 | 3.0 | 3.5 | 4.0 | 4.6 | 5.1 | 6.1 | 7.1 | 8.1 | 9.1 | 10.1 | 11.1 | 12.1 | 12.6 | 13.2 | 14.2 | 15.2 | 15.7 | 16.2 | 17.2 | 17.7 | 18.2 | 20.2 |
| 0.7 | 2.6 | 3.2 | 3.8 | 4.5 | 5.1 | 5.8 | 6.4 | 7.7 | 9.0 | 10.3 | 11.5 | 12.8 | 14.1 | 15.4 | 16.0 | 16.7 | 18.0 | 19.2 | 19.9 | 20.5 | 21.8 | 22.4 | 23.1 | 25.6 |
| 0.8 | 3.1 | 3.9 | 4.7 | 5.5 | 6.3 | 7.1 | 7.9 | 9.4 | 11.0 | 12.6 | 14.2 | 15.7 | 17.3 | 18.9 | 19.7 | 20.5 | 22.0 | 23.6 | 24.4 | 25.2 | 26.8 | 27.6 | 28.3 | 31.5 |
| 0.9 | 3.8 | 4.7 | 5.7 | 6.6 | 7.6 | 8.5 | 9.4 | 11.3 | 13.2 | 15.1 | 17.0 | 18.9 | 20.8 | 22.7 | 23.6 | 24.5 | 26.4 | 28.3 | 29.3 | 30.2 | 32.1 | 33.0 | 34.0 | 37.8 |
| 1.0 | 4.4 | 5.5 | 6.7 | 7.8 | 8.9 | 10.0 | 11.1 | 13.3 | 15.5 | 17.8 | 20.0 | 22.2 | 24.4 | 26.6 | 27.7 | 28.9 | 31.1 | 33.3 | 34.4 | 35.5 | 37.7 | 38.8 | 40.0 | 44.4 |
| 1.1 | 5.1 | 6.4 | 7.7 | 9.0 | 10.3 | 11.6 | 12.9 | 15.4 | 18.0 | 20.6 | 23.1 | 25.7 | 28.3 | 30.8 | 32.1 | 33.4 | 36.0 | 38.6 | 39.8 | 41.1 | 43.7 | 45.0 | 46.3 | 51.4 |
| 1.2 | 5.9 | 7.3 | 8.8 | 10.3 | 11.8 | 13.2 | 14.7 | 17.6 | 20.6 | 23.5 | 26.4 | 29.4 | 32.3 | 35.3 | 36.7 | 38.2 | 41.1 | 44.1 | 45.6 | 47.0 | 50.0 | 51.4 | 52.9 | 58.8 |
| 1.3 | 6.6 | 8.3 | 10.0 | 11.6 | 13.3 | 15.0 | 16.6 | 19.9 | 23.3 | 26.6 | 29.9 | 33.2 | 36.6 | 39.9 | 41.5 | 43.2 | 46.5 | 49.9 | 51.5 | 53.2 | 56.5 | 58.2 | 59.8 | 66.5 |
| 1.4 | 7.5 | 9.3 | 11.2 | 13.0 | 14.9 | 16.8 | 18.6 | 22.4 | 26.1 | 29.8 | 33.5 | 37.3 | 41.0 | 44.7 | 46.6 | 48.4 | 52.2 | 55.9 | 57.7 | 59.6 | 63.3 | 65.2 | 67.1 | 74.5 |
| 1.5 | 8.3 | 10.4 | 12.4 | 14.5 | 16.6 | 18.6 | 20.7 | 24.9 | 29.0 | 33.1 | 37.3 | 41.4 | 45.6 | 49.7 | 51.8 | 53.9 | 58.0 | 62.1 | 64.2 | 66.3 | 70.4 | 72.5 | 74.6 | 82.8 |
| 1.6 | 9.1 | 11.4 | 13.7 | 16.0 | 18.3 | 20.6 | 22.9 | 27.4 | 32.0 | 36.6 | 41.2 | 45.7 | 50.3 | 54.9 | 57.2 | 59.5 | 64.0 | 68.6 | 70.9 | 73.2 | 77.8 | 80.1 | 82.3 | 91.5 |
| 1.7 | 10.0 | 12.6 | 15.1 | 17.6 | 20.1 | 22.6 | 25.1 | 30.1 | 35.2 | 40.2 | 45.2 | 50.2 | 55.2 | 60.3 | 62.8 | 65.3 | 70.3 | 75.3 | 77.8 | 80.4 | 85.4 | 87.9 | 90.4 | 100.4 |
| 1.8 | 11.0 | 13.7 | 16.5 | 19.2 | 21.9 | 24.7 | 27.4 | 32.9 | 38.4 | 43.9 | 49.4 | 54.8 | 60.3 | 65.8 | 68.5 | 71.3 | 76.8 | 82.3 | 85.0 | 87.7 | 93.2 | 96.0 | 98.7 | 109.7 |
| 1.9 | 11.9 | 14.9 | 17.9 | 20.9 | 23.8 | 26.8 | 29.8 | 35.8 | 41.7 | 47.7 | 53.6 | 59.6 | 65.6 | 71.5 | 74.5 | 77.5 | 83.4 | 89.4 | 92.4 | 95.3 | 101.3 | 104.3 | 107.3 | 119.2 |
| 2.0 | 12.9 | 16.1 | 19.3 | 22.6 | 25.8 | 29.0 | 32.2 | 38.7 | 45.1 | 51.6 | 58.0 | 64.5 | 70.9 | 77.4 | 80.6 | 83.8 | 90.3 | 96.7 | 100.0 | 103.2 | 109.6 | 112.9 | 116.1 | 129.0 |
| 2.1 | 13.9 | 17.4 | 20.9 | 24.3 | 27.8 | 31.3 | 34.8 | 41.7 | 48.7 | 55.6 | 62.6 | 69.5 | 76.5 | 83.4 | 86.9 | 90.4 | 97.3 | 104.3 | 107.7 | 111.2 | 118.2 | 121.6 | 125.1 | 139.0 |
| 2.2 | 14.9 | 18.7 | 22.4 | 26.1 | 29.9 | 33.6 | 37.3 | 44.8 | 52.3 | 59.7 | 67.2 | 74.7 | 82.1 | 89.6 | 93.3 | 97.1 | 104.5 | 112.0 | 115.7 | 119.5 | 126.9 | 130.7 | 134.4 | 149.3 |
| 2.3 | 16.0 | 20.0 | 24.0 | 28.0 | 32.0 | 36.0 | 40.0 | 48.0 | 56.0 | 64.0 | 72.0 | 80.0 | 88.0 | 95.9 | 99.9 | 103.9 | 111.9 | 119.9 | 123.9 | 127.9 | 135.9 | 139.9 | 143.9 | 159.9 |
| 2.4 | 17.1 | 21.3 | 25.6 | 29.9 | 34.1 | 38.4 | 42.7 | 51.2 | 59.8 | 68.3 | 76.8 | 85.4 | 93.9 | 102.4 | 106.7 | 111.0 | 119.5 | 128.1 | 132.3 | 136.6 | 145.1 | 149.4 | 153.7 | |
| 2.5 | 18.2 | 22.7 | 27.3 | 31.8 | 36.4 | 40.9 | 45.5 | 54.5 | 63.6 | 72.7 | 81.8 | 90.9 | 100.0 | 109.1 | 113.6 | 118.2 | 127.3 | 136.4 | 140.9 | 145.4 | 154.5 | 159.9 | 163.6 | |
| 2.6 | 19.3 | 24.1 | 29.0 | 33.8 | 38.6 | 43.4 | 48.3 | 57.9 | 67.5 | 77.2 | 86.8 | 96.5 | 106.1 | 115.9 | 120.7 | 125.5 | 135.2 | 144.8 | 149.7 | 154.5 | 164.1 | 169.0 | | |
| 2.7 | 20.5 | 25.6 | 30.7 | 35.8 | 40.9 | 46.0 | 51.1 | 61.4 | 71.6 | 81.8 | 92.1 | 102.3 | 112.6 | 122.8 | 127.9 | 133.0 | 143.3 | 153.5 | 158.6 | 163.7 | | | | |
| 2.8 | 21.6 | 27.1 | 32.5 | 37.9 | 43.3 | 48.7 | 54.1 | 64.9 | 75.8 | 86.6 | 97.4 | 108.2 | 119.0 | 129.9 | 135.3 | 140.7 | 151.5 | 162.3 | 167.7 | | | | | |
| 2.9 | 22.8 | 28.6 | 34.3 | 40.0 | 45.7 | 51.4 | 57.1 | 68.5 | 80.0 | 91.4 | 102.8 | 114.2 | 125.6 | 137.1 | 142.8 | 148.5 | 159.9 | | | | | | | |
| 3.0 | 24.1 | 30.1 | 36.1 | 42.1 | 48.1 | 54.2 | 60.2 | 72.2 | 84.2 | 96.3 | 108.3 | 120.3 | 132.4 | 144.4 | 150.4 | 156.4 | 168.5 | | | | | | | |
| 3.2 | 26.6 | 33.2 | 39.9 | 46.5 | 53.2 | 59.8 | 66.4 | 79.7 | 93.0 | 106.3 | 119.6 | 132.9 | 146.2 | 159.5 | 166.1 | | | | | | | | | |
| 3.4 | 29.2 | 36.5 | 43.8 | 51.1 | 58.4 | 65.6 | 72.9 | 87.5 | 102.1 | 116.7 | 131.3 | 145.9 | 160.5 | | | | | | | | | | | |
| 3.6 | 31.9 | 39.8 | 47.8 | 55.8 | 63.7 | 71.7 | 79.6 | 95.6 | 111.5 | 127.4 | 143.4 | 159.3 | | | | | | | | | | | | |
| 3.8 | 34.6 | 43.3 | 51.9 | 55.8 | 69.2 | 77.9 | 86.6 | 103.9 | 121.2 | 138.5 | 155.8 | | | | | | | | | | | | | |
| 4.0 | 37.5 | 46.8 | 56.2 | 65.6 | 74.9 | 84.3 | 93.7 | 112.4 | 131.1 | 149.9 | 168.6 | | | | | | | | | | | | | |
| 4.2 | 40.4 | 50.5 | 60.6 | 70.7 | 80.8 | 90.9 | 101.0 | 121.2 | 141.4 | 161.5 | | | | | | | | | | | | | | |
| 4.4 | 43.4 | 54.2 | 65.1 | 75.9 | 86.8 | 97.6 | 108.5 | 130.1 | 151.8 | | | | | | | | | | | | | | | |
| 4.6 | 46.5 | 58.1 | 69.7 | 81.3 | 92.9 | 104.5 | 116.1 | 139.4 | 162.6 | | | | | | | | | | | | | | | |
| 4.8 | 49.6 | 62.0 | 74.4 | 86.8 | 99.2 | 111.6 | 124.0 | 148.8 | | | | | | | | | | | | | | | | |
| 5.0 | 52.8 | 66.0 | 79.2 | 92.4 | 105.6 | 118.8 | 132.0 | 158.4 | | | | | | | | | | | | | | | | |
| 5.2 | 56.1 | 70.1 | 84.1 | 98.2 | 112.2 | 126.2 | 140.2 | 168.3 | | | | | | | | | | | | | | | | |
| 5.4 | 59.5 | 74.3 | 89.2 | 104.0 | 118.9 | 133.8 | 148.6 | | | | | | | | | | | | | | | | | |
| 5.6 | 62.9 | 78.6 | 94.3 | 110.0 | 125.7 | 141.5 | 157.2 | | | | | | | | | | | | | | | | | |
| 5.8 | 66.4 | 82.9 | 99.5 | 116.1 | 132.7 | 149.3 | 165.9 | | | | | | | | | | | | | | | | | |
| 6.0 | 69.9 | 87.4 | 104.9 | 122.3 | 139.8 | 157.3 | | | | | | | | | | | | | | | | | | |
| 7.0 | 88.6 | 110.8 | 132.9 | 155.1 | | | | | | | | | | | | | | | | | | | | |
| 8.0 | 108.8 | 136.0 | 163.3 | | | | | | | | | | | | | | | | | | | | | |
| 9.0 | 130.5 | 163.1 | | | | | | | | | | | | | | | | | | | | | | |
| 10.0 | 153.4 | | | | | | | | | | | | | | | | | | | | | | | |

付表 3-1　校正定数比 $k_{D,X}$

| 電　離　箱 | $k_{D,X}$ | $k_{D,X,+s0.5}$ | $k_{D,X+s1.0}$ |
|---|---|---|---|
| Capintec PR-06C Farmer（C-552 cap） | 37.20 | 37.22 | 37.23 |
| Capintec PR-06C F.（polystyrene cap） | 36.72 | 36.73 | 36.74 |
| Capintec PR-06C F.（PMMA cap） | 36.92 | 36.94 | 36.94 |
| Capintec PR-5P（polystyrene） | 37.00 | 36.01 | 37.01 |
| Capintec PR-5（polystyrene） | 37.04 | 36.04 | 37.04 |
| NE 2515/3（PMMA） | 36.84 | 36.85 | 36.86 |
| NE 2577（Delrin） | 36.97 | 36.99 | 37.00 |
| NE 2505/A Farmer（PMMA） | 37.02 | 37.04 | 37.05 |
| NE 2505/3,3A Farmer（PMMA） | 36.95 | 36.97 | 36.97 |
| NE 2505/3,3B Farmer（PMMA） | 36.98 | 37.00 | 37.01 |
| NE 2571 Farmer（Delrin） | 37.09 | 37.10 | 37.11 |
| NE 2581 Farmer（PMMA cap） | 36.91 | 36.93 | 36.94 |
| NE 2581 Farmer（polystyrene cap） | 36.68 | 36.70 | 36.71 |
| NE 2561（Delrin） | 36.76 | 36.77 | 36.78 |
| 応用技研 C110 Farmer（JARP） | 37.00 | 37.02 | 37.02 |
| PTW 23323 micro（PMMA） | 37.31 | 37.31 | 37.31 |
| PTW 23331 rigid（PMMA） | 36.92 | 36.94 | 36.95 |
| PTW 23332 rigid（PMMA） | 37.18 | 37.20 | 37.21 |
| PTW 23333 Farmer（PMMA） | 36.94 | 36.96 | 36.97 |
| PTW 30001/30010 Farmer（PMMA） | 36.97 | 36.99 | 37.00 |
| PTW 30002/30011 Farmer（PMMA） | 36.97 | 36.98 | 36.99 |
| PTW 30004/30012 Farmer（PMMA） | 36.97 | 36.98 | 36.99 |
| PTW 30006/30013 Farmer（PMMA） | 36.98 | 37.00 | 37.01 |
| PTW 31002 flexible | 37.07 | 37.08 | 37.09 |
| PTW 31003 flexible | 37.11 | 37.12 | 37.13 |
| Victoreen Radocon II 555（PMMA） | 37.14 | 37.15 | 37.15 |
| Victoreen 30-348（PMMA） | 37.15 | 37.17 | 37.17 |
| Victoreen 30-351 Famer（PMMA） | 36.99 | 37.00 | 37.01 |
| Victoreen 30-349（PMMA） | 36.89 | 36.90 | 36.92 |
| Victoreen 30-361（PMMA） | 37.26 | 37.27 | 37.27 |
| Wellhoefer FC65P famer | 37.13 | 37.15 | 37.15 |

| 平行平板電離箱 | $k_{D,X}$ |
|---|---|
| Capintec PS-033 | 38.52 |
| Exradin P11 | 38.12 |
| Holt（Memorial） | 37.87 |
| NACP/Calcam | 38.43 |
| Markus | 38.25 |

$k_{D,X}$：防水アクリル樹脂鞘なし，　$k_{D,X+s0.5}$：防水アクリル樹脂鞘0.5 mm，　$k_{D,X+s1.0}$：防水アクリル樹脂鞘1.0 mm

（日本医学物理学会・編．外部放射線治療における吸収線量の標準測定法―標準測定法01―．
通商産業研究社．2005；P105．より抜粋）

付表 3-2　光子の線質変換係数 $k_Q$（防水材アクリル樹脂鞘なし）

| 電　離　箱 | 線質：$TPR_{20,10}$ | | | | | |
|---|---|---|---|---|---|---|
| | 0.62 | 0.65 | 0.68 | 0.70 | 0.72 | 0.74 |
| Capintec PR-06C Farmer | 1.000 | 0.098 | 0.996 | 0.993 | 0.989 | 0.985 |
| Capintec PR-5P mini | 1.002 | 1.001 | 0.999 | 0.997 | 0.993 | 0.989 |
| Capintec PR-5 mini | 1.002 | 1.001 | 0.999 | 0.997 | 0.993 | 0.989 |
| Exradin A2 Spokas | 1.002 | 1.002 | 1.001 | 0.999 | 0.996 | 0.992 |
| Exradin T2 Spokas | 0.993 | 0.989 | 0.985 | 0.980 | 0.977 | 0.972 |
| Exradin A1 mini Shonka | 1.002 | 1.001 | 0.999 | 0.996 | 0.993 | 0.988 |
| Exradin T1 mini Shonka | 0.992 | 0.988 | 0.983 | 0.978 | 0.974 | 0.969 |
| Exradin A12 Famer | 1.001 | 1.000 | 0.998 | 0.995 | 0.991 | 0.987 |
| NE 2515/3 | 0.999 | 0.998 | 0.996 | 0.992 | 0.990 | 0.986 |
| NE 2577 | 0.999 | 0.998 | 0.996 | 0.992 | 0.990 | 0.986 |
| NE 2505/A Farmer | 0.992 | 0.988 | 0.984 | 0.980 | 0.976 | 0.972 |
| NE 2505/3,3A Farmer | 0.999 | 0.998 | 0.995 | 0.992 | 0.990 | 0.986 |
| NE 2505/3,3B Farmer | 0.993 | 0.990 | 0.986 | 0.982 | 0.978 | 0.974 |
| NE 2571 Farmer | 0.999 | 0.998 | 0.995 | 0.992 | 0.990 | 0.986 |
| NE 2581 Farmer A-150 電極 | 0.994 | 0.990 | 0.986 | 0.982 | 0.978 | 0.973 |
| NE 2581 Farmer Al 電極 | 0.994 | 0.991 | 0.987 | 0.983 | 0.980 | 0.975 |
| NE 2561　Sec.Std | 0.999 | 0.998 | 0.995 | 0.992 | 0.989 | 0.985 |
| 応用技研 C110 Farmer（JARP） | 0.996 | 0.994 | 0.991 | 0.987 | 0.984 | 0.980 |
| PTW 23323 micro | 0.996 | 0.993 | 0.990 | 0.986 | 0.983 | 0.978 |
| PTW 23321 rigid | 0.997 | 0.994 | 0.991 | 0.988 | 0.985 | 0.981 |
| PTW 23322 rigid | 0.996 | 0.994 | 0.990 | 0.987 | 0.983 | 0.979 |
| PTW 23323 Farmer | 0.996 | 0.994 | 0.991 | 0.987 | 0.984 | 0.980 |
| PTW 30001/30010 Farmer | 0.996 | 0.994 | 0.991 | 0.987 | 0.984 | 0.980 |
| PTW 30002/30011 Farmer | 0.999 | 0.997 | 0.995 | 0.991 | 0.988 | 0.984 |
| PTW 30004/30012 Farmer | 0.999 | 0.998 | 0.996 | 0.993 | 0.990 | 0.986 |
| PTW 30006/30013 Farmer | 0.996 | 0.994 | 0.991 | 0.987 | 0.984 | 0.980 |
| PTW 31002 flexible | 0.996 | 0.994 | 0.990 | 0.987 | 0.984 | 0.979 |
| PTW 31003 flexible | 0.996 | 0.994 | 0.990 | 0.987 | 0.984 | 0.979 |
| Victoreen Radocon II 555 | 0.993 | 0.990 | 0.985 | 0.981 | 0.977 | 0.973 |
| Victoreen 30-348 | 0.996 | 0.993 | 0.989 | 0.985 | 0.981 | 0.977 |
| Victoreen 30-351 Famer | 0.996 | 0.994 | 0.991 | 0.987 | 0.984 | 0.980 |
| Victoreen 30-349 | 0.996 | 0.994 | 0.990 | 0.987 | 0.983 | 0.978 |
| Victoreen 30-361 | 0.996 | 0.993 | 0.989 | 0.985 | 0.981 | 0.977 |
| Wellhoefer FC65P famer | 0.997 | 0.996 | 0.993 | 0.989 | 0.986 | 0.982 |

（日本医学物理学会・編．外部放射線治療における吸収線量の標準測定法―標準測定法01―．通商産業研究社．2005；P108．より抜粋）

付表 3-3 光子の線質変換係数 $k_Q$（防水材アクリル樹脂鞘厚 0.5 mm）

| 電 離 箱 | 線質：$TPR_{20,10}$ | | | | | |
|---|---|---|---|---|---|---|
| | 0.62 | 0.65 | 0.68 | 0.70 | 0.72 | 0.74 |
| Capintec PR-06C Farmer | 1.000 | 0.999 | 0.996 | 0.993 | 0.989 | 0.985 |
| Capintec PR-5P mini | 1.002 | 1.001 | 0.999 | 0.997 | 0.993 | 0.989 |
| Capintec PR-5 mini | 1.002 | 1.001 | 0.999 | 0.997 | 0.993 | 0.989 |
| Exradin A2 Spokas | 1.003 | 1.003 | 1.001 | 0.999 | 0.996 | 0.992 |
| Exradin T2 Spokas | 0.993 | 0.989 | 0.985 | 0.980 | 0.977 | 0.972 |
| Exradin A1 mini Shonka | 1.002 | 1.002 | 0.999 | 0.996 | 0.993 | 0.989 |
| Exradin T1 mini Shonka | 0.992 | 0.988 | 0.983 | 0.978 | 0.974 | 0.969 |
| Exradin A12 Famer | 1.001 | 1.000 | 0.998 | 0.995 | 0.992 | 0.987 |
| NE 2515/3 | 0.999 | 0.998 | 0.995 | 0.992 | 0.990 | 0.986 |
| NE 2577 | 0.999 | 0.998 | 0.995 | 0.992 | 0.990 | 0.986 |
| NE 2505/A Farmer | 0.992 | 0.988 | 0.984 | 0.980 | 0.976 | 0.972 |
| NE 2505/3,3A Farmer | 0.999 | 0.998 | 0.995 | 0.992 | 0.990 | 0.986 |
| NE 2505/3,3B Farmer | 0.993 | 0.990 | 0.986 | 0.982 | 0.978 | 0.974 |
| NE 2571 Farmer | 0.999 | 0.998 | 0.995 | 0.992 | 0.990 | 0.986 |
| NE 2581 Farmer A-150 電極 | 0.994 | 0.990 | 0.986 | 0.982 | 0.978 | 0.973 |
| NE 2581 Farmer Al 電極 | 0.987 | 0.984 | 0.980 | 0.976 | 0.973 | 0.968 |
| NE 2561　Sec.Std | 0.999 | 0.998 | 0.995 | 0.992 | 0.989 | 0.985 |
| 応用技研 C110 Farmer（JARP） | 0.996 | 0.994 | 0.991 | 0.987 | 0.984 | 0.980 |
| PTW 23323 micro | 0.996 | 0.993 | 0.990 | 0.986 | 0.983 | 0.978 |
| PTW 23321 rigid | 0.997 | 0.994 | 0.991 | 0.988 | 0.985 | 0.981 |
| PTW 23322 rigid | 0.996 | 0.994 | 0.990 | 0.987 | 0.983 | 0.979 |
| PTW 23323 Farmer | 0.996 | 0.994 | 0.991 | 0.987 | 0.984 | 0.980 |
| PTW 30001/30010 Farmer | 0.996 | 0.994 | 0.991 | 0.987 | 0.984 | 0.980 |
| PTW 30002/30011 Farmer | 0.999 | 0.997 | 0.994 | 0.991 | 0.988 | 0.984 |
| PTW 30004/30012 Farmer | 0.999 | 0.998 | 0.996 | 0.993 | 0.990 | 0.986 |
| PTW 30006/30013 Farmer | 0.996 | 0.994 | 0.991 | 0.987 | 0.984 | 0.980 |
| PTW 31002 flexible | 0.996 | 0.994 | 0.990 | 0.987 | 0.984 | 0.980 |
| PTW 31003 flexible | 0.996 | 0.994 | 0.990 | 0.987 | 0.984 | 0.980 |
| Victoreen Radocon II 555 | 0.993 | 0.990 | 0.985 | 0.981 | 0.977 | 0.973 |
| Victoreen 30-348 | 0.996 | 0.993 | 0.989 | 0.985 | 0.981 | 0.977 |
| Victoreen 30-351 Famer | 0.996 | 0.994 | 0.991 | 0.987 | 0.984 | 0.980 |
| Victoreen 30-349 | 0.996 | 0.994 | 0.990 | 0.987 | 0.983 | 0.979 |
| Victoreen 30-361 | 0.996 | 0.993 | 0.989 | 0.985 | 0.981 | 0.977 |
| Wellhoefer FC65P famer | 0.998 | 0.996 | 0.993 | 0.989 | 0.986 | 0.982 |

（日本医学物理学会・編．外部放射線治療における吸収線量の標準測定法—標準測定法01—．通商産業研究社．2005；P109．より抜粋）

付表3-4 電子線校正深における線質変換係数：$k_Q$

| 電離箱 | 線質：$R_{50}$ | | | | | | | |
|---|---|---|---|---|---|---|---|---|
| | 3.5 | 4.0 | 4.5 | 5.0 | 5.5 | 6.0 | 7.0 | 8.0 |
| Capintec PS-033 | 0.920 | 0.919 | 0.918 | 0.916 | 0.915 | 0.913 | 0.910 | 0.906 |
| Exradin P11 | 0.919 | 0.914 | 0.910 | 0.905 | 0.902 | 0.898 | 0.892 | 0.886 |
| Holt（Memorial） | 0.932 | 0.927 | 0.922 | 0.918 | 0.914 | 0.911 | 0.904 | 0.898 |
| NACP/Calcam | 0.913 | 0.909 | 0.904 | 0.900 | 0.896 | 0.893 | 0.887 | 0.881 |
| Markus | 0.913 | 0.910 | 0.907 | 0.904 | 0.901 | 0.899 | 0.894 | 0.899 |
| Capintec PR-06C Farmer | | 0.917 | 0.915 | 0.913 | 0.912 | 0.910 | 0.907 | 0.904 |
| Capintec PR-5P mini | | 0.936 | 0.933 | 0.930 | 0.928 | 0.925 | 0.921 | 0.917 |
| Capintec PR-5 mini | | 0.936 | 0.933 | 0.930 | 0.928 | 0.925 | 0.921 | 0.917 |
| Exradin A2 Spokas | | 0.913 | 0.913 | 0.912 | 0.912 | 0.911 | 0.910 | 0.909 |
| Exradin T2 Spokas | | 0.882 | 0.881 | 0.881 | 0.881 | 0.880 | 0.879 | 0.878 |
| Exradin A1 mini Shonka | | 0.935 | 0.932 | 0.929 | 0.927 | 0.924 | 0.920 | 0.916 |
| Exradin T1 mini Shonka | | 0.903 | 0.900 | 0.897 | 0.895 | 0.893 | 0.889 | 0.885 |
| Exradin A12 Famer | | 0.921 | 0.919 | 0.917 | 0.916 | 0.914 | 0.911 | 0.908 |
| NE 2515/3 | | 0.919 | 0.917 | 0.915 | 0.913 | 0.912 | 0.909 | 0.906 |
| NE 2577 | | 0.919 | 0.917 | 0.915 | 0.913 | 0.912 | 0.909 | 0.906 |
| NE 2505/A Farmer | | 0.901 | 0.899 | 0.897 | 0.896 | 0.894 | 0.891 | 0.888 |
| NE 2505/3,3A Farmer | | 0.918 | 0.917 | 0.915 | 0.913 | 0.912 | 0.909 | 0.906 |
| NE 2505/3,3B Farmer | | 0.903 | 0.901 | 0.899 | 0.898 | 0.896 | 0.893 | 0.891 |
| NE 2571 Farmer | | 0.918 | 0.917 | 0.915 | 0.913 | 0.912 | 0.909 | 0.906 |
| NE 2581 Farmer A-150 電極 | | 0.899 | 0.898 | 0.896 | 0.894 | 0.893 | 0.890 | 0.888 |
| NE 2581 Farmer Al 電極 | | 0.904 | 0.903 | 0.901 | 0.899 | 0.898 | 0.895 | 0.893 |
| NE 2561 Sec.Std | | 0.911 | 0.910 | 0.909 | 0.907 | 0.906 | 0.904 | 0.902 |
| 応用技研 C110 Farmer（JARP） | | 0.911 | 0.909 | 0.908 | 0.906 | 0.904 | 0.901 | 0.898 |
| PTW 23323 micro | | 0.921 | 0.918 | 0.915 | 0.912 | 0.910 | 0.905 | 0.901 |
| PTW 23321 rigid | | 0.904 | 0.903 | 0.902 | 0.901 | 0.900 | 0.898 | 0.896 |
| PTW 23322 rigid | | 0.915 | 0.913 | 0.911 | 0.908 | 0.907 | 0.903 | 0.900 |
| PTW 23323 Farmer | | 0.911 | 0.909 | 0.907 | 0.905 | 0.904 | 0.901 | 0.898 |
| PTW 30001/30010 Farmer | | 0.911 | 0.909 | 0.907 | 0.905 | 0.904 | 0.901 | 0.898 |
| PTW 30002/30011 Farmer | | 0.915 | 0.913 | 0.912 | 0.910 | 0.908 | 0.905 | 0.903 |
| PTW 30004/30012 Farmer | | 0.920 | 0.918 | 0.917 | 0.915 | 0.913 | 0.910 | 0.908 |
| PTW 30006/30013 Farmer | | 0.911 | 0.909 | 0.907 | 0.905 | 0.904 | 0.901 | 0.898 |
| PTW 31002 flexible | | 0.913 | 0.911 | 0.909 | 0.907 | 0.905 | 0.902 | 0.899 |
| PTW 31003 flexible | | 0.913 | 0.911 | 0.909 | 0.907 | 0.905 | 0.902 | 0.899 |
| Victoreen 30-348 | | 0.910 | 0.908 | 0.906 | 0.904 | 0.902 | 0.898 | 0.895 |
| Victoreen 30-351 Famer | | 0.910 | 0.908 | 0.907 | 0.905 | 0.903 | 0.901 | 0.898 |
| Victoreen 30-349 | | 0.899 | 0.898 | 0.897 | 0.896 | 0.895 | 0.893 | 0.891 |
| Victoreen 30-361 | | 0.910 | 0.908 | 0.906 | 0.904 | 0.902 | 0.898 | 0.894 |
| Wellhoefer FC65P famer | | 0.914 | 0.913 | 0.911 | 0.909 | 0.908 | 0.905 | 0.902 |

（日本医学物理学会・編．外部放射線治療における吸収線量の標準測定法—標準測定法01—．通商産業研究社．2005；P118．より抜粋）

付表4-1 深部量百分率（$^{60}$Coγ線，SSD：80 cm）

| 照射野（cm）<br>後方散乱係数<br>深さ（cm） | 0<br>1.00 | 4×4<br>1.01$_4$ | 5×5<br>1.01$_7$ | 6×6<br>1.02$_1$ | 7×7<br>1.02$_5$ | 8×8<br>1.02$_9$ | 10×10<br>1.03$_6$ | 12×12<br>1.04$_3$ | 15×15<br>1.05$_2$ | 20×20<br>1.06$_1$ |
|---|---|---|---|---|---|---|---|---|---|---|
| 0.5 | 100.0 | 100.0 | 100.0 | 100.0 | 100.0 | 100.0 | 100.0 | 100.0 | 100.0 | 100.0 |
| 1.0 | 95.4 | 96.8 | 97.0 | 97.4 | 97.6 | 97.8 | 98.2 | 98.3 | 98.4 | 98.4 |
| 2.0 | 87.1 | 90.6 | 91.3 | 91.9 | 92.3 | 92.7 | 93.3 | 93.6 | 93.9 | 94.0 |
| 3.0 | 79.5 | 84.7 | 85.6 | 86.5 | 87.1 | 87.6 | 88.3 | 88.8 | 89.3 | 89.6 |
| 4.0 | 72.7 | 79.0 | 80.2 | 81.1 | 81.9 | 82.5 | 83.4 | 84.0 | 84.7 | 85.2 |
| 5.0 | 66.5 | 73.5 | 74.8 | 75.9 | 76.7 | 77.4 | 78.5 | 79.3 | 80.1 | 80.8 |
| 6.0 | 60.8 | 68.1 | 69.6 | 70.7 | 71.6 | 72.4 | 73.6 | 74.4 | 75.4 | 76.4 |
| 7.0 | 55.6 | 62.9 | 64.4 | 65.7 | 66.7 | 67.5 | 68.8 | 69.8 | 70.8 | 72.1 |
| 8.0 | 50.9 | 58.0 | 59.4 | 60.8 | 61.9 | 62.7 | 64.1 | 65.3 | 66.5 | 68.0 |
| 9.0 | 46.6 | 53.5 | 55.0 | 56.2 | 57.3 | 58.2 | 59.7 | 60.8 | 62.3 | 64.0 |
| 10.0 | 42.7 | 49.3 | 50.7 | 52.0 | 53.0 | 54.0 | 55.6 | 56.9 | 58.4 | 60.2 |
| 11.0 | 39.2 | 45.5 | 46.9 | 48.1 | 49.2 | 50.1 | 51.7 | 53.0 | 54.7 | 56.6 |
| 12.0 | 35.9 | 41.9 | 43.2 | 44.5 | 45.5 | 46.5 | 48.1 | 49.5 | 51.2 | 53.2 |
| 13.0 | 32.9 | 38.6 | 39.9 | 41.1 | 42.1 | 43.2 | 44.8 | 46.1 | 47.9 | 50.0 |
| 14.0 | 30.2 | 35.6 | 36.8 | 38.0 | 39.2 | 40.1 | 41.8 | 43.2 | 44.9 | 47.0 |
| 15.0 | 27.7 | 32.9 | 34.2 | 35.2 | 36.2 | 37.2 | 38.9 | 40.3 | 42.0 | 44.2 |
| 16.0 | 25.4 | 30.4 | 31.5 | 32.6 | 33.6 | 34.5 | 36.2 | 37.6 | 39.3 | 41.5 |
| 17.0 | 23.3 | 28.1 | 29.2 | 30.2 | 31.2 | 32.1 | 33.7 | 35.1 | 36.8 | 39.0 |
| 18.0 | 21.4 | 26.0 | 27.1 | 28.0 | 29.0 | 29.8 | 31.4 | 32.8 | 34.5 | 36.7 |
| 19.0 | 19.6 | 24.0 | 25.0 | 26.0 | 26.8 | 27.7 | 29.2 | 30.6 | 32.3 | 34.6 |
| 20.0 | 18.0 | 22.1 | 23.1 | 24.0 | 24.9 | 25.7 | 27.2 | 28.5 | 30.3 | 32.6 |
| 22.0 | (15.3) | (18.9) | (19.8) | (20.6) | (21.4) | (22.1) | (23.7) | (24.9) | (26.5) | (28.8) |
| 24.0 | (12.9) | (16.1) | (16.9) | (17.7) | (18.4) | (19.1) | (20.5) | (21.8) | (23.2) | (25.4) |
| 26.0 | (10.8) | (13.7) | (14.4) | (15.1) | (15.8) | (16.5) | (17.8) | (18.9) | (20.4) | (22.5) |
| 28.0 | (9.1) | (11.7) | (12.3) | (12.9) | (13.6) | (14.2) | (15.5) | (16.5) | (17.9) | (19.9) |
| 30.0 | (7.7) | (10.0) | (10.6) | (11.1) | (11.7) | (12.3) | (13.5) | (14.4) | (15.7) | (17.5) |

付表4-2 深部量百分率（$^{60}$Co γ線，SSD：100 cm）

| 照射野 [cm]<br>後方散乱係数<br>深さ [cm] | 0<br>1.00 | 4×4<br>1.01$_4$ | 5×5<br>1.01$_7$ | 6×6<br>1.02$_1$ | 7×7<br>1.02$_5$ | 8×8<br>1.02$_9$ | 10×10<br>1.03$_6$ | 12×12<br>1.04$_3$ | 15×15<br>1.05$_2$ | 20×20<br>1.06$_1$ |
|---|---|---|---|---|---|---|---|---|---|---|
| 0.5 | 100.0 | 100.0 | 100.0 | 100.0 | 100.0 | 100.0 | 100.0 | 100.0 | 100.0 | 100.0 |
| 1.0 | 95.9 | 97.1 | 97.4 | 97.7 | 98.0 | 98.1 | 98.6 | 98.7 | 98.8 | 98.9 |
| 2.0 | 87.9 | 91.4 | 92.0 | 92.6 | 93.0 | 93.3 | 93.9 | 94.3 | 94.6 | 94.7 |
| 3.0 | 80.7 | 85.8 | 86.7 | 87.5 | 88.0 | 88.5 | 89.3 | 89.8 | 90.2 | 90.5 |
| 4.0 | 73.8 | 80.2 | 81.5 | 82.4 | 83.1 | 83.7 | 84.7 | 85.3 | 85.9 | 86.3 |
| 5.0 | 67.8 | 74.8 | 76.2 | 77.3 | 78.2 | 78.9 | 80.1 | 80.9 | 81.6 | 82.2 |
| 6.0 | 62.3 | 69.7 | 71.2 | 72.4 | 73.4 | 74.2 | 75.5 | 76.3 | 77.3 | 78.1 |
| 7.0 | 57.3 | 64.8 | 66.3 | 67.6 | 68.6 | 69.5 | 70.9 | 71.9 | 73.0 | 74.0 |
| 8.0 | 52.7 | 60.1 | 61.5 | 62.9 | 64.0 | 64.9 | 66.4 | 67.5 | 68.7 | 70.0 |
| 9.0 | 48.5 | 55.7 | 57.1 | 58.4 | 59.5 | 60.5 | 62.0 | 63.2 | 64.5 | 66.1 |
| 10.0 | 44.7 | 51.5 | 52.9 | 54.2 | 55.3 | 56.3 | 57.8 | 59.0 | 60.6 | 62.3 |
| 11.0 | 41.2 | 47.7 | 49.0 | 50.3 | 51.4 | 52.4 | 53.9 | 55.2 | 56.9 | 58.7 |
| 12.0 | 38.0 | 44.1 | 45.3 | 46.7 | 47.8 | 48.7 | 50.3 | 51.6 | 53.4 | 55.3 |
| 13.0 | 35.0 | 40.8 | 42.1 | 43.3 | 44.4 | 45.4 | 47.0 | 48.4 | 50.2 | 52.1 |
| 14.0 | 32.2 | 37.8 | 39.1 | 40.2 | 41.4 | 42.3 | 43.9 | 45.4 | 47.1 | 49.1 |
| 15.0 | 29.6 | 35.0 | 36.2 | 37.4 | 38.4 | 39.4 | 41.0 | 42.4 | 44.2 | 46.2 |
| 16.0 | 27.2 | 32.5 | 33.8 | 34.8 | 35.8 | 36.7 | 38.3 | 39.8 | 41.5 | 43.5 |
| 17.0 | 25.0 | 30.1 | 31.3 | 32.3 | 33.3 | 34.2 | 35.8 | 37.1 | 39.0 | 41.0 |
| 18.0 | 23.0 | 27.9 | 29.0 | 30.0 | 31.0 | 31.9 | 33.5 | 34.9 | 36.7 | 38.6 |
| 19.0 | 21.2 | 25.8 | 26.9 | 27.9 | 28.8 | 29.7 | 31.3 | 32.7 | 34.5 | 36.4 |
| 20.0 | 19.5 | 23.8 | 24.9 | 25.9 | 26.9 | 27.7 | 29.3 | 30.7 | 32.4 | 34.4 |
| 22.0 | (16.5) | (20.6) | (21.5) | (22.5) | (23.3) | (24.2) | (25.6) | (27.0) | (28.5) | (30.5) |
| 24.0 | (14.0) | (17.7) | (18.5) | (19.4) | (20.2) | (21.0) | (22.3) | (23.6) | (25.2) | (27.1) |
| 26.0 | (11.8) | (15.2) | (16.0) | (16.8) | (17.4) | (18.2) | (19.6) | (20.8) | (22.3) | (24.0) |
| 28.0 | (10.1) | (13.0) | (13.7) | (14.4) | (15.1) | (15.8) | (17.1) | (18.2) | (19.7) | (21.4) |
| 30.0 | (8.5) | (11.2) | (12.0) | (12.5) | (13.2) | (13.8) | (15.0) | (16.0) | (17.3) | (19.0) |

付表 4-3　組織空中線量比（$^{60}Co\gamma$ 線）

| 照射野 [cm]<br>深さ [cm] | 0 | 4×4 | 5×5 | 6×6 | 7×7 | 8×8 | 10×10 | 12×12 | 15×15 | 20×20 |
|---|---|---|---|---|---|---|---|---|---|---|
| 0.5 | 1.000 | 1.014 | 1.017 | 1.021 | 1.025 | 1.029 | 1.036 | 1.043 | 1.052 | 1.061 |
| 1.0 | 0.965 | 0.992 | 0.998 | 1.005 | 1.010 | 1.017 | 1.028 | 1.037 | 1.045 | 1.057 |
| 2.0 | 0.905 | 0.953 | 0.962 | 0.972 | 0.980 | 0.989 | 1.002 | 1.014 | 1.023 | 1.034 |
| 3.0 | 0.845 | 0.913 | 0.924 | 0.937 | 0.947 | 0.956 | 0.971 | 0.983 | 0.996 | 1.009 |
| 4.0 | 0.792 | 0.871 | 0.884 | 0.898 | 0.910 | 0.921 | 0.938 | 0.952 | 0.966 | 0.982 |
| 5.0 | 0.742 | 0.826 | 0.843 | 0.858 | 0.871 | 0.884 | 0.902 | 0.918 | 0.935 | 0.952 |
| 6.0 | 0.694 | 0.783 | 0.801 | 0.817 | 0.831 | 0.845 | 0.864 | 0.881 | 0.899 | 0.921 |
| 7.0 | 0.650 | 0.738 | 0.757 | 0.776 | 0.790 | 0.804 | 0.825 | 0.844 | 0.862 | 0.887 |
| 8.0 | 0.608 | 0.696 | 0.714 | 0.732 | 0.746 | 0.762 | 0.785 | 0.804 | 0.826 | 0.853 |
| 9.0 | 0.570 | 0.654 | 0.673 | 0.691 | 0.707 | 0.722 | 0.746 | 0.766 | 0.789 | 0.819 |
| 10.0 | 0.534 | 0.617 | 0.633 | 0.651 | 0.667 | 0.681 | 0.707 | 0.728 | 0.755 | 0.787 |
| 11.0 | 0.501 | 0.580 | 0.598 | 0.614 | 0.632 | 0.645 | 0.671 | 0.693 | 0.719 | 0.754 |
| 12.0 | 0.469 | 0.544 | 0.562 | 0.580 | 0.596 | 0.610 | 0.635 | 0.658 | 0.686 | 0.722 |
| 13.0 | 0.440 | 0.509 | 0.529 | 0.546 | 0.560 | 0.577 | 0.602 | 0.624 | 0.652 | 0.690 |
| 14.0 | 0.412 | 0.479 | 0.497 | 0.515 | 0.530 | 0.544 | 0.570 | 0.595 | 0.624 | 0.659 |
| 15.0 | 0.386 | 0.452 | 0.467 | 0.483 | 0.499 | 0.514 | 0.539 | 0.564 | 0.593 | 0.629 |
| 16.0 | 0.361 | 0.426 | 0.441 | 0.456 | 0.471 | 0.485 | 0.511 | 0.535 | 0.564 | 0.601 |
| 17.0 | 0.338 | 0.401 | 0.416 | 0.432 | 0.445 | 0.459 | 0.484 | 0.507 | 0.537 | 0.576 |
| 18.0 | 0.317 | 0.376 | 0.392 | 0.407 | 0.421 | 0.434 | 0.459 | 0.480 | 0.510 | 0.550 |
| 19.0 | 0.297 | 0.353 | 0.368 | 0.382 | 0.396 | 0.409 | 0.433 | 0.455 | 0.484 | 0.525 |
| 20.0 | 0.278 | 0.331 | 0.346 | 0.360 | 0.373 | 0.386 | 0.409 | 0.431 | 0.460 | 0.501 |
| 22.0 | 0.246 | 0.292 | 0.305 | 0.318 | 0.330 | 0.344 | 0.366 | 0.387 | 0.417 | 0.455 |
| 24.0 | 0.215 | 0.258 | 0.269 | 0.280 | 0.292 | 0.303 | 0.324 | 0.345 | 0.374 | 0.413 |
| 26.0 | 0.187 | 0.228 | 0.237 | 0.247 | 0.258 | 0.268 | 0.289 | 0.309 | 0.336 | 0.371 |
| 28.0 | 0.164 | 0.201 | 0.210 | 0.219 | 0.227 | 0.238 | 0.256 | 0.276 | 0.302 | 0.337 |
| 30.0 | 0.144 | 0.176 | 0.184 | 0.193 | 0.201 | 0.210 | 0.228 | 0.246 | 0.271 | 0.305 |

付表 4-4　散乱関数（$^{60}Co\gamma$ 線, SSD：80 cm）

| 深さ [cm] | 照射野（半径：cm） | | | | | | | |
|---|---|---|---|---|---|---|---|---|
| | 2 | 4 | 6 | 8 | 10 | 15 | 20 | 25 |
| 0.5 | 1.4 | 2.6 | 3.7 | 4.8 | 5.8 | 7.6 | 8.5 | 8.9 |
| 2.0 | 4.4 | 7.8 | 9.9 | 11.3 | 12.4 | 14.4 | 15.5 | 16.1 |
| 4.0 | 6.8 | 11.5 | 14.2 | 15.9 | 17.3 | 19.6 | 21.2 | 22.3 |
| 6.0 | 7.5 | 12.9 | 16.0 | 18.1 | 19.6 | 22.7 | 24.4 | 25.1 |
| 8.0 | 7.3 | 12.7 | 16.1 | 18.6 | 20.5 | 24.0 | 25.8 | 26.7 |
| 10.0 | 6.7 | 11.9 | 15.5 | 18.2 | 20.3 | 24.0 | 26.4 | 27.4 |
| 12.0 | 5.9 | 11.0 | 14.6 | 17.4 | 19.5 | 23.4 | 25.8 | 26.7 |
| 14.0 | 5.3 | 10.1 | 13.7 | 16.5 | 18.6 | 22.7 | 25.1 | 26.1 |
| 16.0 | 4.9 | 9.2 | 12.7 | 15.5 | 17.7 | 21.6 | 24.0 | 25.2 |
| 18.0 | 4.5 | 8.4 | 11.7 | 14.5 | 16.6 | 20.3 | 22.7 | 23.9 |
| 20.0 | 4.0 | 7.7 | 10.8 | 13.4 | 15.5 | 19.2 | 21.3 | 22.5 |
| 22.0 | 3.5 | 6.9 | 9.8 | 12.3 | 14.4 | 18.0 | 20.0 | 21.2 |
| 24.0 | 3.1 | 6.1 | 8.9 | 11.2 | 13.2 | 16.6 | 18.7 | 19.9 |
| 26.0 | 2.7 | 5.5 | 8.1 | 10.2 | 12.0 | 15.4 | 17.3 | 18.5 |
| 28.0 | 2.4 | 4.9 | 7.3 | 9.4 | 11.0 | 14.0 | 15.9 | 17.2 |
| 30.0 | 2.2 | 4.4 | 6.5 | 8.6 | 10.1 | 12.8 | 14.8 | 16.0 |

付表 4-5　散乱空中線量比（$^{60}$Co γ 線）

| 深さ[cm] | 照射野（半径：cm） | | | | | | | | | | | |
|---|---|---|---|---|---|---|---|---|---|---|---|---|
| | 2 | 4 | 6 | 8 | 10 | 12 | 14 | 16 | 18 | 20 | 22 | 24 |
| 0.5 | 0.014 | 0.026 | 0.037 | 0.048 | 0.058 | 0.067 | 0.073 | 0.078 | 0.082 | 0.085 | 0.087 | 0.088 |
| 1.0 | 0.025 | 0.048 | 0.066 | 0.078 | 0.089 | 0.098 | 0.104 | 0.109 | 0.114 | 0.118 | 0.120 | 0.122 |
| 2.0 | 0.045 | 0.080 | 0.102 | 0.116 | 0.127 | 0.139 | 0.146 | 0.152 | 0.156 | 0.160 | 0.162 | 0.166 |
| 3.0 | 0.061 | 0.103 | 0.130 | 0.147 | 0.161 | 0.172 | 0.180 | 0.187 | 0.193 | 0.198 | 0.202 | 0.204 |
| 4.0 | 0.071 | 0.121 | 0.151 | 0.170 | 0.186 | 0.197 | 0.205 | 0.215 | 0.222 | 0.228 | 0.233 | 0.237 |
| 5.0 | 0.076 | 0.134 | 0.166 | 0.189 | 0.206 | 0.218 | 0.229 | 0.240 | 0.248 | 0.255 | 0.261 | 0.264 |
| 6.0 | 0.080 | 0.141 | 0.176 | 0.201 | 0.219 | 0.234 | 0.246 | 0.257 | 0.265 | 0.272 | 0.278 | 0.282 |
| 7.0 | 0.081 | 0.143 | 0.181 | 0.209 | 0.229 | 0.246 | 0.260 | 0.273 | 0.282 | 0.290 | 0.296 | 0.302 |
| 8.0 | 0.080 | 0.142 | 0.185 | 0.214 | 0.236 | 0.254 | 0.271 | 0.285 | 0.294 | 0.301 | 0.309 | 0.313 |
| 9.0 | 0.078 | 0.140 | 0.183 | 0.216 | 0.240 | 0.260 | 0.277 | 0.292 | 0.303 | 0.312 | 0.319 | 0.324 |
| 10.0 | 0.075 | 0.136 | 0.181 | 0.215 | 0.242 | 0.262 | 0.279 | 0.295 | 0.308 | 0.318 | 0.327 | 0.333 |
| 11.0 | 0.071 | 0.132 | 0.178 | 0.213 | 0.241 | 0.262 | 0.280 | 0.296 | 0.311 | 0.322 | 0.331 | 0.337 |
| 12.0 | 0.069 | 0.128 | 0.174 | 0.210 | 0.239 | 0.261 | 0.281 | 0.297 | 0.312 | 0.324 | 0.333 | 0.340 |
| 13.0 | 0.066 | 0.124 | 0.170 | 0.207 | 0.237 | 0.260 | 0.280 | 0.298 | 0.313 | 0.325 | 0.335 | 0.342 |
| 14.0 | 0.063 | 0.092 | 0.168 | 0.204 | 0.235 | 0.258 | 0.279 | 0.297 | 0.313 | 0.326 | 0.337 | 0.344 |
| 15.0 | 0.060 | 0.116 | 0.162 | 0.200 | 0.231 | 0.255 | 0.277 | 0.295 | 0.311 | 0.325 | 0.336 | 0.344 |

付表 4-6　深部量百分率（4MV X 線，SSD：100 cm）

| 深さ[cm] | 照射野 [cm] | | | | | | | |
|---|---|---|---|---|---|---|---|---|
| | 4×4 | 6×6 | 8×8 | 10×10 | 12×12 | 15×15 | 20×20 | 25×25 |
| 1.2 | 100.0 | 100.0 | 100.0 | 100.0 | 100.0 | 100.0 | 100.0 | 100.0 |
| 2.0 | 96.3 | 96.7 | 96.7 | 96.7 | 96.8 | 96.8 | 96.8 | 96.9 |
| 3.0 | 90.3 | 91.2 | 91.6 | 92.2 | 92.4 | 92.6 | 93.0 | 93.2 |
| 4.0 | 84.3 | 86.0 | 86.5 | 87.4 | 87.8 | 88.1 | 88.6 | 88.9 |
| 5.0 | 78.8 | 80.6 | 81.6 | 82.4 | 83.0 | 83.7 | 84.3 | 84.8 |
| 6.0 | 73.3 | 75.5 | 76.8 | 77.9 | 78.8 | 79.5 | 80.3 | 80.9 |
| 7.0 | 68.2 | 70.7 | 72.7 | 73.8 | 74.5 | 75.2 | 76.2 | 77.0 |
| 8.0 | 63.2 | 65.8 | 67.6 | 68.8 | 70.0 | 71.2 | 72.2 | 73.0 |
| 9.0 | 58.7 | 61.3 | 63.0 | 64.6 | 66.0 | 67.2 | 68.4 | 69.2 |
| 10.0 | 54.6 | 57.2 | 59.1 | 60.8 | 62.2 | 63.6 | 64.8 | 65.7 |
| 11.0 | 50.8 | 53.3 | 55.1 | 57.0 | 58.6 | 59.9 | 61.2 | 62.4 |
| 12.0 | 47.0 | 49.8 | 51.7 | 53.4 | 55.0 | 56.2 | 58.0 | 59.0 |
| 13.0 | 43.7 | 46.3 | 48.2 | 50.0 | 51.8 | 52.9 | 54.8 | 56.0 |
| 14.0 | 40.5 | 43.1 | 45.1 | 46.7 | 48.5 | 49.9 | 52.0 | 53.0 |
| 15.0 | 37.8 | 40.1 | 42.1 | 43.9 | 45.5 | 47.0 | 48.9 | 50.2 |
| 16.0 | 35.1 | 37.4 | 37.4 | 39.3 | 41.0 | 42.7 | 46.0 | 47.3 |
| 17.0 | 32.6 | 34.9 | 36.7 | 38.3 | 40.0 | 41.6 | 43.3 | 44.5 |
| 18.0 | 30.4 | 32.5 | 34.3 | 35.7 | 37.5 | 39.0 | 40.9 | 42.1 |
| 19.0 | 28.2 | 30.3 | 32.0 | 33.5 | 35.0 | 36.8 | 38.4 | 39.7 |
| 20.0 | 26.2 | 28.3 | 30.0 | 31.4 | 32.7 | 34.4 | 36.3 | 37.8 |
| 21.0 | 24.3 | 26.3 | 28.0 | 29.3 | 30.8 | 32.4 | 34.1 | 35.4 |
| 22.0 | 22.6 | 24.5 | 26.3 | 27.4 | 28.7 | 30.3 | 32.1 | 33.3 |
| 23.0 | 21.1 | 22.9 | 24.5 | 25.7 | 26.9 | 28.5 | 30.2 | 31.2 |
| 24.0 | 19.6 | 21.4 | 22.9 | 24.1 | 25.4 | 26.7 | 28.5 | 29.5 |
| 25.0 | 18.2 | 19.8 | 21.4 | 22.6 | 23.8 | 25.0 | 26.8 | 27.8 |

付表 4-7 組織空中線量比（4MV X線）

| 深さ [cm] | 照射野 [cm] | | | | | | | | |
|---|---|---|---|---|---|---|---|---|---|
| | 0 | 4×4 | 6×6 | 8×8 | 10×10 | 12×12 | 15×15 | 20×20 | 25×25 |
| 1.2 | 1.000 | 1.015 | 1.022 | 1.030 | 1.037 | 1.044 | 1.055 | 1.066 | 1.071 |
| 2.0 | 0.952 | 0.993 | 1.003 | 1.012 | 1.021 | 1.030 | 1.042 | 1.054 | 1.060 |
| 3.0 | 0.899 | 0.954 | 0.971 | 0.985 | 0.998 | 1.007 | 1.019 | 1.033 | 1.040 |
| 4.0 | 0.847 | 0.910 | 0.933 | 0.951 | 0.966 | 0.979 | 0.995 | 1.008 | 1.017 |
| 5.0 | 0.799 | 0.867 | 0.897 | 0.917 | 0.933 | 0.949 | 0.967 | 0.984 | 0.995 |
| 6.0 | 0.753 | 0.827 | 0.856 | 0.881 | 0.900 | 0.918 | 0.937 | 0.955 | 0.968 |
| 7.0 | 0.710 | 0.785 | 0.819 | 0.845 | 0.866 | 0.884 | 0.908 | 0.928 | 0.941 |
| 8.0 | 0.670 | 0.746 | 0.782 | 0.809 | 0.832 | 0.852 | 0.875 | 0.900 | 0.916 |
| 9.0 | 0.632 | 0.708 | 0.744 | 0.775 | 0.800 | 0.818 | 0.844 | 0.873 | 0.889 |
| 10.0 | 0.598 | 0.671 | 0.710 | 0.740 | 0.765 | 0.786 | 0.812 | 0.843 | 0.862 |
| 11.0 | 0.564 | 0.637 | 0.673 | 0.706 | 0.731 | 0.752 | 0.780 | 0.813 | 0.834 |
| 12.0 | 0.529 | 0.601 | 0.641 | 0.673 | 0.698 | 0.720 | 0.749 | 0.786 | 0.808 |
| 13.0 | 0.500 | 0.570 | 0.608 | 0.639 | 0.666 | 0.690 | 0.718 | 0.757 | 0.780 |
| 14.0 | 0.471 | 0.542 | 0.577 | 0.609 | 0.636 | 0.661 | 0.689 | 0.728 | 0.752 |
| 15.0 | 0.444 | 0.512 | 0.547 | 0.578 | 0.605 | 0.630 | 0.660 | 0.701 | 0.729 |
| 16.0 | 0.419 | 0.487 | 0.519 | 0.549 | 0.576 | 0.601 | 0.631 | 0.673 | 0.690 |
| 17.0 | 0.395 | 0.461 | 0.493 | 0.521 | 0.549 | 0.574 | 0.605 | 0.645 | 0.672 |
| 18.0 | 0.373 | 0.436 | 0.465 | 0.494 | 0.521 | 0.545 | 0.576 | 0.618 | 0.646 |
| 19.0 | 0.351 | 0.412 | 0.444 | 0.471 | 0.496 | 0.520 | 0.550 | 0.593 | 0.620 |
| 20.0 | 0.331 | 0.392 | 0.421 | 0.448 | 0.473 | 0.496 | 0.527 | 0.568 | 0.597 |
| 21.0 | 0.312 | 0.371 | 0.399 | 0.424 | 0.450 | 0.473 | 0.503 | 0.543 | 0.573 |
| 22.0 | 0.294 | 0.351 | 0.378 | 0.404 | 0.428 | 0.450 | 0.481 | 0.521 | 0.549 |
| 23.0 | 0.277 | 0.332 | 0.359 | 0.383 | 0.408 | 0.429 | 0.459 | 0.499 | 0.525 |
| 24.0 | 0.262 | 0.315 | 0.340 | 0.365 | 0.383 | 0.408 | 0.438 | 0.477 | 0.504 |
| 25.0 | 0.246 | 0.298 | 0.323 | 0.346 | 0.368 | 0.389 | 0.419 | 0.455 | 0.482 |

付表4-8　組織最大線量比（4MV X線）

| 深さ [cm] | 照射野 [cm] | | | | | | | | |
|---|---|---|---|---|---|---|---|---|---|
| | 0 | 4×4 | 6×6 | 8×8 | 10×10 | 12×12 | 15×15 | 20×20 | 25×25 |
| 1.2 | 1.000 | 1.000 | 1.000 | 1.000 | 1.000 | 1.000 | 1.000 | 1.000 | 1.000 |
| 2.0 | 0.952 | 0.978 | 0.981 | 0.982 | 0.985 | 0.987 | 0.988 | 0.989 | 0.990 |
| 3.0 | 0.899 | 0.940 | 0.950 | 0.956 | 0.962 | 0.965 | 0.966 | 0.969 | 0.971 |
| 4.0 | 0.847 | 0.897 | 0.913 | 0.923 | 0.932 | 0.938 | 0.943 | 0.946 | 0.950 |
| 5.0 | 0.799 | 0.854 | 0.878 | 0.890 | 0.900 | 0.909 | 0.917 | 0.923 | 0.929 |
| 6.0 | 0.753 | 0.815 | 0.838 | 0.855 | 0.868 | 0.879 | 0.888 | 0.896 | 0.904 |
| 7.0 | 0.710 | 0.773 | 0.801 | 0.820 | 0.835 | 0.847 | 0.861 | 0.871 | 0.879 |
| 8.0 | 0.670 | 0.735 | 0.765 | 0.785 | 0.802 | 0.816 | 0.829 | 0.844 | 0.855 |
| 9.0 | 0.632 | 0.698 | 0.728 | 0.752 | 0.771 | 0.784 | 0.800 | 0.819 | 0.830 |
| 10.0 | 0.598 | 0.661 | 0.695 | 0.718 | 0.738 | 0.753 | 0.770 | 0.791 | 0.805 |
| 11.0 | 0.564 | 0.628 | 0.659 | 0.685 | 0.705 | 0.720 | 0.739 | 0.763 | 0.779 |
| 12.0 | 0.529 | 0.592 | 0.627 | 0.653 | 0.673 | 0.690 | 0.710 | 0.737 | 0.754 |
| 13.0 | 0.500 | 0.562 | 0.595 | 0.620 | 0.642 | 0.661 | 0.681 | 0.710 | 0.728 |
| 14.0 | 0.471 | 0.534 | 0.565 | 0.591 | 0.613 | 0.633 | 0.653 | 0.683 | 0.702 |
| 15.0 | 0.444 | 0.504 | 0.535 | 0.561 | 0.583 | 0.603 | 0.626 | 0.658 | 0.677 |
| 16.0 | 0.419 | 0.480 | 0.508 | 0.533 | 0.555 | 0.576 | 0.598 | 0.631 | 0.652 |
| 17.0 | 0.395 | 0.454 | 0.482 | 0.506 | 0.529 | 0.550 | 0.573 | 0.605 | 0.627 |
| 18.0 | 0.373 | 0.430 | 0.455 | 0.480 | 0.502 | 0.522 | 0.546 | 0.580 | 0.603 |
| 19.0 | 0.351 | 0.406 | 0.434 | 0.457 | 0.478 | 0.498 | 0.521 | 0.556 | 0.579 |
| 20.0 | 0.331 | 0.386 | 0.412 | 0.435 | 0.456 | 0.475 | 0.500 | 0.533 | 0.557 |
| 21.0 | 0.312 | 0.366 | 0.390 | 0.412 | 0.434 | 0.453 | 0.477 | 0.509 | 0.535 |
| 22.0 | 0.294 | 0.346 | 0.370 | 0.392 | 0.413 | 0.431 | 0.456 | 0.489 | 0.513 |
| 23.0 | 0.277 | 0.327 | 0.351 | 0.372 | 0.393 | 0.411 | 0.435 | 0.468 | 0.490 |
| 24.0 | 0.262 | 0.310 | 0.333 | 0.354 | 0.369 | 0.391 | 0.415 | 0.447 | 0.471 |
| 25.0 | 0.246 | 0.294 | 0.316 | 0.336 | 0.355 | 0.373 | 0.397 | 0.427 | 0.450 |

付表4-9　散乱空中線量比（4MV X線）

| 深さ [cm] | 照射野（半径：cm） | | | | | | | | |
|---|---|---|---|---|---|---|---|---|---|
| | 2 | 4 | 6 | 8 | 10 | 12 | 14 | 17 | 20 |
| 1.2 | 0.013 | 0.026 | 0.039 | 0.052 | 0.062 | 0.068 | 0.072 | 0.075 | 0.077 |
| 2.0 | 0.035 | 0.055 | 0.073 | 0.088 | 0.098 | 0.105 | 0.108 | 0.112 | 0.115 |
| 3.0 | 0.048 | 0.081 | 0.102 | 0.118 | 0.130 | 0.137 | 0.141 | 0.146 | 0.150 |
| 4.0 | 0.058 | 0.097 | 0.125 | 0.145 | 0.157 | 0.164 | 0.171 | 0.180 | 0.188 |
| 5.0 | 0.063 | 0.110 | 0.141 | 0.165 | 0.179 | 0.189 | 0.197 | 0.206 | 0.214 |
| 6.0 | 0.067 | 0.119 | 0.155 | 0.181 | 0.196 | 0.207 | 0.216 | 0.228 | 0.237 |
| 7.0 | 0.068 | 0.125 | 0.163 | 0.193 | 0.211 | 0.223 | 0.233 | 0.246 | 0.257 |
| 8.0 | 0.069 | 0.128 | 0.170 | 0.201 | 0.222 | 0.236 | 0.247 | 0.261 | 0.272 |
| 9.0 | 0.069 | 0.131 | 0.174 | 0.207 | 0.230 | 0.246 | 0.258 | 0.273 | 0.283 |
| 10.0 | 0.068 | 0.132 | 0.177 | 0.210 | 0.236 | 0.253 | 0.265 | 0.282 | 0.291 |
| 11.0 | 0.067 | 0.131 | 0.178 | 0.213 | 0.240 | 0.258 | 0.272 | 0.289 | 0.300 |
| 12.0 | 0.066 | 0.130 | 0.178 | 0.215 | 0.242 | 0.263 | 0.277 | 0.295 | 0.308 |
| 13.0 | 0.065 | 0.128 | 0.177 | 0.214 | 0.243 | 0.266 | 0.281 | 0.299 | 0.314 |
| 14.0 | 0.063 | 0.125 | 0.175 | 0.212 | 0.243 | 0.267 | 0.283 | 0.302 | 0.316 |
| 15.0 | 0.062 | 0.122 | 0.171 | 0.210 | 0.241 | 0.266 | 0.283 | 0.302 | 0.316 |
| 16.0 | 0.060 | 0.118 | 0.168 | 0.206 | 0.239 | 0.264 | 0.282 | 0.302 | 0.316 |
| 17.0 | 0.059 | 0.114 | 0.163 | 0.202 | 0.235 | 0.261 | 0.279 | 0.301 | 0.314 |
| 18.0 | 0.057 | 0.110 | 0.159 | 0.197 | 0.230 | 0.257 | 0.276 | 0.300 | 0.312 |
| 19.0 | 0.056 | 0.107 | 0.154 | 0.193 | 0.226 | 0.252 | 0.272 | 0.297 | 0.310 |
| 20.0 | 0.054 | 0.104 | 0.150 | 0.188 | 0.221 | 0.247 | 0.267 | 0.293 | 0.306 |

付表4-10 深部量百分率(10MV X線, SSD:100 cm)

| 照射野 [cm] | 0 | 4×4 | 5×5 | 6×6 | 8×8 | 10×10 | 12×12 | 15×15 | 20×20 | 30×30 |
|---|---|---|---|---|---|---|---|---|---|---|
| 後方散乱係数 | 1.000 | 1.003 | 1.005 | 1.008 | 1.013 | 1.017 | 1.021 | 1.026 | 1.033 | 1.043 |
| 深さ [cm] | | | | | | | | | | |
| 0 | 3.0 | 6.0 | 7.4 | 8.5 | 10.2 | 11.8 | 12.7 | 14.1 | 15.9 | 18.3 |
| 1.0 | 69.2 | 75.5 | 76.8 | 78.0 | 80.2 | 82.0 | 83.6 | 85.6 | 88.0 | 90.8 |
| 1.5 | 92.4 | 92.9 | 93.1 | 93.2 | 93.5 | 93.7 | 94.0 | 94.4 | 95.0 | 96.3 |
| 2.5 | 100.0 | 100.0 | 100.0 | 100.0 | 100.0 | 100.0 | 100.0 | 100.0 | 100.0 | 100.0 |
| 3.0 | 98.6 | 99.1 | 99.2 | 99.3 | 99.4 | 99.5 | 99.6 | 99.7 | 99.8 | 99.9 |
| 4.0 | 92.1 | 95.1 | 95.5 | 95.9 | 96.4 | 96.8 | 97.0 | 97.2 | 97.4 | 97.5 |
| 5.0 | 87.0 | 90.6 | 91.1 | 91.6 | 92.4 | 93.0 | 93.4 | 93.8 | 94.2 | 94.4 |
| 6.0 | 82.9 | 86.2 | 86.8 | 87.3 | 88.2 | 88.9 | 89.4 | 90.0 | 90.7 | 91.2 |
| 7.0 | 78.7 | 82.1 | 82.7 | 83.3 | 84.2 | 85.0 | 85.6 | 86.3 | 87.1 | 87.8 |
| 8.0 | 74.7 | 78.2 | 78.8 | 79.4 | 80.5 | 81.3 | 82.0 | 82.8 | 83.6 | 84.5 |
| 9.0 | 70.9 | 74.4 | 75.1 | 75.8 | 76.8 | 77.7 | 78.4 | 79.3 | 80.3 | 81.2 |
| 10.0 | 67.2 | 70.9 | 71.6 | 72.2 | 73.4 | 74.3 | 75.1 | 76.0 | 77.0 | 78.1 |
| 11.0 | 65.3 | 68.0 | 68.6 | 69.1 | 70.1 | 70.9 | 71.7 | 72.6 | 73.8 | 75.2 |
| 12.0 | 60.5 | 64.3 | 65.0 | 65.7 | 66.9 | 67.9 | 68.8 | 69.8 | 70.9 | 72.2 |
| 13.0 | 57.4 | 61.2 | 62.0 | 62.7 | 63.9 | 65.0 | 65.8 | 66.9 | 68.1 | 69.4 |
| 14.0 | 54.4 | 58.3 | 59.1 | 59.8 | 61.0 | 62.1 | 63.0 | 64.0 | 65.3 | 66.7 |
| 15.0 | 51.4 | 55.4 | 56.2 | 57.0 | 58.3 | 59.4 | 60.3 | 61.4 | 62.7 | 64.1 |
| 16.0 | 48.8 | 52.8 | 53.6 | 54.4 | 55.7 | 56.8 | 57.7 | 58.8 | 60.2 | 61.6 |
| 17.0 | 46.3 | 50.3 | 51.1 | 51.8 | 53.1 | 54.3 | 55.2 | 56.3 | 57.7 | 59.2 |
| 18.0 | 44.1 | 48.0 | 48.7 | 49.5 | 50.8 | 51.9 | 52.8 | 54.0 | 55.4 | 57.0 |
| 19.0 | 41.5 | 45.6 | 46.4 | 47.1 | 48.5 | 49.6 | 50.6 | 51.8 | 53.2 | 54.8 |
| 20.0 | 39.4 | 43.4 | 44.2 | 45.0 | 46.3 | 47.5 | 48.4 | 49.6 | 51.0 | 52.6 |
| 21.0 | 37.3 | 41.3 | 42.1 | 42.9 | 44.2 | 45.3 | 46.3 | 47.5 | 49.0 | 50.6 |
| 22.0 | 35.4 | 39.4 | 40.2 | 40.9 | 42.2 | 43.4 | 44.3 | 45.5 | 47.0 | 48.6 |
| 23.0 | 33.5 | 37.5 | 38.3 | 39.0 | 40.3 | 41.5 | 42.4 | 43.6 | 45.1 | 46.7 |
| 24.0 | 31.8 | 35.7 | 36.5 | 37.2 | 38.5 | 39.6 | 40.6 | 41.8 | 43.3 | 45.0 |
| 25.0 | 30.0 | 33.9 | 34.7 | 35.5 | 36.8 | 37.9 | 38.9 | 40.1 | 41.5 | 43.1 |
| 26.0 | 28.6 | 32.4 | 33.1 | 33.9 | 35.1 | 36.3 | 37.2 | 38.4 | 39.9 | 41.6 |
| 27.0 | 27.0 | 30.8 | 31.6 | 32.3 | 33.6 | 34.7 | 35.6 | 36.8 | 38.3 | 39.9 |
| 28.0 | 25.6 | 29.3 | 30.1 | 30.8 | 32.1 | 33.2 | 34.1 | 35.3 | 36.7 | 38.4 |
| 29.0 | 24.2 | 27.9 | 28.6 | 29.4 | 30.6 | 31.7 | 32.6 | 33.8 | 35.2 | 36.9 |
| 30.0 | 23.1 | 26.6 | 27.4 | 28.0 | 29.3 | 30.3 | 31.2 | 32.4 | 33.8 | 35.4 |

付表4-11　組織最大線量比（10MV X線）

| 照射野 [cm]<br>深さ [cm] | 0 | 4×4 | 5×5 | 6×6 | 8×8 | 10×10 | 12×12 | 15×15 | 20×20 | 30×30 |
|---|---|---|---|---|---|---|---|---|---|---|
| 1.0 | 0.672 | 0.733 | 0.745 | 0.757 | 0.778 | 0.796 | 0.811 | 0.830 | 0.854 | 0.881 |
| 1.5 | 0.906 | 0.911 | 0.913 | 0.914 | 0.916 | 0.919 | 0.922 | 0.925 | 0.932 | 0.944 |
| 2.5 | 1.000 | 1.000 | 1.000 | 1.000 | 1.000 | 1.000 | 1.000 | 1.000 | 1.000 | 1.000 |
| 3.0 | 0.966 | 1.001 | 1.002 | 1.003 | 1.004 | 1.005 | 1.006 | 1.007 | 1.008 | 1.008 |
| 4.0 | 0.948 | 0.978 | 0.982 | 0.986 | 0.992 | 0.996 | 0.998 | 1.001 | 1.003 | 1.004 |
| 5.0 | 0.913 | 0.949 | 0.955 | 0.960 | 0.968 | 0.974 | 0.979 | 0.984 | 0.988 | 0.991 |
| 6.0 | 0.887 | 0.920 | 0.926 | 0.932 | 0.941 | 0.949 | 0.955 | 0.961 | 0.968 | 0.975 |
| 7.0 | 0.858 | 0.892 | 0.899 | 0.905 | 0.915 | 0.924 | 0.930 | 0.938 | 0.947 | 0.955 |
| 8.0 | 0.829 | 0.865 | 0.872 | 0.879 | 0.890 | 0.899 | 0.907 | 0.916 | 0.926 | 0.936 |
| 9.0 | 0.802 | 0.839 | 0.846 | 0.853 | 0.865 | 0.875 | 0.883 | 0.893 | 0.904 | 0.917 |
| 10.0 | 0.774 | 0.813 | 0.820 | 0.828 | 0.840 | 0.851 | 0.859 | 0.870 | 0.883 | 0.896 |
| 11.0 | 0.766 | 0.795 | 0.801 | 0.807 | 0.817 | 0.826 | 0.835 | 0.846 | 0.860 | 0.878 |
| 12.0 | 0.722 | 0.763 | 0.771 | 0.779 | 0.792 | 0.804 | 0.814 | 0.826 | 0.841 | 0.858 |
| 13.0 | 0.698 | 0.739 | 0.747 | 0.755 | 0.769 | 0.781 | 0.792 | 0.805 | 0.820 | 0.839 |
| 14.0 | 0.673 | 0.715 | 0.724 | 0.732 | 0.746 | 0.759 | 0.770 | 0.783 | 0.800 | 0.820 |
| 15.0 | 0.647 | 0.691 | 0.700 | 0.709 | 0.724 | 0.737 | 0.748 | 0.763 | 0.780 | 0.801 |
| 16.0 | 0.625 | 0.669 | 0.678 | 0.687 | 0.702 | 0.716 | 0.727 | 0.742 | 0.760 | 0.782 |
| 17.0 | 0.603 | 0.648 | 0.657 | 0.665 | 0.681 | 0.695 | 0.707 | 0.722 | 0.741 | 0.764 |
| 18.0 | 0.584 | 0.627 | 0.637 | 0.645 | 0.661 | 0.674 | 0.686 | 0.701 | 0.721 | 0.746 |
| 19.0 | 0.559 | 0.605 | 0.615 | 0.624 | 0.640 | 0.654 | 0.667 | 0.683 | 0.703 | 0.728 |
| 20.0 | 0.540 | 0.585 | 0.595 | 0.604 | 0.620 | 0.635 | 0.647 | 0.664 | 0.684 | 0.710 |
| 21.0 | 0.520 | 0.565 | 0.575 | 0.584 | 0.601 | 0.615 | 0.628 | 0.644 | 0.666 | 0.693 |
| 22.0 | 0.502 | 0.547 | 0.556 | 0.565 | 0.582 | 0.597 | 0.610 | 0.626 | 0.648 | 0.676 |
| 23.0 | 0.482 | 0.528 | 0.538 | 0.547 | 0.563 | 0.578 | 0.591 | 0.608 | 0.630 | 0.659 |
| 24.0 | 0.465 | 0.510 | 0.520 | 0.529 | 0.545 | 0.560 | 0.573 | 0.590 | 0.613 | 0.642 |
| 25.0 | 0.446 | 0.492 | 0.501 | 0.511 | 0.528 | 0.545 | 0.556 | 0.573 | 0.596 | 0.625 |
| 26.0 | 0.432 | 0.476 | 0.485 | 0.494 | 0.511 | 0.525 | 0.539 | 0.556 | 0.579 | 0.610 |
| 27.0 | 0.414 | 0.458 | 0.468 | 0.477 | 0.494 | 0.509 | 0.522 | 0.539 | 0.563 | 0.594 |
| 28.0 | 0.399 | 0.443 | 0.452 | 0.461 | 0.477 | 0.492 | 0.506 | 0.523 | 0.546 | 0.578 |
| 29.0 | 0.383 | 0.426 | 0.436 | 0.445 | 0.461 | 0.476 | 0.490 | 0.507 | 0.531 | 0.563 |
| 30.0 | 0.372 | 0.413 | 0.422 | 0.431 | 0.447 | 0.461 | 0.474 | 0.491 | 0.515 | 0.457 |

付表 4-12　散乱最大線量比（10MV X線）

| 照射野(半径:cm)<br>深さ [cm] | 2 | 4 | 6 | 8 | 10 | 12 | 14 | 16 | 18 | 20 | 22 | 24 |
|---|---|---|---|---|---|---|---|---|---|---|---|---|
| 1.0 | 0.055 | 0.097 | 0.129 | 0.153 | 0.172 | 0.187 | 0.198 | 0.206 | 0.213 | 0.218 | 0.222 | 0.224 |
| 1.5 | 0.005 | 0.009 | 0.014 | 0.018 | 0.023 | 0.027 | 0.031 | 0.036 | 0.040 | 0.044 | 0.048 | 0.052 |
| 2.5 | 0.000 | 0.000 | 0.000 | 0.000 | 0.000 | 0.000 | 0.000 | 0.000 | 0.000 | 0.000 | 0.000 | 0.000 |
| 3.0 | 0.005 | 0.008 | 0.010 | 0.011 | 0.012 | 0.012 | 0.013 | 0.013 | 0.013 | 0.013 | 0.013 | 0.013 |
| 4.0 | 0.027 | 0.041 | 0.048 | 0.052 | 0.054 | 0.055 | 0.055 | 0.055 | 0.055 | 0.056 | 0.056 | 0.056 |
| 5.0 | 0.033 | 0.052 | 0.063 | 0.070 | 0.073 | 0.076 | 0.077 | 0.078 | 0.078 | 0.078 | 0.078 | 0.079 |
| 6.0 | 0.030 | 0.051 | 0.064 | 0.073 | 0.079 | 0.083 | 0.086 | 0.087 | 0.089 | 0.089 | 0.090 | 0.090 |
| 7.0 | 0.031 | 0.053 | 0.068 | 0.079 | 0.086 | 0.091 | 0.095 | 0.097 | 0.099 | 0.100 | 0.101 | 0.101 |
| 8.0 | 0.033 | 0.056 | 0.072 | 0.084 | 0.092 | 0.098 | 0.103 | 0.106 | 0.108 | 0.109 | 0.111 | 0.111 |
| 9.0 | 0.033 | 0.058 | 0.076 | 0.088 | 0.098 | 0.105 | 0.110 | 0.113 | 0.116 | 0.118 | 0.119 | 0.120 |
| 10.0 | 0.035 | 0.061 | 0.080 | 0.094 | 0.104 | 0.111 | 0.117 | 0.121 | 0.124 | 0.126 | 0.128 | 0.129 |
| 11.0 | 0.036 | 0.062 | 0.083 | 0.097 | 0.008 | 0.117 | 0.124 | 0.130 | 0.134 | 0.128 | 0.131 | 0.134 |
| 12.0 | 0.037 | 0.064 | 0.085 | 0.101 | 0.113 | 0.122 | 0.128 | 0.133 | 0.138 | 0.140 | 0.142 | 0.144 |
| 13.0 | 0.037 | 0.066 | 0.087 | 0.104 | 0.116 | 0.126 | 0.133 | 0.139 | 0.143 | 0.146 | 0.149 | 0.151 |
| 14.0 | 0.038 | 0.067 | 0.090 | 0.107 | 0.120 | 0.130 | 0.138 | 0.144 | 0.149 | 0.153 | 0.155 | 0.157 |
| 15.0 | 0.040 | 0.070 | 0.094 | 0.112 | 0.126 | 0.137 | 0.145 | 0.151 | 0.156 | 0.160 | 0.163 | 0.165 |
| 16.0 | 0.040 | 0.071 | 0.095 | 0.113 | 0.128 | 0.139 | 0.148 | 0.155 | 0.162 | 0.164 | 0.167 | 0.169 |
| 17.0 | 0.040 | 0.071 | 0.095 | 0.115 | 0.130 | 0.141 | 0.150 | 0.158 | 0.164 | 0.168 | 0.171 | 0.174 |
| 18.0 | 0.039 | 0.069 | 0.094 | 0.113 | 0.128 | 0.141 | 0.150 | 0.158 | 0.164 | 0.169 | 0.173 | 0.176 |
| 19.0 | 0.041 | 0.073 | 0.099 | 0.119 | 0.135 | 0.148 | 0.158 | 0.166 | 0.172 | 0.177 | 0.181 | 0.184 |
| 20.0 | 0.041 | 0.073 | 0.099 | 0.119 | 0.136 | 0.149 | 0.159 | 0.167 | 0.174 | 0.179 | 0.183 | 0.186 |
| 22.0 | 0.041 | 0.073 | 0.099 | 0.121 | 0.137 | 0.151 | 0.162 | 0.171 | 0.178 | 0.184 | 0.188 | 0.192 |
| 24.0 | 0.040 | 0.073 | 0.099 | 0.120 | 0.138 | 0.152 | 0.164 | 0.173 | 0.181 | 0.187 | 0.192 | 0.196 |
| 26.0 | 0.039 | 0.071 | 0.098 | 0.119 | 0.137 | 0.152 | 0.164 | 0.174 | 0.181 | 0.188 | 0.194 | 0.198 |
| 28.0 | 0.039 | 0.071 | 0.097 | 0.119 | 0.137 | 0.152 | 0.165 | 0.175 | 0.183 | 0.190 | 0.196 | 0.201 |
| 30.0 | 0.037 | 0.068 | 0.094 | 0.115 | 0.133 | 0.148 | 0.161 | 0.171 | 0.180 | 0.187 | 0.193 | 0.198 |

付表 4-13　長方形照射野と等しい深部量を示す円形照射野の直径

| 短軸[cm] | 長軸[cm] | | | | | | | | | | | | | | | | | | | | | | | | |
|---|---|---|---|---|---|---|---|---|---|---|---|---|---|---|---|---|---|---|---|---|---|---|---|---|---|
| | 1 | 2 | 3 | 4 | 5 | 6 | 7 | 8 | 9 | 10 | 11 | 12 | 13 | 14 | 15 | 16 | 17 | 18 | 19 | 20 | 22 | 24 | 26 | 28 | 30 |
| 1 | 1.1 | | | | | | | | | | | | | | | | | | | | | | | | |
| 2 | 1.5 | 2.2 | | | | | | | | | | | | | | | | | | | | | | | |
| 3 | 1.8 | 2.7 | 3.4 | | | | | | | | | | | | | | | | | | | | | | |
| 4 | 1.9 | 3.0 | 3.9 | 4.5 | | | | | | | | | | | | | | | | | | | | | |
| 5 | 2.1 | 3.3 | 4.2 | 5.0 | 5.6 | | | | | | | | | | | | | | | | | | | | |
| 6 | 2.2 | 3.5 | 4.6 | 5.4 | 6.1 | 6.7 | | | | | | | | | | | | | | | | | | | |
| 7 | 2.3 | 3.7 | 4.8 | 5.7 | 6.5 | 7.2 | 7.8 | | | | | | | | | | | | | | | | | | |
| 8 | 2.3 | 3.8 | 5.0 | 6.0 | 6.9 | 7.7 | 8.4 | 8.9 | | | | | | | | | | | | | | | | | |
| 9 | 2.4 | 3.9 | 5.2 | 6.3 | 7.2 | 8.1 | 8.8 | 9.5 | 10.1 | | | | | | | | | | | | | | | | |
| 10 | 2.4 | 4.0 | 5.4 | 6.5 | 7.5 | 8.4 | 9.2 | 9.9 | 10.6 | 11.2 | | | | | | | | | | | | | | | |
| 11 | 2.5 | 4.1 | 5.5 | 6.7 | 7.7 | 8.7 | 9.6 | 10.3 | 11.1 | 11.7 | 12.3 | | | | | | | | | | | | | | |
| 12 | 2.5 | 4.2 | 5.6 | 6.8 | 7.9 | 8.9 | 9.9 | 10.7 | 11.5 | 12.2 | 12.8 | 13.4 | | | | | | | | | | | | | |
| 13 | 2.5 | 4.2 | 5.7 | 6.9 | 8.1 | 9.2 | 10.1 | 11.0 | 11.8 | 12.6 | 13.3 | 13.9 | 14.5 | | | | | | | | | | | | |
| 14 | 2.5 | 4.3 | 5.8 | 7.1 | 8.3 | 9.3 | 10.4 | 11.3 | 12.2 | 13.0 | 13.7 | 14.4 | 15.0 | 15.6 | | | | | | | | | | | |
| 15 | 2.5 | 4.4 | 5.8 | 7.2 | 8.4 | 9.5 | 10.6 | 11.5 | 12.4 | 13.3 | 14.1 | 14.8 | 15.5 | 16.1 | 16.7 | | | | | | | | | | |
| 16 | 2.6 | 4.4 | 5.9 | 7.3 | 8.5 | 9.7 | 10.7 | 11.8 | 12.7 | 13.6 | 14.4 | 15.2 | 15.9 | 16.6 | 17.2 | 17.8 | | | | | | | | | |
| 17 | 2.6 | 4.4 | 5.9 | 7.3 | 8.6 | 9.8 | 10.9 | 11.9 | 12.9 | 13.9 | 14.7 | 15.6 | 16.3 | 17.0 | 17.7 | 18.3 | 18.9 | | | | | | | | |
| 18 | 2.6 | 4.4 | 6.0 | 7.4 | 8.7 | 9.9 | 11.0 | 12.1 | 13.1 | 14.1 | 15.0 | 15.9 | 16.7 | 17.4 | 18.1 | 18.8 | 19.4 | 20.0 | | | | | | | |
| 19 | 2.6 | 4.5 | 6.0 | 7.4 | 8.8 | 10.0 | 11.2 | 12.3 | 13.3 | 14.3 | 15.3 | 16.2 | 17.0 | 17.8 | 18.5 | 19.3 | 19.9 | 20.5 | 21.1 | | | | | | |
| 20 | 2.6 | 4.5 | 6.1 | 7.5 | 8.8 | 10.1 | 11.3 | 12.4 | 13.5 | 14.5 | 15.5 | 16.4 | 17.3 | 18.1 | 18.9 | 19.7 | 20.4 | 21.0 | 21.6 | 22.2 | | | | | |
| 22 | 2.6 | 4.5 | 6.1 | 7.6 | 8.9 | 10.2 | 11.5 | 12.6 | 13.7 | 14.8 | 15.8 | 16.8 | 17.8 | 18.7 | 19.5 | 20.3 | 21.1 | 21.9 | 22.6 | 23.2 | 24.4 | | | | |
| 24 | 2.6 | 4.5 | 6.2 | 7.6 | 9.0 | 10.3 | 11.6 | 12.8 | 13.9 | 15.0 | 16.1 | 17.2 | 18.2 | 19.1 | 20.0 | 20.9 | 21.7 | 22.6 | 23.3 | 24.1 | 25.4 | 26.6 | | | |
| 26 | 2.6 | 4.5 | 6.2 | 7.7 | 9.1 | 10.4 | 11.7 | 12.9 | 14.1 | 15.2 | 16.4 | 17.4 | 18.5 | 19.4 | 20.4 | 21.4 | 22.3 | 23.1 | 24.0 | 24.8 | 26.2 | 27.6 | 28.7 | | |
| 28 | 2.7 | 4.6 | 6.2 | 7.7 | 9.1 | 10.5 | 11.8 | 13.0 | 14.2 | 15.4 | 16.5 | 17.6 | 18.7 | 19.7 | 20.8 | 21.7 | 22.7 | 23.6 | 24.5 | 25.4 | 27.0 | 28.4 | 29.8 | 30.9 | |
| 30 | 2.7 | 4.6 | 6.2 | 7.7 | 9.2 | 10.5 | 11.8 | 13.1 | 14.3 | 15.5 | 16.7 | 17.8 | 18.9 | 20.0 | 21.0 | 22.0 | 23.0 | 24.0 | 24.9 | 25.8 | 27.6 | 29.2 | 30.6 | 31.9 | 33.1 |

付表 4-14　長方形照射野と等しい深部量を示す正方形照射野

| 短軸[cm] | 長軸[cm] | | | | | | | | | | | | | | | | | | | | | | | | |
|---|---|---|---|---|---|---|---|---|---|---|---|---|---|---|---|---|---|---|---|---|---|---|---|---|---|
| | 1 | 2 | 3 | 4 | 5 | 6 | 7 | 8 | 9 | 10 | 11 | 12 | 13 | 14 | 15 | 16 | 17 | 18 | 19 | 20 | 22 | 24 | 26 | 28 | 30 |
| 1 | 1.0 | | | | | | | | | | | | | | | | | | | | | | | | |
| 2 | 1.4 | 2.0 | | | | | | | | | | | | | | | | | | | | | | | |
| 3 | 1.6 | 2.4 | 3.0 | | | | | | | | | | | | | | | | | | | | | | |
| 4 | 1.7 | 2.7 | 3.4 | 4.0 | | | | | | | | | | | | | | | | | | | | | |
| 5 | 1.8 | 3.0 | 3.8 | 4.5 | 5.0 | | | | | | | | | | | | | | | | | | | | |
| 6 | 1.9 | 3.1 | 4.1 | 4.8 | 5.5 | 6.0 | | | | | | | | | | | | | | | | | | | |
| 7 | 2.0 | 3.3 | 4.3 | 5.1 | 5.8 | 6.5 | 7.0 | | | | | | | | | | | | | | | | | | |
| 8 | 2.1 | 3.4 | 4.5 | 5.4 | 6.2 | 6.9 | 7.5 | 8.0 | | | | | | | | | | | | | | | | | |
| 9 | 2.1 | 3.5 | 4.6 | 5.6 | 6.5 | 7.2 | 7.9 | 8.5 | 9.0 | | | | | | | | | | | | | | | | |
| 10 | 2.2 | 3.6 | 4.8 | 5.8 | 6.7 | 7.5 | 8.2 | 8.9 | 9.5 | 10.0 | | | | | | | | | | | | | | | |
| 11 | 2.2 | 3.7 | 4.9 | 5.9 | 6.9 | 7.8 | 8.6 | 9.3 | 9.9 | 10.5 | 11.0 | | | | | | | | | | | | | | |
| 12 | 2.2 | 3.7 | 5.0 | 6.1 | 7.1 | 8.0 | 8.8 | 9.6 | 10.3 | 10.9 | 11.5 | 12.0 | | | | | | | | | | | | | |
| 13 | 2.2 | 3.8 | 5.1 | 6.2 | 7.2 | 8.2 | 9.1 | 9.9 | 10.6 | 11.3 | 11.9 | 12.5 | 13.0 | | | | | | | | | | | | |
| 14 | 2.3 | 3.8 | 5.1 | 6.3 | 7.4 | 8.4 | 9.3 | 10.1 | 10.9 | 11.6 | 12.3 | 12.9 | 13.5 | 14.0 | | | | | | | | | | | |
| 15 | 2.3 | 3.9 | 5.2 | 6.4 | 7.5 | 8.5 | 9.5 | 10.3 | 11.2 | 11.9 | 12.6 | 13.3 | 13.9 | 14.5 | 15.0 | | | | | | | | | | |
| 16 | 2.3 | 3.9 | 5.2 | 6.5 | 7.6 | 8.6 | 9.6 | 10.5 | 11.4 | 12.2 | 13.0 | 13.7 | 14.3 | 14.9 | 15.5 | 16.0 | | | | | | | | | |
| 17 | 2.3 | 3.9 | 5.3 | 6.5 | 7.7 | 8.8 | 9.8 | 10.7 | 11.6 | 12.4 | 13.2 | 14.0 | 14.7 | 15.3 | 15.9 | 16.5 | 17.0 | | | | | | | | |
| 18 | 2.3 | 4.0 | 5.3 | 6.6 | 7.8 | 8.9 | 9.9 | 10.8 | 11.8 | 12.7 | 13.5 | 14.3 | 15.0 | 15.7 | 16.3 | 16.9 | 17.5 | 18.0 | | | | | | | |
| 19 | 2.3 | 4.0 | 5.4 | 6.6 | 7.8 | 8.9 | 10.0 | 11.0 | 11.9 | 12.8 | 13.7 | 14.5 | 15.3 | 16.0 | 16.7 | 17.3 | 17.9 | 18.5 | 19.0 | | | | | | |
| 20 | 2.3 | 4.0 | 5.4 | 6.7 | 7.9 | 9.0 | 10.1 | 11.1 | 12.1 | 13.0 | 13.9 | 14.7 | 15.5 | 16.3 | 17.0 | 17.7 | 18.3 | 18.9 | 19.5 | 20.0 | | | | | |
| 22 | 2.3 | 4.0 | 5.5 | 6.8 | 8.0 | 9.1 | 10.3 | 11.3 | 12.3 | 13.3 | 14.2 | 15.1 | 16.0 | 16.8 | 17.6 | 18.3 | 19.0 | 19.7 | 20.3 | 20.9 | 22.0 | | | | |
| 24 | 2.4 | 4.1 | 5.5 | 6.8 | 8.1 | 9.2 | 10.4 | 11.5 | 12.5 | 13.5 | 14.5 | 15.4 | 16.3 | 17.2 | 18.0 | 18.8 | 19.6 | 20.3 | 21.0 | 21.7 | 22.9 | 24.0 | | | |
| 26 | 2.4 | 4.1 | 5.5 | 6.9 | 8.1 | 9.3 | 10.5 | 11.6 | 12.6 | 13.7 | 14.7 | 15.7 | 16.6 | 17.5 | 18.4 | 19.2 | 20.1 | 20.9 | 21.6 | 22.4 | 23.7 | 24.9 | 25.0 | | |
| 28 | 2.4 | 4.1 | 5.6 | 6.9 | 8.2 | 9.4 | 10.5 | 11.7 | 12.8 | 13.8 | 14.8 | 15.9 | 16.8 | 17.8 | 18.7 | 19.6 | 20.5 | 21.3 | 22.1 | 22.9 | 24.4 | 25.7 | 27.0 | 28.0 | |
| 30 | 2.4 | 4.1 | 5.6 | 6.9 | 8.2 | 9.4 | 10.6 | 11.7 | 12.8 | 13.9 | 15.0 | 16.0 | 17.0 | 18.0 | 18.9 | 19.9 | 20.8 | 21.7 | 22.5 | 23.3 | 24.9 | 26.4 | 27.7 | 29.0 | 30.0 |

# 索 引

## 【あ】

- IMRT …… 125
- ICRU 基準点 …… 114
- 悪性腫瘍 …… 3
- 悪性中皮腫 …… 222
- 悪性リンパ腫 …… 239
- 亜致死損傷 …… 8, 12, 173
- 亜致死損傷の回復 …… 12
- アドリアマイシン …… 175
- アポトーシス …… 2
- アメリカ病院協会患者の権利章典 …… 298
- RF 加温 …… 176
- RF パルス …… 188
- アン・アーバー分類 …… 239
- アンテナループ …… 34
- イオン再結合 …… 73
- イオン再結合補正係数 …… 73
- イオン収集効率 …… 73
- イオンポンプ …… 37
- イコライザ …… 117
- 移植された骨髄 …… 120
- 移植片対宿主病 …… 242
- 一次（固定）絞り …… 39
- 一時刺入法 …… 169
- 一平面刺入 …… 213
- 一門照射法 …… 117
- 遺伝子治療 …… 284
- イニシエーション …… 3
- 医の倫理 …… 284
- 医療依存 …… 286
- 医療過誤 …… 304
- 医療事故 …… 302
- 医療情報 …… 284
- インターベンショナル MR …… 189
- 咽頭 …… 214
- 院内感染症 …… 294
- インバース計画 …… 125
- インバース・プランニング …… 196
- インフォームド・コンセント …… 284, 289
- ヴァン・デ・グラーフ加速器 …… 29
- ウエッジ（くさび）係数 …… 119
- ウエッジ（くさび）等線量角 …… 118
- ウエッジフィルタ …… 40, 118
- ウエル形電離箱 …… 157, 279
- 永久磁石 …… 33
- 永久刺入線源 …… 154
- 永久刺入治療 …… 237
- 永久刺入法 …… 170
- A 点 …… 168
- A 点線量 …… 234
- A/P 法 …… 97
- エシックス …… 283
- X 線 …… 47
- X 線 CT シミュレータ …… 182, 277
- X 線シミュレータ …… 183
- X 線焦点 …… 38
- エッジ効果 …… 176
- エネルギー依存性 …… 70
- エネルギースペクトル …… 131
- エネルギー束 …… 60
- エネルギーフルエンス …… 54, 61
- エネルギーフルエンス率 …… 61
- F 係数 …… 90
- MR 画像 …… 188
- L 吸収端 …… 52
- 遠隔性転移 …… 4
- 遠隔操作式後充填治療装置 …… 45, 170
- 遠隔転移 …… 5
- 延命医療 …… 284
- OCR 曲線 …… 96
- オージェ効果 …… 48
- オージェ電子 …… 48
- オーバキル …… 10
- オピオイド受容体 …… 294
- オボイド …… 234
- オボイド線源 …… 168
- 温度・気圧補正係数 …… 72
- 温熱効果 …… 11
- 温熱増感比 …… 16, 175
- 温熱耐性 …… 11, 175
- 温熱療法 …… 173

## 【か】

- 外因性感染 …… 294
- 外挿形電離箱 …… 82
- 外挿値 …… 8
- 外挿飛程 …… 58
- 回転照射法 …… 122
- ガイドチューブ …… 170
- 回復 …… 12
- 壊変定数 …… 67
- 解剖学的データ …… 182

| | | | |
|---|---:|---|---:|
| 下咽頭癌 | 217 | 吸収線量 | 54, 66, 75 |
| 化学線量計 | 84 | 吸収線量変換係数 | 76, 160 |
| 化学療法 | 205, 228, 247 | 吸収線量率 | 66 |
| 核 | 1, 2 | 90°偏向電磁石 | 35 |
| 拡大ブラッグピーク | 147, 148 | 急性白血病 | 242 |
| 核破砕反応 | 149 | 球面絞り | 39 |
| 核反応断面積 | 146 | QC | 303 |
| 核分裂片 | 156 | 強度変調放射線治療 | 124, 197 |
| 重ね合わせ画像 | 188 | 極性効果 | 74, 82 |
| 芽腫 | 5 | 極性効果補正係数 | 74 |
| 下垂体腺腫 | 208 | 距離逆二乗則 | 51 |
| 加速管 | 30, 32 | 菌状息肉症 | 241 |
| 加速管エネルギー | 132 | 空気カーマ強度 | 161 |
| 加速多分割照射法 | 14 | 空気カーマ率 | 159 |
| 加速分割照射法 | 14, 225 | 空気カーマ率定数 | 67, 155, 159 |
| 荷電粒子 | 48 | 空気等価物質 | 70 |
| 荷電粒子線 | 143 | 空中吸収線量 | 75 |
| 荷電粒子平衡 | 56 | 空中照射線量率 | 107 |
| ガドリニウム中性子捕捉療法 | 146 | 空中組織吸収線量 | 88 |
| 寡分割照射法 | 14 | 空洞電離箱 | 70, 82 |
| カーマ | 54, 63 | 空洞補正係数 | 135 |
| カーマ率 | 64 | 腔内照射 | 168, 213, 231 |
| 癌遺伝子 | 3 | 腔内照射法 | 153 |
| 寛解導入療法 | 242 | クッシング症候群 | 208 |
| 眼球打ち抜き全回転照射法 | 209 | クライストロン | 33 |
| 幹細胞 | 3 | クラークソン・アルゴリズム | 193 |
| 患者さんの権利 | 283 | クラークソン法 | 98 |
| 患者の権利宣言（全文） | 288 | クリティカル・パス | 303 |
| 癌腫 | 5 | グレイ | 66 |
| 干渉性散乱 | 48 | グレード | 5 |
| 癌性胸膜炎 | 6, 222 | クロスワイヤ | 275 |
| 癌性腹膜炎 | 6 | クローン | 7 |
| 間接作用 | 7 | 軽イオン線 | 143 |
| 間接電離放射線 | 47 | 計画標的体積 | 112 |
| 感染経路 | 294 | 蛍光ガラス線量計 | 83 |
| 感染症 | 294 | 頸部リンパ節転移 | 214 |
| 感染症法 | 295 | 血液脳関門 | 206 |
| 感度 | 71 | 血行性転移 | 5 |
| ガントリ | 40 | 血流量 | 174 |
| γ線 | 47 | 原子減弱係数 | 53 |
| ガンマナイフ | 42, 126, 209 | 原体照射法 | 123 |
| 癌抑制遺伝子 | 3 | 限定シーマ | 65 |
| 緩和ケア | 293 | 限定線衝突阻止能 | 58 |
| 気圧計 | 258 | 原発性脳腫瘍 | 205 |
| 基準深 | 88, 104 | 原発巣 | 4 |
| 基準点 | 88 | 顕微鏡手術 | 208 |
| 基準点吸収線量 | 134 | 高位精巣摘除術 | 237 |
| 機能性腺腫 | 208 | 高LET放射線 | 143 |
| 逆Y字照射 | 240 | 光学距離計 | 41 |
| キャッチャグリッド | 33 | 光核反応 | 50 |
| 休止期 | 2 | 抗癌剤 | 175 |

| | | | |
|---|---|---|---|
| 光子 | 47 | 最大後方散乱 | 105 |
| 後充填法 | 168 | 最大深 | 88 |
| 公称エネルギー | 132, 258 | 最大深散乱係数 | 88 |
| 校正深 | 104, 105, 106 | 最大線量 | 113 |
| 校正定数 | 71 | 最大標的線量 | 113 |
| 校正定数比 | 80, 108, 134 | サイドポインタ | 41 |
| 校正点 | 108 | 再発 | 6 |
| 校正点吸収線量 | 134 | 再発率 | 255 |
| 高線量率分割組織内照射 | 212 | サイバーナイフ | 127 |
| 高線量領域 | 228 | 最頻エネルギー | 132 |
| 光電効果 | 48 | 最頻線量 | 114 |
| 光電子 | 48 | 最頻標的線量 | 114 |
| 喉頭癌 | 220 | 再分布 | 13 |
| 喉頭全摘出術 | 221 | 細胞 | 1 |
| 高分化癌 | 4 | 細胞質 | 1 |
| 後方散乱 | 56 | 細胞周期 | 2 |
| 後方散乱係数 | 87 | 細胞周期位相 | 173 |
| 呼吸同期照射法 | 125 | 細胞周期依存性 | 9 |
| コッククロフト・ウォルトン型加速器 | 29 | 細胞周期時間 | 6 |
| 骨髄移植 | 242 | 細胞小器官 | 1 |
| 骨髄バンク | 242 | 細胞診 | 233 |
| 骨髄抑制 | 241, 249 | 細胞生存率 | 7 |
| 骨転移 | 244 | 細胞生存率曲線 | 173 |
| 固定 | 117 | 細胞致死効果 | 174 |
| 固定多門照射法 | 125 | サイラトロン | 34 |
| コバルト遠隔治療装置 | 26 | 撮像視野 | 184 |
| コバルト校正定数 | 105 | 三次元原体照射法 | 40, 123 |
| $^{60}$Co 校正定数 | 72 | 三次元原体打ち抜き照射法 | 124 |
| コバルト 60 校正定数 | 108 | 三次元放射線治療計画 | 182 |
| $^{60}$Co 線源 | 26 | 37%生存率線量 | 7 |
| コミュニケーション | 289, 290 | 酸素効果 | 9 |
| コリメータ | 39 | 酸素細胞 | 10 |
| コリメータ散乱係数 | 193 | 酸素増感比 | 9, 15 |
| コリメータヘルメット | 42, 43 | 三対子生成 | 50 |
| コールドスポット | 169 | サンドイッチ法 | 159, 279 |
| 根拠に基づいた医療 | 303 | 三門照射法 | 122 |
| コンセント | 285 | 散乱関数 | 91, 98 |
| コンプトン効果 | 48 | 散乱空中線量比 | 95 |
| コンプトン端 | 49 | 散乱最大線量比 | 95 |
| | | 散乱補正係数法 | 195 |
| | | GM 計数管 | 81 |
| | | シェル | 126 |
| 【さ】 | | 時間線量分割因子 | 21 |
| サイクロトロン | 147 | 閾エネルギー | 50 |
| 再酸素化 | 10, 12 | 子宮頸癌 | 232 |
| 最小計画標的線量 | 114 | 子宮体癌 | 232 |
| 最小二乗法 | 162 | 軸外線量比 | 96 |
| 最小線量 | 113 | 自己決定権 | 289 |
| 最少標的線量 | 114 | 持続動注 | 219 |
| 再増殖 | 12 | 実効 SSD 法 | 104 |
| 最大エネルギー | 132 | 実効エネルギー | 27, 51 |

| | | | | |
|---|---|---|---|---|
| 実効減弱係数法 | 102, 195 | | 衝突カーマ | 63 |
| 質量エネルギー吸収係数 | 54 | | 衝突損失 | 55, 57 |
| 質量エネルギー吸収係数比 | 80, 106 | | 上皮内癌 | 4 |
| 質量エネルギー転移係数 | 53 | | 小分割照射 | 13 |
| 質量減弱係数 | 53 | | 消滅放射線 | 50 |
| 質量衝突阻止能 | 57 | | 食道癌 | 122, 229 |
| 質量衝突阻止能比 | 77 | | 所属リンパ節 | 4 |
| 質量阻止能 | 57, 76 | | 処方線量 | 113 |
| 質量放射阻止能 | 57 | | シンクロトロン | 149 |
| CT 値 | 101, 187 | | 神経膠腫 | 206 |
| シード線源 | 156 | | 神経組織 | 205 |
| 絞り機構 | 117 | | 進行波形加速管 | 31 |
| シーマ | 64 | | 深部吸収線量半価深 | 133 |
| シーマ率 | 65 | | 深部線量 | 87 |
| 写真フィルム | 84 | | 深部電離量半価深 | 133, 136 |
| シャドウトレイ | 40, 120 | | 深部電離量百分率 | 137 |
| シャロー形電離箱 | 82 | | 深部量百分率 | 89, 134 |
| 重イオン線 | 143 | | 深部量百分率曲線 | 132 |
| 重荷電粒子線 | 143 | | 診療放射線技師 | 283 |
| 自由空気電離箱 | 69, 81 | | 髄芽腫 | 207 |
| 集群 | 34 | | 水吸収線量校正定数 | 79, 108134 |
| 集群作用 | 32, 33 | | 水等価固体ファントム | 105 |
| 集光照射法 | 125 | | 水頭症 | 209 |
| 十字火照射法 | 122 | | 髄膜腫 | 207 |
| 充電チョーク | 34 | | スカウト画像 | 186 |
| 手術療法 | 205 | | ステアリングコイル | 39 |
| 術中放射線療法 | 141 | | ステップアンドシュート法 | 124, 198 |
| 出力 | 104 | | ステムリーク | 105 |
| 出力係数 | 110 | | ストックホルム法 | 161 |
| 腫瘍 | 2 | | ストップアンドシュート法 | 124 |
| 腫瘍致死線量 | 15 | | スプリットフィールド法 | 268 |
| 腫瘍マーカ | 238 | | スライディングウインド法 | 125, 198 |
| 上衣腫 | 208 | | 制限平均質量衝突阻止能 | 78 |
| 上咽頭癌 | 214 | | 正常組織耐容線量 | 16 |
| 上顎癌 | 219 | | 精上皮腫 | 238 |
| 松果体芽腫 | 208 | | 精巣腫瘍 | 237 |
| 松果体細胞腫 | 208 | | 生存率曲線 | 8 |
| 松果体部腫瘍 | 208 | | 成長ホルモン産生腫瘍 | 208 |
| 照射精度 | 255 | | 制動放射 | 48, 56 |
| 照射線量 | 61, 69 | | 生物学的効果比 | 15 |
| 照射線量率 | 62 | | 生物等効果線量 | 20 |
| 照射線量率定数 | 159 | | 生命の質 | 293 |
| 照射体積 | 113 | | 生命倫理 | 284 |
| 照射ヘッド | 37 | | 脊髄播種 | 207 |
| 照射ヘッド部 | 27 | | 舌癌 | 212 |
| 照射野係数 | 110 | | 接線照射法 | 228 |
| 照射ユニット | 42 | | セットアップマージン | 225 |
| 小線源照射保持具 | 168 | | 線エネルギー転移係数 | 53 |
| 上大静脈症候群 | 222 | | 線エネルギー付与 | 7, 58 |
| 焦点用コイル | 35 | | 線形加速法 | 29 |
| 消毒 | 295 | | 線源回転軸間距離 | 88, 92 |

## 索　引

| | |
|---|---|
| 線源幾何学係数 | 161 |
| 線減弱係数 | 51 |
| 線源表面間距離 | 87 |
| 潜在的致死損傷の回復 | 12 |
| 全散乱係数 | 193 |
| 線質指標 | 109 |
| 線質変換係数 | 79, 134 |
| 線衝突阻止能 | 57, 76 |
| 染色体 | 1 |
| 全身温熱療法 | 175 |
| 全身照射法 | 120, 141, 243 |
| 全身皮膚電子線治療 | 241 |
| 線阻止能 | 57, 76 |
| センチネルリンパ節 | 227 |
| 全脳照射法 | 210 |
| 全脳全中枢神経系照射法 | 207, 210 |
| 全不確定度 | 255 |
| 線放射阻止能 | 57, 76 |
| 前立腺癌 | 235 |
| 前立腺特異抗原 | 236 |
| 前立腺肥大症 | 236 |
| 線量―細胞生存率曲線 | 174 |
| 線量体積ヒストグラム | 199 |
| 線量率効果 | 13 |
| 線量率定数 | 161 |
| 全リンパ節照射 | 240 |
| 早期癌 | 4 |
| 早期有害事象 | 18 |
| 造血幹細胞 | 243 |
| 増殖死 | 7 |
| 相対阻止能 | 58 |
| 相対電子密度 | 188 |
| 速中性子線治療 | 143 |
| 測定の実効中心 | 111 |
| 側方散乱 | 105 |
| 側方投光器 | 276 |
| 組織型分類 | 5 |
| 組織空中線量比 | 91 |
| 組織最大線量比 | 93 |
| 組織等価物質 | 105 |
| 組織内照射法 | 153, 169, 212 |
| 組織ファントム線量比 | 94 |

### 【た】

| | |
|---|---|
| 体幹部定位放射線治療 | 225 |
| 大気補正 | 72 |
| 対向二門照射法 | 120 |
| 体積粒子数 | 60 |
| 体内汚染 | 154 |
| ダイナミックウエッジ | 40 |
| ダイナミックローテーション | 127 |
| 第2半価層 | 52 |
| タイマ端効果 | 107, 262 |
| タギング | 188 |
| 多段球面絞り | 27 |
| W値 | 58 |
| 多分割絞り | 40, 183 |
| 多分割照射法 | 14 |
| 多門照射法 | 122, 209 |
| 多葉コリメータ | 267 |
| 弾性散乱 | 144 |
| 炭素線 | 149 |
| 炭素線治療 | 143 |
| タンデム | 234 |
| タンデム線源 | 168 |
| チェレンコフ効果 | 116, 138 |
| 治験 | 284 |
| 致死効果 | 173 |
| 致死損傷 | 8 |
| チーム医療 | 291 |
| CHART | 15 |
| 中咽頭癌 | 216 |
| 中央演算装置 | 181 |
| 中央遮蔽 | 234 |
| 中央線量 | 114 |
| 中性子 | 143 |
| 中性子捕獲 | 145 |
| 中性子捕獲断面積 | 155 |
| 超音波 | 175 |
| 重畳積分法 | 195 |
| 聴神経腫瘍 | 209 |
| 直接作用 | 7 |
| 直接電離放射線 | 47 |
| 直線加速器 | 27 |
| 直線―二次曲線モデル | 8 |
| 直交二門照射法 | 121, 219 |
| 治療可能比 | 16, 175 |
| 治療寝台 | 40 |
| 治療体積 | 112 |
| 治療利得係数 | 15, 175 |
| 鎮痛薬 | 293 |
| 追撃照射法 | 44 |
| 追尾照射法 | 44 |
| 通常分割照射法 | 14 |
| 定位手術的照射法 | 125, 209 |
| 定位手術的治療 | 211 |
| 定位放射線照射法 | 125, 211 |
| 定位放射線治療 | 125, 211 |
| DNA合成期 | 2 |
| DNA合成準備期 | 2 |

|  |  |
|---|---|
| TNM 分類 | 4 |
| 低 LET 放射線 | 143 |
| ディクリメント値 | 96 |
| ディクリメントライン | 96 |
| 定在波 | 31 |
| 定在波形加速管 | 31 |
| 低酸素細胞 | 10 |
| ディジタル再構成画像 | 186 |
| 低線量率組織内照射 | 212 |
| 低分化癌 | 4 |
| デイ法 | 100 |
| 低融点合金 | 240 |
| T リンパ球 | 239 |
| デオキシリボ核酸 | 2 |
| 適合指数 | 124 |
| デプス・ライン | 194 |
| δ 線 | 55 |
| 転移 | 5 |
| 転移性脳腫瘍 | 205, 209 |
| 点検項目 | 256 |
| 点検頻度 | 256 |
| 電子 | 54, 105 |
| 電子減弱係数 | 53 |
| 電子散乱箔 | 38 |
| 電子銃 | 32 |
| 電子線 | 54, 131 |
| 電子線アプリケータ | 40 |
| 電子対生成 | 49 |
| 電磁波 | 47 |
| 電子密度 | 101, 187 |
| 電子密度情報 | 182 |
| 電離 | 47 |
| 電離箱 | 81 |
| 電離箱指示値 | 72 |
| 電離箱読み値 | 72 |
| 電離放射線 | 47 |
| ドアインタロック | 273 |
| 等価円 | 97 |
| 透過形電離箱 | 39 |
| 等価正方形 | 97 |
| 等価 TAR 法 | 195 |
| 等線量移動法 | 103, 104 |
| 等線量曲線 | 115, 137 |
| 動体追跡治療装置 | 44 |
| 疼痛 | 293 |
| 動的多段絞り強度変調照射法 | 125 |
| 道徳 | 283 |
| 導波管 | 30 |
| 特殊相対性理論 | 28 |
| 特性 X 線 | 48 |
| 突然変異 | 3 |
| ドーナッツ型加速管 | 42 |
| トムソン散乱 | 48 |
| トモセラピー | 44 |

## 【な】

|  |  |
|---|---|
| 内因性感染 | 294 |
| 内視鏡的食道粘膜切除術 | 230 |
| 内視鏡的粘膜切除術 | 231 |
| 内的標的体積 | 112 |
| 内的マージン | 112 |
| 内分泌療法 | 228, 236 |
| 内用療法 | 245 |
| ナチュラル・キラー細胞 | 239 |
| 肉眼的腫瘍体積 | 111 |
| 肉腫 | 5 |
| 二次（可動）絞り | 39 |
| 二次計画法 | 164 |
| 二次電子 | 48 |
| 二次電子平衡 | 56 |
| 二次電子平衡深 | 56, 88 |
| 二重散乱法 | 148 |
| 270°偏向電磁石 | 36 |
| 二平面刺入 | 213 |
| 入院 | 288 |
| 乳癌 | 226 |
| 乳房温存療法 | 227 |
| 乳房切除術 | 227 |
| ニュートリノ | 55 |
| ニュールンベルク綱領 | 283 |
| 熱蛍光線量計 | 83 |
| 熱中性子 | 144 |
| 粘膜内癌 | 4 |
| 脳腫瘍 | 205 |
| 脳転移 | 244 |
| 脳ヘルニア | 209 |
| ノンコプラナー照射法 | 125, 127 |

## 【は】

|  |  |
|---|---|
| バイオメディシン | 284 |
| 倍加時間 | 4, 6 |
| 肺癌 | 222 |
| 胚細胞性腫瘍 | 208 |
| 破砕現象 | 150 |
| 播種性転移 | 5 |
| パターソン・パーカー法 | 170 |
| パターナリズム | 290 |
| 発癌因子 | 4 |

| | |
|---|---|
| バックアップ回路 | 39 |
| 白血病 | 242 |
| ハーフフィルド法 | 228 |
| 針刺し事故 | 298 |
| パリ法 | 161 |
| パルスX線束 | 73 |
| パルス変調器 | 34 |
| パルス放射線 | 32 |
| バルーン | 169 |
| バルーンアプリケータ | 231 |
| 半価層 | 52 |
| 晩期有害事象 | 18 |
| 半減期 | 67 |
| バンコマイシン耐性腸球菌 | 300 |
| バンチャグリッド | 33 |
| バンチャ部 | 32 |
| 反跳電子 | 48 |
| 半導体線量計 | 83 |
| 鼻咽頭癌 | 214 |
| 比エネルギー | 66 |
| 非荷電粒子線 | 143 |
| 光照射野 | 27, 41, 270 |
| 光中性子 | 38, 50 |
| 非機能性腺腫 | 208 |
| ピクセル・バイ・ピクセル法 | 188 |
| 非弾性散乱 | 145 |
| B点 | 168 |
| B点線量 | 234 |
| 比電離曲線 | 147 |
| 非電離放射線 | 47 |
| 非等方性関数 | 161 |
| ヒト白血球抗体 | 242 |
| ヒトパピローマウイルス | 232 |
| 皮膚線量 | 88 |
| 皮膚T細胞リンパ腫 | 241 |
| 微分SAR比法 | 195 |
| 比放射能 | 67 |
| ヒポクラテスの誓い | 287 |
| 非ホジキンリンパ腫 | 239 |
| ビームデータ | 191 |
| ビームハードニング | 187 |
| ビーム・プロファイル | 192 |
| ビーム平担用フィルタ | 117 |
| ヒューマン・コミュニケーション | 289 |
| 病期分類 | 4 |
| 標準線源 | 157 |
| 標的 | 7 |
| 標的基準線量 | 113 |
| 標的基準点 | 114 |
| 病変追尾装置 | 43 |
| 表面吸収線量 | 88 |
| 表面照射線量率 | 107 |
| 表面照射法 | 153, 170 |
| Bリンパ球 | 239 |
| ビルドアップ | 57 |
| ビルドアップキャップ | 71 |
| ビルドアップ深 | 88 |
| ビルドダウン | 57 |
| 比例計数管 | 81 |
| 品質管理 | 255 |
| 品質保証 | 255 |
| ファノの定理 | 82 |
| ファーマ（指頭）形電離箱 | 70 |
| ファントム散乱係数 | 193 |
| ファン・ライン | 194 |
| フィジカルフィルタ | 125 |
| $1/v$ 法則 | 145 |
| フィールド線量計 | 104 |
| フォワード計画 | 125 |
| フォワード・プランニング | 196 |
| 不確定度 | 255 |
| 深さスケーリング係数 | 135 |
| 不活性化係数 | 7 |
| 不均一組織 | 101 |
| 副腎皮質刺激ホルモン（ACTH）産生腫瘍 | 208 |
| 不整形照射野 | 96 |
| 打ち抜き照射法 | 123 |
| 物理的照射野 | 266 |
| 部分耐容量 | 21 |
| 付与エネルギー | 65 |
| フライングウエッジ | 40 |
| ブラッグ・グレイ空洞理論 | 77 |
| ブラッグピーク | 147 |
| フラッグメンテーションテイル | 149 |
| フラットニングフィルタ | 117 |
| 振子照射法 | 122 |
| フルエンス | 60 |
| フルエンス・スケーリング係数 | 135 |
| フルエンス率 | 60 |
| ブレオマイシン | 175 |
| プログラム細胞死 | 2 |
| プログレッション | 3 |
| プロモーション | 3 |
| プロラクチン産生腫瘍 | 208 |
| フロントポインタ | 41 |
| 分化 | 2, 4 |
| 分化度 | 4 |
| 分子標的治療 | 247 |
| 分子標的治療薬 | 250 |
| 分節的多段絞り強度変調照射法 | 124 |
| 分裂期 | 2 |
| 分裂準備期 | 2 |

| 平均エネルギー | 132 |
| --- | --- |
| 平均寿命 | 67, 154 |
| 平均制限質量衝突阻止能比 | 137 |
| 平均線量 | 114 |
| 平均致死線量 | 7, 8 |
| 平均入射エネルギー | 132, 133, 134 |
| 平行平板形電離箱 | 70, 82 |
| ペイシェント | 285 |
| 平坦化フィルタ | 38 |
| 平坦度 | 121 |
| べきTAR法 | 103 |
| ベクレル | 67 |
| $\beta$線 | 54 |
| ベータトロン | 42, 131 |
| ベルゴニー・トリボンドの法則 | 6 |
| ヘルシンキ宣言 | 284 |
| ヘルス・コミュニケーション | 290 |
| ヘルパーT細胞 | 3 |
| 偏向電磁石 | 35 |
| ボイル・シャルルの法則 | 72 |
| 方向依存性 | 74 |
| 放射エネルギー | 59 |
| 放射カーマ | 63 |
| 放射状線量関数 | 161 |
| 放射線 | 47 |
| 放射線増感効果 | 174 |
| 放射線増感剤 | 11 |
| 放射線治療 | 291 |
| 放射線治療計画 | 181 |
| 放射線治療計画システム | 181 |
| 放射線治療計画装置 | 190 |
| 放射線肺炎 | 121 |
| 放射線防護剤 | 11 |
| 放射線療法 | 205 |
| 放射損失 | 56, 57 |
| 放射能 | 66 |
| 放射能濃度 | 67 |
| 放射平衡 | 154 |
| ホウ素中性子捕捉療法 | 146 |
| ボークの理論式 | 73 |
| ホジキン病 | 239 |
| 保守点検 | 256 |
| 補償フィルタ | 120 |
| ホスピス | 285 |
| ホットスポット | 114, 169 |
| ポート写真 | 186 |
| ボーラス | 120 |
| ホルモン療法 | 205 |

## 【ま】

| マイクロトロン | 41 |
| --- | --- |
| マイクロ波 | 30, 34, 175 |
| マイクロ波加温 | 177 |
| マグネトロン | 33 |
| 末期医療 | 284 |
| マルチリーフコリメータ | 123 |
| 慢性白血病 | 242 |
| マンチェスタ法 | 161 |
| マントル照射 | 240 |
| 水空気照射線量比 | 160 |
| 水/空気の平均制限質量衝突阻止能比 | 131 |
| ミスマッチ修復遺伝子 | 3 |
| 密度 | 106 |
| 密封小線源 | 153 |
| 密封小線源治療 | 153 |
| ミトコンドリア | 2 |
| メチシリン耐性黄色ブドウ球菌 | 300 |
| 滅菌 | 295 |
| 模擬線源 | 168 |
| モールド | 153 |
| モールド治療 | 170 |
| モンテカルロ法 | 195 |

## 【や】

| 誘電型加温 | 176 |
| --- | --- |
| 誘導加温 | 177 |
| 陽子線治療 | 143 |
| 陽電子 | 54 |
| 予防的全脳照射法 | 211, 224 |
| 四門照射法 | 122 |

## 【ら】

| ラジオ波 | 175 |
| --- | --- |
| 螺旋スキャンX線CT装置 | 183 |
| 螺旋スキャン方式 | 185 |
| リザーバ | 35 |
| リスク臓器 | 113 |
| リスクマネジメント | 302 |
| リソソーム | 2 |
| リッジフィルタ | 148 |
| 立体刺入 | 169, 213 |
| リファレンス線量計 | 104, 256 |
| リボ核酸 | 1 |
| リボソーム | 2 |
| 粒子数 | 59 |
| 粒子線 | 47, 143 |

索　引

| | |
|---|---|
| （粒子）束 …… 59 | レーザー投光器 …… 184 |
| 粒状線源 …… 170 | 連続放射線 …… 73 |
| 良性腫瘍 …… 3 | ローカル・エリア・ネットワーク …… 190 |
| 臨界エネルギー …… 57 | |
| 臨床標的体積 …… 112 | |
| リンパ行性転移 …… 5 | 【わ】 |
| 類閾値線量 …… 8 | ワイヤコリメータ …… 275 |
| 励起 …… 55 | ワブラー法 …… 148 |
| レイリー散乱 …… 48 | |
| レギュラー部 …… 32 | |

「診療画像検査法」
## 改訂2版
## 放射線治療科学概論

価格はカバーに表示してあります

2001年9月26日　第一版 第1刷 発行
2008年3月17日　改訂第一版 第1刷 発行
2018年3月20日　改訂第二版 第1刷 発行

監　修　　渡部　洋一　　金森　勇雄 ©
　　　　　　わたなべ　よういち　かなもり　いさお
発行人　　古屋敷　信一
発行所　　株式会社 医療科学社
　　　　　〒113-0033　東京都文京区本郷3-11-9
　　　　　TEL 03(3818)9821　FAX 03(3818)9371
　　　　　ホームページ　http://www.iryokagaku.co.jp
　　　　　郵便振替　00170-7-656570

ISBN978-4-86003-100-8　　　　（乱丁・落丁はお取り替えいたします）

本書の複製権・翻訳権・上映権・譲渡権・公衆送信権（送信可能化権を含む）は（株）医療科学社が保有します。

**JCOPY**　＜(社)出版者著作権管理機構 委託出版物＞
本書の無断複写は著作権法上での例外を除き，禁じられています。
複写される場合は，そのつど事前に（社）出版者著作権管理機構
（電話 03-3513-6969，FAX 03-3513-6979，e-mail: info@jcopy.or.jp）の
許諾を得てください。

# 医療科学社
# 診療放射線学辞典

## 総編集：渡部 洋一・金森 勇雄

― 推薦の辞 ―

公益社団法人　日本診療放射線技師会
会長　中澤靖夫

　この『診療放射線学辞典』は、診療放射線分野で活躍する診療放射線技師、医師、看護師、臨床検査技師、臨床工学技士、学生等が、診療・教育・研究分野で使用する用語18,200語を編纂した診療放射線学におけるわが国初の大辞典です。

　本書は長い間、診療放射線分野で活躍するメディカルスタッフに求められてきた辞典であり、その要望に応えることのできる素晴らしい『診療放射線学辞典』であると確信して本書の推薦をいたします。

**放射線診療業務や学習に必須の専門用語、18,200語を掲載。診療放射線分野の広範囲な領域を簡素にズバリと解説。**

診療画像検査にかかわる基礎から臨床分野はもとより、放射線に関連する物理、計測、生物、管理などの分野を、解剖図譜、臨床画像、撮影ポジショニング、その他の図表などを豊富に掲載し、わかりやすく解説。その他、全用語検索可能な付録CD付（Windows用）。

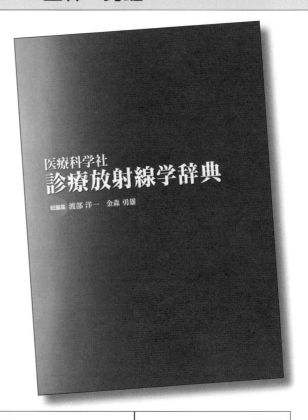

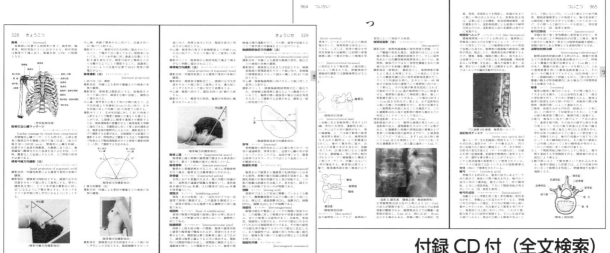

**付録CD付（全文検索）**

● A5判・1,704頁・箱装　　● 定価（本体 15,000 円＋税）　　● ISBN978-4-86003-492-4

---

**医療科学社**

〒113-0033　東京都文京区本郷3丁目11-9
TEL 03-3818-9821　FAX 03-3818-9371　郵便振替 00170-7-656570
ホームページ　http://www.iryokagaku.co.jp

本の内容はホームページでご覧いただけます
本書のお求めは
WEB書店、最寄りの書店にお申し込みください。

# ［診療画像検査法］
# 改訂 X線CTの実践

編著者：金森 勇雄・藤野 明俊・丹羽 政美・他

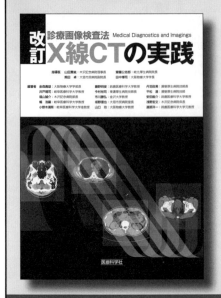

X線CTによる画像診断が開始されてほぼ40年が経過しましたが，その間の医療技術の進歩は飛躍的で，本書出版後の9年間での対比でも雲泥の差があります。装置機構を初め，画像再構成法は日進月歩で改善され，診療放射線技師による「読影の補助」も日常業務の一端に組み込まれつつあります。今回の改訂は，このような診療放射線技師の現状を背景に，進歩改善された装置・機器，造影剤，画像再構成法などの基本と，画像読影学の知識積み上げを目標に執筆いたしました。

（「改訂にあたり」より）

【主要目次】

| | |
|---|---|
| 第1章 CT装置の変遷 | 第6章 CT撮像法 |
| 第2章 CT装置とCT画像 | 第7章 CT画像解剖図譜（82点） |
| 第3章 螺旋スキャン装置 | 第8章 臨床画像の実践 |
| 第4章 マルチスライスCT装置 | （症例数：128例） |
| 第5章 三次元画像処理 | |

● A4判 336頁　● 定価（本体6,500円+税）　● ISBN 978-4-86003-458-0

---

# ［診療画像検査法］
# MRの実践
## 基礎から読影まで

編著：金森 勇雄・藤野 明俊・丹羽 政美・他

MR検査は最新撮像法の開発により疾病への適応範囲が飛躍的に拡大している。また診療放射線技師の読影補助も今後ますます重視され，基礎と撮像法の把握，各疾病概念と読影要点の理解は必須となる。本書はこうした新時代のMR検査，読影補助を培う実践テキストとして編纂。

【基礎編】
MRIの原理／基礎知識と基本画像／パルスシーケンス／MR angiography（MRA）／MRIのアーチファクト／組織抑制法／パラレルイメージング法／特殊撮像法・新しい撮像法／MRスペクトロスコピー（MRS）／画像処理および解析法／性能評価法と品質管理／MR装置／安全管理／MRI造影剤

【臨床編】
頭部／頸部／乳房／心臓／肝臓／胆道／膵臓／腎臓／副腎／膀胱／前立腺／女性生殖器／脊椎・脊髄／運動器／血管　〈120症例収載〉

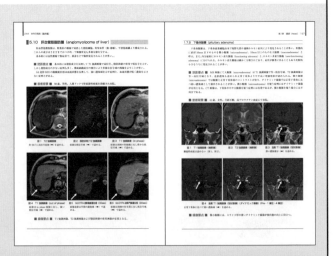

● A4判 368頁　● 定価（本体5,000円+税）　● ISBN 978-4-86003-416-0

---

**医療科学社**
〒113-0033　東京都文京区本郷3丁目11-9
TEL 03-3818-9821　FAX 03-3818-9371　郵便振替 00170-7-656570
ホームページ　http://www.iryokagaku.co.jp

本の内容はホームページでご覧いただけます
本書のお求めはWEB書店、最寄りの書店にお申し込みください。